CB141417

Métodos e Técnicas de

Avaliação em Dor Crônica

ABORDAGEM PRÁTICA

A Medicina é uma área do conhecimento em constante evolução. Os protocolos de segurança devem ser seguidos, porém novas pesquisas e testes clínicos podem merecer análises e revisões, inclusive de regulação, normas técnicas e regras do órgão de classe, como códigos de ética, aplicáveis à matéria. Alterações em tratamentos medicamentosos ou decorrentes de procedimentos tornam-se necessárias e adequadas. Os leitores, profissionais da saúde que se sirvam desta obra como apoio ao conhecimento, são aconselhados a conferir as informações fornecidas pelo fabricante de cada medicamento a ser administrado, verificando as condições clínicas e de saúde do paciente, dose recomendada, o modo e a duração da administração, bem como as contraindicações e os efeitos adversos. Da mesma forma, são aconselhados a verificar também as informações fornecidas sobre a utilização de equipamentos médicos e/ou a interpretação de seus resultados em respectivos manuais do fabricante. É responsabilidade do médico, com base na sua experiência e na avaliação clínica do paciente e de suas condições de saúde e de eventuais comorbidades, determinar as dosagens e o melhor tratamento aplicável a cada situação. As linhas de pesquisa ou de argumentação do autor, assim como suas opiniões, não são necessariamente as da Editora.

Esta obra serve apenas de apoio complementar a estudantes e à prática médica, mas não substitui a avaliação clínica e de saúde de pacientes, sendo do leitor – estudante ou profissional da saúde – a responsabilidade pelo uso da obra como instrumento complementar à sua experiência e ao seu conhecimento próprio e individual.

Do mesmo modo, foram empregados todos os esforços para garantir a proteção dos direitos de autor envolvidos na obra, inclusive quanto às obras de terceiros e imagens e ilustrações aqui reproduzidas. Caso algum autor se sinta prejudicado, favor entrar em contato com a Editora.

Finalmente, cabe orientar o leitor que a citação de passagens desta obra com o objetivo de debate ou exemplificação ou ainda a reprodução de pequenos trechos desta obra para uso privado, sem intuito comercial e desde que não prejudique a normal exploração da obra, são, por um lado, permitidas pela Lei de Direitos Autorais, art. 46, incisos II e III. Por outro, a mesma Lei de Direitos Autorais, no art. 29, incisos I, VI e VII, proíbe a reprodução parcial ou integral desta obra, sem prévia autorização, para uso coletivo, bem como o compartilhamento indiscriminado de cópias não autorizadas, inclusive em grupos de grande audiência em redes sociais e aplicativos de mensagens instantâneas. Essa prática prejudica a normal exploração da obra pelo seu autor, ameaçando a edição técnica e universitária de livros científicos e didáticos e a produção de novas obras de qualquer autor.

Métodos e Técnicas de
Avaliação em Dor Crônica
ABORDAGEM PRÁTICA

EDITORES

Mariana Arias Avila

Cid André Fidelis de Paula Gomes

Almir Vieira Dibai Filho

manole

editora

Copyright © Editora Manole Ltda., 2023, por meio de contrato com os Editores.

Produção editorial: Rosana Arruda da Silva
Projeto gráfico: Departamento de arte da Editora Manole
Editoração eletrônica e ilustrações: Estúdio Castellani
Capa: Ricardo Yoshiaki Nitta Rodrigues
Imagem de capa: istock.com

CIP-BRASIL. CATALOGAÇÃO NA PUBLICAÇÃO
SINDICATO NACIONAL DOS EDITORES DE LIVROS, RJ

A972m

Avila, Mariana Arias
Métodos e técnicas de avaliação da dor crônica : abordagem prática / Mariana Arias Avila, Cid André Fidelis de Paula Gomes, Almir Vieira Dibai filho. – 1. ed. – Santana de Parnaíba [SP] : Manole, 2023.
360 p.

ISBN 9788520462072

1. Dor crônica – Diagnóstico. 2. Dor crônica – Tratamento. 3. Dor – Medição. I. Gomes, Cid André Fidelis de Paula. II. Dibai Filho, Almir Vieira. III. Título.

CDD: 616.0472
23-82958 CDU: 616.8-009.7

Meri Gleice Rodrigues de Souza – Bibliotecária – CRB-7/6439

1ª edição – 2023

Todos os direitos reservados.
Nenhuma parte deste livro poderá ser reproduzida, por qualquer processo, sem a permissão expressa dos editores.
É proibida a reprodução por fotocópia.

Editora Manole Ltda.
Alameda América, 876
06543-315 – Santana de Parnaíba – SP – Brasil
Tel.: (11) 4196-6000
www.manole.com.br
https://atendimento.manole.com.br

Impresso no Brasil
Printed in Brazil

Dedicatória

Dedicamos esta obra a nossas famílias. Dedicamos, também, a todos os profissionais de saúde que trabalham na atenção ao paciente com dor crônica.

Os editores

Agradecimentos

Agradecemos aos nossos familiares e amigos, que compreenderam nossas ausências necessárias para o desenvolvimento desta obra e que nos incentivaram – e continuam incentivando – a buscar o caminho científico.

Aos nossos mestres, de formação e de vida, pelos ensinamentos e por acreditarem em nós em momentos em que tudo o que enxergávamos eram dúvidas.

Aos nossos alunos (de graduação e pós-graduação), por acreditarem na nossa liderança, competência e capacidade de trabalho. Sem vocês, não teríamos chegado tão longe!

À Editora Manole, por ter investido na ideia e confiado em nosso trabalho.

Agradecemos, em especial, a todos os colaboradores desta obra, que acreditaram no potencial dela quando ouviram pela primeira vez a proposta; é uma honra contar com pessoas tão competentes como os autores de cada um destes capítulos!

Editores

Mariana Arias Avila

Graduada, Mestre e Doutora em fisioterapia pela Universidade Federal de São Carlos (UFSCar). Especialista em Docência e Novas Metodologias pelo Centro Universitário Central Paulista (UNICEP). Docente permanente do Programa de Pós-graduação em Fisioterapia da UFSCar e Professora adjunta do Departamento de Fisioterapia da UFSCar. Líder do grupo de pesquisa Dor: Avaliação e Tratamento Fisioterapêutico (CNPq) e do Núcleo de Estudos em Dor Crônica (NEDoC) da UFSCar. Editora de área do *Brazilian Journal of Pain* e da *Revista Fisioterapia e Pesquisa*. Associada da International Association for the Study of Pain (IASP) e da Sociedade Brasileira para o Estudo da Dor (SBED).

Cid André Fidelis de Paula Gomes

Graduado em fisioterapia pelo Centro de Estudos Superiores de Maceió (CESMAC). Mestre em Ciências da Reabilitação pela Universidade Nove de Julho (UNINOVE). Doutor em Biofotônica Aplicada às Ciências da Saúde pela UNINOVE. Docente do curso de graduação em Fisioterapia e do Programa de Pós-graduação em Ciências da Reabilitação da UNINOVE. Coordenador do Grupo de Pesquisa Iniciativa Evidencie da UNINOVE.

Almir Vieira Dibai Filho

Graduado em fisioterapia pelo Centro de Estudos Superiores de Maceió (CESMAC). Mestre em fisioterapia pela Universidade Metodista de Piracicaba (UNIMEP). Doutor em Reabilitação e Desempenho Funcional pela Faculdade de Medicina de Ribeirão Preto da Universidade de São Paulo (FMRP-USP). Docente do curso de Graduação em Educação Física, do Programa de Pós-graduação em Educação Física e do Programa de Pós-graduação em Saúde do Adulto da Universidade Federal do Maranhão (UFMA). Coordenador do Grupo de Pesquisa em Reabilitação, Exercício e Movimento (REMOVI) da UFMA.

Autores

Almir Vieira Dibai Filho
Graduado em fisioterapia pelo Centro de Estudos Superiores de Maceió (CESMAC). Mestre em fisioterapia pela Universidade Metodista de Piracicaba (UNIMEP). Doutor em Reabilitação e Desempenho Funcional pela Faculdade de Medicina de Ribeirão Preto da Universidade de São Paulo (FMRP-USP). Docente do curso de graduação em Educação Física, do Programa de Pós-graduação em Educação Física e do Programa de Pós-graduação em Saúde do Adulto da Universidade Federal do Maranhão (UFMA). Coordenador do Grupo de Pesquisa em Reabilitação, Exercício e Movimento (REMOVI) da UFMA.

Amanda Estevão da Silva
Graduada em fisioterapia pelo Centro Universitário São Camilo. Especialista em fisioterapia na Saúde da Mulher pela Faculdade de Medicina da Universidade de São Paulo (FMUSP). Residência multiprofissional de Fisioterapia na Atenção ao Câncer pela Faculdade de Medicina do ABC (FMABC). Mestre em Ciências da Saúde pela Universidade Federal de São Paulo (UNIFESP). Especialista em Fisioterapia em Oncologia pelo Conselho Federal de Fisioterapia e Terapia Ocupacional (COFFITO) e pela Associação Brasileira de Fisioterapia em Oncologia (ABFO). Docente do curso de Fisioterapia da FMABC. Docente da Especialização em Fisioterapia em Ginecologia da Universidade Federal de São Paulo (UNIFESP).

Ana Beatriz de Oliveira
Graduada em fisioterapia pela Universidade Federal de São Carlos (UFSCar). Doutora pela UFSCar. Aprimoramento em Segurança e Saúde Ocupacional pelo Instituto Sueco para Vida no Trabalho (Arbetslivsinstitutet). Professora associada do Departamento de Fisioterapia (DFisio) da UFSCar. Docente permanente do Programa de Pós-graduação em Fisioterapia (PPGFT) da UFSCar. Coordenadora do Laboratório de Cinesiologia Clínica e Ocupacional (LACO) da UFSCar. Reitora da UFSCar.

André Pontes Silva
Graduado em Educação Física (licenciatura e bacharelado) pelo Centro Universitário Claretiano. Acreditação internacional em Composição Corporal Avançada pela Sociedade Internacional para o Avanço da Cineantropometria. Especialista em Saúde Baseada em Evidências pelo Centro Universitário Internacional. Mestre em Saúde

do Adulto pela Universidade Federal do Maranhão (UFMA). Doutorando em fisioterapia na Universidade Federal de São Carlos (UFSCar). Pesquisador vinculado ao Núcleo de Estudos em Dor Crônica (NEDoC) da UFSCar e ao Grupo de Pesquisa em Reabilitação, Exercício e Movimento (REMOVI) da UFMA.

Carina Ferreira Pinheiro de Araújo
Graduada em fisioterapia pela Faculdade de Medicina de Ribeirão Preto da Universidade de São Paulo (FMRP-USP). Mestre e Doutora em Ciências pelo Programa de Pós-graduação em Reabilitação e Desempenho Funcional da FMRP-USP. Professora substituta do Instituto de Ciências da Motricidade da Universidade Federal de Alfenas (ICM-UNIFAL).

Carlos Augusto Silva Rodrigues
Graduado em Educação Física e em Fisioterapia pela Universidade Federal do Ceará (UFC). Especialista em Prescrição de Exercícios para Grupos Especiais pela Faculdade das Américas. Mestrando em Fisioterapia e Funcionalidade e preceptor do Projeto de Assistência e Prevenção das Disfunções do Joelho (PAPO-Joelho) no Departamento de Fisioterapia da UFC.

Cid André Fidelis de Paula Gomes
Graduado em fisioterapia pelo Centro de Estudos Superiores de Maceió (CESMAC). Mestre em Ciências da Reabilitação pela Universidade Nove de Julho (UNINOVE). Doutor em Biofotônica Aplicada às Ciências da Saúde pela UNINOVE. Docente do curso de graduação em Fisioterapia e do Programa de Pós-graduação em Ciências da Reabilitação da UNINOVE. Coordenador do Grupo de Pesquisa Iniciativa Evidencie da UNINOVE.

Daniela Bassi Dibai
Graduada em fisioterapia pelo Centro Universitário Central Paulista (UNICEP). Mestre e Doutora em fisioterapia pela Universidade Federal de São Carlos (UFSCar). Especialista em Fisioterapia Hospitalar pelo Hospital São Francisco (HSF-Ribeirão Preto). Especialista em Fisiologia do Exercício pela UFSCar. Docente do curso de graduação em Fisioterapia, do Programa de Pós-graduação em Gestão de Programas e Serviços de Saúde, do Programa de Pós-graduação em Meio Ambiente e do Programa de Pós-graduação em Odontologia da Universidade Ceuma (UNICEUMA). Coordenadora do Grupo de Pesquisa em Avaliação e Reabilitação Cardiovascular, Respiratória e Metabólica (BEATS) da UNICEUMA. Docente do curso de graduação em Fisioterapia da Faculdade Santa Terezinha (CEST). Coordenadora do Grupo de Pesquisa em Reabilitação e Desempenho Funcional (REDES) da CEST.

Dayana Patricia Rosa
Graduada em fisioterapia pela Universidade Federal de São Carlos (UFSCar). Mestre em fisioterapia pela Universidade Metodista de Piracicaba (UNIMEP). Doutora em fisioterapia pela UFSCar. Pesquisadora em estágio pós-doutoral no Departamento de Reabilitação da Laval University (Canadá). Docente colaboradora no Grupo de Investigación en Ciencia e Innovación Deportiva (GICED) do Programa Profesional en Actividad Física y Deporte de las Unidades Tecnológicas de Santander (Colômbia). Pesquisadora colaboradora no Laboratório de Análise e Intervenção do Complexo do Ombro da UFSCar.

Elisa Viana Santa Cecília
Graduada em medicina pela Faculdade de Medicina de Barbacena. Especialista em Clínica Médica pelo Hospital Municipal Odilon Behrens (MG). Especialista em Reumatologia pela Associação Médica Brasileira (AMB) e pela Sociedade Brasileira de Reumatologia (SBR). Reumatologista do Instituto de Previdência dos Servidores do Estado de Minas Gerais (IPSEMG). Médica do

Programa de Neurorreabilitação em Lesão Medular da Rede Sarah de Hospitais de Reabilitação – Unidade São Luís, Maranhão.

Fernando Augusto Vasilceac
Graduado, Mestre e Doutor em fisioterapia pela Universidade Federal de São Carlos (UFSCar). Professor adjunto do Departamento de Gerontologia da UFSCar. Professor permanente do Programa de Pós-graduação em Gerontologia da UFSCar. Coordenador do Curso de Especialização Interdisciplinar em Dor e Coordenador do Centro de Referência no Atendimento Interdisciplinar em Dor: Clínica da Dor da UFSCar.

Gabriel Peixoto Leão Almeida
Graduado em fisioterapia pela Universidade de Fortaleza (UNIFOR). Especialista em Fisioterapia Esportiva pela Sociedade Nacional de Fisioterapia Esportiva e da Atividade Física (SONAFE) e pelo Centro de Traumato-Ortopedia do Esporte (CETE) da Universidade Federal de São Paulo (UNIFESP). Mestre e Doutor em Ciências da Reabilitação pela Universidade de São Paulo (USP). Professor do Departamento de Fisioterapia e do Programa de Pós-graduação em Fisioterapia e Funcionalidade da Universidade Federal do Ceará (UFC).

Gabriela Ferreira Carvalho
Graduada em fisioterapia pela Universidade de Franca (UNIFRAN). Mestre em Ciências da Saúde Aplicadas ao Aparelho Locomotor e Doutora em Reabilitação e Desempenho Funcional pela Faculdade de Medicina de Ribeirão Preto da Universidade de São Paulo (FMRP-USP). Professora do Departamento de Fisioterapia da Universidade de Luebeck, Alemanha.

Gabriela Zuelli Martins Silva
Graduada em Fisioterapia e pós-graduada em Fisioterapia Traumato-ortopédica com ênfase em Terapia Manipulativa Ortopédica pelo Centro Universitário Barão de Mauá. Mestranda em Reabilitação e Desempenho Funcional da Faculdade de Medicina de Ribeirão Preto da Universidade de São Paulo (FMRP-USP). Docente da Disciplina de Dor e Aspectos Biopsicossociais no curso de Pós-graduação de Fisioterapia em Gerontologia do Centro Universitário Barão de Mauá. Colaboradora e pesquisadora do Laboratório de Pesquisa sobre Movimento e Dor (LabMovDor) da FMRP-USP.

Gabriella de Almeida Tolentino
Graduada em fisioterapia e Doutoranda em Reabilitação e Desempenho Funcional pela Faculdade de Medicina de Ribeirão Preto da Universidade de São Paulo (FMRP-USP). Supervisora do Ambulatório de Disfunção Temporomandibular (DTM) e Cefaleia do Hospital das Clínicas da FMRP-USP (HCFMRP-USP). Bolsista pela Fundação de Amparo à Pesquisa do Estado de São Paulo (FAPESP) no Laboratório de Análise da Postura e do Movimento Humano (LAPOMH). Pesquisadora do Grupo DTM e Cefaleia da FMRP-USP.

Gisele Garcia Zanca
Graduada, Mestre e Doutora em fisioterapia pela Universidade Federal de São Carlos (UFSCar). Docente do Departamento de Fisioterapia e Terapia Ocupacional da Universidade Estadual Paulista (UNESP), campus Marília.

Gisele Harumi Hotta
Graduada em Fisioterapia pela Universidade Estadual Paulista (UNESP). Mestre e Doutora em Reabilitação e Desempenho Funcional pela Faculdade de Medicina de Ribeirão Preto da Universidade de São Paulo (FMRP-USP). Especialista em Fisioterapia Traumato-Ortopédica pelo portal FisioemOrtopedia em parceria com a Faculdade Vanguarda. Pesquisadora

colaboradora do Grupo do Ombro e do Ambulatório de Reabilitação do Complexo do Ombro (ARCO da FMRP-USP). Coordenadora do módulo de Traumatologia e assistente de ensino do Portal FisioemOrtopedia. Aperfeiçoamento em Saúde Baseada em Evidências pelo Instituto Sírio-Libanês de Ensino e Pesquisa. Membro da International Association for the Study of Pain (IASP). Membro do Special Interest Group Pain, Mind and Movement da IASP.

Guilherme Augusto Paiva Custódio
Graduado em fisioterapia pelo Centro Universitário Barão de Mauá. Mestre em Reabilitação e Desempenho Funcional pela Faculdade de Medicina de Ribeirão Preto da Universidade de São Paulo (FMRP-USP). Aprimoramento em Ortopedia e Traumatologia pelo Hospital das Clínicas da FMRP-USP (HCFMRP-USP). Pós-graduado em Fisioterapia Traumato-ortopédica pelo Centro Universitário Barão de Mauá. Sócio-proprietário da NA FISIO Fisioterapia e Pilates em Rio Claro, São Paulo.

Guilherme Tavares de Arruda
Graduado em fisioterapia pela Universidade Federal de Santa Maria (UFSM). Mestre em Ciências da Reabilitação pela Universidade Federal de Santa Catarina (UFSC). Doutorando em Fisioterapia pela Universidade Federal de São Carlos (UFSCar). Membro do Grupo de Estudo e Pesquisa em Oncologia e Saúde dos Gêneros (GEPON), do Grupo de Estudos em Fisioterapia na Saúde da Mulher (GEFISAM), do Núcleo de Estudos em Dor Crônica (NEDoC) e do Laboratório de Pesquisa em Saúde da Mulher (LAMU).

Helen Cristina Nogueira Carrer
Graduada em fisioterapia pela Universidade Estadual Paulista (UNESP), campus Marília. Especialista Interdisciplinar em Dor e Doutora em Fisioterapia pela Universidade Federal de São Carlos (UFSCar). Doutorado sanduíche em Engenharia Industrial pelo Virginia Polytechnic Institute and State University, EUA. Pós-doutoranda na UFSCar.

Henrique Yuji Takahasi
Graduado em fisioterapia pela Universidade de São Paulo (USP). Especialista em Fisioterapia do Trabalho e Ergonomia pela Faculdade Unyleya. Especialista em Fisioterapia Traumato-Ortopédica pela Associação Brasileira de Fisioterapia Traumato-ortopédica (ABRAFITO). Mestre em Educação Física pela Universidade Federal do Maranhão (UFMA). Fisioterapeuta da Rede Sarah de Hospitais de Reabilitação – Unidade São Luís, Maranhão.

Isadora Orlando de Oliveira
Graduada em fisioterapia pela Pontifícia Universidade Católica (PUC) de Campinas. Mestre em Reabilitação e Desempenho Funcional pela Faculdade de Medicina de Ribeirão Preto da Universidade de São Paulo (FMRP-USP). Doutora em Ciências da Saúde pelo Instituto Israelita de Ensino e Pesquisa Albert Einstein.

Josimari Melo DeSantana
Graduada em fisioterapia pela Universidade Tiradentes (UNIT). Mestre e Doutora em Ciências da Reabilitação pela Faculdade de Medicina de Ribeirão Preto da Universidade de São Paulo (FMRP-USP). Pós-doutora em Neurociência da Dor e Fisioterapia pela University of Iowa, EUA. Professora associada 3 do Departamento de Fisioterapia, do Programa de Pós-graduação em Ciências da Saúde e do Programa de Pós-graduação em Ciências Fisiológicas da Universidade Federal de Sergipe (UFS).

Karina Gramani Say
Graduada, Mestre e Doutora em fisioterapia pela Universidade Federal de São Carlos

(UFSCar). Pós-doutora em Ciência do Movimento pela Universidade Cruzeiro do Sul. Professora adjunta do Departamento de Gerontologia da UFSCar, Docente do Programa de Pós-graduação em Gerontologia da UFSCar, Coordenadora e Docente do Curso de Especialização Interdisciplinar em Dor da UFSCar. Membro do Centro de Referência no Atendimento Interdisciplinar em Dor da UFSCar e membro associado da International Association for the Study of Pain (IASP) e da Sociedade Brasileira para Estudo da Dor (SBED). Foi Diretora Presidente do Comitê de Educação em Dor da SBED. É uma das líderes do Grupo de Pesquisa Abordagem funcional e multiprofissional em Gerontologia no Diretório do Conselho Nacional de Desenvolvimento Científico e Tecnológico (CNPq) e Coordenadora do Laboratório do Estudos da Dor e Funcionalidade no Envelhecimento (LADORFE) da UFSCar.

Larissa Pechincha Ribeiro
Graduada em fisioterapia pela Universidade Federal do Espírito Santo (UFES). Mestre e Doutora em fisioterapia pela Universidade Federal de São Carlos (UFSCar). Membro da Associação Brasileira de Fisioterapia Traumato-Ortopédica (ABRAFITO). Pesquisadora do Laboratório de Avaliação e Intervenção do Complexo do Ombro da UFSCar.

Leandro Fukusawa
Graduado em fisioterapia pelo Centro Universitário São Camilo. Especialista em Reabilitação Musculoesquelética pela Santa Casa de São Paulo. Mestre em fisioterapia pela Universidade Cidade São Paulo (UNICID). Doutorando no programa de Ciências da Saúde da Faculdade de Medicina da Santa Casa de São Paulo. Sócio-proprietário do Grupo Superador. Diretor de produto do Portal FisioemOrtopedia. Idealizador do Projeto MOVA-SE+ – Fisioterapia em Apoio ao Artista.

Letícia Bojikian Calixtre
Graduada, Mestre e Doutora em fisioterapia pela Universidade Federal de São Carlos (UFSCar), com período sanduíche no Academic Centre for Detistry Amsterdam, Holanda. Pós-doutorado pela Faculdade de Odontologia da Universidade Estadual Paulista (UNESP), campus Araraquara. Pós-doutorado pela UFSCar. Colaboradora do Laboratório de Cinesiologia Clínica e Ocupacional da UFSCar (PPGFT-UFSCar). Colaboradora do Grupo de Pesquisa em Saúde do Trabalhador da Universidade de Pernambuco (UPE), campus Petrolina.

Lidiane Lima Florencio
Graduada em fisioterapia, Mestre e Doutora em Reabilitação e Desempenho Funcional pela Faculdade de Medicina de Ribeirão Preto da Universidade de São Paulo (FMRP-USP). Professora do Departamento de Fisioterapia, Terapia Ocupacional, Rehabilitación y Medicina Física da Universidad Rey Juan Carlos, Espanha. Membro da Cátedra en Docencia, Clínica e Investigación en Fisioterapia: Terapia Manual, Punción Seca y Ejercicio Terapéutico da Universidad Rey Juan Carlos, Espanha.

Lucas Araújo de Almeida
Graduado em fisioterapia pela Universidade Federal da Bahia (UFBA). Especialista em Dor pela Universidade Federal de São Carlos (UFSCar). Doutorando em fisioterapia pela UFSCar com período sanduíche no grupo de pesquisa Pain in Motion da Vrije Universiteit Brussel, Bélgica. Docente do Curso de Especialização Interdisciplinar em Dor do Programa de Pós-graduação em Gerontologia da UFSCar. Pesquisador no Laboratório de Avaliação e Intervenção do Complexo do Ombro da UFSCar. Fisioterapeuta do Centro de Referência Interdisciplinar em Dor da UFSCar.

Luiz Felipe Tavares
Graduado em fisioterapia pela Universidade Federal do Rio Grande do Norte (UFRN). Especialista em Fisioterapia Traumato-Ortopédica e Desportiva pela UFRN. Mestre em fisioterapia pela UFRN. Doutorando em fisioterapia pela Universidade Federal de São Carlos (UFSCar). Pesquisador do Laboratório de Cinesiologia Clínica e Ocupacional (LACO) da UFSCar. Membro do Grupo Especial de Reumatologia da Associação Brasileira de Fisioterapia Traumato-Ortopédica (ABRAFITO). Membro *student/trainee* da International Association for the Study of Pain (IASP). Colaborador do Grupo de Pesquisa em Fisioterapia Craniocervical e Vestibular (PPGFIS) da UFRN.

Luiz Fernando Approbato Selistre
Graduado em fisioterapia pelo Centro Universitário Claretiano de Batatais. Mestre e Doutor em Fisioterapia pela Universidade Federal de São Carlos (UFSCar). Docente adjunto nos cursos de Graduação e Pós-graduação em Fisioterapia da UFSCar. Coordenador do grupo de pesquisa Laboratório de Avaliação e Intervenção em Fisioterapia Musculoesquelética.

Marcela Cacere
Graduada em fisioterapia pela Faculdade de Medicina de Ribeirão Preto da Universidade de São Paulo (FMRP-USP). Pós-graduada em Fisioterapia Neurofuncional Adulto e Pediátrico pela Faculdade Inspirar. Mestre em Educação Física pela Universidade Federal do Maranhão (UFMA). Fisioterapeuta do Programa de Neurorreabilitação em Lesão Medular da Rede Sarah de Hospitais de Reabilitação – Unidade São Luís, Maranhão.

Maria Carolyna Fonseca Batista Arbex
Graduada em medicina pela Escola Paulista de Medicina da Universidade Federal de São Paulo (EPM-UNIFESP). Residência em Clínica Médica pela EPM-UNIFESP. Especialista em Clínica Médica pela Sociedade Brasileira de Clínica Médica (SBCM) e EPM-UNIFESP. Residência em Geriatria pela EPM-UNIFESP. Especialista em Geriatria pela Sociedade Brasileira de Geriatria e Gerontologia (SBGG) e EPM-UNIFESP. Mestre em Ciências da Tecnologia e Atenção à Saúde pela EPM-UNIFESP. Professora da Universidade de Araraquara (UNIARA).

Maria Ivone Oliveira Dantas
Graduada em fisioterapia, Mestre e Doutoranda pelo Programa de Pós-graduação em Ciências Fisiológicas da Universidade Federal de Sergipe (UFS).

Maria Larissa Azevedo Tavares
Graduada em fisioterapia e Mestranda em fisioterapia e funcionalidade da Universidade Federal do Ceará (UFC). Preceptora do Projeto de Assistência e Prevenção das Disfunções do Joelho (PAPO-Joelho) do Departamento de Fisioterapia da UFC.

Mariana Arias Avila
Graduada, Mestre e Doutora em fisioterapia pela Universidade Federal de São Carlos (UFSCar). Especialista em Docência e Novas Metodologias pelo Centro Universitário Central Paulista (UNICEP). Docente permanente do Programa de Pós-graduação em Fisioterapia da UFSCar e Professora adjunta do Departamento de Fisioterapia da UFSCar. Líder do grupo de pesquisa Dor: Avaliação e Tratamento Fisioterapêutico (CNPq) e do Núcleo de Estudos em Dor Crônica (NEDoC) da UFSCar. Editora de área do *Brazilian Journal of Pain* e da *Revista Fisioterapia e Pesquisa*. Associada da International Association for the Study of Pain (IASP) e da Sociedade Brasileira para o Estudo da Dor (SBED).

Mariana Nascimento Leite
Graduada em fisioterapia pela Universidade Cidade de São Paulo (UNICID). Bolsista de

doutorado direto no Programa de Mestrado e Doutorado em Fisioterapia da UNICID, com financiamento pela Fundação de Amparo à Pesquisa do Estado de São Paulo (FAPESP).

Mariana Romano de Lira
Graduada em fisioterapia pela Faculdade de Medicina de Ribeirão Preto da Universidade de São Paulo (FMRP-USP). Mestre e Doutoranda em Reabilitação e Desempenho Funcional pela FMRP-USP. Pesquisadora do Laboratório de Pesquisa sobre Movimento de Dor (LabMovDor) da UFSCar.

Mariana Tedeschi Benatto
Graduada em fisioterapia, Mestre e Doutora em Reabilitação e Desempenho Funcional pela Faculdade de Medicina de Ribeirão Preto da Universidade de São Paulo (FMRP-USP). Supervisora do Ambulatório de Disfunção Temporomandiblar e Cefaleia do Hospital das Clínicas da FMRP-USP (HCFMRP-USP).

Melina Nevoeiro Haik
Pós-doutora, Doutora, Mestre e Graduada em Fisioterapia pela Universidade Federal de São Carlos (UFSCar). Especialista em Fisioterapia Aplicada em Ortopedia e Traumatologia pela Universidade Estadual de Campinas (UNICAMP). Docente do Departamento de Fisioterapia da UFSCar.

Nájala Borges de Sousa
Graduada em fisioterapia pela Universidade Católica do Salvador (UCSal). Mestre em Ciências da Saúde pela Universidade Federal do Maranhão (UFMA). Fisioterapeuta na Atenção Básica em São Luís, Maranhão. Coordenadora e Professora do curso de Fisioterapia da Faculdade Santa Terezinha (CEST).

Pedro Olavo de Paula Lima
Graduado em fisioterapia pela Universidade de Fortaleza (UNIFOR). Especialista em Fisioterapia Esportiva pela Sociedade Nacional de Fisioterapia Esportiva e da Atividade Física (SONAFE). Mestre pela Universidade Federal de Pernambuco (UFPE). Doutor pela Universidade Federal do Ceará (UFC). Professor fundador do Departamento de Fisioterapia e Coordenador do Programa de Pós-graduação em Fisioterapia e Funcionalidade da UFC.

Priscilla Hortense
Graduada em Enfermagem pela Escola de Enfermagem de Ribeirão Preto da Universidade de São Paulo (EERP-USP). Mestre e Doutora em Enfermagem Fundamental pela EERP-USP. Professora Associada do Departamento de Enfermagem e do Programa de Pós-graduação em Enfermagem da UFSCar. Coordenadora da área de Enfermagem no Centro de Referência no Atendimento Interdisciplinar em Dor da Unidade de Saúde Escola da UFSCar. Foi Coordenadora do Programa de Pós-graduação em Enfermagem da UFSCar.

Rafael Krasic Alaiti
Graduado em fisioterapia pelo Centro Universitário São Camilo. Especialista em Fisioterapia Musculoesquelética pelo Hospital das Clínicas da Faculdade de Medicina da Universidade de São Paulo (HC-FMUSP). Mestre e Doutor em Neurociências e Comportamento pela USP. CEO e cofundador do Grupo Superador, empresa responsável pela operação integrada das *startups* Portal FisioemOrtopedia e Tato Fisioterapia Inteligente. Pesquisador associado especialista em dor musculoesquelética na USP. Coordenador da especialização em Dor para Fisioterapeutas do Portal FisioemOrtopedia. Membro do Grupo do Ombro da USP, da Associação Brasileira de Fisioterapia Traumato-Ortopédica (ABRAFITO), da Sociedade Brasileira para o Estudo da Dor (SBED), da International Association for the Study of Pain (IASP) e do Special Interest Group Pain, Mind and Movement da IASP.

Raul Frederico Traete
Graduado em fisioterapia pela Universidade Federal de São Carlos (UFSCar). Especialista em Fisioterapia Esportiva pela Sociedade Nacional de Fisioterapia Esportiva e da Atividade Física (SONAFE) e pelo Centro de Traumato-Ortopedia do Esporte (CETE) da Universidade Federal de São Paulo (UNIFESP). Sócio-proprietário da Clínica Kinex. Formação em Terapia Manual pelo Método Maitland, Conceito Mulligan, e Manual Concepts pela Orthopaedic Manual Therapy, Austrália. Sócio da SONAFE Brasil.

Thais Cristina Chaves
Professora adjunta do Departamento de Fisioterapia da Universidade Federal de São Carlos (UFSCar) e docente permanente do Programa de Pós-graduação em Fisioterapia da UFSCar. Pós-doutora pela University of South Australia, Austrália. Coordenadora do Laboratório de Pesquisa sobre Movimento e Dor (LabMovDor) da UFSCar.

Thamiris Costa de Lima
Graduada em fisioterapia pelo Centro Universitário Barão de Mauá. Pós-graduada pelo Programa de Aprimoramento Profissional em Fisioterapia Traumatológica e Ortopédica pelo Hospital das Clínicas da Faculdade de Medicina de Ribeirão Preto da Universidade de São Paulo (HCFMRP-USP). Pós-graduanda em Fisioterapia Traumatológica e Ortopédica com Ênfase em Terapia Manual pelo Centro Universitário Barão de Mauá. Membro do Laboratório de Pesquisa sobre Movimento e Dor (LabMovDor) da Universidade Federal de São Carlos (UFSCar). Doutoranda em fisioterapia pela UFSCar.

Tiê Parma Yamato
Pós-doutorada pela University of Newcastle, Austrália. Ph.D. pela School of Public Health, Sydney Medical School, University of Sydney, Austrália. Mestre em Fisioterapia pela Universidade Cidade de São Paulo (UNICID). Especialista em Neurologia pela Universidade de São Paulo (USP). Graduada em fisioterapia pelo Centro Universitário São Camilo. Docente permanente do Programa de Mestrado e Doutorado da UNICID. Pesquisadora associada e afiliada da University of Sydney, Austrália. Trabalha na base de dados Physiotherapy Evidence Database) (PEDro). Criadora do *blog* PEDrinho, vinculado ao PEDro.

Verônica Souza Santos
Graduada em fisioterapia pela Universidade Cidade de São Paulo (UNICID). Pós-graduada em Fisioterapia Musculoesquelética pela Faculdade de Ciências Médicas da Santa Casa de São Paulo (FCMSCS). Bolsista de doutorado direto no Programa de Mestrado e Doutorado em Fisioterapia da UNICID com financiamento pela Fundação de Amparo à Pesquisa do estado de São Paulo (FAPESP).

Vinício dos Santos Barros
Graduado em fisioterapia pela Universidade Católica de Brasília (UCB). Mestre em Educação Física pela Universidade Federal do Maranhão (UFMA). Residência em Fisioterapia em Terapia Intensiva pela Secretaria de Saúde do Distrito Federal (SES-DF). Especialista em Fisioterapia em Oncologia reconhecido pelo Conselho Federal de Fisioterapia e Terapia Ocupacional (COFFITO) e pela Associação Brasileira de Fisioterapia em Oncologia (ABFO). Fisioterapeuta em Unidade de Terapia Intensiva (UTI). Docente da Universidade Dom Bosco. Docente da especialização em Fisioterapia em Oncologia e Terapia Intensiva na Faculdade Inspirar, Maranhão.

Sumário

SEÇÃO 3 AFECÇÕES RELACIONADAS À DOR

Apresentação

Nossa parceria já existe há alguns anos e, em conversas informais e encontros formais (bancas de qualificação e defesa de mestrado e doutorado e discussões sobre os artigos científicos), descobrimos que compartilhávamos um sonho: escrever um livro. Mais: a escrita deste livro deveria contemplar a nossa área de pesquisa e de interesse: a dor crônica. Começamos a acalentar a ideia e, em diversas discussões com colegas de trabalho, alunos e outros pesquisadores, entendemos que ainda havia uma lacuna sobre como realizar a avaliação do paciente com dor crônica. Assim nasceu *Métodos e técnicas de avaliação da dor crônica – abordagem prática*, cujo objetivo é contribuir para que clínicos entendam a importância da avaliação compreensiva de um paciente com dor crônica e possam realizá-la de maneira guiada.

Embora hoje a literatura aponte para uma mudança no modelo usado para avaliar a pessoa com dor (crônica ou não), a avaliação do paciente ainda permanece baseada em achados físicos e ainda existe uma forte corrente que se pauta no modelo biomédico para avaliar e tratar esses pacientes. Nos últimos anos, quando a dor passou a ser vista dentro do modelo biopsicossocial, a forma de avaliação da pessoa com dor crônica passou a ser questionada e modificada, incluindo aspectos como depressão, catastrofização, cinesiofobia e apoio social e, nesse sentido, a literatura tem mostrado a importância de se considerar esses aspectos para avaliar a pessoa com dor crônica. Entretanto, ainda existe muita dificuldade de se identificar quais aspectos são mais importantes para determinados casos e como decidir as ferramentas a serem utilizadas para cada paciente. Nesse cenário, uma obra que apresenta um compilado dos principais achados com relação à avaliação da pessoa com dor crônica se torna necessária e tem grande valia para todos os profissionais de saúde.

Pudemos contar com profissionais experientes e renomados, considerados referências em suas áreas de atuação, para escrever cada um dos capítulos que compõem esta obra, sistematizando o conhecimento atual e tornando-o mais acessível a todos. Este livro é pautado na literatura científica mais atualizada e da mais alta qualidade, contribuindo para que a avaliação da pessoa com dor crônica seja realizada da maneira mais completa possível seguindo o que a literatura traz – dessa forma, colabore para que o plano terapêutico elaborado a partir dela siga o que propõe a prática baseada em evidências.

Prefácio

Sinto-me honrado em prefaciar esta obra, que aborda de forma completa diversos campos do conhecimento relacionados à dor. A dor representa um desafio para os sistemas de saúde e deve ser considerada um problema de saúde pública em todo o mundo.

Atualmente, a dor, especialmente a crônica, é responsável por gerar altos custos individuais e sociais, assim como é uma das principais causas de incapacidade para as atividades diárias e para o trabalho. A crescente produção de conhecimento nos últimos 25 anos contribuiu para uma melhora significativa na compreensão dos mecanismos envolvidos no processamento da dor e na abordagem terapêutica.

Com o avanço no conhecimento, diversas abordagens farmacológicas, intervencionistas, comportamentais e de reabilitação, bem como abordagens complementares, foram desenvolvidas visando a oferecer maiores benefícios àqueles que sofrem com dor. No entanto, ainda existe um número considerável de pessoas que continuam a sofrer por uma resposta limitada à terapia ou por barreiras no acesso a cuidados adequados em saúde. Um grande desafio enfrentado no manejo adequado da dor é a necessidade de facilitar o conhecimento e expandir os esforços para educar e treinar profissionais de saúde no uso de avaliações clínicas e abordagens terapêuticas. Muitas vezes, a expansão crescente da produção científica sobre dor faz com que manter um conhecimento atualizado e desenvolver competências clínicas sejam tarefas difíceis para educadores e profissionais de saúde. Este livro pode ser um aliado para ajudar a preencher essa lacuna.

Nesta obra, o leitor encontrará capítulos que abordam desde os principais conceitos até as estratégias de avaliação para um melhor manejo das diversas condições de dor. Nos capítulos iniciais, o leitor será apresentado às principais definições relacionadas à dor, a conceitos importantes e métodos de avaliação. Em seguida, o livro aborda condições frequentes na prática clínica, como as dores cervical, lombar, cefaleia, fibromialgia, entre outras. O livro considera ainda as particularidades apresentando a abordagem em situações específicas, como a dor no atleta, nas crianças, nas pessoas idosas e a dor oncológica.

Em última análise, este livro promete ser uma referência àqueles que buscam expandir seus conhecimentos no campo da avaliação para implementar o melhor manejo da dor. Parabenizo os autores por contribuir para o nosso arsenal de conhecimento no desafio de ajudar a aliviar a dor e o sofrimento das pessoas.

Felipe Reis, PhD
Professor do Instituto Federal do Rio de Janeiro
Professor da Vrije Universität
Presidente do Grupo de Interesses Especiais Pain, Mind and Movement da Associação Internacional para o Estudo da Dor (IASP).

SEÇÃO 1

CONCEITOS BÁSICOS

CAPÍTULO 1

O que é dor e por que se deve avaliá-la

Mariana Arias Avila, Cid André Fidelis de Paula Gomes, Almir Vieira Dibai Filho

DEFINIÇÃO

A dor pode afetar praticamente qualquer pessoa no mundo, seja ela considerada corriqueira, como a dor de cabeça, seja algo mais grave, relacionado a alguma doença, como a dor relacionada ao câncer. Pode ocorrer desde o nascimento até a morte, em diferentes momentos da vida de cada um, com maior ou menor impacto físico, psicológico e social. A *International Association for the Study of Pain* (IASP) a define como "uma experiência sensitiva e emocional desagradável, associada, ou semelhante àquela associada, a uma lesão tecidual real ou potencial".[1,2] A IASP ainda coloca algumas notas sobre a dor que ajudam a compreender o fenômeno, como o fato de que ela não deve ser entendida apenas como a atividade dos nervos sensoriais, mas sim como a experiência relacionada à ativação desses nervos, e destaca que a dor é um fenômeno aprendido ao longo da vida.

Quando se fala de dor, alguns termos são comumente utilizados. Estes termos estão definidos na Tabela 1.

A dor pode ser classificada de diversas maneiras. As duas mais comuns são: pelo mecanismo e pela duração da dor. A Tabela 2 traz as principais definições de tipos de dor usadas atualmente na literatura.[4,5]

Embora haja distinção entre os mecanismos; na prática clínica, muitas vezes os pacientes com dor crônica podem apresentar sinais de mais de um tipo de dor (p. ex., pacientes com osteoartrite de joelho podem apresentar dores nociceptiva e nociplástica). A Figura 1 mostra a interação entre os mecanismos de dor.

Outra forma de classificar a dor, conforme sua duração, em aguda ou crônica. Considera-se como dor aguda aquela que tem até três meses de duração, enquanto a crônica, geralmente, tem mais de três meses de duração. Entretanto, para saber se a dor é realmente aguda ou crônica, devem ser observadas outras características, conforme mostrado na Tabela 3.

FISIOLOGIA DA DOR

A experiência de dor depende das informações periféricas que recebemos. Para entender como essa experiência ocorre, geralmente utiliza-se um modelo de lesão de pele. É claro que a nocicepção não significa necessariamente que haverá dor, mas o modelo ajuda a entender alguns dos processos

TABELA 1 Taxonomia da dor de acordo com a IASP

Termo	Definição
Alodinia	Dor decorrente de um estímulo que normalmente não provocaria dor; o estímulo leva a uma resposta de dor inesperada.
Analgesia	Ausência de dor em resposta a uma estimulação que normalmente provocaria dor.
Hiperalgesia	Dor aumentada em resposta a um estímulo que normalmente provocaria dor.
Hiperpatia	Permanência da dor em resposta a estímulos repetitivos, estímulos sublimiares ou após sensações dolorosas prolongadas.
Hipoalgesia	Resposta de dor diminuída a um estímulo que normalmente provocaria dor.
Limiar de dor	A mínima intensidade de um estímulo que é percebida como dolorosa.
Nocicepção	Processo neural de codificar o estímulo nóxio por um receptor específico, chamado nociceptor (um receptor sensorial de alto limiar do sistema nervoso somatossensorial que é capaz de traduzir e codificar o estímulo nóxio).
Sensibilização	Responsividade aumentada dos neurônios nociceptivos à entrada normal de estímulos e/ou recrutamento de uma resposta para *inputs* normalmente sublimiares. É um termo neurofisiológico que só pode ser aplicado quando ambos, o *input* e o *output* do sistema neural sob investigação, são conhecidos, isto é, pelo controle do estímulo e medindo o evento neural. Clinicamente, a sensibilização só pode ser inferida indiretamente por meio de fenômenos como a hiperalgesia e a alodinia.
Sensibilização central	Responsividade aumentada dos neurônios nociceptivos no sistema nervoso central ao seu *input* normal ou sublimiar. Pode incluir responsividade aumentada pela disfunção dos sistemas endógenos de controle da dor. Os neurônios periféricos estão funcionando normalmente; as mudanças na função ocorrem apenas nos neurônios centrais.
Sensibilização periférica	Responsividade aumentada e limiar reduzido dos neurônios nociceptivos periféricos à estimulação de seus campos receptores.

Fonte: adaptada de IASP, 2017.[3]

TABELA 2 Tipos de dor com base em mecanismo[3]

Nomenclatura	Definição
Nociceptiva	Dor que advém de dano real ou potencial ao tecido não neural e é decorrente da ativação dos nociceptores.
Neuropática	Dor causada por uma lesão ou doença no sistema nervoso somatossensorial.
Nociplástica	Dor que advém da nocicepção alterada, apesar de não haver evidência clara de dano tecidual real ou de ameaça de dano causando a ativação dos nociceptores periféricos, evidência de doença ou lesão no sistema somatossensorial causando a dor.

TABELA 3 Características das dores aguda e crônica

	Dor aguda	Dor crônica
Início e duração	Repentino; de curta duração, resolve/desaparece com a reparação do tecido.	Insidioso; a dor persiste apesar da reparação tecidual.
Sinal	Sinalização de alerta de uma lesão tecidual real ou potencial.	Não tem função de alerta.
Gravidade	Tem relação com a lesão (mas não necessariamente).	Não relacionada com a lesão.
Envolvimento do SNC	SNC está intacto – a dor aguda é um sintoma.	SNC está disfuncional – a dor crônica é a afecção.
Outros efeitos	Gera estresse psicológico em menor grau; usualmente ansiedade e alteração de sono que melhoram quando a dor melhora.	Geralmente associada a quadros psicológicos e acometimentos nos âmbitos social e laboral.

SNC: sistema nervoso central.

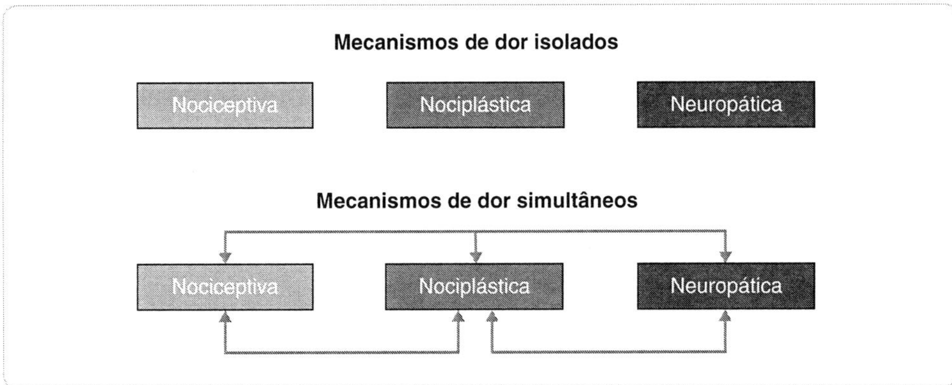

FIGURA 1 Interação entre os mecanismos relacionados à dor.

e pode contribuir para o entendimento da cronificação da dor.

O sistema nervoso é composto, resumidamente, pelo sistema nervoso central (SNC), que engloba o cérebro e a medula espinhal, e pelo sistema nervoso periférico (SNP), que é composto por todas as fibras nervosas que estão em todos os tecidos do corpo. O tempo todo, recebemos sinais oriundos de todas as partes de nosso corpo, bem como do meio ambiente, e conseguimos ter uma percepção de nosso contexto com base nessas informações. Esse sistema sensorial, que envia as informações sensoriais para nosso SNC, transmite principalmente dois tipos de informação: informações de estímulos inócuos (como toque, pressão, vibração) e estímulos que podem levar a uma lesão tecidual – estes estímulos são chamados de nociceptivos e geralmente têm intensidades maiores do que os estímulos inócuos. O processamento dos estímulos nociceptivos é chamado de nocicepção.

A nocicepção ocorre, geralmente, em quatro etapas: transdução, transmissão, percepção e modulação. No momento da lesão, são liberados, no local, uma série de substâncias que têm como função sinalizar ao corpo que houve lesão tecidual. Entre essas substâncias, estão algumas que são importantes para a nocicepção, listadas na Tabela 4.

Esse estímulo químico leva a algumas mudanças no nociceptor, que, por sua vez, levam a um aumento no fluxo iônico através da membrana, gerando um potencial de

TABELA 4 Substâncias liberadas no local de uma lesão tecidual e seus efeitos sobre os nociceptores

Agente	Fonte	Efeito sobre o nociceptor
Potássio	Células danificadas	Ativação
Serotonina	Plaquetas	Ativação
Bradicinina	Cininogênio plasmático	Ativação
Histamina	Mastócitos	Ativação
Prostaglandinas	Ácido araquidônico das células danificadas	Sensibilização
Leucotrienos	Ácido araquidônico das células danificadas	Sensibilização
Substância P	Aferentes primários	Sensibilização

Fonte: adaptada de Fields, 1989.[6]

ação. Essa conversão do estímulo químico para um impulso nervoso ganha o nome de transdução. O impulso nervoso gerado pela transdução será, então, transmitido para a medula espinhal, mais precisamente no corno dorsal. A transmissão do impulso nervoso é realizada através das fibras dos tipos Aδ e C. As fibras Aδ são mielinizadas, geralmente ligadas a mecanorreceptores unimodais de alto limiar, e são responsáveis pela sensação de dor que ocorre mais rapidamente. Já as fibras C não são mielinizadas, promovem condução lenta, são ligadas a receptores multimodais e são responsáveis pela sensação de dor mais tardia (dor lenta).[7]

Na medula, há circuitos neurais espinhais que podem alterar a transmissão do sinal da periferia para o cérebro; o caminho que o estímulo percorre é composto por três neurônios. O neurônio de primeira ordem tem um único axônio que se bifurca, inervando o tecido na periferia e fazendo sinapse com o neurônio de segunda ordem.[7] O neurônio de segunda ordem pode ser nociceptivo ou de ampla faixa dinâmica (WDR, do inglês *Wide Dynamic Range*). Os neurônios nociceptivos recebem apenas estímulos nociceptivos e são normalmente silenciosos, respondendo apenas a estímulos de alto limiar, enquanto os WDR também recebem, além dos estímulos nociceptivos, estímulos não nóxios das fibras Aβ.

Assim, o impulso nervoso passa pelo trato espinotalâmico, que se localiza anterolateralmente à substância branca da medula espinhal, sendo considerada a principal via da transmissão da nocicepção. Os axônios dos neurônios de segunda ordem sobem alguns segmentos na coluna dorsal ipsilateralmente e depois decussam (cruzam) para formar o trato espinotalâmico que termina no tálamo.[7] O trato espinotalâmico é dividido nos tratos espinotalâmicos lateral (neoespinotalâmico) e medial (paleoespinotalâmico). O primeiro faz projeções para o núcleo ventral posterolateral do tálamo e leva informações sobre os aspectos discriminativos da dor, como localização, intensidade e duração; o segundo projeta-se para o tálamo medial e é responsável por mediar a percepção de desagradabilidade e os aspectos autonômicos da dor.[6] Outras vias envolvidas na dor são o trato espinorreticular (mediador da excitação e da resposta autonômica à dor) e os tratos espino-hipotalâmico e espinotelencefálico (ativam o hipotálamo e evocam o comportamento emocional relacionado à dor).

Existe uma grande integração entre os aferentes somáticos e viscerais, o sistema motor e o sistema nervoso autonômico simpático: há sinapses do corno posterior da medula para os neurônios motores do corno anterior da medula (atividade muscular reflexa relacionada à dor) e sinapses entre os neurônios nociceptivos e os neurônios simpáticos (vasoconstrição reflexa mediada pelo simpático, espasmo da musculatura lisa e liberação de catecolaminas).

Os neurônios de terceira ordem estão no tálamo e enviam projeções para o córtex somatossensorial primário e secundário (Figura 2), levando o sinal nociceptivo para os locais em que essa informação será processada.

Quando os estímulos nociceptivos oriundos da periferia são recebidos no córtex somatossensorial, eles são interpretados e vão gerar uma resposta. Esta resposta sofre a influência da modulação da nocicepção, que ocorre tanto no trajeto inicial (quando o estímulo nociceptivo sai da periferia) quanto depois da percepção. A modulação pode ocorrer tanto para aumentar a resposta de dor quanto para diminuí-la. A modulação ascendente ocorre porque tanto a fibra C (responsável por levar a informação nociceptiva para a medula) quanto a fibra Aβ (responsável pela transmissão de estímulos inócuos oriundos da periferia) fazem projeções não somente com os neurônios de segunda ordem no corno dorsal da

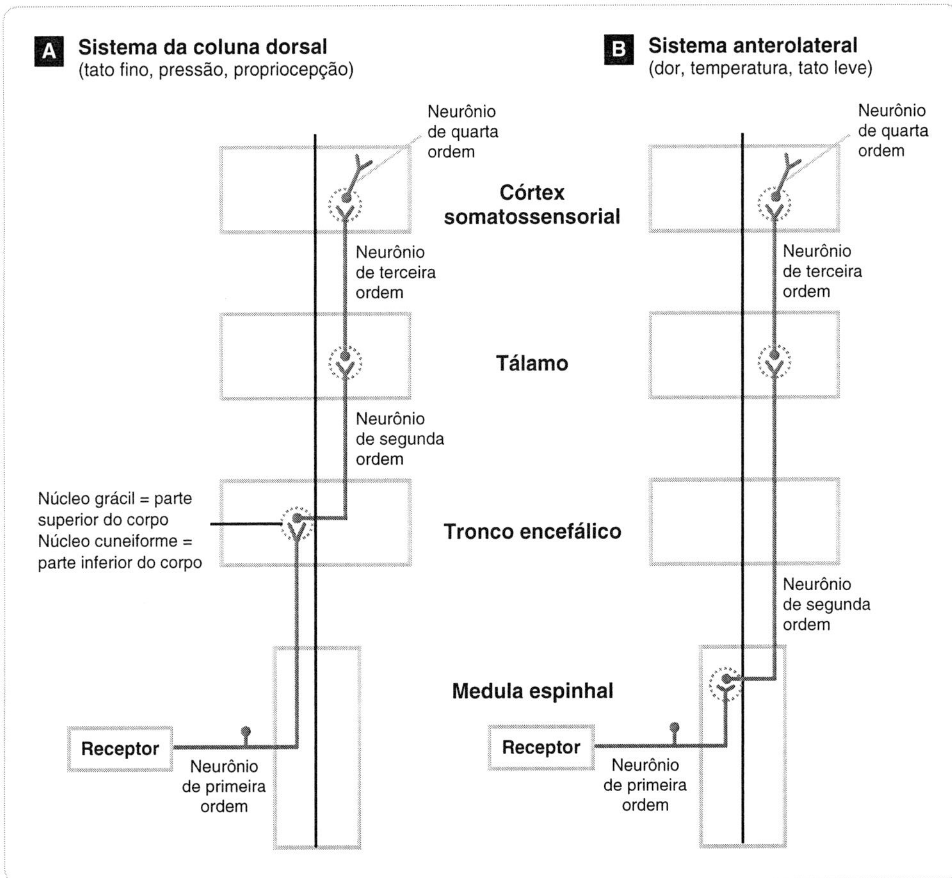

FIGURA 2 Representação esquemática das vias somatossensoriais, responsáveis por transmitir as informações relacionadas ao tato fino, pressão e propriocepção (**A**) e dor, temperatura e tato leve (**B**).

medula, mas também com interneurônios (que fazem sinapses com o neurônio tanto de primeira quanto de segunda ordem). Quando ocorre, simultaneamente, a ativação das fibras C e Aβ, esta última ativa o interneurônio inibitório e diminui a quantidade de estímulo que a fibra C vai conseguir transmitir para o córtex. Esta teoria, conhecida como a teoria das comportas, ajuda a entender por que, muitas vezes, quando batemos uma parte do corpo em uma mesa, por exemplo, e esfregamos o local da lesão, diminuímos nossa percepção da dor.

Já a modulação descendente ocorre, principalmente, pela ativação de áreas como a substância cinzenta periaquedutal, o bulbo rostral ventromedial, o sistema límbico e outras áreas subcorticais. Estas regiões se projetam para o corno dorsal da medula.[8] Assim, a resposta de dor pode ser aumentada ou diminuída após o processamento das informações da periferia. A modulação descendente pode depender de diversos fatores, como ambiente, humor, conhecimento, histórico de dor da pessoa, entre outros.

A cronificação da dor ocorre graças à plasticidade em todo o sistema nervoso. A neuroplasticidade pode ocorrer graças à hiperexcitabilidade e à sensibilização dos neurônios sensoriais primários e a modificações no corno posterior da medula e no cérebro, como aumento dos campos receptores (aumento no número de receptores de neurotransmissores relacionados à nocicepção).[9] Essas modificações na periferia podem levar à sensibilização periférica, enquanto as modificações na medula e no cérebro levam à sensibilização central. Pessoas com dor crônica podem ter sensibilização periférica, central ou ambas.

OBJETIVOS DA AVALIAÇÃO

Sempre que um paciente tem dor, deve-se dedicar um tempo da avaliação para entender essa dor e seus fatores associados e, então, traçar um plano terapêutico que leve em conta a dor em seu âmbito mais abrangente. Uma das razões para isso figura no perfil de cada paciente com dor crônica que procura o cuidado. Considerando-se que se olha para a dor dentro de um modelo chamado biopsicossocial (mais detalhado no Capítulo 3, "Avaliação do indivíduo com dor crônica no modelo biopsicossocial"), três indivíduos diferentes que cheguem à mesma clínica com dor lombar podem ter diferentes níveis de disfunção e incapacidade e ter aspectos biopsicossociais afetados de maneira diferente (Figuras 3 e 4).

Dessa forma, torna-se fundamental que uma boa avaliação do paciente com dor crônica seja realizada. A avaliação deve englobar o rastreamento de disfunções relacionadas a aspectos biológicos, psicológicos e sociais, de forma que um perfil mais acurado do paciente com dor crônica seja traçado, contribuindo para o desenvolvimento de um plano terapêutico abrangente e de um melhor prognóstico.

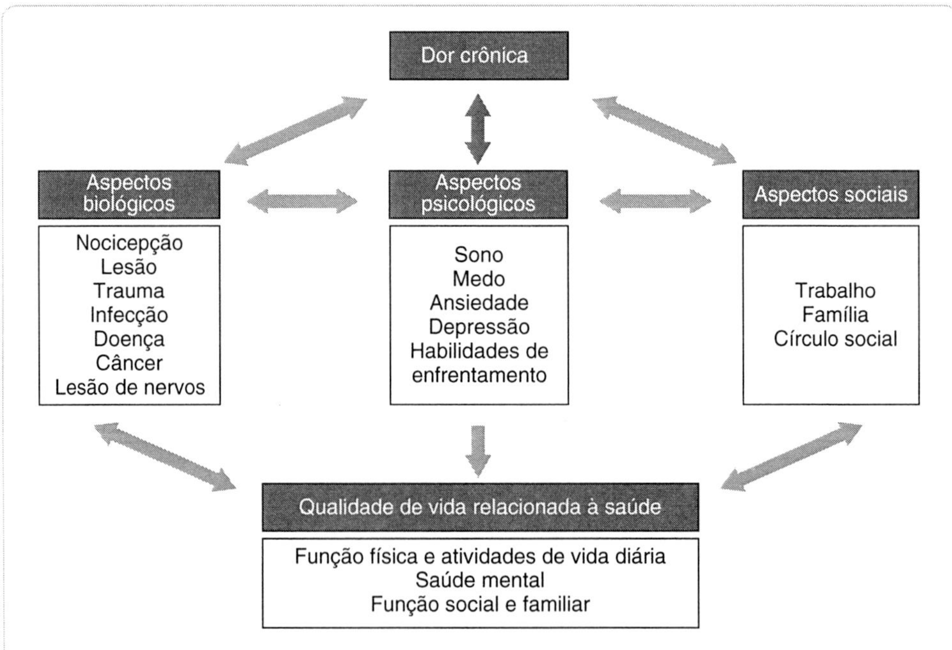

FIGURA 3 Modelo biopsicossocial da dor e suas consequências na qualidade de vida.
Fonte: adaptada de Dueñas et al., 2016.[10]

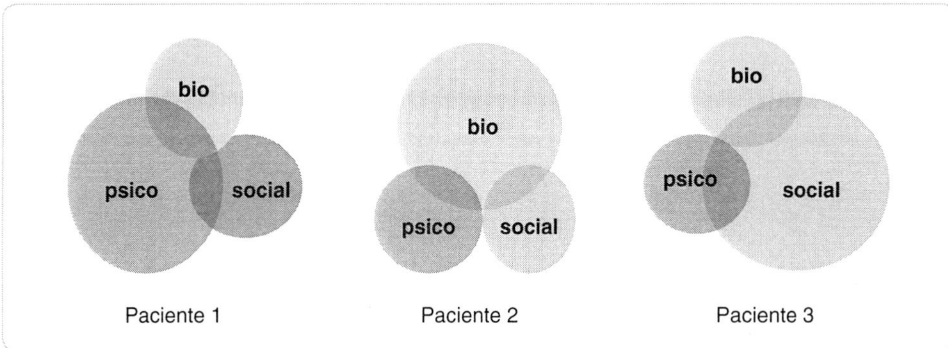

FIGURA 4 Representação de três pacientes com quadro de dor crônica, mas com diferentes aspectos acometidos. O paciente 1 tem um componente psicológico mais importante dentro de seu quadro de dor; os pacientes 2 e 3 têm, respectivamente, componentes biológico e social mais importantes.

CONSIDERAÇÕES FINAIS

É importante lembrar que a dor de cada indivíduo é uma experiência única e muito subjetiva atrelada ao que cada um tem de experiências prévias, ao conhecimento sobre a afecção e a própria dor, a quanto a dor tem impactos sobre as atividades de vida diária, social e laboral, e a como o indivíduo se percebe durante o período de dor. Este livro apresenta conceitos importantes sobre aspectos da dor, questionários e formas de avaliar a dor e, por fim, como se pode avaliar a dor em populações específicas.

REFERÊNCIAS

1. Raja SN, Carr DB, Cohen M, Finnerup NB, Flor H, Gibson S, et al. The revised International Association for the Study of Pain definition of pain: concepts, challenges, and compromises. Pain. 2020;161(9):1976-82.
2. DeSantana JM, Perissinotti DMN, Oliveira Junior JO, Correia LMF, Oliveira CM, Fonseca PRB. Definition of pain revised after four decades. Brazilian J Pain. 2020;3(3).
3. International Association for the Study of Pain (IASP). IASP terminology background. 2017. Disponível em: https://www.iasp-pain.org/resources/terminology. Acesso em: 29 nov. 2022.
4. Kosek E, Cohen M, Baron R, Gebhart GF, Mico JA, Rice ASC, et al. Do we need a third mechanistic descriptor for chronic pain states? Pain. 2016;157(7):1382-6.
5. Fitzcharles MA, Cohen SP, Clauw DJ, Littlejohn G, Usui C, Häuser W. Nociplastic pain: towards an understanding of prevalent pain conditions. Lancet. 2021;397(10289):2098-110.
6. Fields HL. Pain: mechanisms and management. New York: McGraw-Hill; 1989.
7. Zaky S, Zaky CS, Abd-Elsayed A. Anatomy of the nervous system. In: Abd-Elsayed A, ed. Pain: a review guide. Cham: Springer Nature; 2019. p.3-8.
8. Akinci A, Al Shaker M, Chang MH, Cheung CW, Danilov A, José Dueñas H, et al. Predictive factors and clinical biomarkers for treatment in patients with chronic pain caused by osteoarthritis with a central sensitisation component. Int J Clin Pract. 2016;70(1):31-44.
9. Pak DJ, Yong RJ, Kaye AD, Urman RD. Chronification of pain: mechanisms, current understanding, and clinical implications. Curr Pain Headache Rep. 2018;22(2):9.
10. Dueñas M, Ojeda B, Salazar A, Mico JA, Failde I. A review of chronic pain impact on patients, their social environment and the health care system. J Pain Res. 2016;9:457-67.

CAPÍTULO 2

Propriedades de medida de instrumentos de avaliação centrados no autorrelato

Henrique Yuji Takahasi, Daniela Bassi Dibai, Almir Vieira Dibai Filho

INTRODUÇÃO

A dor tem um componente subjetivo claro e marcante. Por conta disso, a avaliação da dor deve considerar, inevitavelmente, o autorrelato do paciente. Os instrumentos mais comuns que consideram o autorrelato do paciente são questionários, escalas, inventários e índices. No entanto, a tarefa de atribuir valores ao autorrelato e gerar um escore interpretável com base em uma magnitude conhecida é complexa (p. ex., avaliação da intensidade de dor de 0 a 10, na qual 0 equivale a "sem dor" e 10 equivale à "máxima dor imaginável").

Em vista dessa complexidade, diversos aspectos devem ser considerados para se assegurar o uso clínico de um instrumento de autorrelato. Esses aspectos são denominados propriedades de medida.

Este capítulo descreve as diversas propriedades de medida que permitem ao profissional clínico identificar a qualidade de um instrumento de autorrelato.

TRADUÇÃO E ADAPTAÇÃO TRANSCULTURAL

A maioria dos instrumentos de autorrelato é desenvolvida na língua inglesa. Para que eles ou outros instrumentos desenvolvidos em diferentes línguas possam ser usados em diferentes países, precisam ser traduzidos e adaptados culturalmente para a população-alvo. Apenas a tradução do instrumento pode não ser suficiente para avaliar de forma plena o construto que ele se propõe a medir. A adaptação transcultural tenta produzir equivalência de conteúdo entre os instrumentos original e novo.[1]

As diretrizes internacionais recomendam que esse processo seja realizado de acordo com as seguintes etapas:

1. **Tradução:** o instrumento original é traduzido para o idioma de interesse por dois tradutores independentes nativos do país de destino. Um dos tradutores deve estar ciente dos conceitos avaliados no instrumento para fornecer uma equivalência sob uma perspectiva mais clínica. O outro tradutor não deve saber dos conceitos do instrumento e, de preferência, não deve ser da área da saúde, pois oferecerá uma tradução mais próxima da linguagem da população.[1,2]
2. **Síntese das traduções:** as duas traduções independentes da etapa anterior são sintetizadas em uma versão única. Os tradutores discutem as diferenças

entre suas versões, chegam a um consenso e documentam como cada diferença foi resolvida.[1,2]

3. **Retrotradução:** a versão traduzida é agora traduzida novamente para o idioma original por dois tradutores cuja língua-mãe também é a mesma do instrumento original. Este processo é uma das formas de checagem de validade para certificar que a versão traduzida reflete o mesmo conteúdo da versão original. Os retrotradutores não devem ter conhecimento do instrumento e, preferencialmente, não devem ser da área da saúde, a fim de aumentar assim a chance de se destacarem imperfeições da tradução.[1,2]
4. **Comitê de especialistas:** o comitê deve ser composto idealmente por diferentes profissionais da saúde, metodologistas, bem como professores de idiomas e os tradutores. Eles analisarão todas as versões traduzidas e retrotraduzidas e seus respectivos relatórios escritos para chegarem a um consenso sobre a versão pré-final que será submetida a teste. Deve-se também fazer o registro do racional por trás de cada decisão desta etapa. O comitê deverá alcançar equivalência da nova versão e da versão original em quatro áreas:[1,2]
   A. Equivalência semântica: as palavras significam a mesma coisa? Há vários significados para o mesmo item? Há dificuldades gramaticais na tradução? Algumas alterações gramaticais podem ser necessárias na construção de sentenças em idiomas que não possuem o gerúndio, por exemplo ao traduzir palavras como "*dancing*" e "*eating*".[1,2]
   B. Equivalência idiomática: coloquialismos e expressões são difíceis de se traduzir. O comitê deverá formular expressões equivalentes na versão traduzida que contenham o mesmo significado da versão original. Por exemplo, na versão original do questionário *Nottingham Health Profile*, a expressão "*I am feeling on the edge*", se traduzida literalmente, ficaria "Estou me sentindo na beirada". Mas, na versão em português, foi traduzida para "Eu me sinto extremamente irritado ('com nervos à flor da pele')".[2-4]
   C. Equivalência experiencial: alguns itens podem abordar situações do dia a dia que não são vivenciadas em outras culturas e precisarão ser substituídos por itens equivalentes que estejam presentes na nova cultura. Por exemplo, na adaptação transcultural do Índice de Funcionalidade do Membro Superior (ULFI, do inglês *Upper Limp Functional Index*) para o português, o termo *hashis* foi excluído do item 20 ("Eu tenho dificuldade de comer e/ou usar utensílios (p. ex., faca, garfo, colher, *hashis*)", por se tratar de um utensílio bastante utilizado na cultura oriental, mas e menos comum no Brasil, que poderia causar dúvidas no preenchimento por pessoas não familiarizadas com esse utensílio.[5]
   D. Equivalência conceitual: muitas vezes, dependendo da cultura, as palavras apresentam diferentes significados. Por exemplo, em um item hipotético como "Você vê sua família o quanto gostaria?", a palavra família pode representar diferentes conceitos. Ela pode representar tanto o núcleo familiar (pais e irmãos) como o conceito mais amplo de família (avós, tios, primos etc.). Além disso, os itens, as instruções e as opções de resposta também devem ser considerados. Na adaptação do Índice de Incapacidade e Dor no Ombro (SPADI, do inglês *Shoulder*

Pain and Disability Index) para o português, os autores incluíram na instrução inicial do questionário o trecho "durante a semana passada", para reforçar aos respondentes que os itens se referiam a dor ou dificuldade na semana anterior. Foram incluídas também a opção de resposta "Não se aplica" e a escala numérica de 0 a 10; e o modo de autopreenchimento pelo paciente foi substituído pela forma de entrevista, em virtude da dificuldade de compreensão dos pacientes observada na fase de pré-teste do SPADI. Essas modificações foram aprovadas pela autora do instrumento original.[2,6,7]

5. **Teste da versão pré-final:** o questionário no novo idioma deve ser submetido, então, a um teste de campo com a população-alvo, idealmente entre 30 e 40 sujeitos. Eles preenchem o questionário e são entrevistados sobre o que foi compreendido de cada item e a resposta escolhida. Este procedimento verifica se a versão adaptada está mantendo a equivalência da versão original em uma situação real. A distribuição de respostas também é analisada em busca de itens com alta proporção de não preenchimento ou se alguma opção de resposta é muito prevalente em algum item, o que pode indicar um item problemático e que requer ajustes. Caso algum item demonstre mais de 20% de dificuldade de compreensão por parte dos sujeitos, ele deve ser corrigido e o questionário deve ser novamente testado com uma amostra diferente.[1,2]

VALIDADE DE CONTEÚDO

Em geral, a validade de conteúdo é medida durante a criação de uma ferramenta avaliativa e utiliza a opinião de especialistas. Trata-se da primeira propriedade de medida de um instrumento a ser analisada e também a mais importante. Ela representa o grau em que o conteúdo do instrumento reflete adequadamente o construto a ser medido. A validade de conteúdo se refere a relevância, abrangência e compreensibilidade do instrumento para o construto, a população e o contexto de interesses.[8]

Muitas pesquisas na área da saúde envolvem a quantificação de atributos que não podem ser mensurados diretamente, como gravidade de uma doença, eficácia e segurança de uma medicação, satisfação de um paciente, qualidade de vida, nível de incapacidade, qualidade da comunicação médico-paciente, adesão ao tratamento, entre outros. Esses conceitos abstratos ou hipotéticos são descritos como construtos e só podem ser inferidos a partir de observações de outros fenômenos ou comportamentos (itens do instrumento), que são considerados indicadores da presença do construto.[9]

Todos os itens de um instrumento devem ser relevantes para o construto de interesse, a população-alvo e o contexto de uso. Por exemplo, um instrumento que se propõe a medir sintomas da síndrome do túnel do carpo, como o Questionário de Boston (BCTQ, do inglês *Boston Carpal Tunnel Questionnaire*),[10] deve conter itens que investiguem a intensidade e a frequência de parestesia nas mãos, o principal sintoma dessa condição. Se um instrumento não abranger esse sintoma entre seus itens, os pacientes podem ficar frustrados ao respondê-lo por não abordar aspectos que são relevantes para eles, o que pode levar a respostas enviesadas ou baixa taxa de resposta.[8]

A falta de validade de conteúdo pode afetar todas as outras propriedades de medida. Itens irrelevantes podem diminuir a consistência interna, a validade de construto e a interpretabilidade do instrumento. A ausência de conceitos importantes pode diminuir a validade e a responsividade. Muitos instrumentos possuem estudos avaliando outras propriedades de medida, como a consistência interna e a confiabilidade, mas um coeficiente alfa de Cronbach ou confiabilidade teste-reteste altos não garantem que o construto de interesse esteja sendo realmente medido, ou que todos os itens sejam relevantes, ou ainda que conceitos importantes não estejam faltando. É possível medir construtos incorretos de forma confiável ou variações reais do construto de interesse de forma sub ou superestimada em razão da presença de itens irrelevantes ou da ausência de itens relevantes no instrumento.[8]

A validade de conteúdo pode ser avaliada pelo estudo de desenvolvimento do instrumento original, de suas versões adaptadas e por estudos específicos sobre a propriedade de medida. Recomenda-se que tanto profissionais da área quanto pacientes participem da etapa de elaboração dos itens, das opções de resposta e das instruções do instrumento, a fim de garantir sua relevância, abrangência e compreensibilidade. A iniciativa COSMIN (do inglês *COnsensus-based Standards for the selection of health Measurement INstruments*), composta por pesquisadores de várias áreas (epidemiologistas, psicometristas e clínicos), desde 2005 vem desenvolvendo metodologias para melhorar a seleção de instrumentos de medida em saúde. O uso de *checklists* criados pelo COSMIN auxilia pesquisadores e clínicos na avaliação da qualidade desses instrumentos e na escolha do melhor instrumento para utilização.[11-16]

Além da avaliação qualitativa, existem abordagens quantitativas para avaliar a validade de conteúdo, como o Índice de Validade de Conteúdo (IVC). Ele mede a proporção de juízes que estão em concordância sobre determinados aspectos do instrumento e de seus itens. Esse método emprega uma escala tipo Likert para avaliar a relevância/representatividade, que pode ser: 1 ("Não relevante"); 2 ("O item necessita de profunda revisão para ser relevante"); 3 ("O item necessita de mínima revisão para ser relevante"); e 4 ("Item relevante"). O escore do índice é calculado pela soma da concordância dos itens que foram marcados como "3" ou "4" pelos especialistas dividida pelo número total de respostas.[17] Recomendam-se valores de IVC acima de 0,8.[18]

$$\text{IVC} = \frac{\text{Número de respostas "3" ou "4"}}{\text{Número total de respostas}}$$

VALIDADE ESTRUTURAL

Após estabelecida a validade de conteúdo de um instrumento, sugere-se a avaliação da validade estrutural, que determina em que medida os escores do instrumento são um reflexo adequado da dimensionalidade do construto a ser medido. A validade estrutural faz parte da avaliação da estrutura interna do instrumento, juntamente com a consistência interna e a validade transcultural. A estrutura interna refere-se a como os diferentes itens do instrumento se relacionam, que é importante para decidir se os itens podem ser combinados em uma escala ou em duas ou mais subescalas. Caso todos os itens sejam explicados por um mesmo construto, o instrumento pode ser considerado unidimensional e um escore único pode ser calculado. Já se os itens se agrupam em duas ou mais subescalas, é necessário calcular escores separados de cada uma delas.[12,15] Por exemplo, tradicionalmente o SPADI sempre foi separado em duas subescalas: uma sobre incapacidade (oito itens) e uma sobre dor (cinco itens), mas um estudo recente de sua versão brasileira identificou que todos os itens apresentavam grande correlação e avaliavam um único construto. Assim, tornou-se possível calcular um escore único do SPADI.[19]

Um instrumento pode ser baseado em um modelo reflexivo ou formativo.

A validade estrutural só é relevante em instrumentos de modelo reflexivo. Nele, os itens são manifestações do mesmo construto, isto é, são explicados pelo construto. Por exemplo, a ansiedade é um construto que não pode ser medido diretamente, mas se manifesta por meio de características específicas, como preocupação, pânico e inquietação. Assim, avaliando-se esses sintomas, é possível estimar o grau de ansiedade. Se os itens do instrumento não possuem correlação entre si (modelo formativo), então a análise da validade estrutural não é necessária.[12,20]

A validade estrutural é avaliada por análise fatorial (AF), pela teoria de resposta ao item (TRI) ou por análise Rasch. A AF é a técnica mais adequada para determinar a estrutura de um instrumento ao se utilizar a teoria clássica dos testes. Pode ser do tipo exploratória (AFE) ou confirmatória (AFC) e ambas têm como objetivo agrupar uma grande quantidade de itens (variáveis observáveis) em um número reduzido de fatores (também conhecidos como construtos, dimensões ou traços latentes) que não podem ser medidos diretamente. Elas se diferem fundamentalmente pelo número e pela natureza das especificações e restrições feitas *a priori* no modelo fatorial.[21-23] Quando não há informações prévias sobre a estrutura do questionário, utiliza-se a AFE para determinar o menor número de fatores que explicam as variáveis observáveis (p. ex., por meio do valor das cargas fatoriais de cada variável observável). É uma análise "descritiva" porque nenhuma restrição *a priori* é imposta quanto ao padrão de relações entre as variáveis observadas e latentes.[21,22,24]

Há evidências de que o método mais preciso para realizar a AFE é a análise paralela (AP), desenvolvida por Horn em 1965,[25] mas trata-se de um dos métodos mais subutilizados. A AP supera as limitações de outros métodos que tendem a superestimar o número de fatores, como o critério de Kaiser, que retém fatores com *eigenvalues* maiores do que 1,[26] e o ponto de inflexão do *scree plot*, proposto por Cattell em 1966,[27] comumente utilizados ainda hoje na validação de instrumento de autorrelato em saúde por serem métodos-padrão nos principais programas estatísticos.[21,22,28]

A AP simula matrizes de correlação de variáveis aleatórias com base no tamanho da amostra e no número de variáveis do banco de dados real. Os *eigenvalues* das matrizes de correlação aleatórias são comparados aos seus correspondentes da matriz do banco de dados real. Fatores correspondentes dos *eigenvalues* reais maiores do que a média dos *eigenvalues* paralelos aleatórios devem ser retidos. *Eigenvalues* reais menores do que seus correspondentes paralelos aleatórios são considerados erros de amostragem e, portanto, não são retidos (Figura 1).[28]

Quando já há informações prévias de outros estudos sobre a estrutura do instrumento, utiliza-se a AFC para confirmar se aquela estrutura teórica é adequada, por exemplo, em uma nova versão do instrumento sendo validada. Por meio da AFC, verifica-se, portanto, se o número de itens, o número de fatores (construtos) e em quais fatores cada item se relaciona apresentam um bom ajuste com a amostra testada.[12,21,23]

Em geral, os modelos da AFC são representados graficamente pelo diagrama de caminhos (Figura 2). Círculos representam as variáveis latentes não observadas (construtos ou fatores) e quadrados representam as variáveis observadas (os itens do instrumento). Linhas indicam a relação entre as variáveis. Setas unidirecionais apontando para uma determinada variável representam a relação direta hipotetizada, na qual a variável para a qual a seta aponta é a variável dependente. Setas bidirecionais indicam variáveis que se relacionam sem uma direção específica de influência de uma com a outra.[30]

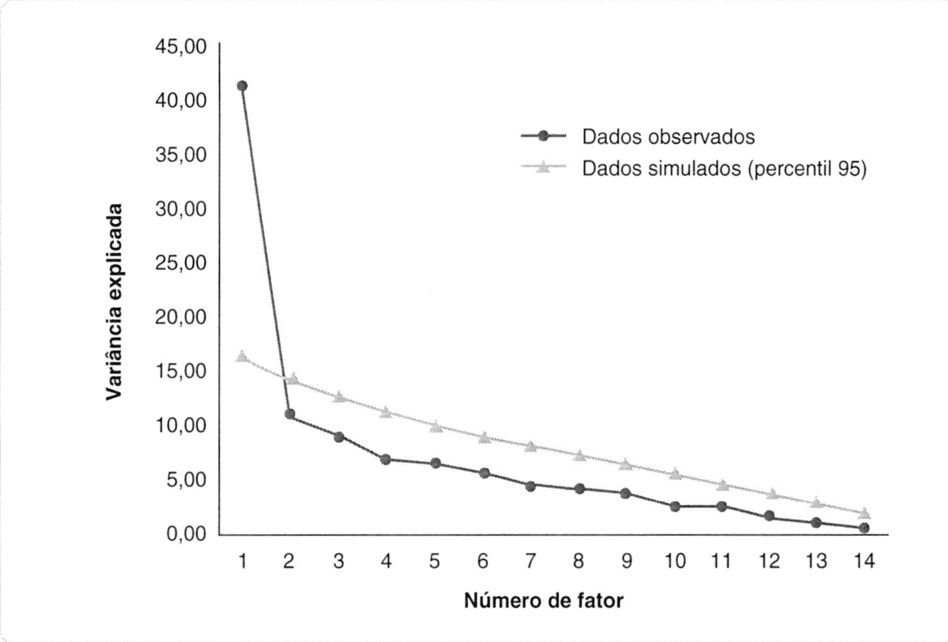

FIGURA 1 Gráfico da análise paralela da Escala de Incapacidade Funcional da Cervical de Copenhagen (CNFDS, do inglês *Copenhagen Neck Functional Disability Scale*). A linha escura representa os dados observados em que apenas um fator apresenta variância explicada maior que os dados simulados (linha cinza). Portanto, a CNFDS possui apenas um domínio.

Fonte: adaptada de Barreto et al.[34]

Na AFC, os critérios estatísticos que definem se o modelo proposto do instrumento é adequado são chamados de índices de ajuste. Existem inúmeros deles, mas os mais utilizados são o qui-quadrado (X^2) e o qui-quadrado dividido pelos graus de liberdade (X^2/gl), Raiz Quadrada da Média do Erro de Aproximação (RMSEA, do inglês *Root Means Square Error of Approximation*), o Índice de Ajuste Comparativo (CFI, do inglês *Comparative Fit Index*), o Índice de Tucker-Lewis (TLI, do inglês *Tucker-Lewis Index*) e a Raiz Quadrada Média dos Resíduos Padronizados (SRMR, do inglês *Standardized Root Mean Square Residual*). Segundo o COSMIN, considera-se que o modelo do instrumento tem um bom ajuste quando o RMSEA é menor que 0,06, o CFI e o TLI são maiores que 0,95 e o SRMR é menor que 0,08,[12] além de X^2 não significativo ($p > 0,05$). Como o X^2 é muito sensível ao tamanho da amostra e tende a ser significativo ($p < 0,05$) com amostras maiores, utiliza-se o X^2/gl. Razões menores que 2 e 3 são consideradas boas e aceitáveis, respectivamente.[32]

CONSISTÊNCIA INTERNA

A consistência interna descreve em que medida os itens de um instrumento medem o mesmo construto e o grau de inter-relação entre eles. Ela deve ser determinada antes que o instrumento seja usado em pesquisa ou no contexto clínico para assegurar sua validade. Para uma interpretação adequada da consistência

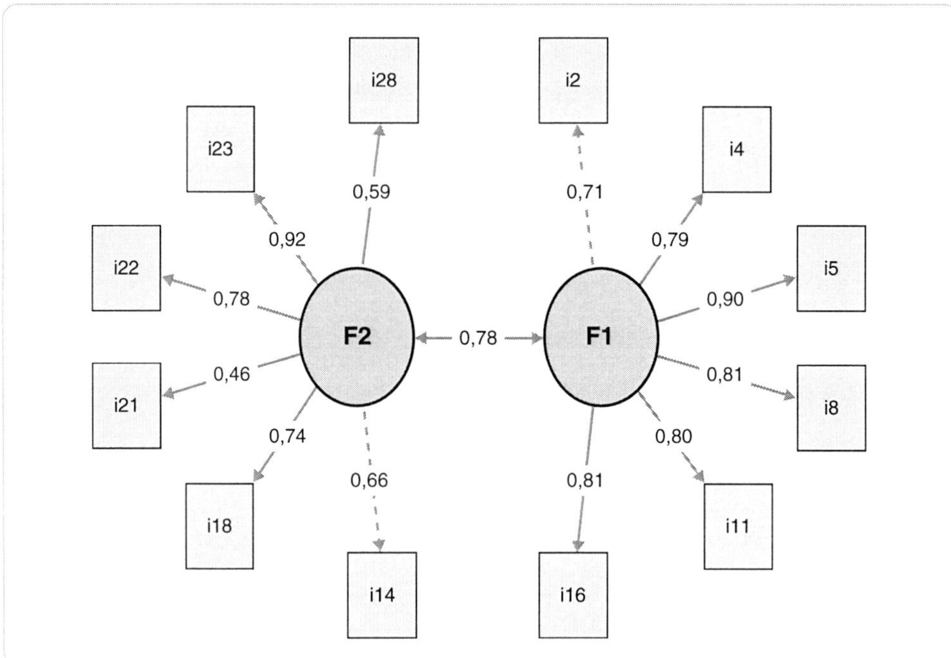

FIGURA 2 Diagrama de caminhos com cargas fatoriais de cada domínio da Versão Curta do Questionário de Qualidade do Cuidado Paliativo (SF-QCQ-PC, do inglês *Short-Form Quality Care Questionnaire-Palliative Care*). F1: comunicação com profissionais da saúde; F2: cuidado e assistência fornecida por profissionais da saúde.

Fonte: adaptada de Barros et al., 2021.[31]

interna, os itens devem formar uma escala unidimensional. Caso o instrumento possua mais de uma dimensão, isto é, seja formado por duas ou mais subescalas, a consistência interna deve ser calculada para cada uma delas.[12,13]

O coeficiente alfa de Cronbach costuma ser o critério mais utilizado para avaliar a consistência interna de um instrumento e seu valor varia de 0 a 1. Valores entre 0,70 e 0,95 são considerados adequados. Se os itens do instrumento se correlacionam, o valor de alfa aumenta. Baixos valores de alfa podem significar baixa correlação entre os itens ou construtos heterogêneos dentro do instrumento. Quando o alfa baixo deve-se à baixa correlação entre os itens, alguns deles devem ser revisados ou descartados. Uma forma de identificar tais itens é calcular a correlação de cada item com o escore total. Os itens com correlação baixa (aproximando-se de 0) são descartados.[33]

Além disso, o alfa também é influenciado pelo tamanho do instrumento. Se o instrumento é muito curto (poucos itens), o alfa pode ficar reduzido e pode ser necessário incluir mais itens que mensurem o mesmo construto. Por outro lado, se o alfa é muito alto (acima de 0,95), isso pode indicar redundância de itens, ou seja, itens mensurando a mesma coisa. Pode-se, então, excluir um item redundante ou combinar esses itens em um único.[33]

CONFIABILIDADE

Confiabilidade é a proporção de variância total de uma medida que decorre de diferenças "reais". "Real" é o escore médio que seria obtido se determinada escala fosse aplicada infinitas vezes na mesma pessoa. Por exemplo, se aferíssemos a saturação de oxigênio de uma mesma pessoa dez vezes, os resultados não seriam todos os mesmos, pois apresentariam alguma variância. Parte dessa variância é decorrente de diferenças reais (R) da medida (já que a saturação de oxigênio flutua), mas outra parte resulta de erro de medida (E). Assim, a confiabilidade (C) pode ser expressa como a razão da variância real da medida sobre a variância total:

$$C = R/(R + E)$$

Essa razão é conhecida como coeficiente de confiabilidade e varia de 0 a 1. Quanto menor for o erro de medida, mais essa razão se aproxima de 1, indicando confiabilidade perfeita. Quanto mais o erro de medida aumenta, mais o coeficiente se aproxima de 0, diminuindo a confiabilidade.

O erro de medida corresponde a todas as fontes de variabilidade que não podem ser explicadas pela variável independente. É muito raro encontrar uma medida clínica que seja perfeitamente confiável ou livre de erro, pois os instrumentos, observadores e examinadores normalmente apresentam algum grau de inconsistência. Os erros de medida podem ser sistemáticos ou aleatórios. Erros sistemáticos são previsíveis, ocorrendo em apenas uma direção, positiva ou negativa. Por exemplo, medidas que apresentam um efeito de aprendizado (como medida de força muscular), ao serem repetidas, podem apresentar-se cada vez maiores em decorrência de fatores como melhora na coordenação neuromuscular. Por outro lado, um reteste com pouco tempo de recuperação pode gerar resultados menores em razão da fadiga. Erros aleatórios são decorrentes do acaso e imprevisíveis, podendo estar relacionados a diversos fatores, como sorte, atenção, variações mecânicas e biológicas, e inconsistência no protocolo de avaliação.[35-37]

Uma condição importante para a avaliação da confiabilidade é que os sujeitos devem permanecer estáveis no construto a ser medido entre as avaliações. Uma forma de evitar avaliações de sujeitos com grande variação do construto é utilizar uma escala de percepção global de mudança entre medidas. Além disso, é importante que o intervalo entre as medidas seja grande o suficiente para evitar que o examinador não se lembre do escore da primeira avaliação, mas não tão grande a ponto de haver variação do construto medido. Esse intervalo depende do construto medido e da população-alvo. Em instrumentos de autorrelato, recomendam-se intervalos de duas semanas entre as avaliações, embora pareça não haver diferenças na confiabilidade entre intervalos de dois dias e duas semanas.[38] Por último, as condições de avaliação devem ser similares, como o tipo de administração (questionário de autorrelato ou entrevista), o local de avaliação (no hospital ou em casa) e as instruções fornecidas.[12,38]

A confiabilidade pode ser relativa ou absoluta. A confiabilidade relativa se refere à consistência com que os indivíduos mantêm sua posição ou *ranking* em uma amostra em medidas repetidas.[35,36] As Tabelas 1 e 2 mostram exemplos de medidas repetidas de força muscular dos rotadores externos do ombro, com dinamômetro portátil, realizadas em duas ocasiões com 48 horas de intervalo.

Na Tabela 1, apesar das diferenças de força variarem de −5 Na + 6 N, o *ranking* dos sujeitos não se alterou entre as medidas. O sujeito 4 apresentou a maior força nos dias 1 e 2, o sujeito 1 apresentou a segunda maior força, e assim sucessivamente. Assim, o coeficiente de correlação dessas medidas foi de 0,88, que pode ser

TABELA 1 Medidas repetidas de força de rotadores externos do ombro demonstrando boa confiabilidade relativa

	Força (N)			Ranking	
Sujeito	**Dia 1**	**Dia 2**	**Diferença**	**Dia 1**	**Dia 2**
1	55	60	+5	2	2
2	47	50	+3	4	4
3	43	38	–5	5	5
4	59	64	+6	1	1
5	54	54	0	3	3
Média (DP)	51,6 (5,8)	53,2 (9,0)			

TABELA 2 Medidas repetidas de força de rotadores externos do ombro demonstrando confiabilidade relativa moderada

	Força (N)			Ranking	
Sujeito	**Dia 1**	**Dia 2**	**Diferença**	**Dia 1**	**Dia 2**
1	55	50	–5	2	3
2	47	47	0	4	5
3	43	49	6	5	4
4	59	54	–5	1	2
5	54	57	3	3	1
Média (DP)	51,6 (5,8)	51,4 (4,0)			

considerado bom. Já na Tabela 2, apesar de as diferenças também variarem de –5 Na + 6 N, o *ranking* dos sujeitos se alterou. O sujeito 4 apresentou a maior força no dia 1, mas a segunda maior força no dia 2. O sujeito 1 tinha a segunda maior força no dia 1 e a terceira maior força no dia 2, e assim por diante. Com isso, o coeficiente de correlação diminuiu para 0,64, que pode ser considerado moderado.

A confiabilidade absoluta é o grau em que medidas repetidas variam nos indivíduos, isto é, quanto menor for a variação, maior é a confiabilidade. Esse tipo de confiabilidade é expresso na mesma unidade de medida da variável em questão ou como uma proporção dos valores medidos.

Existem diversas formas de calcular a confiabilidade, como o coeficiente de correlação de Pearson, análises de variância, teste-t, coeficiente de variação, coeficiente de repetibilidade, erro-padrão da medida (EPM), limites de concordância de Bland e Altman e coeficiente de correlação intraclasse (CCI).[35, 37, 39]

O CCI tem sido amplamente utilizado, pois reflete o grau tanto de consistência quanto de concordância entre medidas. Na área da saúde, comumente avaliam-se as confiabilidades interexaminador, teste-reteste e intraexaminador (Tabela 3).

Vale ressaltar que o CCI é influenciado pela variabilidade entre os sujeitos da amostra. Quando os sujeitos apresentam poucas diferenças entre si, o CCI tende a ficar menor mesmo que a variabilidade entre as medidas repetidas seja pequena. Por outro lado, quando as diferenças entre sujeitos são maiores, o CCI aumenta mesmo que a variabilidade entre as medidas repetidas seja grande. Por isso, o CCI de um determinado teste ou instrumento é contexto-específico e deve ser testado para a população-alvo que se quer estudar.

TABELA 3 Definições dos diferentes tipos de confiabilidade

Tipos	Definições
Interexaminador	Reflete a variação entre dois ou mais examinadores que avaliam o mesmo grupo de sujeitos.
Teste-reteste	Reflete a variação de medidas realizadas por um instrumento no mesmo sujeito nas mesmas condições. Geralmente é utilizada em situações em que examinadores não estão envolvidos ou a influência deles é desprezível, por exemplo, em instrumentos de autorrelato.
Intraexaminador	Reflete a variação de dados medidos por um examinador ao longo de duas ou mais ocasiões ou repetições.

Não há um consenso sobre quais valores constituem um bom CCI, visto que ele sofre influência do tipo usado e do grau de variabilidade dos sujeitos da amostra. Os pontos de corte variam de estudo para estudo, mas, de forma geral, consideram-se valores de CCI inferiores a 0,5 ruins; entre 0,5 e 0,75, moderados; entre 0,75 e 0,9, bons; e superiores a 0,9, excelentes.[39]

Como o CCI é uma razão entre a variância de diferenças entre sujeitos e a variabilidade total dos dados, ele fornece um valor que varia de 0 a 1 (sem unidade de medida), que mede a capacidade do teste de discriminar sujeitos. Porém, quando se lida com testes ou instrumentos cuja proposta é avaliativa, é importante o conhecimento de um parâmetro de concordância absoluta como o EPM e a diferença mínima detectável (DMD). O EPM pode ser considerado uma estimativa da variação aleatória nos escores quando nenhuma variação real de fato aconteceu, ou seja, quando os indivíduos permaneceram estáveis entre as medidas. Ele fornece valores na unidade de medida do instrumento em questão que facilitam a interpretação clínica.[40] O EPM pode ser calculado pela fórmula EPM = $DP_{média} = \sqrt{1} - CCI$, em que $DP_{média}$ é a média dos desvio-padrão das medidas. Quanto menor for o EPM, maior é capacidade de o instrumento detectar mudanças.[37,41] Tomando como exemplo os dados da Tabela 1, o EPM ficaria assim:

$$EPM = \frac{(5{,}8 + 9)/2 \times \sqrt{1-0{,}88}}{EPM = 1{,}28N}$$

A DMD, por sua vez, é o menor valor de variação observado, em nível individual ou de grupo, que pode ser considerada uma mudança real, acima do erro de medida, com um certo nível de confiança.[42] Ela pode ser calculada considerando-se um intervalo de confiança de 95% (DMD_{95}) ou de 90% (DMD_{90}), utilizando-se o valor de 1,96 ou 1,68, respectivamente. Por exemplo, a DMD_{95} é estimada a partir do EPM pela fórmula:[43]

$$DMD = EPM \times 1{,}96 \times \sqrt{2}$$

Assim, com os valores da Tabela 1, a DMD ficaria:

$$DMD = 1{,}28 \times 1{,}96 \times \sqrt{2}$$
$$DMD = 3{,}55N$$

Portanto, é preciso que a força de rotadores externos medida com o dinamômetro seja maior que 3,55 N para se considerar como uma mudança real de força.

VALIDADE DE CRITÉRIO

A confiabilidade é uma propriedade importante dos instrumentos de medida, mas não suficiente, pois, se uma medida não apresenta resultados consistentes, não se pode confiar nela para medir o que se quer. Em contrapartida, uma medida pode ser confiável, mas mesmo assim não fornecer a informação de que se precisa.[44] Por exemplo, uma balança descalibrada pode apresentar valores consistentes em medidas repetidas, porém imprecisos. Da mesma forma, um questionário desenvolvido para avaliar incapacidade em indivíduos com dor lombar pode apresentar alta confiabilidade, mas com seus itens mensurando um construto diferente, como diferentes sintomas.

Validade é o grau em que um instrumento consegue mensurar o construto que ele se propõe a medir. Para considerar um instrumento válido, é preciso verificar se sua capacidade de mensurar o construto em questão se equipara a um critério externo amplamente aceito e que mensure o mesmo construto, ou seja, uma medida padrão-ouro. Este processo é denominado validade de critério.[9,24] Por exemplo, se um novo instrumento hipotético é desenvolvido para mensurar a capacidade aeróbica de indivíduos, ele deve ser comparado ao método padrão-ouro para análise desse construto, a ergoespirometria. Assim, os escores do novo instrumento devem se correlacionar com os resultados da ergoespirometria.

A validade de critério pode ser preditiva ou concorrente. A validade preditiva é a habilidade de o instrumento ou teste em questão prever o desfecho do critério que será avaliado posteriormente. Por exemplo, a avaliação dos níveis de pressão arterial e de colesterol como preditores do risco cardiovascular. Já na validade concorrente, o escore do instrumento se correlaciona com o escore do critério (que mensura o mesmo construto) avaliado concomitantemente.[9,24] Este tipo de validação é utilizado quando se pretende utilizar um novo instrumento que possui vantagens em comparação com o padrão-ouro, como maior facilidade de uso, menor tempo de aplicação ou menor custo.

VALIDADE DE CONSTRUTO

No caso de instrumentos de autorrelato, comumente não há um padrão-ouro. Dessa forma, deve-se determinar a validade de construto, que se refere ao grau em que os escores de um questionário ou escala são consistentes com uma hipótese. Muitos testes de hipóteses podem ser feitos para avaliar a validade de construto. Usualmente, as hipóteses são feitas *a priori* e podem envolver a comparação do novo instrumento com outro instrumento já consolidado que mensure exatamente o mesmo construto (validade convergente); ou um construto diferente, mas relacionado; ou até mesmo um construto diferente (validade divergente). [24, 44]

Outro tipo de hipótese que pode ser levantada diz respeito à diferença de escores do mesmo instrumento em grupos sabidamente diferentes. Por exemplo, em um questionário que mensure função de ombro, espera-se que os escores de indivíduos com síndrome do impacto sejam diferentes dos escores de indivíduos assintomáticos.[20,44]

A validade de construto pode ser avaliada por meio de coeficientes de correlações como os de Pearson ou Spearman. Ao correlacionar instrumentos que medem o mesmo construto, espera-se um coeficiente de correlação superior a 0,50. Correlações entre instrumentos que mensuram construtos diferentes, mas relacionados, devem ser de 0,30 a 0,50. Já instrumentos que mensuram construtos diferentes e não relacionados devem ter correlações inferiores a 0,30.[12]

O teste de hipótese é um processo contínuo e interativo. A validade não é uma característica do instrumento, pois é determinada apenas para uma questão e populações específicas. Isto é, um instrumento proposto para medir incapacidade de indivíduos com dor na coluna, por exemplo, não necessariamente conseguirá mensurar incapacidade para indivíduos com artrose de joelho. À medida que novas pesquisas sobre a validade de determinado instrumento são feitas, mais evidências de sua validade de construto são estabelecidas, sobretudo para diferentes populações.[12,44]

RESPONSIVIDADE

Responsividade se refere à habilidade de um instrumento de detectar mudanças ao longo do tempo no construto medido.[9,12,44] A confiabilidade é um componente crucial da responsividade. O "ruído" causado por erros de medida de instrumentos com baixa confiabilidade pode dificultar a detecção de mudanças reais que ocorreram ao longo do tempo.[9,44] Por exemplo, um novo questionário de qualidade de vida que não apresenta estabilidade ao longo do tempo em medidas repetidas nas quais não houve alterações no estado de saúde do indivíduo (indicativo de erro de medida grande) não conseguirá detectar mudanças na qualidade de vida.

Algumas características do instrumento influenciam a responsividade e algumas medidas são menos responsivas por conta de sua estrutura. Quando o instrumento possui poucas categorias para classificar pacientes, por exemplo, sua responsividade pode ser baixa, já que são necessárias grandes variações no construto para que haja mudança de categoria. Outra situação de baixa responsividade são instrumentos que apresentam efeito teto (*ceiling effect*). Isto acontece quando muitos indivíduos já apresentam o escore máximo (melhor) e, assim, não há como o instrumento detectar uma melhora no construto.[9,44]

Assim como outras propriedades de medida, a responsividade não é uma característica do instrumento, já que é usada em situações e populações específicas. A responsividade pode mudar de uma população para outra, por isso, o instrumento deve ser específico para os sujeitos que se quer avaliar. Por exemplo, um instrumento que mensura a capacidade de realizar as atividades de vida diária, como se vestir ou tomar banho, pode ser responsivo quando aplicado em idosos em reabilitação de cirurgia cardíaca; no entanto, ele provavelmente não será sensível a mudanças, em decorrência do efeito teto, em idosos hipertensos que não apresentam incapacidade significativa por doença ou idade.[9]

Há dois tipos de responsividade: interna e externa. A responsividade interna é definida como a habilidade de um instrumento detectar mudanças em um período preestabelecido. Uma das formas de avaliar a responsividade interna é avaliar a mudança de uma medida (p. ex., escala de intensidade da dor) no contexto de um ensaio clínico randomizado envolvendo uma intervenção de eficácia já comprovada. Qualquer mudança no escore da medida avaliada é atribuída a alterações clinicamente relevantes no construto. Outra forma de analisar a responsividade interna é realizar medidas repetidas em um mesmo grupo antes e depois de uma intervenção sabidamente eficaz. A responsividade interna avaliada por esses dois métodos dependerá da intervenção e da medida de resultado usadas para determinar a eficácia da intervenção.[45,46]

Responsividade externa, por sua vez, reflete o grau em que as mudanças de uma medida ao longo de um período específico se relacionam com mudanças em uma outra medida externa (ou seja, outro instrumento reconhecidamente válido), preferencialmente relacionada ao construto. Assim, diferentemente da responsividade interna, a medida em si não é o objeto de interesse, mas sim a relação das mudanças do escore do instrumento e da medida de referência externa. Se essa relação for forte, o instrumento estudado conseguirá capturar mudanças tão bem quando a medida externa, podendo substituí-la no ambiente clínico e em pesquisas. Outra diferença com relação à responsividade interna é que a responsividade externa de um instrumento dependerá apenas da escolha da medida externa e não do tratamento sob investigação. Isso implica que a responsividade externa é uma propriedade da medida e, portanto, tem um significado mais amplo que o contexto mais específico da responsividade interna.[45]

Há diferentes métodos estatísticos descritos na literatura para avaliar a responsividade e eles podem ser divididos em duas abordagens:

- Abordagens baseadas na distribuição estatística da amostra, como o teste-t pareado, o tamanho de efeito (*effect size*), médias de respostas padronizadas (*standardized response means*), entre outros.
- Abordagens baseadas em âncora (ou uma medida externa), como ao utilizar uma escala global de percepção de mudança.[46-48]

A vantagem das abordagens baseadas na distribuição é que elas levam em consideração as variabilidades da amostra, da medida ou do instrumento. Esses métodos não fornecem, no entanto, um bom indicativo da "importância clínica" da variação encontrada. Já as abordagens baseadas em âncora valorizam a "importância clínica", pois comparam a variação do instrumento com a mínima variação da medida externa (âncora), considerada relevante para o paciente ou o clínico.[43,46,49]

O COSMIN sugere que, para a avaliação da responsividade de instrumentos de autorrelato, sejam utilizados os testes de correlação ou a área sob a curva ROC (do inglês *receiving operator characteristic*). Nos testes de correlação, assim como na avaliação da validade de construto, espera-se uma correlação da variação do escore do instrumento com a variação do escore da medida âncora acima de 0,5.

O método da área sob a curva ROC (do inglês *receiver operating characteristics*) para avaliação da responsividade se baseia no cálculo da sensibilidade (probabilidade de o instrumento identificar corretamente os indivíduos que apresentaram variação na medida âncora) e da especificidade (probabilidade de o instrumento identificar corretamente indivíduos que não apresentaram variação na medida âncora). Por meio da medida âncora, os indivíduos são divididos em dois grupos: os que melhoraram e os que não melhoraram. A curva ROC é plotada em um gráfico y (sensibilidade) e x (1– especificidade) e a área sob a curva representa a habilidade de o instrumento detectar os indivíduos que melhoraram e os que não melhoraram. Valores superiores a 0,7 são considerados adequados. O ponto no canto superior esquerdo do gráfico indica o valor da diferença mínima clinicamente importante (DMCI), no qual sensibilidade e 1 – especificidade são maximizados (Figura 3).[48,49]

A DMCI é a menor variação do escore de um instrumento considerado significativo para o paciente.[47,50] Portanto, é uma métrica importante para a interpretabilidade do instrumento, pois auxilia o examinador a monitorar a evolução do paciente e definir a continuação do tratamento. A DMCI também é utilizada para o cálculo do poder estatístico e de tamanhos amostrais de ensaios clínicos quando o instrumento é utilizado como uma variável de desfecho.[46]

Vale ressaltar que a DMCI não é fixa para cada instrumento e pode variar em diferentes populações e tratamentos. Ela é influenciada principalmente pelo tipo de

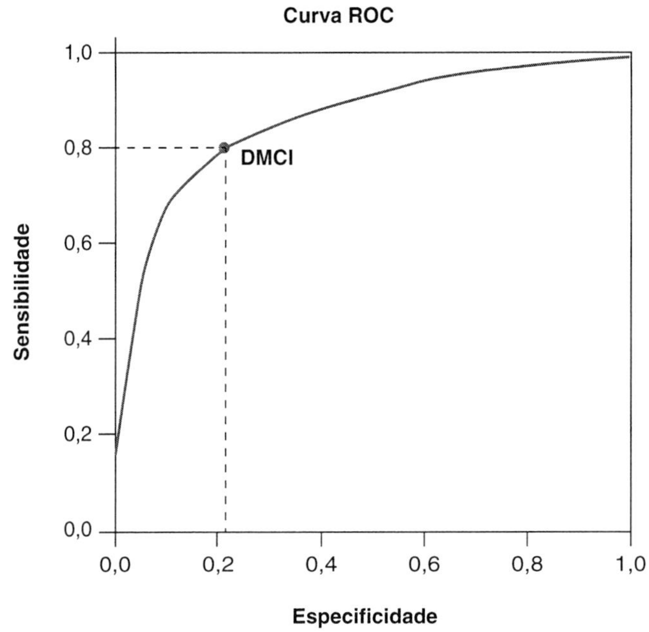

FIGURA 3 Curva ROC com o ponto da DMCI no canto mais superior à esquerda. DMCI: diferença clínica minimamente importante; ROC: *receiving operator characteristic*.

Fonte: adaptada de de Vet et al., 2007.[49]

medida âncora (a escala de percepção de mudança pode ser geral ou referente a apenas um domínio do instrumento – a DMCI será menor para a medida âncora que apresentar maior correlação com o instrumento), pelos valores de base do instrumento e pela direção da variação (valores de base muito extremos sofrem influência do efeito de regressão para a média, tendem a gerar DMCI maiores e nem sempre a DMCI de melhora do instrumento terá a mesma magnitude da DMCI de piora). Assim, diferentes estudos de responsividade contribuem para a determinação de faixas de valores da DMCI que auxiliarão os clínicos e pesquisadores na interpretação de variações importantes do escore do instrumento.[43,46,49]

CONSIDERAÇÕES FINAIS

Este capítulo buscou abordar os aspectos envolvidos na validação de instrumentos de medida de autorrelato que são frequentemente usados em pesquisas e no contexto clínico. A maioria deles é desenvolvida na língua inglesa e, para ser usada em outra língua e/ou cultura, precisa passar por um processo de tradução e adaptação cultural. Além disso, é imprescindível a avaliação de suas propriedades de medida para garantir a qualidade de seus resultados.

Pesquisadores e clínicos devem estar atentos às evidências de qualidade acumuladas do instrumento de interesse para selecionar aquele que melhor atende à proposta desejada.

REFERÊNCIAS

1. Beaton DE, Bombardier C, Guillemin F, Ferraz MB. Guidelines for the process of cross-cultural adaptation of self-report measures. Spine. 2000;25(24):3186-91.
2. Guillemin F, Bombardier C, Beaton D. Cross-cultural adaptation of health-related quality of life measures: literature review and proposed guidelines. J Clin Epidemiol. 1993;46(12):1417-32.
3. Hunt SM, McEwen J, McKenna SP. Measuring health status: a new tool for clinicians and epidemiologists. J R Coll Gen Pract. 1985;35(273):185-8.
4. Teixeira-Salmela LF, Magalhães LC, Souza AC, Lima MC, Lima RCM, Goulart F. Adaptação do Perfil de Saúde de Nottingham: um instrumento simples de avaliação da qualidade de vida. Cad Saúde Pública. 2004;20(4):905-14.
5. Takahasi HY, Fidelis-de-Paula-Gomes CA, Gabel CP, Dibai-Filho AV. Translation, cross-cultural adaptation and validation of the Upper Limb Functional Index (ULFI) into Brazilian Portuguese in patients with chronic upper limb musculoskeletal disorders. Musculoskelet Sci Pract. 2021;56:102452.
6. Martins J, Napoles BV, Hoffman CB, Oliveira AS. Versão brasileira do Shoulder Pain and Disability Index: tradução, adaptação cultural e confiabilidade. Rev Bras Fisioter. 2010;14(6):527-36.
7. Beaton DE, Wright JG, Katz JN, Amadio P, Bombardier C, Cole D, et al. Development of the QuickDASH: comparison of three item-reduction approaches. J Bone Joint Surg Am. 2005;87(5): 1038-46.
8. Terwee CB, Prinsen CAC, Chiarotto A, Westerman MJ, Patrick DL, Alonso J, et al. COSMIN methodology for evaluating the content validity of patient-reported outcome measures: a Delphi study. Qual Life Res. 2018;27(5):1159-70.
9. Kimberlin CL, Winterstein AG. Validity and reliability of measurement instruments used in research. Am J Health Syst Pharm. 2008;65(23):2276-84.
10. Campos CC, Manzano GM, Andrade LB, Castelo Filho A, Nóbrega JAM. Tradução e validação do questionário de avaliação de gravidade dos sintomas e do estado funcional na síndrome do túnel do carpo. Arq Neuro-Psiquiatr. 2003;61(1):51-5.
11. Mokkink LB, Terwee CB, Patrick DL, Alonso J, Stratford PW, Knol DL, et al. The COSMIN checklist for assessing the methodological quality of studies on measurement properties of health status measurement instruments: an international Delphi study. Qual Life Res. 2010;19(4):539-49.
12. Prinsen CAC, Mokkink LB, Bouter LM, Alonso J, Patrick DL, Vet HCW, et al. COSMIN guideline for systematic reviews of patient-reported outcome measures. Qual Life Res. 2018;27(5):1147-57.
13. Mokkink LB, Prinsen CAC, Patrick DL, Alonso J, Bouter LM, Vet HCW, et al. COSMIN methodology for systematic reviews of Patient-Reported Outcome Measures (PROMs). User Manual. 2018. Disponível em: https://cosmin.nl/wp-content/uploads/COSMIN-syst-review-for-PROMs-manual_version-1_feb-2018.pdf. Acesso em: 29 nov. 2022.
14. Mokkink LB, Terwee CB, Patrick DL, Alonso J, Stratford PW, Knol DL, et al. The COSMIN study reached international consensus on taxonomy, terminology, and definitions of measurement properties for health-related patient-reported outcomes. J Clin Epidemiol. 2010;63(7):737-45.
15. Mokkink LB, Prinsen CAC, Patrick DL, Alonso J, Bouter LM, Vet HCW, et al. COSMIN Study Design checklist for patient-reported outcome measurement instruments. Amsterdam: Department of Epidemiology and Biostatistics, Amsterdam Public Health research institute Amsterdam University Medical Centers; 2019. p.1-32.
16. Terwee CB, Mokkink LB, Knol DL, Ostelo RWJG, Bouter LM, Vet HCW. Rating the methodological quality in systematic reviews of studies on measurement properties: a scoring system for the COSMIN checklist. Qual Life Res. 2012;21(4):651-7.
17. Alexandre NMC, Coluci MZO. Validade de conteúdo nos processos de construção e adaptação de instrumentos de medidas. Cienc Saúde Coletiva. 2011;16(7):3061-8.
18. Polit DF, Beck CT. The content validity index: are you sure you know what's being reported? Critique and recommendations. Res Nurs Health. 2006;29(5):489-97.
19. Fidelis-de-Paula-Gomes CA, Pinheiro JS, Takahasi HY, Silva AP, Freitas DWN, da Silva Souza C, et al. Structural validity of the Brazilian version of the Shoulder Pain and Disability Index in patients with chronic shoulder pain. J Hand Ther. 2021;3-8.

20. Mokkink LB, Vet HCW, Prinsen CAC, Patrick DL, Alonso J, Bouter LM, et al. COSMIN risk of bias checklist for systematic reviews of Patient-Reported Outcome Measures. Qual Life Res. 2018;27(5):1171-9.
21. Brown TA. Confirmatory factor analysis for applied research. New York: Guilford Press; 2006.
22. Damasio BF. Uso da análise fatorial exploratória em psicologia. Avaliação Psicológica. 2012;11(2): 213-28.
23. Schreiber JB, Stage FK, King J, Nora A, Barlow EA. Reporting structural equation modeling and confirmatory factor analysis results: a review. J Educ Res. 2006;99(6):323-38.
24. Souza AC, Alexandre NMC, Guirardello EB. Propriedades psicométricas na avaliação de instrumentos: avaliação da confiabilidade e da validade. Epidemiol Serv Saúde. 2017;26(3):649-59.
25. Horn J. A rationale and test for the number of factors in factor analysis. Psychometrika. 1965;30(2): 179-85.
26. Kaiser HF. The application of electronic computers to factor analysis. Educ Psychol Meas. 1960;XX(1):141-51.
27. Cattell RB. The scree test for the number of factors. Multivariate Behav Res. 1966;1(2):245-76.
28. Hayton JC, Allen DG, Scarpello V. Factor retention decisions in exploratory factor analysis: a tutorial on parallel analysis. Organ Res Methods. 2004;7(2):191-205.
29. Barreto FS, Pontes-Silva A, Oliveira FLB, Oliveira Pires F, Bassi-Dibai D, Fidelis-de-Paula-Gomes CA, et al. Measurement properties of the Brazilian version of the Copenhagen Neck Functional Disability Scale in patients with chronic neck pain. Eur Spine J. 2022;31(2):346-52.
30. Milfont TL, Fischer R. Testing measurement invariance across groups: applications in cross-cultural research. Int J Psychol Res. 2010;3(1):111-30.
31. Santos-Barros V, Bassi-Dibai D, Pontes-Silva A, Barros LSL, Rêgo AS, Fidelis-de-Paula-Gomes CA, et al. Short-form quality care questionnaire-palliative care has acceptable measurement properties in Brazilian cancer patients. BMC Palliative Care. 2021;20(1):1-11.
32. Schermelleh-Engel K, Moosbrugger H, Müller H. Evaluating the fit of structural equation models: tests of significance and descriptive goodness-of-fit measures. MPR-online. 2003;8:23-74.
33. Tavakol M, Dennick R. Making sense of Cronbach's alpha. Int J Med Ed. 2011;2:53-5.
34. Barreto FS, Pontes-Silva A, Oliveira FLB, Pires FO, Bassi-Dibai D, Fidelis-de-Paula-Gomes CA, Dibai-Filho AV. Eur Spine J. 2022;31(2):346-352.
35. Bruton A, Conway JH, Holgate ST. Reliability: what is it, and how is it measured? Physiotherapy. 2000;86(2):94-9.
36. Atkinson G, Nevill AM. Statistical methods for assessing measurement error (reliability) in variables relevant to sports medicine. Sports Med. 1998; 26(4):217-38.
37. Weir JP. Quantifying test-retest reliability using the intraclass correlation coefficient and the SEM. J Strength Cond Res. 2005;19(1):231-40.
38. Marx RG, Menezes A, Horovitz L, Jones EC, Warren RF. A comparison of two time intervals for test-retest reliability of health status instruments. J Clin Epidemiol. 2003;56(8):730-5.
39. Koo TK, Li MY. A guideline of selecting and reporting intraclass correlation coefficients for reliability research. J Chiropr Med. 2016;15(2):155-63.
40. Furlan L, Sterr A. The applicability of standard error of measurement and minimal detectable change to motor learning research: a behavioral study. Front Hum Neurosci. 2018;12:1-10.
41. Vet HCW, Terwee CB, Knol DL, Bouter LM. When to use agreement versus reliability measures. J Clin Epidemiol. 2006;59(10):1033-9.
42. Gatchell RJ, Lurie JD, Mayer TG. Minimal clinically important differences. Spine. 2010;35(9):1739-43.
43. Vet HC, Terwee CB, Ostelo RW, Beckerman H, Knol DL, Bouter LM. Minimal changes in health status questionnaires: distinction between minimally detectable change and minimally important change. Health Qual Life Outcomes. 2006;4 (Mic):3-7.
44. Roach KE. Measurement of health outcomes: reliability, validity and responsiveness. J Prosthet Orthot. 2006;18(1S):8-12.
45. Husted JA, Cook RJ, Farewell VT, Gladman DD. Methods for assessing responsiveness: a critical review and recommendations. J Clin Epidemiol. 2000;53(5):459-68.
46. Revicki D, Hays RD, Cella D, Sloan J. Recommended methods for determining responsiveness and minimally important differences for patient-reported outcomes. J Clin Epidemiol. 2008;61(2): 102-9.

47. Crosby RD, Kolotkin RL, Williams GR. Defining clinically meaningful change in health-related quality of life. J Clin Epidemiol. 2003;56(5):395-407.
48. Childs JD, Piva SR, Fritz JM. Responsiveness of the numeric pain rating scale in patients with low back pain. Spine. 2005;30(11):1331-4.
49. Vet HCW, Ostelo RWJG, Terwee CB, van der Roer N, Knol DL, Beckerman H, et al. Minimally important change determined by a visual method integrating an anchor-based and a distribution-based approach. Qual Life Res. 2007;16(1):131-42.
50. Davidson M, Keating J. Patient-reported outcome measures (PROMs): how should I interpret reports of measurement properties? A practical guide for clinicians and researchers who are not biostatisticians. Br J Sports Med. 2014;48(9):792-6.

SEÇÃO 2

AVALIAÇÃO DA DOR

CAPÍTULO 3

Avaliação do indivíduo com dor crônica no modelo biopsicossocial

Melina Nevoeiro Haik, Helen Cristina Nogueira Carrer, Gisele Garcia Zanca

INTRODUÇÃO

Ao receberem um indivíduo com dor, os diferentes profissionais da saúde têm a importante e desafiadora tarefa de avaliar. Para tanto, devem organizar uma vasta quantidade de informações individualizadas e de caráter íntimo, que conferem à avaliação de cada indivíduo uma experiência singular.[1] A partir de um processo avaliativo adequado, ou seja, uma ação contínua e prolongada, que pode se estender por mais de uma sessão, os envolvidos devem trocar informações, percepções e vivências que serão importantes tanto para fins de triagem quanto para o diagnóstico clínico. Em outras palavras, estabelecer o processo avaliativo adequado para o manejo da dor requer tempo e disposição mútua para a criação de vínculo e aliança terapêutica.[2]

As influências da formação técnica e da prática profissional dos diferentes agentes que atuam no manejo da dor estão, majoritariamente, baseadas no modelo biomédico do cuidado. Essa vertente apresenta, em linhas gerais, a busca por uma causalidade da condição dolorosa baseada em achados patoanatômicos e biomecânicos. Entretanto, o atual interesse das diretrizes de saúde é a incorporação dos aspectos psicossociais ao modelo biomédico, o que resulta em uma estratégia mais ampla e eficaz de cuidado.[3] O modelo biopsicossocial do cuidado é a base da educação científica em dor e tem contribuído para mudanças profundas na compreensão da condição de saúde, tanto pelos profissionais como pelos próprios indivíduos acometidos.

O reconhecimento da importância das dimensões emocionais, socioculturais e ambientais, associadas ao papel das estruturas e funções corporais na experiência dolorosa, possibilita uma estreita relação com o modelo conceitual da Classificação Internacional de Funcionalidade, Incapacidade e Saúde (CIF), proposta pela Organização Mundial da Saúde (OMS) em 2001.[4] A CIF tem como objetivo estabelecer uma linguagem comum para a descrição da saúde e dos estados relacionados à saúde.[5] A classificação da saúde do indivíduo por meio da CIF é primordial para a promoção de saúde funcional a partir da identificação de demandas multifatoriais que podem ser compartilhadas entre os diferentes serviços e profissionais de saúde.

Não se pode dizer, no entanto, que a CIF é uma ferramenta de avaliação de dor. A CIF é um modelo conceitual para documentar a funcionalidade individual e sua utilização depende do processo dinâmico da avaliação.[4] Nesse processo de avaliação, estão incluídos diversos componentes similares aos desempenhados no antigo modelo biomédico, mas a partir de uma óptica diferente. Ou seja, para mapear a funcionalidade também se faz necessária uma boa anamnese, seguida de adequado exame físico, mas estes são permeados por um olhar voltado ao indivíduo, considerando-se não somente os aspectos biológicos envolvidos na condição clínica, mas também os aspectos psicológicos e o contexto social em que a pessoa está inserida. Ao procurar compreender o contexto individual da pessoa com dor e fazê-la refletir sobre sua influência na própria percepção de dor, o terapeuta cria um ambiente de acolhimento e favorável à construção de uma aliança terapêutica forte e segura. Para melhor explorar esses componentes, este capítulo, que tem como ênfase a avaliação da dor musculoesquelética, abordará a relação entre dor e CIF, anamnese, exame físico e componentes intrínsecos da avaliação biopsicossocial.

DOR E CLASSIFICAÇÃO INTERNACIONAL DE FUNCIONALIDADE E SAÚDE

Apesar da autonomia prevista aos diferentes profissionais de saúde que atuam no manejo da dor de forma independente, porém complementar por muitos anos houve a centralização das intervenções no profissional médico e no modelo biomédico do cuidado. Nesse modelo, a avaliação, a causa dos sintomas e a elaboração do plano de tratamento eram focadas em mecanismos explicativos patoanatômicos, ou seja, nas estruturas e funções corporais deficientes.[6] Com o avanço das pesquisas, observou-se que os diagnósticos de condições musculoesqueléticas crônicas baseados no tecido comprometido muitas vezes não direcionam as decisões clínicas precisamente para as necessidades individuais.[7-10]

Uma avaliação clínica bem estruturada e individualizada, por sua vez, pode ser capaz de identificar um conjunto relevante de sinais, sintomas e outras informações que nortearão o plano de tratamento. Anamnese, exame físico, testes funcionais, mapas corporais para representação dos sintomas e questionários de dor, funcionalidade, estado emocional, condições psicossociais e qualidade de vida são indicadores fundamentais para o estabelecimento de um diagnóstico clínico e funcional.[11] O tecnicismo e a visão fragmentada do indivíduo, embutidos em estratégias de avaliação baseadas no antigo modelo biomédico de saúde, são fatores que prejudicam o raciocínio clínico a partir dos achados da avaliação, diminuem a interdisciplinaridade, dificultam a integração da evidência científica com a prática clínica e, consequentemente, enfraquecem os resultados terapêuticos.[12]

Na assistência aos indivíduos com dor, uma complexidade adicional é a organização dos relatos subjetivos de dor com achados objetivos advindos de exames de imagem que podem ser trazidos pelo próprio paciente, ou, ainda, o fato de haver uma expectativa de realização declarada pela ausência de validação do sofrimento relatado pelo indivíduo. A literatura aponta claramente que não existe uma relação linear entre a alteração estrutural detectável ao exame de imagem e a intensidade da dor relatada.[8,13,14] Dessa forma, a anamnese no processo de avaliação do indivíduo fornece um espaço fundamental tanto para orientações sobre a interpretação excessiva dos achados de imagens, por exemplo, quanto para a educação em saúde, por propiciar um espaço para cada indivíduo apontar suas dúvidas e perspectivas de cuidado.

Diante de tal cenário, a recomendação atual é de que a avaliação de condições musculoesqueléticas crônicas seja baseada no modelo biopsicossocial, o qual possibilita a identificação de alterações estruturais e funcionais nos sistemas musculoesquelético e nervoso, além de relacioná-las com o contexto específico do indivíduo com queixa de dor.[15] Dessa forma, o diagnóstico volta-se à identificação de aspectos físicos, psicológicos, sociais e ambientais que se associam à queixa de dor, ao comprometimento da funcionalidade e à cronificação dos sintomas.[16-18] Seguindo o modelo biopsicossocial, as intervenções adotadas por profissionais da saúde são guiadas por uma avaliação bastante abrangente, visando a minimizar a disfunção e potencializar a independência funcional do indivíduo.[16,18-20]

Quando se pensa em independência funcional e reintegração do indivíduo ao seu contexto social, o objetivo terapêutico deve direcionar-se a um propósito mais amplo do que apenas solucionar uma lesão tecidual ou uma disfunção de origem mecânica. A criação da CIF, em 2001, veio atender à demanda de sistematização e uniformização do volume de informações das condições de saúde, do estado funcional do indivíduo e de sua capacidade de interação com a vida cotidiana, familiar, profissional e social.[5] É uma abordagem integradora e biopsicossocial que descreve de forma completa o impacto da condição de saúde na funcionalidade do indivíduo. Portanto, quando utilizada como pano de fundo no tratamento da dor, a CIF pode ser uma ferramenta de grande valia para a prática baseada em evidências (PBE), visto que oferece a sistematização de um dos pilares dessa prática: as preferências e necessidades específicas do indivíduo em tratamento. Por exemplo: duas pessoas com a mesma condição de saúde podem não ter a mesma incapacidade; duas pessoas com as mesmas limitações podem não ter a mesma condição de saúde; e, ainda, duas pessoas com a mesma incapacidade podem não ter a mesma restrição na participação social. Assim, ao incorporar o modelo conceitual da CIF na prática clínica, qualquer profissional de saúde pode pautar a avaliação, os objetivos terapêuticos, o tratamento e o acompanhamento dos indivíduos com dor crônica a partir de uma abordagem terapêutica que considera a complexa, dinâmica e imprevisível interação entre os componentes biológicos, psicológicos e sociais específicos às necessidades e potencialidades de cada indivíduo.[5,21]

A perspectiva biopsicossocial da CIF está representada em seus três componentes (Figura 1). Os fatores orgânicos são representados na CIF pela categoria "Estrutura e funções corporais". Já os fatores da tarefa são considerados na categoria "Atividade" e os fatores do ambiente são incorporados à categoria "Participação", como mediadores da atividade. Por fim, esses três componentes são integrados aos fatores contextuais (ambientais e pessoais), que podem ser considerados barreiras ou facilitadores da funcionalidade do indivíduo.

No primeiro nível de funcionalidade (corporal), as funções do corpo são os aspectos fisiológicos dos sistemas orgânicos, enquanto as estruturas são o suporte anatômico desses sistemas.[5] Por exemplo, a força é uma função, enquanto os músculos são as estruturas responsáveis por ela; equilíbrio é uma função e o tronco encefálico, os gânglios da base, o ouvido interno e o cerebelo são estruturas voltadas a essa função. Qualquer debilidade estrutural ou funcional é descrita como deficiência (estrutural ou funcional) e classificada de acordo com a região corporal e o nível de comprometimento observado.

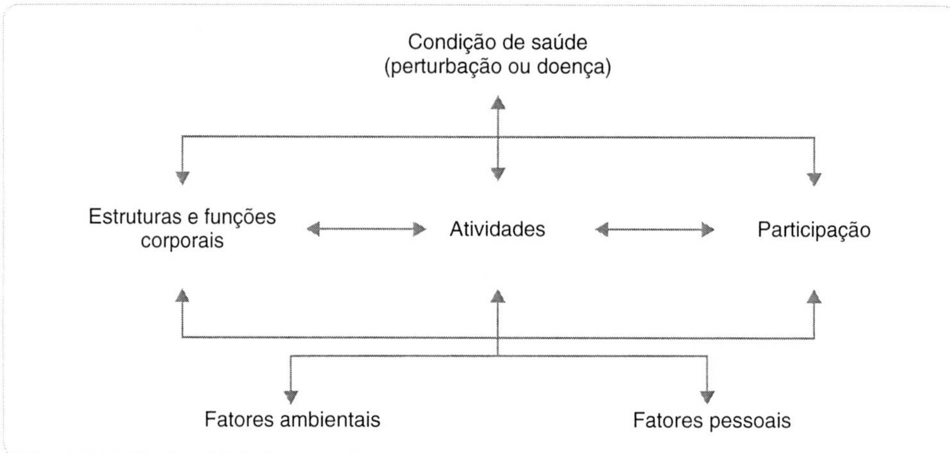

FIGURA 1 Representação esquemática da interação entre os componentes do modelo conceitual da Classificação Internacional de Funcionalidade e Saúde.

Fonte: adaptada de World Health Organization, 2001.[5]

No segundo nível (pessoal ou de atividades), a funcionalidade descreve a capacidade individual de desempenhar ações e tarefas em ambientes controlados. No terceiro nível de funcionalidade (social), o desempenho de atividades dentro do contexto diário do indivíduo é considerado como participação.[5] Assim, as atividades e participações estão relacionadas com a interação de múltiplas funções e estruturas corporais. Aplicando ao exemplo anterior, a atividade de andar inclui a combinação das funções de orientação vestibular, equilíbrio, controle dos movimentos voluntários, força muscular e mobilidade das articulações com o suporte estrutural de ossos, ligamentos e tendões conectados pela estrutura do sistema nervoso. O andar se incorpora à participação social quando o indivíduo caminha para ir à igreja ou ao supermercado, por exemplo. Todos os componentes da funcionalidade são influenciados pelos fatores contextuais (ambientais, sociais ou atitudinais) em que as pessoas vivem e conduzem sua vida, de forma que podem atuar como barreiras ou facilitadores para a funcionalidade do indivíduo. Nesse exemplo, as características de acessibilidade da casa, da rua ou do transporte utilizado para ir à igreja, assim como a acessibilidade do prédio (presença de escadas, elevadores, terrenos inclinados, estacionamento etc.), podem se tornar facilitadores ou barreiras para a concretização da ida à celebração religiosa.

Situações contextuais conflitantes também são corriqueiramente associadas com estresse psicoemocional e dores de origem visceral. As dores referidas de disfunções viscerais frequentemente se confundem com dores de origem musculoesquelética e merecem atenção especial no momento da avaliação. Por exemplo, experiências psicológicas adversas enfrentadas antes dos 18 anos de idade, como falecimento ou doença crônica de parente próximo, histórico de relacionamento conturbado com parentes, ou abuso sexual ou moral, são aspectos contextuais muito prevalentes em indivíduos com síndrome do cólon irritável.[22] Esta é uma condição gastrointestinal crônica, que se manifesta por meio de dores abdominais, irradiadas ou não para a região da coxa, associadas a trânsito intestinal diminuído ou exagerado. É frequentemente acompanhada por baixo suporte social e comorbidades somáticas, aspectos passíveis de identificação dentro de uma abordagem avaliativa voltada ao modelo conceitual da CIF.

Na saúde da mulher, a relação entre o contexto social e o aspecto psicoemocional com os sintomas somáticos fica ainda mais evidente. Ao longo da vida, as mulheres estão expostas a dores pélvicas por razões ginecológicas e obstétricas fisiológicas. Entretanto, hábitos de vida não saudáveis, como baixo nível de atividade física, maus hábitos alimentares, elevado estresse psicológico, baixa qualidade do sono e tabagismo, podem contribuir para dismenorreia (cólicas menstruais intensas) e endometriose (proliferação do endométrio fora da cavidade uterina).[23] Estas condições clínicas, que frequentemente são acompanhadas de dor pélvica ou lombopélvica e muitas vezes se tornam crônicas, repercutem em alterações de humor, sintomas de ansiedade e estresse, limitações às atividades ocupacionais, restrições sociais e problemas nos relacionamentos interpessoais.

É comum, nessa discussão, que o profissional de saúde questione por que é preciso olhar para a incapacidade, mesmo que a queixa seja de dor, e não de incapacidade. Na verdade, a grande questão que paira sobre o manejo da dor crônica é a identificação dos fatores complexos, multidimensionais e biopsicossociais relevantes e influentes no quadro clínico. Sendo a dor crônica "uma experiência sensitiva e emocional desagradável associada, ou semelhante àquela associada, a uma lesão tecidual real ou potencial",[24] sua característica multidimensional, subjetiva e individual permite que diferentes fatores influenciem a experiência de dor de maneiras e intensidades diferentes. Em outras palavras, um indivíduo com dor lombar relata dor enquanto caminha curtas distâncias após trabalhar no computador por tempo prolongado, enquanto outro indivíduo com dor lombar percebe a dor ao caminhar até o banheiro após levantar-se da cama pela manhã. Nos dois casos, a queixa de dor na mesma região corporal é subsequente a períodos de postura mantida (sentado e deitado, respectivamente) e limita o desempenho da mesma atividade (mudar a posição básica do corpo), porém em contextos sociais e ocupacionais completamente diferentes. Então, muito provavelmente outros fatores diferentes podem relacionar-se com a presença e com as características da dor, como ambiente de trabalho agradável ou estressante, sono restaurador ou conturbado, presença da dor também enquanto sentado ou deitado ou apenas quando se levanta, momentos do dia em que se sente mais animado e sem (ou com poucas) queixas.

É de responsabilidade do terapeuta identificar ou ajudar o indivíduo a identificar quais são esses fatores e em que proporção eles contribuem para a experiência de dor.

As evidências científicas validam as avaliações da condição de saúde e da funcionalidade do indivíduo como prioritárias com relação à intensidade da dor ou das alterações nas estruturas e funções corporais em indivíduos com dor crônica.[17,18] Entre as pessoas que sofrem com dor lombar, 40% das queixas envolvem limitações ao desempenho de atividades e restrições à participação social, como mudar ou manter a posição do corpo, recreação e lazer, levantar e transportar objetos ou emprego remunerado. Apenas 26% das queixas referem-se a deficiências nas funções corporais e 2%, nas estruturas corporais. Ademais, nessa população 17% das queixas são ainda influenciadas por fatores ambientais e 11%, por fatores pessoais.[25] Em pessoas com dor no ombro de origem musculoesquelética, o cenário é semelhante: 87% das queixas envolvem categorias de atividade e participação social, como recreação e lazer, levantar e transportar objetos, realizar tarefas domésticas, emprego remunerado e utilização da mão e do braço, enquanto apenas 10% das queixas referem-se a deficiências relacionadas às estruturas e funções corporais e 2% envolvem fatores ambientais.[26]

Por fim, é importante destacar que o processo de reabilitação deve prioritariamente enfatizar desfechos positivos para além da redução da dor, ou seja, desfechos funcionais almejados pelo próprio indivíduo, protagonista de seu tratamento. Ser reinserido na sociedade, atravessar a rua em frente de casa sozinho para fazer compras, voltar ao trabalho ou passar a trabalhar com maior participação e autonomia são alguns dos objetivos funcionais potencialmente almejados com a utilização do modelo conceitual da CIF no processo de reabilitação para a melhora da qualidade de vida. A redução nos níveis de ansiedade e depressão e o aumento da força de extensão lombar, por exemplo, são meios favoráveis à redução da limitação de caminhar ou de manter a posição corporal.[27] Já em indivíduos com dor no ombro, fatores pessoais como o otimismo e fatores psicológicos como a diminuição da sensação de medo ao movimento e menores níveis de estresse emocional corroboram bons desfechos terapêuticos.[28,29]

Portanto, o modelo conceitual da CIF permite que os profissionais de saúde realizem um diagnóstico da funcionalidade individual para além das características da dor propriamente ditas, como representado na Figura 2. Nesse exemplo, estão representados dois indivíduos com a mesma Classificação Internacional de Doença (CID), porém com condições de saúde baseadas na CIF completamente diferentes. Percebe-se que os indivíduos possuem necessidades diferentes, vivem em contextos diferentes e, portanto, demandam estratégias de tratamento diferentes e específicas. Dessa forma, o profissional de saúde poderá identificar as capacidades e limitações individuais em todos os níveis da condição de saúde para então elaborar um plano de tratamento centrado no indivíduo e com metas realísticas, individualizadas e com potencial para serem bem-sucedidas.[30,31]

ANAMNESE

A principal ferramenta do processo de avaliação da dor é a anamnese. Este instrumento comum dos serviços de saúde, independentemente do nível de atenção, consiste em uma entrevista entre o profissional e o indivíduo que busca tratamento. A palavra anamnese origina-se do grego (*ánà*, significa trazer de volta, recordar, e *mnesis*, refere-se a memória) e é definida por uma entrevista com caráter retroativo dos fatos relacionados à condição de saúde do indivíduo. Quando bem conduzida, a anamnese é responsável por até 85% do diagnóstico clínico, enquanto os achados do exame clínico fazem diagnóstico de cerca de 10% dos casos e os exames complementares, de apenas 5%.[33]

Os objetivos gerais da anamnese são:

- Identificar o indivíduo.
- Criar vínculo entre o profissional e o indivíduo.
- Obter os elementos da história clínica.
- Conhecer os fatores pessoais, sociodemográficos e históricos relacionados com a dor.
- Obter elementos para guiar o exame físico.

A anamnese também pode contribuir para:

- A determinação de uma estratégia de investigação complementar.

	Indivíduo 1			Indivíduo 2		
Queixa do indivíduo	**Queixa principal** Dor no ombro Dificuldade para dormir	**Autocuidado (d510 a d550)** Lavar-se, pentear-se, alimentar-se **Mobilidade (d410 a d415)** Mudar de lado na cama, manter-se sentado Lidar com cobranças Acalmar-se	Baixa frequência nas aulas Não sai com os amigos Não consegue jogar futebol com os amigos	**Queixa principal** Dor no ombro Dificuldade para dormir	**Autocuidado (d510 a d550)** Pentear-se, lavar-se, vestir-se, alimentar-se **Mobilidade (d410, d430)** Levantar-se da cama Manter-se sentada Carregar o filho e sacolas **Relacionamentos (d710)** Contato físico Respeito e afeto no relacionamento **Trabalho (d850)** Incapacidade parcial para o trabalho (ajuda de terceiros)	Baixo rendimento no trabalho Não cozinha Não vai ao mercado Não brinca com os filhos
	Estrutura e função corporal	**Atividades**	**Participação**	**Estrutura e função corporal**	**Atividades**	**Participação**
Levantamento dos fatores objetivos relacionados à queixa	Cansaço frequente Comportamento cinesiofóbico Baixa tolerância ao exercício Dificuldade para elevar o braço acima da cabeça Tensão muscular e pontos-gatilho Fraquezas musculares no ombro	**Estratégias para lidar com as dificuldades** Falta às aulas Muda de posição constantemente na cadeira Evita sair com os amigos Frequenta apenas a casa de parentes Come comida pronta Dorme pouco Não penteia o cabelo		Pensamentos catastróficos Ansiedade e depressão Tensão muscular Fraquezas musculares no ombro, cervical e tronco	**Estratégias para lidar com as dificuldades** Pede ajuda ao marido para ir cozinhar, ir ao mercado e cuidar do filho mais novo Levanta-se constantemente da cadeira Pede afastamento do trabalho Dorme reclinada Posterga relação sexual	
	Fatores contextuais			**Fatores contextuais**		
	FATORES PESSOAIS Leve insatisfação com a vida	FATORES AMBIENTAIS Não faz uso de medicamentos Recebe apoio dos pais		FATORES PESSOAIS Muita insatisfação com a vida pessoal e o trabalho	FATORES AMBIENTAIS Automedicação constante Filho com temperamento difícil	

FIGURA 2 Representação esquemática da condição de saúde de dois indivíduos com queixa de dor no ombro que recebem o mesmo código CID (M75.1: síndrome do manguito rotador). O indivíduo 1 é um estudante do ensino superior de 27 anos de idade, solteiro, e o indivíduo 2 é uma bancária de 37 anos de idade, casada e mãe de dois filhos.

Fonte: adaptada de Sampaio et al., 2005.[32]

- A elaboração de um diagnóstico clínico.
- O direcionamento terapêutico de acordo com o entendimento global do indivíduo.
- O estabelecimento dos objetivos do tratamento.
- O acompanhamento dos resultados das intervenções realizadas.

O tratamento eficaz para os desfechos clínicos importantes dos indivíduos com dor crônica depende de uma avaliação abrangente e multimodal. Identificar os aspectos físicos e as percepções emocionais, sociais e comportamentais que contribuem para o quadro clínico é uma premissa para se eleger um tratamento adequado.[17] Assim, o modelo biopsicossocial do cuidado, tão difundido nos últimos anos, faz-se necessário para avaliar o indivíduo como um todo, e não apenas a dor. Dessa forma, o roteiro de perguntas tradicionais, geralmente estruturado em identificação do indivíduo, queixa principal, história da doença atual, história passada, história familiar e histórico de tratamento, não precisa ser abolido do processo de avaliação. Contudo, a abordagem multidimensional do indivíduo com dor sugere o uso adicional de instrumentos de medidas validados e confiáveis que permitam essa abordagem biopsicossocial, como discutido adiante.

Identificação pessoal

O início de qualquer interação em serviços de saúde costuma seguir o protocolo dos cumprimentos ("Olá") com um questionamento automático de cordialidade ("Tudo bem?"). No entanto, para alguns pacientes em sofrimento, é contraditório responder afirmando que estão bem, diante da procura por um serviço de assistência. A afirmação seguida da retribuição de gentileza ("Estou bem, e você?") pode caracterizar o início de um diálogo com baixo nível de envolvimento e acolhimento. Deseja-se, então, que o profissional em questão inicie a conversa com uma saudação amigável, desejando um bom período do dia, apresente-se dizendo nome e profissão e explique brevemente o roteiro de perguntas que pretende percorrer em conjunto com o indivíduo.

Um exemplo dessa interação seria: *"Bom dia, qual seu nome? [...] Muito prazer, meu nome é Joana, sou fisioterapeuta e um dos membros do Ambulatório de Dor. Vou fazer algumas perguntas sobre seus dados pessoais, sua queixa de dor, histórico de sua condição de saúde geral, histórico familiar, tratamentos prévios, atividades do dia a dia e as implicações da sua dor em linhas gerais. Gostaria que o(a) senhor(a) ficasse muito à vontade para me interromper a qualquer momento e, se não entender qualquer questão, por favor, me fale"*. Essa simples mudança na receptividade pode encorajar o indivíduo com dor, que geralmente buscou serviços de saúde previamente, a colaborar de forma mais engajada com o processo de avaliação.

Nessa sequência, a coleta de dados como nome, idade, sexo, gênero, cor ou raça, características antropométricas (massa corporal e altura), dados sociodemográficos (endereço, renda, escolaridade, atividade ocupacional) é importante tanto para a identificação do indivíduo propriamente dito, como para as ações de gestão e planejamento do serviço de saúde. O atendimento a uma pessoa idosa, do gênero feminino, aposentada e com obesidade, por exemplo, direciona o clínico para propostas de tratamento diferentes das estratégias que podem ser pactuadas com outros perfis de idade ou atividade ocupacional distintas. Já os indicadores de baixa renda, baixa escolaridade e moradia rural podem caracterizar maior vulnerabilidade socioeconômica, o que tem o potencial de dificultar o manejo da dor nos serviços de apoio e restringir o nível de funcionalidade dos indivíduos.[34-39] Ainda que pouco identificado em países em desenvolvimento como o Brasil, o rastreamento do perfil dos indivíduos com dor é fundamental para a gestão e o planejamento de políticas públicas de prevenção e tratamento dessa condição.

Queixa principal

Uma das principais informações da anamnese de um indivíduo com dor é a queixa. Costumeiramente, os profissionais de saúde são orientados a identificar o motivo pelo qual o indivíduo procurou o serviço em questão; contudo, ele pode apresentar sinais de ansiedade, depressão, cansaço e desesperança capazes de dificultar a expressão da queixa principal de maneira clara e objetiva.

A estratégia mais indicada para abordar a queixa principal de um indivíduo com dor é por meio de uma questão aberta que gere reflexão. Indagações como "O que te trouxe aqui hoje?" ou "Como posso te ajudar?" podem não deixar claro ao indivíduo quais as razões que motivaram a busca pelo serviço para auxílio com sua demanda de saúde. Por isso, é desejável que esse tópico possa ser explicitado com mais detalhes por parte do entrevistador. Em outras palavras, o profissional de saúde pode perguntar qual foi o motivo que levou o indivíduo a buscar o serviço de saúde. Se houver sinais de dúvidas, a pergunta pode ser reformulada a fim de identificar o que mais incomodou o indivíduo a ponto de ter buscado atendimento.

Outro cuidado relacionado à queixa principal é transcrever exatamente o relato do indivíduo. A queixa principal deve ser descrita da forma como ele falou, ou seja, o profissional não deve usar termos técnicos ou questionar demandas adicionais. Por exemplo: não escrever "Dor generalizada", mas sim os sintomas que levaram o indivíduo a crer que precisa de ajuda especializada, como "Cansaço constante, dor no corpo, percepção de mancha roxa nas costas, perna inchada e dor de cabeça constante".

História da doença atual e da dor

A análise da história atual, antes de caracterizar a dor propriamente dita, também é muito importante na tomada de outras decisões, como o encaminhamento em casos sugestivos de bandeiras vermelhas* (*red flags*), ou seja, sinais de alerta identificados na anamnese que levantam a suspeita de condições potencialmente graves. Por exemplo, história de disfunção da bexiga e do intestino, sensação de fraqueza ou dormência crescente nos membros inferiores, história de câncer na família, história de trauma na coluna após queda seguida por dor em membros inferiores são bandeiras vermelhas que exigem o encaminhamento para um profissional médico. Após descartar as bandeiras vermelhas, o inquérito da dor pode ser organizado em etapas para identificação do problema: intensidade ou gravidade da dor, mecanismo predominante da dor, início e localização, duração e cronicidade, fatores provocativos e de alívio, e outros problemas associados.

---

*A identificação das bandeiras vermelhas, ou sinais de alerta, requer cautela ao suspeitar de condições dolorosas potencialmente urgentes. A abordagem interdisciplinar facilita esse rastreio e as providências cabíveis dentro de um sistema de saúde. Apesar disso, no cuidado direcionado ao paciente que apresenta algum sinal de alarme, ao explicar a necessidade de exames complementares ou de busca por serviços de emergência, o profissional não deve direcionar a algum tipo de diagnóstico suspeito.

Intensidade ou gravidade da dor

Geralmente, a primeira etapa da história da doença atual é um detalhamento da queixa principal. A dor é uma condição neurocomportamental complexa, permeada por fatores psicológicos, comportamentais e ambientais. Dessa forma, a sensação de dor não pode ser objetivamente determinada por instrumentos precisos como aqueles que mensuram a massa corporal, a altura, a pressão arterial etc. Em outras palavras, não existe um instrumento-padrão único para mensurar uma percepção que é pessoal e subjetiva. A despeito dessas dificuldades intrínsecas, é de extrema importância o questionamento sobre a intensidade da dor atual ou durante um período especificado, por exemplo, para caracterizar a gravidade da dor e validar a queixa do indivíduo. Entre as diversas escalas para avaliar a intensidade da dor, a Escala Numérica de Avaliação da Intensidade da Dor (END) é um dos instrumentos mais apropriados para avaliar indivíduos adultos. Trata-se de uma escala unidimensional que avalia os níveis de intensidade da dor percebida pelo paciente usando uma medida de 11 pontos, variando de 0 ("Sem dor") a 10 ("Pior dor imaginável").[40]

A caracterização da gravidade da dor também tem sido muito subsidiada pelas escalas multidimensionais. Reduzir a avaliação do indivíduo com dor à intensidade da dor reduz também o entendimento dos impactos dessa condição de saúde na vida do indivíduo. De maneira similar, as avaliações que buscam identificar mudanças após uma intervenção podem ser subestimadas e muitas vezes não atingem desfechos clinicamente relevantes ao considerar apenas o caráter sensitivo e discriminativo da dor. Diante de um fenômeno complexo como a dor, balizar os efeitos de uma terapia apenas aos escores de intensidade de dor pode não representar efetivamente os ganhos funcionais do indivíduo. Nessa perspectiva, os instrumentos que avaliam os aspectos multidimensionais da dor podem oferecer novos panoramas de desfechos clínicos importantes para o paciente. Os questionários de qualidade de vida são exemplos de instrumentos multidimensionais muito utilizados nos serviços de saúde, como o SF-36 (do inglês *Medical Outcomes Study 36-Item Short Form Health Survey*) e o Questionário Qualidade de Vida da Organização Mundial da Saúde (WHO-QoL, do inglês *The World Health Organization Quality of Life*).

Há diversos outros instrumentos multidimensionais específicos para as dimensões cognitivas e emocionais da dor, porém não são validados em sua totalidade com relação à avaliação dos componentes da CIF, principalmente no que se refere à participação na condição de saúde. Cabe ao clínico identificar, ao longo da anamnese, se o indivíduo com dor demonstra características perceptivas mais sensoriais-discriminativas, motivacionais-afetivas ou cognitivas-avaliativas. Por exemplo, um indivíduo com restrição de movimentos pelo relato de dor na coluna pode ser mais bem avaliado por meio da Escala Tampa de Cinesiofobia (TSK-17, do inglês *Tampa Scale for Kinesiophobia-17*),[41] pois o medo de realizar o movimento pode contribuir para a presença dos sintomas. Mais ferramentas serão apresentadas no Capítulo 4, "Questionários de avaliação da dor".

Mecanismo predominante da dor

A International Association for the Study of Pain (IASP) considera que a experiência dolorosa seja proveniente de três mecanismos dominantes: nociceptivo, neuropático e nociplástico. A dor de mecanismo nociceptivo é aquela decorrente da ativação de nociceptores, receptores periféricos, a partir de estímulos mecânicos ou químicos, inflamatórios ou não, ou seja, um processo com predomínio de fatores biológicos. No relato do indivíduo, essa dor geralmente se apresenta de forma localizada, com padrão de agravamento proporcional a movimentos ou posturas bem definidas.[8] O mecanismo de dor neuropática está relacionado ao comprometimento de componentes do sistema nervoso somatossensorial.[42] Nesses casos, os indivíduos descrevem a dor em trajetos nervosos do corpo, que pode ser acompanhada por queimação, sensação de choque, agulhamento ou formigamento, e aumento ou diminuição da sensibilidade no local.[8] Quando há mais de um nervo envolvido, o indivíduo pode relatar uma dor generalizada, afetando regiões corporais adjacentes, como tronco e membros inferiores. Em outros indivíduos, os mecanismos nociceptivos e neuropáticos não são os principais responsáveis pela experiência dolorosa. A dor nociplástica é aquela experimentada na ausência de ativação evidente de nociceptores periféricos, doença ou lesão do sistema somatossensorial,[16] comumente relacionada à sensibilização central da dor, que é a amplificação da percepção de dor à entrada de estímulos aferentes. Os indivíduos que têm dor com esse mecanismo predominante geralmente relatam dor de localização difusa e variável, com pouca ou nenhuma resposta a tratamentos com ação periférica (anti-inflamatórios não esteroidais, glicocorticoides, injeções e cirurgias), hipersensibilidade generalizada a diferentes tipos de estímulos (p. ex., pressão, temperatura, luminosos, acústicos) e comumente associada a outros sintomas somáticos, como fadiga, dificuldade de concentração e memória, alterações do sono e do humor.[8] Os três mecanismos de dor não são excludentes e podem se apresentar de forma simultânea.

A identificação da natureza da dor tem sido proposta por alguns questionários validados, mas a análise da história do indivíduo muitas vezes já possibilita que o clínico especializado em dor identifique o mecanismo predominante. O clínico que não tem experiência ou formação especializada em dor, por outro lado, não deve se basear apenas no relato do indivíduo para inferir a natureza de sua dor. A avaliação inadequada da natureza da dor está frequentemente associada a subtratamento, subdiagnóstico e aumento de custos no manejo da dor.

Entre as várias ferramentas de triagem da natureza da dor, os principais instrumentos de avaliação são:

- **Dor Neuropática-4 (DN-4, do francês *Douleur Neuropathique-4*)**: a partir de questões relacionadas aos sintomas e ao exame físico, identifica a dor neuropática quando a pontuação total é igual a 4 ou superior.[43]
- ***painDETECT*:**[44] composto por perguntas relacionadas a intensidade, curso e irradiação da dor, além da presença e da gravidade percebida igual a 4 ou superior, classificada em uma escala de Likert de seis pontuações.
- **Questionário de Dor de McGill (MPQ, do inglês *McGill Pain Questionnaire*):**[45] de maneira indireta, pode auxiliar a diferenciação entre os mecanismos de dor neuropática de dor nociceptiva.

Início e localização dos sintomas

A organização cronológica dos sintomas de dor pode ser realizada a partir das perguntas sobre seu início e localização. Além disso, é desejável rastrear o modo como os sintomas foram percebidos inicialmente, ou seja, se de maneira súbita ou gradual. O início súbito de dor intensa sem qualquer provocação (p. ex., dor abdominal intensa intolerável) pode caracterizar situações simples, como excesso de gases, ou condições mais complexas, como apendicite ou úlcera. Ambas as condições representam uma bandeira vermelha e exigem o encaminhamento médico de urgência. O local onde o indivíduo relata a dor pode indicar o órgão que está com problemas (p. ex., a dor que surge do lado esquerdo do abdome pode indicar uma úlcera gástrica, enquanto a do lado direito pode indicar problemas no apêndice).

Se o indivíduo tem dor em diversas regiões corporais, há instrumentos que envolvem diagramas corporais e são frequentemente incluídos na avaliação, pois permitem a localização mais específica dos sintomas percebidos. Inventário Breve de Dor (BPI, do inglês *Brief Pain Inventory*)[46] e o Questionário Nórdico de Sintomas Osteomusculares (NMQ, do inglês *The Nordic Musculoskeletal Questionnaire*)[47] são exemplos de instrumentos traduzidos e validados para o português.

Duração e cronicidade

A identificação do tempo de dor é indispensável para a classificação clínica de dor aguda e dor crônica. A cronificação da dor, ou seja, a duração dos sintomas de dor por mais de três meses, pode direcionar o profissional responsável pelo processo de avaliação a buscar aspectos mais abrangentes de causalidade e não apenas aqueles advindos de desordens físicas.[48,49] Além disso, a duração prolongada dos sintomas de dor de alta intensidade e em alta frequência, devidamente investigadas, justifica a exclusão de bandeiras vermelhas.

Outros diagnósticos clínicos podem ser realizados a partir da identificação da duração dos sintomas. Por exemplo, migrânea com e sem aura é considerada crônica quando os episódios ocorrem em pelo menos 15 dias por mês. Já as dores de cabeça em salvas, em apenas um lado da cabeça, são nomeadas por sua periodicidade de frequência, uma vez a cada dois a oito dias e com duração de 15 a 180 minutos por crise.[50]

Fatores provocativos e de alívio da dor

Avaliar os fatores provocativos e de alívio dos sintomas de dor é muito importante tanto para o diagnóstico clínico de uma condição de saúde como para identificar o perfil, as crenças e os comportamentos adotados pelo indivíduo. Por exemplo, um indivíduo com queixa de dor lombar com irradiação para região do glúteo e membro inferior direito tem um padrão de piora ao ficar em pé e sente alívio ao deitar-se por menos de 10 minutos. O diagnóstico de ciatalgia torna-se facilitado com essa descrição. Nos casos em que o paciente relata que o esforço físico e o repouso prolongado são as respectivas estratégias de piora e de alívio dos sintomas de dor, ficam evidentes algumas associações subjetivas que podem sugerir crenças intrínsecas do indivíduo, ou seja, ele acredita que o repouso é algo bom e que o esforço é deletério.

Outros problemas associados

O processo de avaliação pode sugerir a existência de bandeiras vermelhas que merecem atenção e encaminhamento médico. Além disso, outras queixas associadas podem reforçar o critério diagnóstico ou a necessidade de atendimento especializado. O relato de fraqueza e dormência, por exemplo, pode indicar déficits neurológicos que carecem de investigações complementares e específicas. O relato de machucados frequentes nos pés, sem a percepção de dor e de difícil cicatrização, pode sugerir a investigação de *diabetes mellitus*. Já a presença de náuseas e/ou vômitos pode ter um valor diagnóstico nos casos de migrânea ou de disfunções gastrointestinais.

Pacientes com dor precisam ser investigados quanto aos hábitos de vida diária que podem influenciar o prognóstico do tratamento. Problemas relacionados ao sono, por exemplo, podem ser a causa ou a consequência da dor.[51] Em outras palavras, uma noite de sono inadequada pode aumentar a sensibilidade dolorosa no dia seguinte. Por outro lado, a presença de dor crônica pode repercutir como fragmentação do sono, ocasionando maior sensação de fadiga e dor.[52] Um estudo científico que avaliou a associação da duração do sono e a presença de dor sugere que indivíduos que dormiam menos de seis horas por noite relatavam mais queixas de dor no dia seguinte.[53] A parte boa desse achado é que um dos tratamentos mais viáveis para gerenciar e educar o paciente com dor é a higiene do sono. Essa abordagem é interdisciplinar, o que aumenta as chances de o indivíduo com dor receber essa modalidade de cuidado.[54] Diversos instrumentos podem apoiar a avaliação do sono. O Índice de Qualidade do Sono de Pittsburgh (PSQI, do inglês *Pittsburgh Sleep Quality Index*) é um dos mais utilizados para avaliar o sono de indivíduos com dor.[55]

Nesse espaço da anamnese, é imprescindível a investigação de alguns aspectos da saúde mental do indivíduo. A literatura é bastante incisiva quanto à possibilidade de coexistência de sintomas de ansiedade e depressão, especialmente em indivíduos que sofrem de dor crônica.[56-58] Além disso, o enfrentamento diante da dor permeado por amplificação dos sintomas, medo do movimento, pensamentos negativos, baixa autoconfiança, restrições à participação social e expectativas negativas quanto ao futuro são características que precisam ser conhecidas pelo avaliador e pela possível equipe de trabalho. Observa-se que as crenças mal adaptativas e a hipervigilância por parte do indivíduo estão relacionadas a um mau prognóstico, independentemente da estratégia intervencionista.[59] Mais uma vez, é importante destacar o uso de instrumentos de avaliação que norteiam a investigação e são importantes balizadores desses desfechos clínicos após o tratamento do paciente. Entre as diversas escalas, destacam-se: Questionário de Saúde do Paciente (PHQ-9, do inglês *Patient Health Questionnaire-9*),[60] Escala de Transtorno de Ansiedade Generalizada (GAD-7, do inglês *General Anxiety Disorder-7*),[61] Questionário de Crenças de Medo e Evitação (FABQ, do inglês *Fear-Avoidance Beliefs Questionnaire*),[62] Escala Tampa de Cinesiofobia (TSK-17, do inglês *Tampa Scale for Kinesiophobia-17*)[41] e Escala de Afeto Negativo e Positivo (PANAS, do inglês Positive *And Negative Affect Schedule*).[63] Esse espectro relacionado aos fatores intrínsecos do indivíduo com dor envolve complexidade e um longo período para torná-lo operacionalmente exequível. A Figura 3 traduz um modelo breve de triagem.

A identificação de problemas associados em indivíduos com dor também extrapola o nicho de aspectos individuais. Em cenários de maior vulnerabilidade socioeconômica, os indivíduos enfrentam barreiras psicossociais que podem agravar os sintomas de dor e restringir o nível de funcionalidade.[35,36] Indicadores de baixa renda e violência podem estar associados com a condição de dor e precisam ser identificados para os encaminhamentos adequados a setores de assistência social.[64]

História pregressa

A história pregressa deve conter eventos de dor ou de outras condições de saúde que possam explicar ou não a situação atual do indivíduo. Além da investigação de tratamentos já realizados, procedimentos cirúrgicos, uso de medicamentos e terapias conservadoras, a coleta da história pregressa pode trazer informações importantes para fechar o diagnóstico clínico ou identificar outras doenças ainda não diagnosticadas. Um exemplo bastante corriqueiro

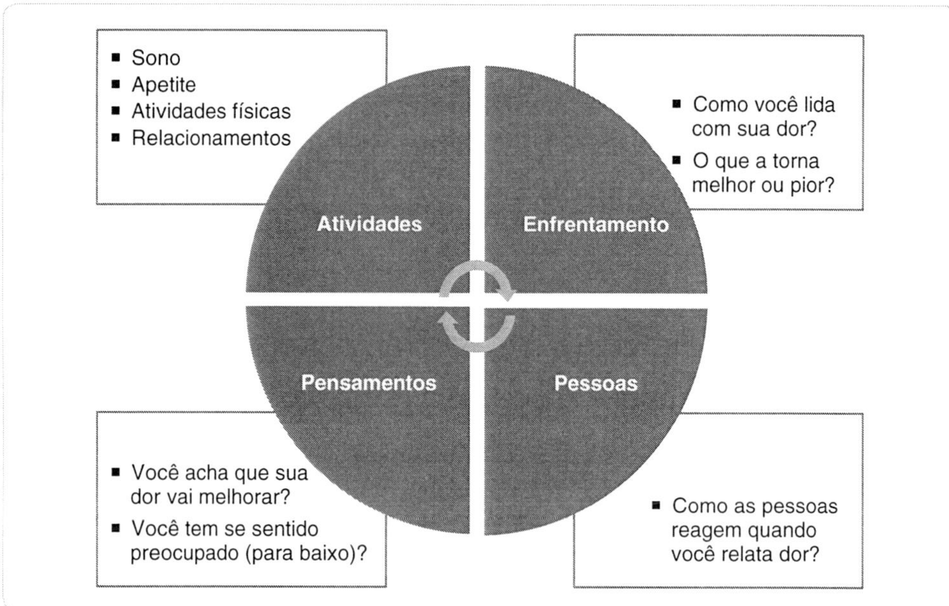

FIGURA 3 Modelo de triagem breve dos aspectos psicossociais do indivíduo com dor baseado no modelo ACT-UP (do inglês *Activity, Coping, Think, Upset, People's responses*).[13]

é a história pregressa de erupção cutânea, famoso "cobreiro", que levou o paciente ao médico dermatologista e recebeu o diagnóstico de herpes-zóster associado ao estresse psicológico. Esse evento pode explicar a etiologia dos sintomas de neuralgia no mesmo local onde o agravo de pele surgiu.[65] Por outro lado, a identificação de tratamentos prévios sem sucesso é fundamental para eleger, na fase de tratamento, intervenções que serão mais bem aceitas pelo paciente. Por fim, o rastreamento de doenças como diabetes, hipertensão, dislipidemia, demência e doenças renais é importante para oferecer orientações gerais para o controle da respectiva doença, bem como para a gestão de riscos de intervenções futuras a serem prescritas para o tratamento da dor.

História familiar

O histórico de doenças que causam dor com precedentes familiares pode auxiliar no diagnóstico clínico nos casos de osteoartrite, espondilite anquilosante, lúpus eritematoso sistêmico, artrite psoriática e até mesmo fibromialgia.[66] É importante, contudo, que o profissional de saúde esteja atento a estilo de vida sedentário, alimentação inadequada e exposição a fatores ambientais relatados pelo paciente que possam ponderar a causalidade de doenças de caráter hereditário.

EXAME FÍSICO

Associado a uma boa anamnese, o exame físico do indivíduo com dor crônica pode trazer importantes contribuições para a avaliação objetiva das limitações da função física e das possíveis estruturas envolvidas com a dor e a disfunção, bem como do(s) mecanismo(s) de dor predominante(s). Uma boa anamnese é fundamental para o estabelecimento da aliança terapêutica e para a compreensão do estado global do indivíduo, considerando aspectos biológicos, psicológicos e sociais a partir do autorrelato. Além disso, embora informações muito preciosas possam ser obtidas por meio da anamnese detalhada e contínua, o exame físico também é parte importante do processo avaliativo, não apenas pelo exame das estruturas, mas também pelo próprio "ritual" envolvido na observação direta e no toque terapêutico do profissional de saúde junto ao paciente.[67] O toque realizado durante o exame físico, de forma gentil e atenciosa, consiste em uma expressão de presença e sensibilidade com relação ao outro, que pode contribuir para o acolhimento do indivíduo com dor.[68] Como forma de favorecer o diálogo e evitar a hipervigilância sobre a sensação de dor, sugere-se pactuar com o indivíduo desde o início que informe caso sinta algum desconforto em qualquer momento do processo de exame, evitando questioná-lo sobre a percepção de dor a todo procedimento realizado.

Em geral, indivíduos com dor crônica relatam uma experiência positiva com relação ao exame físico e acreditam que ele é tão valioso como ferramenta diagnóstica quanto os exames de imagem,[69] tipicamente tidos como importante componente diagnóstico no modelo biomédico predominante. Indivíduos com dor crônica, em geral, também concordam que o exame físico contribui para o relacionamento com o profissional de saúde e proporciona conforto, mesmo que essa percepção seja diferente conforme a fase da vida, visto que pessoas idosas tendem a concordar menos com essa afirmação.[69]

Assim como a anamnese, o exame físico também é organizado incluindo componentes que tradicionalmente compõem esta etapa, incluindo, entre outros, observação, palpação e testes específicos, mas também devem envolver a perspectiva baseada no modelo da CIF. É importante destacar que os componentes podem se sobrepor ao longo do exame e devem ser realizados conforme as necessidades da condição de cada indivíduo, considerando-se seu contexto e outras informações coletadas. Por exemplo, durante a realização de um movimento funcional, o paciente pode indicar a percepção de dor em uma região específica. Nesse momento, o profissional que estava observando os padrões de movimento pode realizar a palpação de estruturas possivelmente acometidas se houver indícios coletados na anamnese de que há mecanismo nociceptivo relacionado.

Para guiar o exame físico, sugere-se inicialmente a aplicação da Escala Funcional Específica do Paciente (PSFS, do inglês *Patient-Specific Functional Scale*).[70] Ao aplicá-la, o avaliador solicita ao paciente que identifique de três a cinco atividades que considera importantes e não consegue ou tem dificuldades de realizar por sua condição. O indivíduo deve então graduar o nível de dificuldade para realizar cada atividade em uma escala de 0 a 10, na qual, quanto menor for a pontuação, maior é a dificuldade. Além de constituir uma forma de registrar as mudanças da condição de funcionalidade do paciente ao longo da intervenção, a PSFS também fornece pistas que podem guiar o exame físico. Por exemplo, se o paciente relata dificuldade para subir escadas, o profissional pode propor a realização do movimento para observação e investigação dos fatores individuais e contextuais que podem limitar essa tarefa. Entre os fatores individuais, são exemplos: a amplitude de movimento (ADM) das articulações envolvidas (no caso mencionado, quadril, joelho e/ou tornozelo); a força dos músculos que movimentam as articulações envolvidas; e indícios de alterações de equilíbrio durante a execução da tarefa. Os fatores contextuais podem envolver o tipo de piso, a altura dos degraus, a presença de corrimão, ou um ambiente domiciliar ou local público com muitas pessoas transitando. Os fatores contextuais são mais difíceis de reproduzir clinicamente para observação direta, mas podem ser investigados por meio de perguntas durante a anamnese que, geralmente, estendem-se ao exame físico, ou por instrumentos específicos, como abordado mais adiante.

A identificação de aspectos que podem indicar predominância de um mecanismo de dor sobre o outro também pode contribuir para guiar o exame físico. Por exemplo, em indivíduos com indícios de predomínio de dor nociceptiva, o clínico deve buscar identificar as estruturas envolvidas, o que não faria sentido em caso de predomínio de dor nociplástica. Por outro lado, indivíduos com dor nociplástica podem relatar dor em todos os testes realizados durante o exame físico (p. ex., amplitude de movimento, força muscular, testes neurodinâmicos) em decorrência da sensibilidade aumentada aos estímulos mecânicos e das alterações nos padrões de processamento central.[71] Sendo assim, é importante que o clínico esteja atento a outros fatores da avaliação que o levem a suspeitar do mecanismo predominante, de forma a não confundir esses achados superestimados. Além disso, é importante ter cuidado para não gerar sofrimento desnecessário durante o exame a um indivíduo que já apresenta uma condição de vulnerabilidade e estresse aumentados pela própria experiência dolorosa, evitando procedimentos que não sejam úteis para orientar o diagnóstico clínico e o plano de tratamento.

Embora ainda não existam métodos comprovadamente válidos e confiáveis para diferenciação entre os mecanismos de dor, alguns fatores são considerados indicativos por especialistas.[8] Durante o exame físico de indivíduos com dor crônica, são indicativos de predomínio de mecanismo nociceptivo: achados como dor direta e proporcionalmente agravada por movimentos específicos, reprodução da dor de forma consistente e distribuição localizada da dor sem hipersensibilidade generalizada. São achados sugestivos de mecanismo neuropático: distribuição da dor em região compatível com anatomia de nervo periférico ou dermátomo, déficits sensoriais com padrão de dermátomo (p. ex., dormência), hipoestesia, hipoalgesia, alterações como diminuição ou ausência de reflexos tendinosos profundos, teste de Tinnel (percussão no trajeto do nervo) positivo e atrofia muscular com distribuição compatível com miótomo. Indivíduos com dor de mecanismo nociplástico, por sua vez, predominante apresentam: hipersensibilidade generalizada; associação a outros sintomas somáticos, como fadiga; percepção de dor desproporcional ou inconsistente com o estímulo aplicado durante e após o exame e distribuição de dor sem padrão específico, como de dermátomo.[8] Achados que indicam que os mecanismos de dor mais prováveis são nociceptivo ou neuropático, possivelmente excluindo dor nociplástica, são: sensação de alívio da dor em movimentos que levam à descompressão estrutural; ausência de hiperalgesia em áreas remotas ao local primário da dor; presença de atrofia muscular localizada; e modulação condicionada da dor eficiente, ou seja, aumento do limiar de dor em testes de compressão ou frio.[8,10]

Nos casos de dor com predomínio do mecanismo nociceptivo, a determinação do nível de irritabilidade tecidual pode ser um dado importante para guiar o tratamento. O nível de irritabilidade tecidual é descrito como proporcional à intensidade da dor, à incapacidade do paciente, à consistência da dor em repouso ou noturna, à diferença de ADM passiva comparada à ADM ativa, bem como ao quão precocemente a dor é relatada ao movimento ao longo da ADM.[72] Sugere-se que, quanto maior for o nível de irritabilidade, maior será a necessidade de proteção da estrutura acometida. Conforme o nível de irritabilidade diminui, maior demanda pode ser imposta às estruturas. Esta determinação pode ser especialmente importante em casos de dor crônica relacionada a estruturas específicas, como nas tendinopatias. A determinação do nível de irritabilidade também pode ser considerada em casos de dor em que não há comprometimento estrutural, mas pode ser utilizada como guia para a evolução da intervenção e da exposição gradativa ao movimento em que o paciente relata dor. Nesses casos, o alto nível de irritabilidade tecidual também pode contribuir para validar as queixas do indivíduo com dor crônica, visto que eles podem desenvolver uma busca incontrolável por diagnóstico, ainda que clínico, que legitime seus sintomas.

Observação

A observação do paciente se inicia no momento de sua chegada ao setor, por meio do olhar atento aos padrões de locomoção, às mudanças de posição, às expressões faciais, à postura, entre outros. Podem-se observar, por exemplo, alterações no padrão de marcha, como claudicação e evitação de movimentos de uma determinada articulação; mudanças constantes de posição na postura sentada, indicando incômodo para permanecer em uma determinada posição; e expressões de dor ou apreensão ao se sentar, levantar ou mover determinado segmento. Estas observações, realizadas de maneira "informal" durante a apresentação e a anamnese, podem fornecer pistas valiosas com relação às estruturas e funções corporais possivelmente acometidas ou aos movimentos que geram mais apreensão ao indivíduo. Isto é importante porque, durante o exame, é possível que o paciente apresente mudanças na forma de se movimentar por estar sob observação do profissional.

A observação realizada durante o exame clínico, em geral, inicialmente busca por sinais como edema, que pode indicar um processo inflamatório ativo ou estase circulatória por falta de movimento do segmento; e alterações de coloração da pele, que podem estar associadas a inflamação ativa quando observam-se rubor ou alterações vasculares em casos de palidez ou cianose. A identificação de cicatrizes indica lesão ou cirurgia prévia no local, que podem estar envolvidas no desenvolvimento da dor. Alterações de coloração da pele, presença de edema e/ou sudorese de forma assimétrica, alterações tróficas de pelos e unhas são características da síndrome da dor regional complexa (SDRC), uma condição de dor crônica primária.[73] Estes aspectos devem ser analisados especialmente na presença de história de trauma físico.

Avaliação de atividades funcionais

A avaliação das atividades funcionais no início do exame físico é proposta como forma de otimizar o processo, direcionando a avaliação das estruturas e funções do corpo para componentes que possam estar associados às restrições de atividades. Essa avaliação pode ser realizada por meio de instrumentos padronizados que envolvem as Medidas de Desfecho Relatadas pelo Paciente (PROM, do inglês *Patient Reported Outcome Measures*) ou por medidas objetivas realizadas no ambiente clínico. Os PROM são instrumentos que possibilitam obter um relato do próprio paciente sobre sua condição, sem qualquer interpretação da resposta por outra pessoa.[74] Existem PROM específicos para doenças/desordens ou regiões do corpo, bem como instrumentos genéricos. Embora não representem uma parte específica do exame físico, sendo geralmente aplicados durante a anamnese, os PROM que envolvem função física são complementares à avaliação objetiva, realizada por observação direta durante o exame físico. Eles envolvem questões relacionadas a atividades e participação em um dado período e, portanto, seus resultados são influenciados pela memória e por fatores dependentes do contexto no qual o indivíduo realiza a atividade,[75] os quais podem atuar como facilitadores ou barreiras. Estes são alguns motivos pelos quais pode haver discordância entre o *status* de função física avaliado por meio de PROM e testes de capacidade física em indivíduos com dor crônica, visto que fornecem informações diferentes, mas complementares. Indivíduos com dor crônica podem relatar maior prejuízo à função física por meio de PROM do que em testes de capacidade física. Uma das possíveis razões, além dos fatores contextuais que podem influenciar os PROM, são as crenças de catastrofização, que podem influenciar a função física autopercebida.[76]

No modelo da CIF, pode-se dizer que os PROM estão mais próximos de avaliar os desempenhos, pois geralmente consideram o contexto em que o indivíduo está inserido, bem como sua participação, enquanto as avaliações realizadas em ambiente clínico controlado determinam as capacidades. A avaliação de capacidade física pode ser realizada clinicamente por meio de testes padronizados, como os testes de caminhada de seis minutos, Bateria Curta de Desempenho Físico (SPPB, do inglês *Short Physical Performance Battery*), sentar-se e levantar-se cinco vezes, dentre outros. A vantagem de utilizar estes testes é que eles apresentam propriedades de medida, como a confiabilidade entre sessões, determinadas na literatura. Dessa forma, ao seguir os métodos recomendados para a coleta dos dados, é possível obter medidas mais fidedignas ao longo do tempo, possibilitando acompanhamento e provimento de *feedback* ao paciente de forma mais precisa sobre sua evolução ou não ao longo da intervenção.

Ressalta-se, no entanto, que os testes padronizados podem não refletir as principais dificuldades que o indivíduo enfrenta em sua rotina. Por exemplo, são escassas as avaliações padronizadas de capacidade física que possam ser consideradas funcionais para os membros superiores. Para minimizar essas limitações, sugere-se simular as atividades identificadas pelo paciente na PSFS em ambiente clínico tanto quanto for possível. Por meio dessas simulações, o profissional pode observar diretamente sua execução, buscando identificar se o padrão de movimento realizado sugere uso dos músculos motores primários do movimento ou de músculos acessórios, possíveis estratégias de evitação de movimento ou adaptações que o indivíduo utiliza para realizar a tarefa, expressões faciais de medo ou apreensão, entre outros. Podem ser registrados, ainda, dados objetivos para acompanhamento da evolução do desempenho físico ao longo do tratamento, como: número de repetições da tarefa que o indivíduo consegue realizar em um determinado tempo, tempo que consegue manter a execução da atividade, velocidade para conclusão da tarefa ou outros fatores, dependendo das características da atividade avaliada.

Ainda assim, deve-se considerar que as diferentes formas de avaliação objetiva também dependem da cooperação do paciente, de cognição preservada, e não são isentas de influências de fatores subjetivos e comportamentais, como medo do movimento, falta de motivação para realizar a tarefa em razão do sofrimento associado a ela, e outros fatores que podem interferir em seus resultados.[75] Independentemente da forma de avaliação utilizada, é importante a manutenção de um ambiente propício ao diálogo durante todo o processo, favorecendo a segurança e o acolhimento do indivíduo. Conforme apontado inicialmente, deve-se lembrar que essas avaliações retroalimentam outros componentes do exame físico, como a avaliação da força de músculos específicos ou a documentação da ADM ativa ou passiva, a depender das limitações observadas durante a execução da tarefa.

Palpação

A palpação busca identificar, por meio das mãos do profissional de saúde, alterações na forma e na textura das estruturas, bem como a provocação de sintomas por meio do estímulo mecânico. Durante a palpação, o profissional também pode identificar alterações de tônus muscular, como um aumento que pode estar relacionado a uma estratégia de proteção do local sintomático e alterações de temperatura, que podem indicar reativação de um processo inflamatório em algumas condições crônicas, como osteoartrite ou artrite reumatoide, e também podem ocorrer na SDRC. O toque deve ser realizado de forma gentil, buscando dar atenção à queixa do paciente, e trata-se de um importante ritual no cuidado com a saúde.[68]

Amplitude de movimento

No modelo da CIF, a avaliação da ADM está relacionada à função de mobilidade de articulações e deve ser inicialmente investigada considerando-se as atividades em que o paciente relata limitação e/ou que o profissional observa durante as avaliações de capacidade funcional. Como no exemplo anterior, um paciente que na PSFS relata dificuldades para subir escadas pode apresentar limitações na ADM de quadril, joelho ou tornozelo. É importante investigar se essas limitações, quando presentes, ocorrem apenas durante a ADM ativa (o que pode indicar fraqueza muscular ou inibição da ativação em decorrência da dor) ou também na ADM passiva, o que remete a restrições teciduais, como encurtamento muscular, alterações na estrutura articular, ou mesmo dor ao alongamento de determinadas estruturas (como músculos antagonistas e cápsula articular), que geram restrição do movimento avaliado.

Força muscular

Os testes de força buscam avaliar a função dos músculos esqueléticos. Assim como os demais componentes da avaliação, recomenda-se que a avaliação de força muscular seja programada a partir da identificação dos músculos envolvidos nas atividades identificadas pelo paciente na PSFS. Não apenas a força máxima deve ser considerada, mas também a resistência muscular, dependendo do tipo de atividade que o paciente indica como comprometida. A fraqueza muscular pode ocorrer por inibição causada pela dor, por uma alteração na inervação muscular ou mesmo por desuso. Fraqueza muscular com distribuição neuroanatômica plausível pode ser indicativa de mecanismo de dor neuropática.[8]

Outro aspecto relevante é registrar a intensidade da dor durante a contração de músculos específicos, pois muitas vezes o paciente pode não apresentar diminuição da dor, mas ter aumento da força muscular progressiva, aumentando assim sua capacidade física sem aumento da intensidade da dor, o que deve ser interpretado como um ganho importante de tratamento.

Avaliação da sensibilidade

A investigação de alterações da sensibilidade busca identificar se existe diminuição ou perda de sensibilidade, alodinia ou hiperalgesia. A avaliação de diminuição ou perda de sensibilidade à pressão pode ser realizada utilizando-se monofilamentos de

Semmes-Weinstein na região acometida, principalmente em extremidades. A hiperalgesia consiste na diminuição do limiar de dor à pressão, que pode ser avaliada utilizando-se algometria. A hiperalgesia primária é aquela identificada no local da dor primária, enquanto a hiperalgesia secundária ocorre remotamente.

A alodinia consiste em uma resposta dolorosa a um estímulo inócuo. Indícios de alodinia podem ser investigados na anamnese por meio de perguntas sobre a percepção de incômodo ou dor ao toque da roupa ou acessórios e sobre aumento da dor com banho quente ou frio.[16] A alodinia mecânica dinâmica pode ser identificada por meio de sensação dolorosa provocada por movimento gentil utilizando um pedaço de algodão ou um pincel macio, enquanto a alodinia mecânica estática pode ser identificada por meio da palpação digital com pressão de cerca de 4 kg, que, na ausência de algômetro, pode ser aproximadamente obtida pela observação de embranquecimento da pele abaixo da unha do avaliador.[16] A alodinia ao frio pode ser avaliada utilizando-se um objeto de metal em temperatura aproximada de 20°C e a alodinia ao calor, utilizando-se objeto de metal aquecido em água a cerca de 40°C.[16]

Essas avaliações podem contribuir para a identificação dos mecanismos de dor predominantes. A presença de hiperalgesia primária com ausência de hiperalgesia secundária sugere dor nociceptiva ou neuropática.[8] Alterações de sensibilidade, seja diminuição, perda, hiperalgesia ou alodinia, que sejam compatíveis com território de inervação de nervo periférico ou dermátomo são indicativas de dor neuropática.[42] A presença de alodinia em pessoas com dor crônica quando não há evidências de que a dor seja decorrente apenas de mecanismos nociceptivos e/ou neuropáticos, é sugestiva de dor nociplástica. Esta suspeita é reforçada quando associada:

História de hipersensibilidade na região dolorosa mediante toque, calor ou frio, pressão ou movimento.

A comorbidades como fadiga; distúrbio do sono com despertar frequente; história de hipersensibilidade a luz, som ou odor; ou alterações cognitivas, como dificuldade de atenção ou perda de memória.[16]

Testes clínicos específicos

Testes neurodinâmicos podem ser úteis em casos de suspeita de dor neuropática periférica, que pode ser exacerbada ou reproduzida em território compatível com a inervação. Um exemplo é o teste de elevação da perna estendida (SLR, do inglês *straight leg raise*) para o nervo isquiático (raízes nervosas de L4 a S3). Testes de percussão sobre a região do nervo periférico (teste de Tinnel) também podem ser utilizados para investigar dor neuropática periférica.[8] A avaliação de reflexos tendíneos profundos também é indicada em casos de suspeita de dor neuropática.[8]

Há uma série de testes clínicos específicos descritos na literatura para avaliar o comprometimento de estruturas articulares. Grande parte desses testes foi desenvolvida a partir de teorias explicativas patoanatômicas e, portanto, busca identificar o comprometimento de estruturas específicas por meio da reprodução da dor do paciente durante um determinado movimento. Sua validade e confiabilidade, no entanto, é muito variável. Em muitos deles, é grande o risco de um achado positivo não representar verdadeiramente o comprometimento da estrutura-alvo, especialmente em casos com altos níveis de irritabilidade de dor nociceptiva ou em casos de dor nociplástica. Dessa forma, os achados desses testes devem ser interpretados com cautela, considerando-se o conjunto dos demais achados da anamnese do exame físico.

ASPECTOS INTRÍNSECOS DA AVALIAÇÃO DA DOR

Algumas características são inerentes à avaliação do indivíduo com dor crônica e precisam ser consideradas no planejamento profissional das diversas especialidades atuantes nessa área de cuidado. Assumir que a avaliação é um processo contínuo e que pode durar mais de uma sessão é importante, por isso, muitas vezes, o profissional precisa elucidar ao paciente que a duração dessa conduta é longa.[77] Além disso, a avaliação de indivíduos com dor crônica exige dos profissionais uma boa gestão do tempo, organização cronológica dos eventos relatados e a garantia de oferta de um espaço de fala e escuta para cada indivíduo. Essa organização estratégica da avaliação deve tanto possibilitar a coleta de dados para o diagnóstico clínico como proporcionar um meio para o acolhimento e a criação de aliança terapêutica entre profissionais e pacientes.

Um dos conceitos centrais da humanização da assistência em dor crônica é manter o indivíduo no centro do cuidado, valorizando-se suas necessidades, expectativas, opiniões e preferências, ou seja, o paciente e seus familiares ou cuidadores deixam o papel de espectadores para se tornarem agentes ativos no tratamento. Esse modelo, fortemente recomendado pela CIF, não se restringe às necessidades biológicas do indivíduo, mas também envolve suas questões individuais, como crenças, valores, níveis de atividade e participação social. Para tanto, a comunicação também precisa instigar o que é importante para o indivíduo e, concomitantemente, criar espaços de reflexão sobre a veracidade de alguns comportamentos disfuncionais. Um exemplo bastante corriqueiro é o indivíduo relatar um padrão catastrófico de dor, como: "*Tenho certeza que minha dor sinaliza algo muito grave e que nunca mais vou conseguir ter uma vida normal. Fazer exercícios é muito perigoso e pode me levar ao fim mais rápido* (sic)". O profissional em questão precisa oferecer algum tipo de resposta a fim de validar o processo de escuta e compreensão do sofrimento relatado. A técnica de questionamento socrático pode ser utilizada de maneira interdisciplinar para conferir esses comportamentos mal adaptativos, sejam eles de predomínio físico, cognitivo ou social.[78]

Nessa perspectiva, em vez de confrontar as crenças ou comportamentos disfuncionais e cair no risco de gerar um *backfire effect* ("tiro pela culatra", que reforça a crença indesejável), o profissional pode guiar o paciente para o entendimento de seu problema e fomentar a identificação de possíveis estratégias que podem guiar a criação de um plano terapêutico, por meio de frases indutivas, lógicas e racionais como: "*Qual é a pior coisa que pode acontecer?*", "*O que pode ser feito com relação a isso?*" ou "*Normalmente, os tratamentos não são tão ruins quanto parecem. Nossa equipe pode te ajudar a lidar com isso*". O objetivo é trazer informações à consciência do indivíduo, que, geralmente, está imersa em pensamentos negativos e hipervigilantes a qualquer evento que possa influenciar sua percepção de dor.[79]

A linguagem verbal e não verbal dos profissionais deve transmitir respeito, cordialidade e validação do sofrimento relatado pelos indivíduos, pois muitos percorrem diversos serviços para obterem um diagnóstico que comprove sua condição de dor. O uso excessivo de jargões e a supervalorização dos achados nos exames de imagem podem ser vilões na avaliação de indivíduos com dor crônica e até mesmo gerar efeito nocebo, ou seja, criar expectativas negativas nos indivíduos. Dessa forma, sugere-se aos profissionais que evitem uma comunicação catastrófica ou hiper-reativa, ainda que não intencional, pois esse procedimento pode ser considerado uma intervenção negativa para as pessoas com dor crônica.[80]

Ainda no âmbito da comunicação, sugere-se a adoção de termos substitutivos à palavra dor, como "desconforto" ou "incômodo", a fim de diminuir a hipervigilância sobre a dor durante o processo de avaliação. Além disso, expressões mais abrangentes, como "sentir-se mal", podem ser capazes de identificar demandas de cuidado para além da estrutura e da função corporais. A título de ilustração, indivíduos que sofrem de dor crônica, ao serem questionados sobre desconfortos ou impactos negativos de sua condição de saúde em suas atividades de lazer, podem relatar estigmas sociais constrangedores, como apelidos pejorativos por seu relato de dor ou limitação funcional, como "*Maria das dores*", "*João reclamão*" etc. Outro exemplo muito impactante são os casos de violência doméstica, geralmente relatados por mulheres, que, ao serem questionadas sobre os aspectos que causam maior desconforto no ambiente doméstico, identificam abuso sexual, verbal ou físico como elementos que pioram sua percepção de dor.

Todas essas preocupações evidenciam que a avaliação de dor crônica requer atributos profissionais atrelados ao modelo conceitual da CIF, que consideram cada indivíduo com suas respectivas características de funcionalidade e participação. A articulação da técnica de cada especialidade com o modelo CIF busca um diagnóstico clínico personalizado e pautado nas necessidades e expectativas de cada pessoa. Para tanto, é imprescindível que os profissionais busquem formações continuadas e atualizadas para ampliarem suas capacidades e habilidades técnicas, sociais, culturais e emocionais para a assistência em excelência no cuidado de pessoas com dor.

CONSIDERAÇÕES FINAIS

A avaliação do paciente com dor crônica é indispensável para a efetividade de intervenções, independentemente da especialidade profissional do cuidador. Ao considerar o modelo biopsicossocial do cuidado, em consonância com a CIF, pode-se refletir que a herança do modelo biomédico não precisa ser totalmente desconsiderada. As formações dos diversos profissionais de saúde que atuam na atenção a pessoas com dor podem envolver processos operacionais de avaliação que não precisam ser totalmente rompidos, mas sim replanejados de acordo com as características intrínsecas da condição de dor crônica.

Além de estabelecer uma linguagem comum para a descrição da saúde, a CIF é primordial para a identificação de níveis de funcionalidade que podem ser compartilhados entre os diferentes serviços e profissionais de saúde. Dessa forma, o modelo biopsicossocial do cuidado, tão desejável na assistência de indivíduos com dor crônica, pode ser alcançado pela abrangência avaliativa do modelo, ou seja, por identificações de outras especialidades que viabilizam o cuidado interdisciplinar.

A anamnese e o exame físico, por sua vez, são procedimentos técnicos contemplados por todos os profissionais, mesmo os formados no modelo biomédico. Com isso, observa-se que, por meio do planejamento estratégico adequado e do domínio das evidências científicas sobre o processo de avaliação em indivíduos com dor, essas ferramentas são indispensáveis para o manejo da dor crônica. Ressalta-se, ainda, a baixa densidade tecnológica despendida na anamnese e no exame físico diante das altas capacidade e sensibilidade de um bom diagnóstico clínico.

Por fim, sugere-se que os profissionais que assistem pessoas com dor crônica se sensibilizem com as características inerentes a essa condição de saúde e se capacitem adequadamente para a oferta de um cuidado pautado na ciência. Além disso, habilidades socioemocionais são indispensáveis para a oferta de empatia, respeito, cordialidade e responsabilidade profissional.

REFERÊNCIAS

1. Fillingim RB. Individual differences in pain: understanding the mosaic that makes pain personal. Pain. 2017;158 Suppl 1(Suppl 1):S11-8.
2. Paap D, Krops LA, Schiphorst-Preuper HR, Geertzen JHB, Dijkstra PU, Pool G. Participants' unspoken thoughts and feelings negatively influence the therapeutic alliance: a qualitative study in a multidisciplinary pain rehabilitation setting. Disabil Rehabil. 2021;1-11.
3. Ventres WB, Frankel RM. Personalizing the biopsychosocial approach: "add-ons" and "add-ins" in generalist practice. Front Psychiatry. 2021;12:716486.
4. Hamiduzzaman M, De-Bellis A, Abigail W, Fletcher A. Critical social framework on the determinants of primary healthcare access and utilisation. Fam Med Community Health. 2021;9(Suppl 1).
5. World Health Organization. International Classification of Functioning, Disability and Health. Geneva: World Health Organization; 2001.
6. Sahrmann SA. Diagnosis by the physical therapist: a prerequisite for treatment – a special communication. Phys Ther. 1988;68(11):1703-6.
7. Cools AM, Michener LA. Shoulder pain: can one label satisfy everyone and everything? Br J Sport Med. 2017;51(5):416-7.
8. Shraim MA, Sluka KA, Sterling M, Arendt-Nielsen L, Argoff C, Bagraith KS, et al. Features and methods to discriminate between mechanism-based categories of pain experienced in the musculoskeletal system: a Delphi expert consensus study. Pain. 2022;163(9):1812-28.
9. Ludewig PM, Lawrence RL, Camargo PR. Clinical commentary changing our diagnostic paradigm: movement system diagnostic classification. Int J Sports Phys Ther. 2017;12(6):20170884.
10. Smart KM, Blake C, Staines A, Thacker M, Doody C. Mechanisms-based classifications of musculoskeletal pain: part 1 of 3 – symptoms and signs of central sensitisation in patients with low back (±leg) pain. Man Ther. 2012;17(4):336-44.
11. Jiandani MP, Mhatre BS. Physical therapy diagnosis: how is it different? J Postgr Med. 2018;64(2):69-72.
12. Sampaio RF, Mancini MC, Fonseca ST. Produção científica e atuação profissional: aspectos que limitam essa integração na fisioterapia e na terapia ocupacional. Rev Bras Fisiot. 2002;6(3):113-8.
13. Dansie EJ, Turk DC. Assessment of patients with chronic pain. Br J Anaesth. 2013;111(1):19-25.
14. Barreto RPG, Braman JP, Ludewig PM, Ribeiro LP, Camargo PR. Bilateral magnetic resonance imaging findings in individuals with unilateral shoulder pain. J Shoulder Elb Surg. 2019;28:1699-706.
15. Roy JS, Bouyer LJ, Langevin P, Mercier C. Beyond the joint: the role of central nervous system reorganizations in chronic musculoskeletal disorders. J Orthop Sports Phys Ther. 2017;47(11):817-21.
16. Kosek E, Clauw D, Nijs J, Baron R, Gilron I, Harris RE, et al. Chronic nociplastic pain affecting the musculoskeletal system: clinical criteria and grading system. Pain. 2021;162(11):2629-34.
17. Wideman TH, Edwards RR, Walton DM, Martel MO, Hudon A, Seminowicz DA. The Multimodal Assessment Model of Pain: a novel framework for further integrating the subjective pain experience within research and practice. Clin J Pain. 2019;35(3):212-21.
18. Sahrmann S, Azevedo DC, Dillen L Van. Diagnosis and treatment of movement system impairment syndromes. Braz J Phys Ther. 2017;21(6):391-9.
19. Ludewig PM, Lawrence RL, Braman JP. What's in a name? Using movement system diagnoses versus pathoanatomic diagnoses. J Orthop Sports Phys Ther. 2013;43(5):280-3.
20. Martinez-Calderon J, Flores-Cortes M, Morales-Asencio JM, Fernandez-Sanchez M, Luque-Suarez A. Which interventions enhance pain self-efficacy in people with chronic musculoskeletal pain? A systematic review with meta-analysis of randomized controlled trials, including over 12 000 participants. J Orthop Sports Phys Ther. 2020;50(8):418-30.
21. Kisner C, Colby L. Exercício terapêutico: conceitos básicos. In: Exercícios terapêuticos: fundamentos e técnicas. 6. ed. Barueri: Manole; 2016. p.1-42.
22. Gupta A, Kilpatrick L, Labus J, Tillisch K, Braun A, Hong JY, et al. Early adverse life events and resting state neural networks in patients with chronic

abdominal pain: evidence for sex differences. Psychosom Med. 2014;76(6):404-12.
23. Gutke A, Sundfeldt K, De Baets L. Lifestyle and chronic pain in the pelvis: state of the art and future directions. J Clin Med. 2021;10(22).
24. Raja SN, Carr DB, Cohen M, Finnerup NB, Flor H, Gibson S, et al. The revised International Association for the Study of Pain definition of pain: concepts, challenges, and compromises. Pain. 2020;161(9):1976-82.
25. Aartun E, Axén I, Mior S, Røe Y, Hondras M, Kretz L, et al. Contextualizing the lived experiences of patients with low back pain from different countries according to the ICF framework. J Rehabil Med. 2021;53(5).
26. Røe Y, Rysstad T, Tveter AT, Sandbakk TB, Jæger M, Grotle M. What are the most important problems in functioning among patients with shoulder pain? An analysis of the patient-specific functional scale. Phys Ther. 2021;101(9):1-6.
27. Kienbacher T, Fehrmann E, Tuechler K, Habenicht R, Mair P, Friedl A, et al. Changes in the International Classification of Functioning, Disability, and Health components "activity/participation" as predicted through patient-reported outcomes along with comprehensive back pain rehabilitation. Clin J Pain. 2021;37(11):812-9.
28. Kromer TO, Sieben JM, Bie RA, Bastiaenen CHG. Influence of fear-avoidance beliefs on disability in patients with subacromial shoulder pain in primary care: a secondary analysis. Phys Ther. 2014;94(12):1775-84.
29. Smedbråten K, Øiestad BE, Røe Y. Emotional distress was associated with persistent shoulder pain after physiotherapy: a prospective cohort study. BMC Musculoskelet Disord. 2018;19(1):4-11.
30. Rauch A, Cieza A, Stucki G. How to apply the International Classification of Functioning, Disability and Health (ICF) for rehabilitation management in clinical practice. Eur J Phys Rehabil Med. 2008;44(3):329-42.
31. Steiner W, Ryser L, Huber E, Uebelhart D, Aeschlimann A, Stucki G. Use of the ICF model as a clinical problem-solving tool in physical therapy and rehabilitation medicine. Phys Ther. 2002;82(11):1098-107.
32. Sampaio R, Mancini M, Miranda A, Fonseca S. Aplicação da Classificação Internacional de Funcionalidade, Incapacidade e Saúde (CIF) na prática clínica do fisioterapeuta. Braz J Phys Ther. 2005; 9(2):129-36.
33. Haußmann A. [Diagnostics of acute and chronic back pain]. Radiologe. 2020;60(2):109-16.
34. Evans MC, Bazargan M, Cobb S, Assari S. Mental and physical health correlates of financial difficulties among African-American older adults in low-income areas of Los Angeles. Front Public Heal. 2020;8:21.
35. van Erp RMA, Huijnen IPJ, Jakobs MLG, Kleijnen J, Smeets RJEM. Effectiveness of primary care interventions using a biopsychosocial approach in chronic low back pain: a systematic review. Pain Pract. 2019;19(2):224-41.
36. Morris LD, Daniels KJ, Ganguli B, Louw QA. An update on the prevalence of low back pain in Africa: a systematic review and meta-analyses. BMC Musculoskelet Disord. 2018;19(1):196.
37. Mogil JS. Qualitative sex differences in pain processing: emerging evidence of a biased literature. Nat Rev Neurosci. 2020;21(7):353-65.
38. Otto A, Emery K, Côté JN. Sex differences in perceptual responses to experimental pain before and after an experimental fatiguing arm task. Biol Sex Differ. 2019;10(1):39.
39. Dance A. Why the sexes don't feel pain the same way. Nature. 2019;567(7749):448-50.
40. Costa LOP, Maher CG, Latimer J, Ferreira PH, Ferreira ML, Pozzi GC, et al. Clinimetric testing of three self-report outcome measures for low back pain patients in Brazil: which one is the best? Spine (Phila Pa 1976). 2008;33(22):2459-63.
41. Siqueira FB, Teixeira-Salmela LF, Magalhães LDC. Análise das propriedades psicométricas da versão brasileira da Escala Tampa de Cinesiofobia. Acta Orthop Bras. 2007;15(1):19-24.
42. Scholz J, Finnerup NB, Attal N, Aziz Q, Baron R, Bennett MI, et al. The IASP classification of chronic pain for ICD-11: chronic neuropathic pain. Pain. 2019;160(1):53-9.
43. Eckeli FD, Teixeira RA, Gouvêa AL. Neuropathic pain evaluation tools. Rev Dor. 2016;17(Suppl 1): 20-2.
44. Rio JPM, Bittencourt JV, Corrêa LA, Freynhagen R, Reis FJJ, Melo TB, et al. Cross-cultural adaptation of the painDETECT questionnaire into Brazilian Portuguese. Brazilian J Anesthesiol. 2022;72(1):44-8.
45. Pimenta CA, Teixeira MJ. Questionário de Dor McGill: proposta de adaptação para a língua portuguesa. Rev Esc Enferm USP. 1996;30(3):473-83.
46. Ferreira KA, Teixeira MJ, Mendonza TR, Cleeland CS. Validation of brief pain inventory to Brazilian patients with pain. Support Care Cancer. 2011;19(4): 505-11.

47. Barros ENC, Alexandre NMC. Cross-cultural adaptation of the Nordic musculoskeletal questionnaire. Int Nurs Rev. 2003;50(2):101-8.
48. Roldán-Jiménez C, Pérez-Cruzado D, Neblett R, Gatchel R, Cuesta-Vargas A. Central sensitization in chronic musculoskeletal pain disorders in different populations: a cross-sectional study. Pain Med. 2020;21(11):2958-63.
49. Leadley RM, Armstrong N, Reid KJ, Allen A, Misso KV, Kleijnen J. Healthy aging in relation to chronic pain and quality of life in Europe. Pain Pract. 2014;14(6):547-58.
50. Goadsby PJ, Silberstein SD, Yeung PP, Cohen JM, Ning X, Yang R, et al. Long-term safety, tolerability, and efficacy of fremanezumab in migraine: a randomized study. Neurology. 2020;95(18): e2487-99.
51. Haack M, Simpson N, Sethna N, Kaur S, Mullington J. Sleep deficiency and chronic pain: potential underlying mechanisms and clinical implications. Neuropsychopharmacology. 2020;45(1):205-16.
52. Andersen ML, Araujo P, Frange C, Tufik S. Sleep disturbance and pain: a tale of two common problems. Chest. 2018;154(5):1249-59.
53. Smith MT, Haythornthwaite JA. How do sleep disturbance and chronic pain inter-relate? Insights from the longitudinal and cognitive-behavioral clinical trials literature. Sleep Med Rev. 2004;8(2):119-32.
54. Nijs J, Mairesse O, Neu D, Leysen L, Danneels L, Cagnie B, et al. Sleep disturbances in chronic pain: neurobiology, assessment, and treatment in physical therapist practice. Phys Ther. 2018;98(5):325-35.
55. Bertolazi AN, Fagondes SC, Hoff LS, Dartora EG, Miozzo ICS, Barba MEF, et al. Validation of the Brazilian Portuguese version of the Pittsburgh Sleep Quality Index. Sleep Med. 2011;12(1):70-5.
56. Kremer M, Becker LJ, Barrot M, Yalcin I. How to study anxiety and depression in rodent models of chronic pain? Eur J Neurosci. 2021;53(1):236-70.
57. IsHak WW, Wen RY, Naghdechi L, Vanle B, Dang J, Knosp M, et al. Pain and depression: a systematic review. Harv Rev Psychiatry. 2018;26(6):352-63.
58. Doan L, Manders T, Wang J. Neuroplasticity underlying the comorbidity of pain and depression. Neural Plast. 2015;2015:504691.
59. Hayden JA, Wilson MN, Riley RD, Iles R, Pincus T, Ogilvie R. Individual recovery expectations and prognosis of outcomes in non-specific low back pain: prognostic factor review. Cochrane Database Syst Rev. 2019;2019(11).
60. Pettersson A, Boström KB, Gustavsson P, Ekselius L. Which instruments to support diagnosis of depression have sufficient accuracy? A systematic review. Nord J Psychiatry. 2015;69(7):497-508.
61. Moreno AL, Desousa DA, De Souza AMFLP, Manfro GG, Salum GA, Koller SH, et al. Factor structure, reliability, and item parameters of the Brazilian-Portuguese version of the GAD-7 Questionnaire. Temas Psicol. 2016;24(1):367-76.
62. Abreu AM, Faria CDCM, Cardoso SM V, Teixeira-Salmela LF. Versão brasileira do Fear Avoidance Beliefs Questionnaire. Cad Saúde Pública. 2008;24(3):615-23.
63. Pires P, Filgueiras A, Ribas R, Santana C. Positive and negative affect schedule: psychometric properties for the Brazilian Portuguese version. Span J Psychol. 2013;16(2013):1-9.
64. Lannon E, Sanchez-Saez F, Bailey B, Hellman N, Kinney K, Williams A, et al. Predicting pain among female survivors of recent interpersonal violence: a proof-of-concept machine-learning approach. PLoS One. 2021;16(7):e0255277.
65. Koshy E, Mengting L, Kumar H, Jianbo W. Epidemiology, treatment and prevention of herpes zoster: a comprehensive review. Indian J Dermatol Venereol Leprol. 2018;84(3):251-62.
66. Muskardin TLW, Niewold TB. Type I interferon in rheumatic diseases. Nat Rev Rheumatol. 2018; 14(4):214-28.
67. Verghese A, Horwitz RI. In praise of the physical examination. BMJ. 2009;339:b5448.
68. Atkinson S, Macnaughton J, Saunders C, Evans M. Cool intimacies of care for contemporary clinical practice. Lancet. 2010;376:1732-3.
69. Hashim MM, Edgeworth DM, Saunders JA, Harmon DC. Patient's perceptions of physical examination in the setting of chronic pain. Ir J Med Sci. 2021;190(1):313-6.
70. Horn K, Jennings S, Richardson G, Van Vliet D, Hefford C, Abbott JH. The patient-specific functional scale: psychometrics, clinimetrics, and application as a clinical outcome measure. J Orthop Sports Phys Ther. 2012;42(1):30-42.
71. Wijma AJ, van Wilgen CP, Meeus M, Nijs J. Clinical biopsychosocial physiotherapy assessment of patients with chronic pain: the first step in pain neuroscience education. Physiother Theory Pract. 2016;32(5):368-84.
72. McClure PW, Michener LA. Staged approach for rehabilitation classification: shoulder disor-

ders (STAR-Shoulder). Phys Ther. 2015;95(5): 791-800.

73. Goebel A, Birklein F, Brunner F, Clark JD, Gierthmühlen J, Harden N, et al. The Valencia consensus-based adaptation of the IASP complex regional pain syndrome diagnostic criteria. Pain. 2021;162(9):2346-8.
74. U.S. Department of Health and Human Services FDA Center for Drug Evaluation and Research; U.S. Department of Health and Human Services FDA Center for Biologics Evaluation and Research; U.S. Department of Health and Human Services FDA Center for Devices and Radiological Health. Guidance for industry: patient-reported outcome measures – use in medical product development to support labeling claims: draft guidance. Health Qual Life Outcomes. 2006;4:79.
75. Taylor AM, Phillips K, Patel KV, Turk DC, Dworkin RH, Beaton D, et al. Assessment of physical function and participation in chronic pain clinical trials: IMMPACT/OMERACT recommendations. Pain. 2016;157(9):1836-50.
76. Estévez-López F, Álvarez-Gallardo IC, Segura-Jiménez V, Soriano-Maldonado A, Borges-Cosic M, Pulido-Martos M, et al. The discordance between subjectively and objectively measured physical function in women with fibromyalgia: association with catastrophizing and self-efficacy cognitions. The al-Ándalus project. Disabil Rehabil. 2018;40(3): 329-37.
77. Bifulco L, Anderson DR, Blankson ML, Channamsetty V, Blaz JW, Nguyen-Louie TT, et al. Evaluation of a chronic pain screening program implemented in primary care. JAMA Netw Open. 2021;4(7):e2118495.
78. Sullivan MJL, Bishop SR, Pivik J. The Pain Catastrophizing Scale: development and validation. Psychol Assess. 1995;7(4):524-32.
79. Spiker L, Walston Z, Pruszynski P, Wronsky M, Lettner A. Delivery methods and dosage of pain neuroscience education, cognitive behavioral therapy, and mindfulness. Arch Phys Med Rehabil. 2019;100(12):e214.
80. Colloca L. Nocebo effects can make you feel pain. Science. 2017;358(6359):44.

CAPÍTULO 4

Questionários de avaliação da dor

Thais Cristina Chaves, Mariana Romano de Lira, Gabriela Zuelli Martins Silva, Thamiris Costa de Lima

INTRODUÇÃO

Há várias dimensões da dor dentro de uma perspectiva biopsicossocial. Sua avaliação é feita por meio do uso de questionários e escalas que permitem a avaliação do paciente em qualquer cenário de forma simplificada, desvinculando a avaliação da necessidade de instrumentos de custo elevado, como um algômetro de pressão). Os questionários e escalas são relacionados às dimensões:

- **Dimensão sensorial:** Escala Visual Analógica (EVA), Escala de Faces Revisada (FPS-R, do inglês *Faces Pain Scale – Revised*), Inventário Breve de Dor (BPI, do inglês *Brief Pain Inventory*).
- **Dimensão psicossocial:** aspectos cognitivos (catastrofização, cinesiofobia, autoeficácia sobre a dor) e aspectos emocionais (depressão, ansiedade).
- **Dimensão de limitação em atividades (incapacidade) e de participação social.**
- Outros.

DIMENSÃO SENSORIAL

Intensidade de dor

Escala Numérica de Avaliação da Intensidade da Dor e Escala de Faces Revisada

A Escala Visual Analógica (EVA) é uma escala simples e de fácil aplicação amplamente utilizada no meio clínico e na pesquisa para avaliação e acompanhamento de pacientes com quadros dolorosos gerais.[1] O construto avaliado pela EVA é a intensidade da dor (ou tamanho da dor). A intensidade é provavelmente o aspecto da dor crônica mais avaliado na prática clínica e o mais comumente especificado como desfecho primário em ensaios clínicos.[2] O entendimento de que essa escala "avalia a dor" é equivocado, pois a EVA se restringe a avaliar apenas o componente sensorial da dor. Por ser uma ferramenta de propósito avaliativo, esta escala pode ser utilizada para mensurar a intensidade de dor dos pacientes com dor crônica de forma longitudinal (p. ex., pré e pós-tratamento).

A EVA é composta por uma escala numérica de 11 pontos (Figura 1), partindo de 0 ("Sem dor") a 10 ("Pior dor possível").[3] As instruções para uso da escala têm ampla variação na literatura, mas Chiarotto et al.[1] recomendam utilizá-la por um período de sete dias como referência temporal (resgate de memória) para a intensidade do sintoma. O escore da ferramenta é o próprio valor assinalado.

Alguns pacientes podem esboçar dificuldade de utilizar a EVA, por conta da dificuldade para atribuir escores numéricos para quantificar a experiência de dor, que é inerentemente subjetiva. Nesses casos, é possível utilizar a FPS-R, uma vez que expressões faciais podem substituir os descritores numéricos da EVA. A FPS-R é composta por seis expressões faciais predeterminadas representativas de dor, de 0 ("Nenhuma dor) a 10 ("Máxima dor possível"). O paciente deve ser instruído a apontar a face que melhor expresse a dor que ele sente (aquela que ele imagina que expresse sua dor).

A FPS-R tem seu relato de desenvolvimento publicado por Bieri et al.[4] e a versão mais atual é a proposta por Hicks et al.[5] Comumente, esta escala (Figura 2) é utilizada para mensurar a intensidade da dor em crianças de 4 a 12 anos de idade, mas também pode ser aplicada para avaliar a intensidade da dor em qualquer idade. As faces são distribuídas de forma horizontal e um valor numérico é atribuído a cada uma (0, 2, 4, 6, 8 ou 10), expressando uma intensidade de dor crescente. O escore da ferramenta é o próprio valor da face assinalada. A FPS-R é a escala de faces recomendada pela International Association for the Study of Pain (IASP). Ela representa um avanço em comparação com as demais escalas de faces, uma vez que as expressões faciais não remetem a emoções (não há face sorridente na face extrema representando ausência de dor, nem lágrimas na face extrema representando a máxima intensidade da dor).

Propriedades de medida da Escala Numérica de Avaliação da Intensidade da Dor

Apenas a confiabilidade da versão para português do Brasil[7] atende aos critérios de qualidade de medida adequada (coeficiente de correlação intraclasse - CCI = 0,92), de acordo com o *COnsensus-based Standards for the selection of health Measurement INstruments* (COSMIN). O valor da mínima mudança importante (MIC, do inglês *minimal important change*), descrito na literatura internacional para a EVA é de 2 pontos.[8] Esse valor indica que apenas mudanças após o pré-tratamento maiores que 2 unidades (em uma escala de 0 a 10) devem ser consideradas clinicamente relevantes.

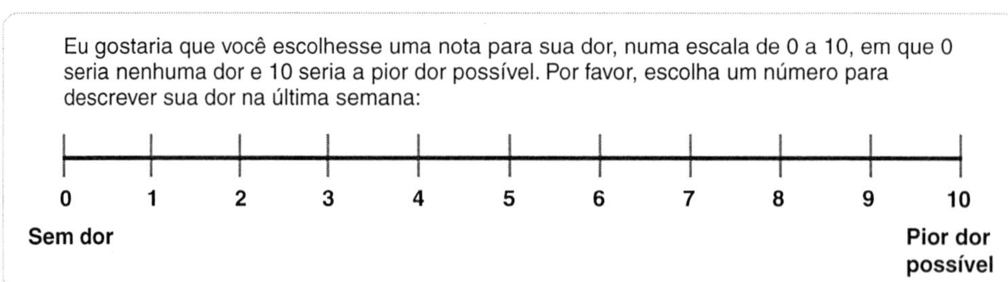

FIGURA 1 Escala Visual Analógica (EVA).
Fonte: adaptada de Chiarotto et al., 2019[1].

As faces abaixo mostram o quanto algo pode doer. Esta face (apontar a face mais à esquerda) indica que não há dor. As faces mostram cada vez mais dor (apontar para cada uma delas, da esquerda para a direita) até chegar a esta face (apontar a face mais à direita), que mostra muita dor. Aponte a face que mostra o quanto você sente dor (neste exato momento).

Pontue a face escolhida como 0, 2, 4, 6, 8 ou 10, contando da esquerda para a direita, sendo 0 = sem dor e 10 = máxima dor possível. Não use palavras como "alegre" ou "triste".
Esta escala tem por objetivo medir como as crianças se sentem internamente e não como aparentam estar.

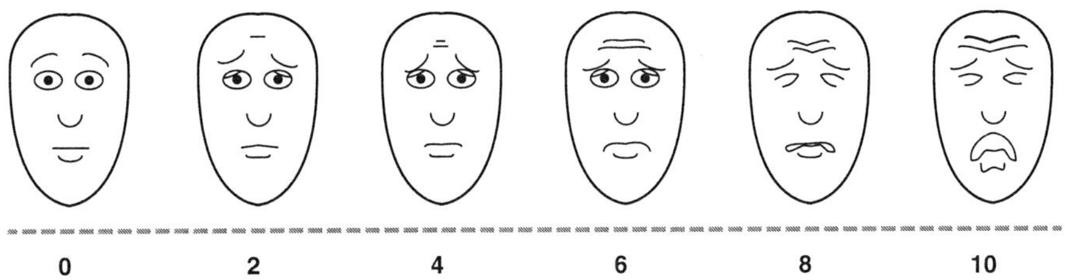

FIGURA 2 Escala de Faces Revisada (FPS-R, do *inglês Faces Pain Scale - Revised*). Ao utilizar a FPS-R, os números devem ser ocultados do paciente. Por isso, recomenda-se dobrar a folha na linha pontilhada. O paciente deve escolher apenas a face que melhor representa a sua dor. Os números servem apenas para registro do examinador.

Fonte: adaptada de IASP, 2001.[6]

Propriedades de medida da Escala de Faces Revisada

Apenas a confiabilidade da versão em português do Brasil[9] atende aos critérios de qualidade de propriedade de medida adequada (CCI = 0,94) de acordo com o COSMIN. A validade de construto da FPS-R na versão para português do Brasil foi testada pela correlação com a *Face, Legs, Activity, Cry and Consolability Scale*. Foi observado valor de correlação de 0,74 (correlação moderada a forte), que sugere adequada validade de construto da FPS-R. Apesar disso, como os autores não definiram hipóteses *a priori* sobre as correlações, não é possível determinar a qualidade da propriedade de medida de validade de construto de acordo com o COSMIN. O valor da MIC da FPS-R descrito na literatura internacional é de 2 pontos.[10] Esse valor indica que apenas mudanças após o pré-tratamento maiores que 2 unidades (em uma escala de 0 a 10) devem ser consideradas clinicamente relevantes.

Inventário Breve de Dor

O BPI é uma ferramenta para avaliação da dor desenvolvida com o propósito de avaliar não apenas a intensidade de dor (ou gravidade da dor), mas também sua interferência em diferentes dimensões da vida do paciente: social, lazer, atividades diárias, trabalho etc.[11] É um instrumento de propósito avaliativo, portanto, deve ser aplicado pré e pós-tratamento com o intuito de identificar mudanças ao longo do tempo.

Composto por nove itens, o BPI (Figura 3) envolve a investigação da presença de sintomas dolorosos (item 1), a identificação das áreas de dor em um diagrama corporal (item 2), a avaliação da intensidade da dor (itens 3 a 6), o acompanhamento dos tratamentos realizados (itens 7 e 8) e a análise da interferência da dor na vida do paciente (item 9).

O questionário apresenta dois domínios: intensidade de dor (itens 3 a 6) e

A

1. **Durante a vida, a maioria das pessoas apresenta dor de vez em quando (dor de cabeça, dor de dente etc.). Você teve, hoje, dor diferente dessas?**

   1. Sim ☐ 2. Não ☐

2. **Marque sobre o diagrama, com um X, as áreas onde você sente dor, e onde a dor é mais intensa.**

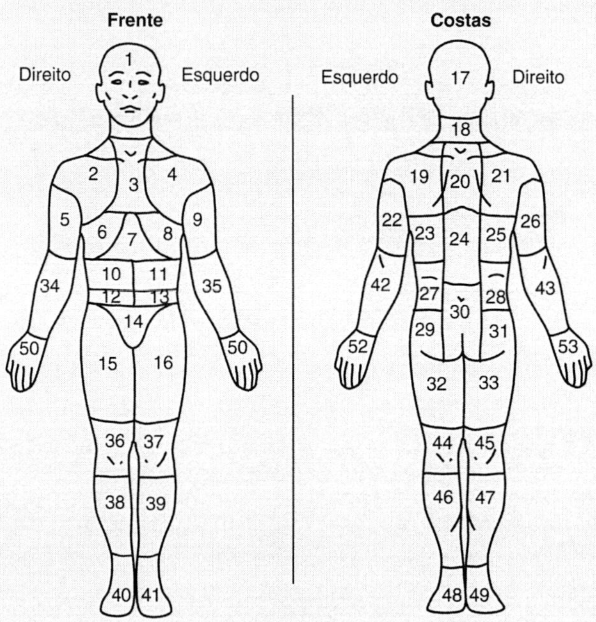

3. **Circule o número que melhor descreve a pior dor que você sentiu nas últimas 24 horas.**

   Sem dor 0 1 2 3 4 5 6 7 8 9 10 Pior possível

4. **Circule o número que descreve a dor mais fraca que você sentiu nas últimas 24 horas.**

   Sem dor 0 1 2 3 4 5 6 7 8 9 10 Pior possível

5. **Circule o número que melhor descreve a média da sua dor.**

   Sem dor 0 1 2 3 4 5 6 7 8 9 10 Pior possível

6. **Circule o número que mostra quanta dor você está sentindo agora (neste momento).**

   Sem dor 0 1 2 3 4 5 6 7 8 9 10 Pior possível

FIGURA 3 Inventário Breve de Dor (BPI, do inglês *Brief Pain Inventory*). **A**: subescala de intensidade da dor – média aritmética dos valores obtidos para as questões 3, 4, 5 e 6 (*continua*).

Fonte: adaptada de Ferreira et al., 2001.[12]

B

7. Quais tratamentos ou medicações você está recebendo para dor?

Nome	Dose/frequência	Data de início

8. Nas últimas 24 horas, qual a intensidade da melhora proporcionada pelos tratamentos ou medicações que você está usando?

Sem alívio |— 0% 10% 20% 30% 40% 50% 60% 70% 80% 90% 100% —| Alívio completo

9. Circule o número que melhor descreve como, nas últimas 24 horas, a dor interferiu na sua:

Atividade geral

Não interferiu |— 0 1 2 3 4 5 6 7 8 9 10 —| Interferiu completamente

Humor

Não interferiu |— 0 1 2 3 4 5 6 7 8 9 10 —| Interferiu completamente

Habilidade de caminhar

Não interferiu |— 0 1 2 3 4 5 6 7 8 9 10 —| Interferiu completamente

Trabalho

Não interferiu |— 0 1 2 3 4 5 6 7 8 9 10 —| Interferiu completamente

Relacionamento com outras pessoas

Não interferiu |— 0 1 2 3 4 5 6 7 8 9 10 —| Interferiu completamente

Sono

Não interferiu |— 0 1 2 3 4 5 6 7 8 9 10 —| Interferiu completamente

Habilidade de apreciar a vida

Não interferiu |— 0 1 2 3 4 5 6 7 8 9 10 —| Interferiu completamente

FIGURA 3 (*Continuação*) **B:** subescala de interferência da dor – média aritmética dos valores obtidos para os itens da questão 9.

Fonte: adaptada de Ferreira et al., 2001.[12]

interferência/impacto (item 9).[11] Todas as questões das subescalas são pontuadas por meio de uma escala de 11 pontos, variando de 0 ("Sem dor/sem interferência") a 10 ("Pior dor/interferiu completamente").[11] O escore final é calculado pela média aritmética de cada domínio. Uma pontuação alta representa alta intensidade ou interferência da dor na vida do paciente.[12] Não se utilizam os itens 1, 2, 7 e 8 para o cálculo do escore.

Propriedades de medida do Inventário Breve de Dor

A validade estrutural do BPI na versão para português do Brasil atende aos critérios de adequada propriedade de medida de acordo com o COSMIN.[12] A estrutura em duas subescalas foi confirmada e, dessa forma, o escore das subescalas separadas deve ser priorizado. A propriedade de medida de consistência interna do BPI na versão para português do Brasil das subescalas de intensidade de dor e de interferência da dor demonstraram coeficiente alfa de Cronbach de 0,91 e 0,87, respectivamente.[12] Esses valores, associados à validade estrutural confirmada do BPI, classificam a consistência interna do BPI na versão para português do Brasil como adequada, de acordo com o COSMIN. Para validade de construto, foi observada correlação moderada entre o Questionário de Dor de McGill (subescalas sensorial, afetiva e avaliativa) e as subescalas do BPI (intensidade de dor: r = 0,38-0,57; interferência: r = 0,60-0,71).[12] Apesar disso, como os autores não definiram hipóteses *a priori* sobre as correlações, não é possível determinar a qualidade da propriedade de medida de validade de construto do BPI de acordo com o COSMIN.

DIMENSÃO PSICOSSOCIAL

Escala de Catastrofização da Dor

A catastrofização relacionada à dor é amplamente compreendida como um conjunto de esquemas cognitivos e emocionais exagerados e negativos diante de experiências dolorosas, nocivas ou ameaçadoras.[13] O modelo de medo-evitação foi originalmente proposto para explicar como a percepção exagerada da dor era consequência de um medo aumentado da dor e da evitação de atividades sociais e físicas.[14] Em 2000, o modelo foi atualizado para sugerir que a dor pode levar ao pensamento catastrófico, com consequentes aumento do medo e inatividade física, contribuindo para a incapacidade e o sofrimento psicológico.[15] Apesar de o nível de evidência ser considerado pobre e de qualidade metodológica baixa/moderada, pacientes que apresentam altos níveis de catastrofização da dor podem apresentar menores chances de recuperação nos casos de dor crônica.[16]

A Escala de Catastrofização da Dor (PCS, do inglês *Pain Catastrophizing Scale*, mostrada na Figura 4), desenvolvida originalmente por Sullivan et al.,[17] é um instrumento autoaplicável. Possui 13 itens e apresenta três domínios: magnificação ou amplificação (itens 6, 7 e 13), ruminação (itens 8 a 11) e desesperança (itens 1 a 5 e 12). Cada item é pontuado em uma escala ordinal de 5 pontos, na qual as informações de intensidade e frequência dos pensamentos e sentimentos variam de: 0 ("Mínimo"); 1 ("Leve"); 2 ("Moderado"); 3 ("Intenso") a 4 ("Muito intenso"). O escore do instrumento é dado pela soma dos itens para cada domínio, sendo que para o domínio amplificação a pontuação mínima e máxima possível varia de 0 a 12 pontos; para o domínio ruminação, o escore varia de 0 a 16 pontos; e para o domínio desesperança, o escore varia de 0 a 24 pontos. A pontuação total do instrumento (soma de todos os itens) varia de 0 a 52 pontos. Quanto maior for a pontuação obtida, maiores são a intensidade e a frequência dos pensamentos catastróficos do indivíduo. A PCS pode ser aplicada pré e pós-tratamento; trata-se, portanto, de um instrumento de propósito avaliativo para identificar se o paciente modificou pensamentos catastróficos com relação à dor.

Alguns estudos internacionais demonstraram, ainda, que o escore da PCS pode ser utilizado para fins de avaliação de prognóstico de recuperação. Assim, valores de escore da PCS ≥ 24 pontos (pré-tratamento) ou ≥ 15 pontos (pós-tratamento) indicam um pior prognóstico de recuperação.[18] Dados arbitrários (ainda não validados) sugerem que um valor de corte para a pontuação total da PCS de 23/52 pode ser utilizado para rotular pacientes no subgrupo de alta catastrofização da dor,[19] o que poderia sugerir um pior prognóstico de recuperação e menores chances de responsividade a tratamentos.

Instruções:

Listamos 13 declarações que descrevem diferentes pensamentos e sentimentos que podem lhe aparecer na cabeça quando sente dor. Indique o grau desses pensamentos e sentimentos quando está com dor.

1. A preocupação durante todo o tempo com a duração da dor é	Mínima 0	Leve 1	Moderada 2	Intensa 3	Muito intensa 4
2. O sentimento de não poder prosseguir (continuar) é	Mínimo 0	Leve 1	Moderado 2	Intenso 3	Muito intenso 4
3. O sentimento de que a dor é terrível e não vai melhorar é	Mínimo 0	Leve 1	Moderado 2	Intenso 3	Muito intenso 4
4. O sentimento de que a dor é horrível e você não vai resistir é	Mínimo 0	Leve 1	Moderado 2	Intenso 3	Muito intenso 4
5. O pensamento de não poder estar mais com alguém é	Mínimo 0	Leve 1	Moderado 2	Intenso 3	Muito intenso 4
6. O medo de que a dor possa se tornar ainda pior é	Mínimo 0	Leve 1	Moderado 2	Intenso 3	Muito intenso 4
7. O pensamento sobre outros episódios de dor é	Mínimo 0	Leve 1	Moderado 2	Intenso 3	Muito intenso 4
8. O desejo profundo de que a dor desapareça é	Mínimo 0	Leve 1	Moderado 2	Intenso 3	Muito intenso 4
9. O sentimento de não conseguir tirar a dor do pensamento é	Mínimo 0	Leve 1	Moderado 2	Intenso 3	Muito intenso 4
10. O pensamento de que ainda poderá doer mais é	Mínimo 0	Leve 1	Moderado 2	Intenso 3	Muito intenso 4
11. O pensamento de que a dor é grave porque ela não quer parar é	Mínimo 0	Leve 1	Moderado 2	Intenso 3	Muito intenso 4
12. O pensamento de que não há nada para fazer para diminuir a intensidade da dor é	Mínimo 0	Leve 1	Moderado 2	Intenso 3	Muito intenso 4
13. A preocupação de que alguma coisa ruim possa acontecer por causa dor é	Mínima 0	Leve 1	Moderada 2	Intensa 3	Muito intensa 4

FIGURA 4 Escala de Catastrofização da Dor (PCS, do inglês *Pain Catastrophizing Scale*).

Propriedades de medida da Escala de Catastrofização da Dor

A versão do instrumento adaptada transculturalmente foi validada para o português brasileiro em uma população com dor crônica.[20] A validade estrutural da PCS na versão para o português do Brasil atende aos critérios de adequada propriedade de medida de acordo com o COSMIN.[20] A estrutura em três subescalas foi confirmada e, dessa forma, o escore das subescalas separadas deve ser priorizado. Apesar disso, a literatura em larga escala consolidou a utilização do escore total da escala, desconsiderando os domínios. Assim, para facilitar comparações com achados da literatura, recomenda-se a utilização tanto do escore das subescalas quanto do escore total da PCS.

A propriedade de medida de consistência interna da PCS na versão para o português do Brasil demonstrou valores de coeficiente alfa de Cronbach entre 0,86 e 0,93.[12] Esses valores, associados à validade estrutural adequada, classificam a consistência interna da PCS na versão para o português do Brasil como adequada de acordo com o COSMIN. Para a validade de construto foram observadas correlações moderadas (r = 0,48-0,65) entre o questionário PCS e perguntas de questão única sobre gravidade da dor, impacto da dor e interferência no humor, confirmando as hipóteses levantadas pelos autores *a priori*. Dessa forma, a PCS também atende aos critérios de adequada qualidade de propriedade de medida de validade de construto de acordo com o COSMIN.

Escala Tampa de Cinesiofobia

Cinesiofobia é um termo definido como "medo irracional e debilitante de movimentos e atividades resultando em um sentimento de vulnerabilidade a lesão ou relesão".[21] O medo da dor e/ou de lesão tornou-se um componente essencial no entendimento da incapacidade em pacientes com dor musculoesquelética persistente.[22] Resultados de uma revisão sistemática apontam que um maior grau de cinesiofobia está associado a maiores níveis de intensidade e gravidade da dor, além de incapacidade e menor qualidade de vida.[23] Entre os diversos modelos existentes para abordagem da dor crônica, o modelo medo-evitação é importante, pois considera o papel do medo como um dos componentes que favorecem o processo de cronificação da dor.[24]

A avaliação preliminar da cinesiofobia em pacientes com dor musculoesquelética persistente é recomendada, pois a presença de cinesiofobia pode ter impactos sobre a adesão à terapia de exercícios e exigir estratégias de gerenciamento específicas, como seleção de metas funcionais, educação para gerenciamento de comportamentos seguros e exposição gradual (com controle) às atividades temidas.[23]

Escala Tampa de Cinesiofobia (TSK-17, do inglês *Tampa Scale for Kinesiophobia-17*) foi originalmente desenvolvida em 1991 por Miller et al. A TSK-17 (Figura 5) é uma medida de autorrelato desenvolvida para avaliar crenças mal adaptativas referentes ao "medo da dor relacionado ao movimento" em pacientes com dor musculoesquelética.[25] É uma escala com finalidade avaliativa, que pode ser utilizada para avaliar pacientes antes e após o tratamento, especialmente em programas de tratamento que envolvam estratégias com abordagens de ressignificação da dor (educação em dor) e/ou abordagens de exposição graduada ou gradativa às tarefas mais temidas.

Apesar de o nome fazer referência ao termo cinesiofobia, a análise do conteúdo de seus itens demonstra que a escala avalia crenças sobre medo, receio de realizar

Para cada afirmativa, por favor, indique um número de 1 a 4, caso você concorde ou discorde da afirmativa. Primeiro você vai pensar se concorda ou discorda e, a partir daí, se concorda (ou discorda) totalmente ou parcialmente.

	Discordo totalmente	Discordo parcialmente	Concordo parcialmente	Concordo totalmente
1. Tenho medo de me machucar se eu fizer exercícios.	1	2	3	4
2. Se eu tentasse superar esse medo, minha dor aumentaria.	1	2	3	4
3. Meu corpo está me dizendo que alguma coisa muito errada está acontecendo comigo.	1	2	3	4
4. Minha dor provavelmente seria aliviada se eu fizesse exercícios.*	1	2	3	4
5. As pessoas não estão levando minha condição médica a sério.	1	2	3	4
6. A lesão colocou meu corpo em risco para o resto da minha vida.	1	2	3	4
7. A dor sempre significa que o meu corpo está machucado.	1	2	3	4
8. Só porque alguma coisa piora a minha dor, não significa que essa coisa é perigosa.*	1	2	3	4
9. Tenho medo de que eu possa me machucar acidentalmente.	1	2	3	4
10. A atitude mais segura que posso tomar para prevenir a piora da minha dor é, simplesmente, ser cuidadoso para não fazer nenhum movimento desnecessário.	1	2	3	4
11. Eu não teria tanta dor se algo realmente perigoso não estivesse acontecendo no meu corpo.	1	2	3	4
12. Embora sinta dor, estaria melhor se estivesse ativo fisicamente.*	1	2	3	4
13. A dor me avisa quando devo parar o exercício para eu não me machucar.	1	2	3	4
14. Não é realmente seguro para uma pessoa com problemas iguais aos meus ser ativa fisicamente.	1	2	3	4
15. Não posso fazer todas as coisas que as pessoas normais fazem, pois me machuco facilmente.	1	2	3	4
16. Embora alguma coisa me provoque muita dor, eu não acho que seja, de fato, perigoso.*	1	2	3	4
17. Ninguém deveria fazer exercícios quando está com dor.	1	2	3	4

FIGURA 5 Escala Tampa de Cinesiofobia (TSK-17, do inglês *Tampa Scale for Kinesiophobia-17*)

Nota 1: nos itens marcados com asterisco (*), o escore deve ser invertido.

Nota 2: os itens marcados com fundo cinza fazem parte da TSK-11: 1, 2, 3, 5, 6, 7, 10, 11, 13, 15, 17.

exercícios, crenças relacionadas a dor, hipervigilância e catastrofização. Possui 17 itens com opções de respostas que variam de 1 a 4 pontos, com as seguintes possibilidades: 1 ("Discordo totalmente"); 2 ("Discordo parcialmente"); 3 ("Concordo parcialmente"); e 4 ("Concordo totalmente"). Para a obtenção do escore total final, é necessária a inversão das pontuações das questões 4, 8, 12 e 16. O escore final é dado pela soma simples dos itens e pode variar de 17 a 68 pontos. Quanto maior for a pontuação, maior é o grau de cinesiofobia do paciente.[26] Há também uma versão da TSK de 11 itens disponível na literatura – a TSK-11. A pontuação máxima varia de 11 a 44 pontos.[27]

Wertli et al.[28] propuseram valores de classificação do escore da TSK-17 para identificar risco de prognóstico ruim (pior chance de recuperação). Foram sugeridas uma pontuação inferior a 17 pontos para baixo risco; entre 17 e 37 pontos, para risco moderado; e superior a 37 pontos, para alto risco de prognóstico ruim. Esses valores de corte são arbitrários e ainda precisam de validação.

Propriedades de medida da Escala Tampa de Cinesiofobia

A versão da TSK-17 foi adaptada transculturalmente para o português brasileiro e validada em uma população com dor lombar crônica inespecífica por Siqueira et al.[26] A validade estrutural foi testada pela análise de Rasch, mas os resultados não atendem aos critérios de boa qualidade de propriedade de medida de validade de estrutura de acordo com o COSMIN (p. ex., apresentou valores de *mean square* fora dos valores recomendados: entre 0,5 e 1,5). Apresentou valor adequado de coeficiente alfa de Cronbach (0,95), mas não atende aos critérios de boa consistência interna de acordo com o COSMIN, pela falta de evidência de validade estrutural. Entretanto, apresentou adequada confiabilidade (CCI = 0,80) de acordo com o COSMIN.

A versão de 11 itens da TSK em português do Brasil já foi testada em pacientes com fibromialgia.[27] Esta versão apresentou adequadas qualidades de propriedades de medida (de acordo com o COSMIN) para consistência interna (alfa de Cronbach = 0,77), confiabilidade (CCI = 0,85), validade de critério (comparação da TSK-17 com a TSK-11) com correlação r = 0,84, confirmando a hipótese levantada *a priori* pelos autores. A validade de construto também apresentou adequada qualidade de propriedade de medida, confirmando uma correlação moderada com a PCS (r = 0,55). A mínima mudança detectável (SDC, do inglês *smallest detectable change*), ou erro da medida, também foi descrita para a versão TSK-11 em português do Brasil e o valor do erro (SDC) obtido foi de 6,16.

Escala de Autoeficácia sobre a Dor

A autoeficácia é definida como "a crença de uma pessoa em sua capacidade de ter sucesso na conclusão de uma tarefa específica".[29,30] As orientações, como parte do tratamento da dor persistente, muitas vezes incluem aconselhamento sobre o estilo de vida e incentivo a estratégias autônomas para o controle da dor, como o exercício.[31]

Profissionais de saúde que avaliam a autoeficácia de um paciente antes de prescrever um programa de exercícios domiciliares podem ajustar e individualizar melhor esses programas de várias maneiras, como ao definir metas e fornecer suporte social adicional que favoreçam a percepção de autoeficácia do paciente.[32] O paciente com baixa autoeficácia pode apresentar uma narrativa focada em aspectos como: relatar que não acredita na efetividade de estratégias de tratamento; não ter motivação, especialmente para novas estratégias; demonstrar medo de não conseguir realizar o programa de intervenção proposto; colocar foco apenas nas barreiras; e apresentar comportamento de recaída diante de pequenas dificuldades. Um dos componentes importantes da educação do paciente deveria focar, portanto, em auxiliá-lo a ressignificar aspectos de autoeficácia, incentivando-o a colaborar ativamente com o processo terapêutico e entender que, no trabalho em equipe, o sucesso da intervenção deve ser atribuído a todos os atores envolvidos com o processo, inclusive ele mesmo. Assim, a autoeficácia pode ser potencializada com estratégias de prática centrada no paciente/cliente, envolvendo-o nas decisões terapêuticas, bem como estimulando-o a refletir sobre os motivos de insucesso.

A Escala de Autoeficácia sobre a Dor (PSEQ-10, do inglês *Pain Self-Efficacy Scale-10*), Figura 6) é uma medida de autorrelato que avalia a confiança do paciente na sua capacidade de ter um bom desempenho funcional apesar da dor, que pode ser utilizado em pessoas com dor persistente. Trata-se de um instrumento com finalidade avaliativa, ou seja, que visa a avaliar as mudanças ao longo do tempo (antes e após a intervenção), sendo especialmente interessante para a avaliação de intervenções com abordagens ativas. Uma maior percepção de autoeficácia após a alta de um programa de reabilitação está associada a um melhor prognóstico, indicando melhor percepção clínica de melhora e menor intensidade da dor.[33]

A PSEQ-10 é composta por 10 itens, abrangendo tarefas frequentemente relatadas como problemáticas por pacientes com dor persistente, como confiança para aproveitar as coisas apesar da dor; confiança para realizar tarefas domésticas, sociais ou de lazer; e confiança para alcançar os objetivos ou para tornar-se mais ativo. Os itens são classificados em uma escala ordinal de 0 ("Nem um pouco confiante") a 6 ("Totalmente confiante"). O escore final é dado pela soma dos itens, podendo ser de 0 a 60 pontos, sendo que quanto maior for a pontuação, mais o paciente se percebe autoeficaz.[34]

Propriedades de medida da Escala de Autoeficácia sobre a Dor

A validade estrutural da PSEQ-10 foi testada, confirmando-se a estrutura unidimensional da escala;[34] entretanto, como não foi utilizada uma análise apropriada, a validade estrutural não atende aos critérios de adequada propriedade de medida de acordo com o COSMIN. Apesar de a PSEQ-10 ter demonstrado valores adequados de coeficiente alfa de Cronbach (0,90), a consistência interna não atende aos critérios do COSMIN de boa qualidade de propriedade de medida, pois não há evidência de validade estrutural da PSEQ-10 para o português do Brasil. A validade de construto da PSEQ-10 também foi testada. Os autores descreveram correlação fraca/moderada com incapacidade medida por (Questionário de Incapacidade de Roland-Morris (RMDQ, do inglês *Roland-Morris Disability Questionnaire*), r = 0,58) e fraca com a Escala Numérica de Avaliação da Intensidade da Dor (END) (r = 0,25). Essa propriedade também não atende aos critérios de boa propriedade de medida de acordo com o COSMIN, já que as hipóteses de correlação não foram descritas *a priori*.[34]

Chiarotto et al.[35] indicaram os seguintes valores de MIC da PSEQ-10: mudança do escore ≥ 5,5 para os indivíduos com baixa autoeficácia e mudança de escore ≥ 2,5 para os indivíduos com alta autoeficácia, ou seja, uma mudança (aumento) do escore do instrumento pré e pós-intervenção acima desses valores indicados sugere mudanças clinicamente relevantes na autoeficácia percebida. Destaca-se, no entanto, que esses valores não foram obtidos especificamente para a PSEQ-10 em português do Brasil.

Por favor, indique o quão confiante você está neste momento de poder fazer as seguintes coisas, apesar da sua dor. Para indicar sua resposta, circule um número em cada questão, considerando que 0 indica "Nem um pouco confiante" e 6, "Completamente confiante".
Por exemplo:

0	1	2	3	4	5	6
Nem um pouco confiante						Completamente confiante

Lembre-se que este questionário não está perguntando se você tem feito estas coisas ou não, mas sim o quão confiante você se sente de poder fazê-las neste momento, apesar da sua dor.

1. Posso aproveitar as coisas apesar da dor.

0	1	2	3	4	5	6
Nem um pouco confiante						Completamente confiante

2. Posso fazer a maior parte das minhas tarefas domésticas (p. ex., lavar a louça, arrumar a casa, lavar o carro...) apesar da dor.

0	1	2	3	4	5	6
Nem um pouco confiante						Completamente confiante

3. Continuo encontrando meus amigos e familiares com a mesma frequência que antes apesar da dor.

0	1	2	3	4	5	6
Nem um pouco confiante						Completamente confiante

4. Posso lidar com a dor na maior parte das situações.

0	1	2	3	4	5	6
Nem um pouco confiante						Completamente confiante

5. Posso fazer alguns trabalhos apesar da minha dor (p. ex., trabalhos de casa e emprego remunerado ou não).

0	1	2	3	4	5	6
Nem um pouco confiante						Completamente confiante

6. Posso fazer muitas coisas que aprecio apesar da dor (p. ex., lazer, artesanato, esporte...).

0	1	2	3	4	5	6
Nem um pouco confiante						Completamente confiante

7. Posso lidar com a dor sem usar remédios.

0	1	2	3	4	5	6
Nem um pouco confiante						Completamente confiante

8. Posso alcançar a maior parte dos meus objetivos na vida apesar da dor.

0	1	2	3	4	5	6
Nem um pouco confiante						Completamente confiante

9. Apesar da dor, posso viver uma vida normal.

0	1	2	3	4	5	6
Nem um pouco confiante						Completamente confiante

10. Posso aos poucos me tornar mais ativo apesar da dor.

0	1	2	3	4	5	6
Nem um pouco confiante						Completamente confiante

FIGURA 6 Escala de Autoeficácia sobre a Dor (PSE-10, do inglês *Pain Self Efficacy Scale-10*).

Escala de Transtorno de Ansiedade Generalizada

A ansiedade é um estado fisiológico caracterizado por componentes cognitivos, somáticos, emocionais e comportamentais que produzem medo e preocupação.[36] A abordagem biopsicossocial descreve a dor e a incapacidade como uma integração multidimensional e dinâmica entre fatores fisiológicos, psicológicos e sociais que se influenciam reciprocamente. No geral, há evidências na literatura de que depressão, ansiedade e sofrimento emocional contribuem fortemente para os principais resultados de longo prazo da dor persistente, como incapacidade física e para o trabalho, custos com saúde, mortalidade e suicídio.[37]

Dentro do modelo biopsicossocial, a avaliação afetivo-emocional é um componente essencial do entendimento da dor sob seu contexto individual, utilizada como auxiliar na identificação da influência de cada fator na apresentação clínica de cada indivíduo.

A Escala de Transtorno de Ansiedade Generalizada (GAD-7, do inglês *General Anxiety Disorder-7*, Figura 7), originalmente desenvolvida por Spitzer et al.,[38] é uma medida breve de autorrelato que avalia o transtorno de ansiedade generalizada. Trata-se de um instrumento de triagem para a identificação de fatores relacionados à ansiedade generalizada, cuja aplicação é indicada no momento da avaliação inicial, por se tratar de uma medida de propósito discriminativo (adequada para rastreio/triagem de pacientes com ou sem sintomas de ansiedade).

O instrumento é composto por sete itens que avaliam a frequência com que o indivíduo foi incomodado por algumas situações relacionadas aos sintomas da ansiedade, como sentir-se nervoso, preocupado, tenso, agitado, irritado ou com medo. Os entrevistados pontuam cada item em uma escala de 4 pontos com base na frequência com que foram incomodados pelos sintomas descritos nas últimas duas semanas e as seguintes opções de respostas são indicadas para cada item: 0 ("Nenhuma vez");

Durante as últimas duas semanas, com que frequência você foi incomodado(a) pelos problemas abaixo?
(Marque sua resposta com "✓")

	Nenhuma vez	Vários dias	Mais da metade dos dias	Quase todos os dias
1. Sentir-se nervoso(a), ansioso(a) ou muito tenso(a).	0	1	2	3
2. Não ser capaz de impedir ou de controlar as preocupações.	0	1	2	3
3. Preocupar-se muito com diversas coisas.	0	1	2	3
4. Dificuldade para relaxar.	0	1	2	3
5. Ficar tão agitado(a) que se torna difícil permanecer sentado(a).	0	1	2	3
6. Ficar facilmente aborrecido(a) ou irritado(a).	0	1	2	3
7. Sentir medo como se algo horrível fosse acontecer.	0	1	2	3

FIGURA 7 Escala de Transtorno de Ansiedade Generalizada (GAD-7, do inglês *General Anxiety Disorder*).

1 ("Vários dias"); 2 ("Mais da metade dos dias"); e 3 ("Quase todos os dias"). O escore é obtido pela soma simples de todos os itens, variando de 0 a 21 pontos, sendo que pontuações mais altas refletem maior chance de o paciente apresentar ansiedade. Recomenda-se que a escala seja aplicada pré-tratamento para a identificação de sintomas de depressão que possam dificultar o engajamento no tratamento.

Propriedades de medida da Escala de Transtorno de Ansiedade Generalizada

O instrumento foi adaptado transculturalmente e validado para o português brasileiro por Moreno et al.[39] em uma população adulta brasileira. Os resultados da análise fatorial confirmatória forneceram apoio para o modelo unidimensional original da GAD-7 no contexto brasileiro e atendem aos critérios de adequada propriedade de medida de validade estrutural de acordo com o COSMIN (CFI = 0,99).

A escala também atende aos critérios de adequada consistência interna de acordo com o COSMIN (alfa de Cronbach = 0,91). Como se trata de um instrumento de rastreio, o escore da escala superior a 10 pontos confirma a presença de sintomas de ansiedade (sensibilidade = 89%, especificidade = 82%).

Questionário de Saúde do Paciente

A depressão é caracterizada por humor reduzido de forma generalizada, perda de interesse nas atividades habituais e menor capacidade de experimentar prazer.[36]

Foi demonstrado que pacientes com dor crônica que sofrem de depressão apresentam níveis mais altos de dor, incapacidade funcional e fadiga, além de níveis mais baixos de qualidade de vida relacionada à saúde. Essa condição também tem sido proposta como o fator mais importante que influencia a qualidade de vida e o prognóstico na dor crônica, o que motivou alguns autores a recomendarem o rastreio da depressão como um componente essencial do cuidado na dor crônica.[37] A literatura descreve que há uma correlação entre adesão a programas de automanejo e reduções da dor, incapacidade e sintomas depressivos em pacientes com dores crônicas.[40]

O Questionário de Saúde do Paciente (PHQ-9, do inglês *Patient Health Questionnaire-9*, Figura 8) é um questionário breve autoaplicável projetado para rastrear a depressão na atenção primária e em outros ambientes de assistência à saúde. Portanto, apresenta uma proposta de triagem/rastreio (instrumento de propósito discriminativo) de sintomas de depressão, cuja aplicação é indicada no momento da avaliação inicial.

O PHQ-9 consiste em nove questões baseadas no critério para depressão maior da quarta edição do Manual Diagnóstico e Estatístico de Transtornos Mentais (DSM-5, do inglês *Diagnostic and Statistical Manual of Mental Disorders-5*). As questões são relacionadas à frequência com que o indivíduo foi incomodado por alguns dos sintomas relacionados à depressão nas duas últimas semanas. Cada item do instrumento é pontuado em uma escala de 4 pontos com base na frequência com que os indivíduos foram incomodados pelos sintomas descritos nas últimas duas semanas. As seguintes opções de respostas são indicadas para cada item: 0 ("Nenhuma vez"); 1 ("Vários dias"); 2 ("Mais da metade dos dias"); e 3 ("Quase todos os dias"). O escore total é dado pela soma simples de todos os itens, variando de 0 a 27 pontos, sendo que pontuações mais altas refletem níveis mais altos de sintomas depressivos. O escore de corte padrão para triagem de possível depressão maior é ≥ 10.[41] Recomenda-se que o PHQ-9 seja administrado pré-tratamento para a identificação de sintomas de depressão que possam dificultar o engajamento no tratamento.

Durante as últimas duas semanas, com que frequência você foi incomodado(a) pelos problemas abaixo?
(Marque sua resposta com "✓")

	Nenhuma vez	Vários dias	Mais da metade dos dias	Quase todos os dias
1. Pouco interesse ou pouco prazer ao fazer as coisas.	0	1	2	3
2. Sentir-se "para baixo", deprimido(a) ou sem perspectiva.	0	1	2	3
3. Dificuldade para pegar no sono ou permanecer dormindo, ou dormir mais do que de costume.	0	1	2	3
4. Sentir-se cansado(a) ou com pouca energia.	0	1	2	3
5. Falta de apetite ou comer demais.	0	1	2	3
6. Sentir-se mal consigo mesmo(a) – ou achar que você é um fracasso ou que decepcionou sua família ou você mesmo(a).	0	1	2	3
7. Dificuldade para se concentrar nas coisas, como ler jornal ou ver televisão.	0	1	2	3
8. Lentidão para se movimentar ou falar, a ponto de as outras pessoas perceberem. Ou o oposto – estar tão agitado(a) ou irrequieto(a) que você fica andando de um lado para o outro muito mais do que de costume.	0	1	2	3
9. Pensar em se ferir de alguma maneira ou que seria melhor estar morto(a).	0	1	2	3

FIGURA 8 Questionário de Saúde do Paciente (PHQ-9, do inglês *Patient Health Questionnaire*).

Propriedades de medida do Questionário de Saúde do Paciente

O instrumento foi adaptado transculturalmente e validado para o português brasileiro por Osório et al.[42] em uma população de mulheres brasileiras. A estrutura unidimensional do PHQ-9 para o português do Brasil foi confirmada por meio de análise fatorial exploratória. Apesar disso, a propriedade de medida de validade estrutural não atende aos critérios de adequada qualidade de propriedade de medida de acordo com o COSMIN, já que apenas a análise fatorial exploratória foi utilizada. O PHQ-9 na versão para português do Brasil confirmou o valor de escore maiores do que 10 para confirmação de sintomas de depressão (acurácia = 0,99, sensibilidade = 1, especificidade = 0,98, valor preditivo-positivo = 0,98, valor preditivo-negativo = 0,97).

DIMENSÃO DE LIMITAÇÃO DE ATIVIDADES (INCAPACIDADE) E PARTICIPAÇÃO SOCIAL

De acordo com a Classificação Internacional de Funcionalidade, Incapacidade e Saúde (CIF), proposta pela Organização Mundial da Saúde (OMS), a incapacidade envolve alterações no funcionamento em algum dos aspectos a seguir: dificuldades e restrições na realização de atividades e participação.[43]

Molden e Tøssebro,[44] por sua vez, descrevem uma definição de incapacidade em quatro dimensões: subjetiva, funcional, administrativa e social/relacional. A subjetiva estaria relacionada a perguntar ao indivíduo: "Você tem algum problema de saúde ou incapacidade que espera que vá durar mais de um ano?". A definição funcional envolveria perguntar sobre limitação em atividades funcionais: "Você consegue subir escadas?". A definição administrativa está relacionada ao fato de uma pessoa receber algum benefício relacionado a uma condição de saúde – por conta do reconhecimento de que essa pessoa precisa de um suporte específico. A definição social está relacionada ao contexto, às barreiras no ambiente. E a relacional estaria relacionada à interação entre contexto e limitação funcional – na medida em que o indivíduo se expõe em interações sociais. Neste capítulo, o foco está na incapacidade do ponto de vista da limitação funcional ou nas atividades, considerando-se a definição da OMS, que leva em conta restrições na realização de atividades ou participação social.

Para Patel et al.,[2] a função física se refere à habilidade de uma pessoa de realizar atividades que requerem ação física, como autocuidado, caminhar, subir degraus etc. Já a interferência da dor é entendida como dor que impede o indivíduo de realizar atividades. Por isso, não se inclui o BPI como uma medida de incapacidade ou função física.

O desenvolvimento de instrumentos de autorrelato destinados a avaliar a funcionalidade e a incapacidade proliferou nos últimos anos. Eles destacam o reconhecimento da experiência de dor como específica, subjetiva e individual e a forma como isso afeta sua capacidade de desempenhar atividades de vida diária, como um elemento-chave do resultado do tratamento.[45]

Duas escalas de incapacidade merecem destaque: Questionário de Incapacidade Relacionada a Dor (PDQ, do inglês *Pain Disability Questionniare*) e Escala Funcional Específica do Paciente (PSFS, do inglês *Patient-Specific Functional Scale*). O PDQ foi escolhido porque foi desenvolvido especificamente para avaliar incapacidade no contexto da dor crônica. Dessa forma, é uma escala específica para pacientes com dor crônica. Já a PSFS foi escolhida por se tratar de um instrumento genérico, que pode ser utilizado para qualquer condição de dor crônica. A perspectiva de funcionalidade da escala também motiva a inclusão desse instrumento neste capítulo.

Questionário de Incapacidade Relacionada à Dor

O (PDQ, Figura 9) é um instrumento para medir a incapacidade causada pela dor. É composto por 15 itens, divididos em dois domínios: um que mede o componente funcional, composto por nove itens (1, 2, 3, 4, 5, 6, 7, 12, 13); e outro que mede o componente psicossocial, composto por seis itens (8, 9, 10, 11, 14, 15). Cada opção de resposta varia de 0 a 10 pontos. O componente funcional pode apresentar pontuação máxima de 90 pontos e o componente psicossocial, no máximo 60 pontos. A pontuação total do PDQ, que varia de 0 a 150, é a soma das pontuações dos dois componentes. Quanto maior for o escore do PDQ, maior é a incapacidade do indivíduo relacionada à dor. O PDQ é um instrumento de propósito avaliativo , portanto, deve ser administrado pré e pós-tratamento, com o intuito de investigar mudanças ao longo do tempo.

Por favor, responda cada questão, fazendo um "x" ao longo das linhas, para mostrar o quanto a dor que você sente o(a) afeta (desde não ter nenhum problema relacionado à dor até ter o problema mais grave que você possa imaginar).

1. A dor que você sente interfere no seu trabalho dentro e fora de casa?

Trabalho normalmente |0 1 2 3 4 5 6 7 8 9 10| Não consigo fazer nenhum trabalho

2. A dor que você sente interfere na realização de seus cuidados pessoais (como tomar banho, vestir-se etc.)?

Cuido de mim sem ajuda |0 1 2 3 4 5 6 7 8 9 10| Preciso de ajuda em todos os cuidados pessoais

3. A dor que você sente interfere na sua locomoção?

Vou para onde quiser |0 1 2 3 4 5 6 7 8 9 10| Vou apenas a consultas médicas pessoais

4. A dor que você sente afeta sua capacidade de se sentar ou ficar em pé?

Não afeta |0 1 2 3 4 5 6 7 8 9 10| Não consigo me sentar/ficar em pé

5. A dor que você sente afeta sua capacidade de levantar objetos acima de sua cabeça, segurar objetos ou alcançar coisas?

Não afeta |0 1 2 3 4 5 6 7 8 9 10| Não consigo realizar essas atividades

6. A dor que você sente afeta sua capacidade de levantar objetos do chão, curvar-se, inclinar-se ou agachar-se?

Não afeta |0 1 2 3 4 5 6 7 8 9 10| Não consigo realizar essas atividades

7. A dor que você sente afeta sua capacidade de caminhar ou correr?

Não afeta |0 1 2 3 4 5 6 7 8 9 10| Não consigo realizar essas atividades

8. Sua renda mensal diminuiu desde que sua dor começou?

Não diminuiu |0 1 2 3 4 5 6 7 8 9 10| Perdi toda a renda

9. Você tem que tomar medicamentos todos os dias para controlar sua dor?

Não preciso de medicação |0 1 2 3 4 5 6 7 8 9 10| Fico sob efeito de medicação o dia todo

10. A dor que você sente o(a) obriga a procurar médicos com muito mais frequência do que antes da sua dor começar?

Nunca vou ao médico |0 1 2 3 4 5 6 7 8 9 10| Consulto médicos semanalmente

11. A dor que você sente interfere na sua capacidade de ver as pessoas que são importantes para você tanto quanto gostaria?

Não interfere |0 1 2 3 4 5 6 7 8 9 10| Eu nunca os vejo

12. A dor que você sente interfere nas atividades de recreação e lazer que são importantes para você?

Não interfere |0 1 2 3 4 5 6 7 8 9 10| Interfere totalmente

13. Você precisa de ajuda dos seus familiares e amigos para terminar suas tarefas diárias (incluindo tanto trabalho fora de casa quanto doméstico) por causa da sua dor?

Nunca preciso de ajuda |0 1 2 3 4 5 6 7 8 9 10| Sempre preciso de ajuda

14. Atualmente você se sente mais deprimido(a), tenso(a) ou ansioso(a) do que antes da sua dor começar?

Sem depressão/tensão |0 1 2 3 4 5 6 7 8 9 10| Depressão/tensão grave

15. Você apresenta problemas emocionais causados pela dor, que interferem no relacionamento familiar, na vida social ou nas atividades do trabalho?

Não apresento |0 1 2 3 4 5 6 7 8 9 10| Apresento problemas graves Depressão/tensão grave

FIGURA 9 Questionário de Incapacidade Relacionada à Dor (PDQ, do inglês *Pain Disability Questionnaire*).

Propriedades de medida do Questionário de Incapacidade Relacionada à Dor

A versão original do PDQ foi traduzida e validada para o português brasileiro por Giordano et al.[46] Apesar de apresentar valores de coeficiente alfa de Cronbach adequados (0,83 e 0,70), esta versão não atende aos critérios de boa qualidade de propriedade de medida de acordo com o COSMIN, pois a validade estrutural não foi verificada. Já a confiabilidade teste-reteste (CCI) foi de 0,95 para o escore total; 0,94, para o componente funcional; e 0,95, para o componente psicossocial. Assim, o PDQ atende aos critérios de boa qualidade de medida de confiabilidade de acordo com o COSMIN.

A validade de construto foi verificada por meio do coeficiente de correlação de Spearman (r): a correlação da pontuação do PDQ com a Escala Numérica de Dor foi positiva e de magnitude moderada (r = 0,36); houve correlação negativa e forte entre qualidade de vida e escore do PDQ (entre −0,70 e −0,63 para o escore total e domínios) e correlações moderadas (r = 0,40-0,48) entre SF-36 (qualidade de vida) e domínios do PDQ. Ainda assim, como os autores não definiram hipóteses *a priori* sobre as correlações, não é possível determinar a qualidade da propriedade de medida de validade de construto de acordo com o COSMIN para o PDQ.

Escala Funcional Específica do Paciente

A PSFS (Figura 10) é um instrumento com propósito avaliativo e genérico, que pode ser utilizado em qualquer condição de dor crônica (dor lombar, dor cervical,

Eu vou pedir para você identificar três ou mais atividades importantes que você não é capaz de fazer ou sente dificuldade para realizar como resultado do seu problema. Hoje, existe alguma atividade que você não seja capaz de fazer ou sente dificuldade por causa de seu problema?

Esquema de pontuação:

1	2	3	4	5	6	7	8	9	10
Incapaz de realizar a atividade									Capaz de realizar a atividade no nível anterior à lesão

Atividade	Pontuação (pré-tratamento)	Pontuação (3 meses)	Pontuação (6 meses)	Pontuação (12 meses)
1.				
2.				
3.				
4.				
5.				

Nas visitas seguintes:
Quando eu avaliei você (diga a data da avaliação anterior), você me disse que tinha dificuldade com (leia as atividades 1, 2, 3 da lista). Hoje você ainda tem dificuldade com a atividade 1 (solicite ao paciente que dê uma nota para a dificuldade ao realizar a atividade); 2 (solicite ao paciente que dê uma nota para a dificuldade ao realizar a atividade); e 3 (solicite ao paciente que dê uma nota para a dificuldade ao realizar a atividade).

FIGURA 10 Escala Funcional Específica do Paciente (PSFS, do inglês *Patient-Specific Functional Scale*).

gonartroses, fibromialgia). Seu objetivo é avaliar a percepção de funcionalidade relacionada a tarefas específicas relatada pelo indivíduo. O indivíduo é orientado a eleger entre três e cinco atividades significativas com as quais ele perceba ter dificuldade ou que sinta não ser capaz de realizar. Ele deve responder em uma escala linear de 1 a 10, em que 1 é o descritor numérico extremo de incapacidade (quanto o indivíduo percebe ser incapaz de realizar a atividade) e 10 é o descritor numérico extremo de funcionalidade (quanto o indivíduo percebe ser capaz de realizar a atividade no nível anterior à lesão). O escore total da PSFS pode variar entre 0 e 10 e é obtido pela média aritmética das pontuações obtidas para cada questão (soma total dos escores dividida pelo número de tarefas indicadas pelo indivíduo). Quanto maior for o escore da PSFS, maior é a funcionalidade do indivíduo.

Propriedades de medida da Escala Funcional Específica do Paciente

A PSFS foi traduzida e validada para o português brasileiro por Costa et al.[7] e apresentou boa confiabilidade (CCI = 0,85), que atende aos critérios do COSMIN para adequada propriedade de medida de confiabilidade. A validade de construto da PSFS foi verificada em pacientes com dor lombar e valores de correlação moderados foram observados para as comparações com o Questionário de Roland-Morris (incapacidade, r = −0,51) e com a END (intensidade da dor, r = −0,45). Apesar disso, como os autores não definiram hipóteses *a priori* sobre as correlações, não é possível determinar a qualidade da propriedade de medida de validade de construto de acordo com o COSMIN para a PSFS. A responsividade da PSFS atende aos critérios de adequada propriedade de medida de acordo com o COSMIN (acurácia acima de 0,70). Foi observado um valor de acurácia de 0,72 (área sob a curva ROC) para pacientes que relataram melhora em pelo menos 2 unidades de percepção global de mudança.

A MIC obtida em estudos internacionais pode variar de 1,3 a 2,7 pontos.[47] Assim, recomenda-se que apenas mudanças superiores a 2,7 unidades sejam consideradas clinicamente relevantes.

OUTRAS MEDIDAS

Diagrama corporal de dor

O diagrama corporal de dor (Figura 11), ou mapa de dor, é uma ferramenta amplamente utilizada na pesquisa e na clínica com o objetivo de identificar localização e distribuição da dor. Determinar a localização da dor pode, em alguns casos, auxiliar na determinação de sua etiologia e guiar o raciocínio clínico sobre dor espalhada (*widespread pain*) ou dor em múltiplos locais. A dor espalhada é definida pelo American College of Rheumatology como dor em ambos os lados do corpo, abaixo da linha da cintura e na região axial do corpo (tronco).[48] Já a dor em múltiplos locais seria aquela que ocorre em mais de um local anatômico, mas que não se enquadra nos padrões da dor generalizada.[49] Dessa forma, o diagrama corporal de dor pode auxiliar, por exemplo, no rastreio para suspeita de fibromialgia.

Composto por um desenho do corpo humano por inteiro, em todas as vistas, o diagrama corporal de dor permite, dessa forma, que o paciente possa assinalar as áreas representadas como dolorosas em seu corpo. O diagrama corporal pode ser interpretado de forma qualitativa (análise do espalhamento da dor) ou quantitativa (considerando-se o número de locais com dor e porcentagem de área com dor relatada

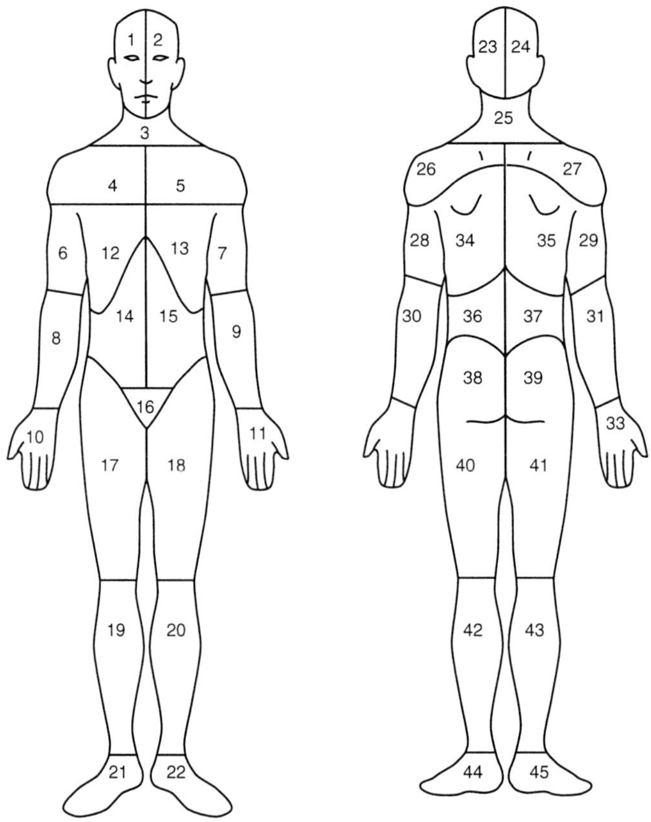

FIGURA 11 Diagrama corporal de dor. O paciente deve marcar (pintar) nos manequins as áreas do corpo em que ele percebe dor.

Fonte: adaptada de Southerst et al., 2013.[50]

pelo paciente). Southerst et al.[50] verificaram a confiabilidade de um diagrama corporal com números indicando as áreas do corpo para cálculo da porcentagem da área corporal acometida por dor (proposto por Margolis et al.[51]). Na Tabela 1, estão disponibilizados os valores de porcentagem que devem ser utilizados para o cálculo da porcentagem da área corporal com dor. Dessa forma, se um paciente marcar as áreas 19, 35, 36, 38 e 40 do diagrama corporal (Figura 12), a porcentagem de área corporal com dor será: 3,5% + 4% + 2% + 2,5% + 4,75% = **16,75%**.

Propriedades de medida do diagrama corporal de dor

A confiabilidade interexaminadores do número de locais com dor não demonstrou valores adequados de kappa. Southerst et al.[50] relataram valores de kappa de 0,23 a 0,90. Apenas valores de kappa superiores a 0,4 são considerados adequados.

Por sua vez, a confiabilidade interexaminadores da medida de porcentagem de área corporal no papel foi de CCI = 0,92, o que é considerado adequado.[50] A porcentagem de erro pelo método de Bland-Altman foi de 6,5%.

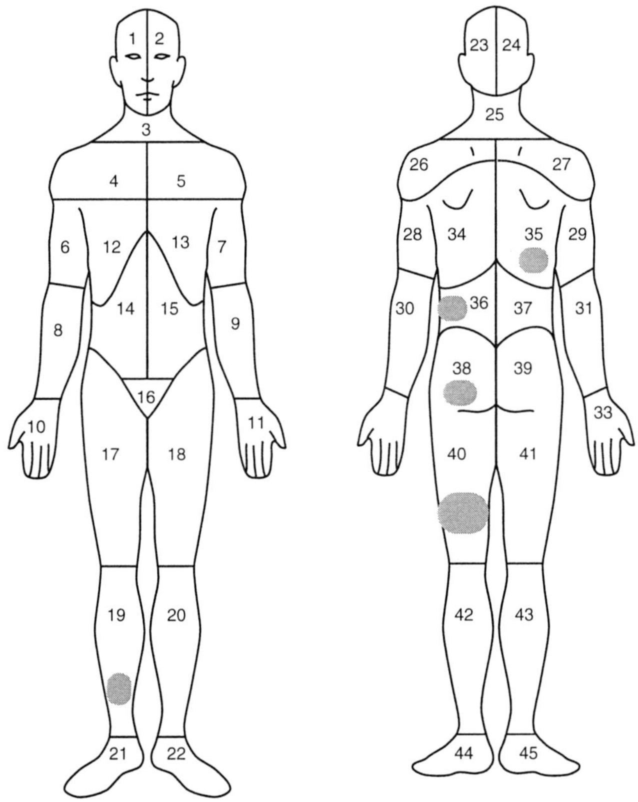

FIGURA 12 O paciente marcou dor nas seguintes regiões corporais: perna direita (área número 19), coxa posterior esquerda (área número 40), nádega esquerda (área número 38), lombar esquerda (área número 36) e região coluna torácica direita (área número 35). Assim, a porcentagem de área corporal com dor será: 3,5% + 4% + 2% + 2,5% + 4,75% = 16,75%.

TABELA 1 Porcentagem da área corporal por região do corpo

Áreas do diagrama corporal	Porcentagem para o cálculo
25, 26, 27	0,50
4, 5, 16	1,00
3, 8, 9, 10, 11, 30, 31, 32, 33	1,50
1, 2, 21, 22, 23, 24, 44, 45	1,75
6, 7, 12, 13, 28, 29, 36, 37	2,00
38, 39	2,50
14, 15	3,00
19, 20, 42, 43	3,50
34, 35	4,00
17, 18, 40, 41	4,75

REFERÊNCIAS

1. Chiarotto A, Boers M, Deyo RA, Buchbinder R, Corbin TP, Costa LOP, et al. Core outcome measurement instruments for clinical trials in nonspecific low back pain. Pain. 2018;159(3):481-95.
2. Patel KV, Amtmann D, Jensen MP, Smith SM, Veasley C, Turk DC. Clinical outcome assessment in clinical trials of chronic pain treatments. Pain Rep. 2021;6(1):e784.
3. Downie WW, Leatham PA, Rhind VM, Wright V, Branco JA, Anderson JA. Studies with pain rating scales. Ann Rheum Dis. 1978;37(4):378-81.
4. Bieri D, Reeve RA, Champion DG, Addicoat L, Ziegler JB. The Faces Pain Scale for the self-assessment of the severity of pain experienced by children: development, initial validation, and preliminary investigation for ratio scale properties. Pain. 1990;41(2):139-50.
5. Hicks CL, von Baeyer CL, Spafford PA, van Korlaar I, Goodenough B. The Faces Pain Scale-Revised: toward a common metric in pediatric pain measurement. Pain. 2001;93(2):173-83.
6. International Association for the Study of Pain (IASP). Faces Pain Scale – Revised. 2001. Disponível em: https://www.iasp-pain.org/resources/faces-pain-scale-revised/#:~:text=The%20Faces%20Pain%20Scale%20%E2%80%93%20Revised%20%5B1%5D%20(FPS%2D,0%2Dto%2D10%20metric. Acesso em: 30 nov. 2022.
7. Costa LO, Maher CG, Latimer J, Ferreira PH, Ferreira ML, Pozzi GC, et al. Clinimetric testing of three self-report outcome measures for low back pain patients in Brazil: which one is the best? Spine (Phila Pa 1976). 2008;33(22):2459-63.
8. Salaffi F, Stancati A, Silvestri CA, Ciapetti A, Grassi W. Minimal clinically important changes in chronic musculoskeletal pain intensity measured on a numerical rating scale. Eur J Pain. 2004;8(4): 283-91.
9. Silva FC, Thuler LCS. Tradução e adaptação transcultural de duas escalas para avaliação da dor em crianças e adolescentes. J Pediatr. 2008;84(4):344-9.
10. Tsze DS, Hirschfeld G, von Baeyer CL, Suarez LE, Dayan PS. Changes in Pain Score associated with clinically meaningful outcomes in children with acute pain. Acad Emerg Med. 2019;26(9):1002-13.
11. Cleeland CS. The Brief Pain Inventory: user guide. 2009. Disponível em: https://www.mdanderson.org/documents/Departments-and-Divisions/Symptom-Research/BPI_UserGuide.pdf. Acesso em: 30 nov. 2022.
12. Ferreira KA, Teixeira MJ, Mendonza TR, Cleeland CS. Validation of Brief Pain Inventory to Brazilian patients with pain. Support Care Cancer. 2011;19(4):505-11.
13. McHugh RK, Kneeland ET, Edwards RR, Jamison R, Weiss RD. Pain catastrophizing and distress intolerance: prediction of pain and emotional stress reactivity. J Behav Med. 2020;43(4):623-9.
14. Lethem J, Slade PD, Troup JD, Bentley G. Outline of a fear-avoidance model of exaggerated pain perception – I. Behav Res Ther. 1983;21(4):401-8.
15. Vlaeyen JWS, Linton SJ. Fear-avoidance and its consequences in chronic musculoskeletal pain: a state of the art. Pain. 2000;85(3):317-32.
16. Martinez-Calderon J, Jensen MP, Morales-Asencio JM, Luque-Suarez A. Pain catastrophizing and function in individuals with chronic musculoskeletal pain: a systematic review and meta-analysis. Clin J Pain. 2019;35(3):279-93.
17. Sullivan MJL, Bishop SR, Pivik J. The Pain Catastrophizing Scale: development and validation. Psychol Assess. 1995;7(4):524-32.
18. Scott W, Wideman TH, Sullivan MJ. Clinically meaningful scores on pain catastrophizing before and after multidisciplinary rehabilitation: a prospective study of individuals with subacute pain after whiplash injury. Clin J Pain. 2014;30(3):183-90.
19. Linton SJ, Nicholas MK, MacDonald S, Boersma K, Bergbom S, Maher C, et al. The role of depression and catastrophizing in musculoskeletal pain. Eur J Pain. 2011;15(4):416-22.
20. Sehn F, Chachamovich E, Vidor LP, Dall-Agnol L, Souza IC, Torres IL, et al. Cross-cultural adaptation and validation of the Brazilian Portuguese version of the pain catastrophizing scale. Pain Med. 2012;13(11):1425-35.
21. Kori SH, Miller RP, Todd DD. Kinesiophobia: a new view of chronic pain behavior. Pain Management. 1990;3:35-43.
22. Lundberg M, Grimby-Ekman A, Verbunt J, Simmonds MJ. Pain-related fear: a critical review of the related measures. Pain Res Treat. 2011;2011:494196.
23. Luque-Suarez A, Martinez-Calderon J, Falla D. Role of kinesiophobia on pain, disability and quality of life in people suffering from chronic musculoskeletal pain: a systematic review. Br J Sports Med. 2019;53(9):554-9.

24. Vlaeyen JWS, Crombez G, Linton SJ. The fear-avoidance model of pain. Pain. 2016;157(8):1588-9.
25. Miller RP, Kori SH, Todd DD. The Tampa Scale: a measure of kinesophobia. Clin J Pain. 1991;7(1):51.
26. Siqueira FB, Teixeira-Salmela LF, Magalhães LC. Análise das propriedades psicométricas da versão brasileira da Escala Tampa de Cinesiofobia. Acta Ortop Bras. 2007;15(1):19-24.
27. Salvador EMES, Franco KFM, Miyamoto GC, Franco YRDS, Cabral CMN. Analysis of the measurement properties of the Brazilian-Portuguese version of the Tampa Scale for Kinesiophobia-11 in patients with fibromyalgia. Braz J Phys Ther. 2021;25(2):168-74.
28. Wertli MM, Rasmussen-Barr E, Weiser S, Bachmann LM, Brunner F. The role of fear-avoidance beliefs as a prognostic factor for outcome in patients with nonspecific low back pain: a systematic review. Spine J. 2014;14(5):816-36.e4.
29. Bandura A. Self-efficacy: toward a unifying theory of behavioral change. Psychol Rev. 1977;84(2):191-215.
30. Jackson T, Wang Y, Wang Y, Fan H. Self-efficacy and chronic pain outcomes: a meta-analytic review. J Pain. 2014;15(8):800-14.
31. Geneen LJ, Moore RA, Clarke C, Martin D, Colvin LA, Smith BH. Physical activity and exercise for chronic pain in adults: an overview of Cochrane Reviews. Cochrane Database Syst Rev. 2017;1(1):CD011279. Atualizado em: Cochrane Database Syst Rev. 2017;4:CD011279.
32. Picha KJ, Howell DM. A model to increase rehabilitation adherence to home exercise programmes in patients with varying levels of self-efficacy. Musculoskeletal Care. 2018;16(1):233-7.
33. Souza CM, Martins J, Libardoni TC, Oliveira AS. Self-efficacy in patients with chronic musculoskeletal conditions discharged from physical therapy service: a cross-sectional study. Musculoskeletal Care. 2020;18(3):365-71.
34. Sardá J, Nicholas MK, Pimenta CA, Asgharl A. Pain-related self-efficacy beliefs in a Brazilian chronic pain patient sample: a psychometric analysis. Stress Health. 2007;23(3):185-90.
35. Chiarotto A, Vanti C, Cedraschi C, Ferrari S, Lima-e-Sá- Resende F, Ostelo RW, et al. Responsiveness and minimal important change of the Pain Self-Efficacy Questionnaire and short forms in patients with chronic low back pain. j pain. 2016;17(6):707-18.
36. Clark LA, Watson D. Tripartite model of anxiety and depression: psychometric evidence and taxonomic implications. J Abnorm Psychol. 1991; 100(3):316-36.
37. Meints SM, Edwards RR. Evaluating psychosocial contributions to chronic pain outcomes. Prog Neuropsychopharmacol Biol Psychiatry. 2018;87 (Pt B):168-82.
38. Spitzer RL, Kroenke K, Williams JB, Löwe B. A brief measure for assessing generalized anxiety disorder: the GAD-7. Arch Intern Med. 2006;166(10): 1092-7.
39. Moreno AL, DeSousa DA, Souza AMFLP, Manfro GG, Salum GA, Koller SH, et al. Factor structure, reliability, and item parameters of the Brazilian-Portuguese version of the GAD-7 questionnaire. Temas Psicol. 2016;24(1):367-76.
40. Nicholas MK, Asghari A, Corbett M, Smeets RJ, Wood BM, Overton S, et al. Is adherence to pain self-management strategies associated with improved pain, depression and disability in those with disabling chronic pain? Eur J Pain. 2012; 16(1): 93-104.
41. Pettersson A, Boström KB, Gustavsson P, Ekselius L. Which instruments to support diagnosis of depression have sufficient accuracy? A systematic review. Nord J Psychiatry. 2015;69(7):497-508.
42. Osório FL, Mendes AV, Crippa JAS, Loureiro SR. Study of the discriminative validity of the PHQ-9 and PHQ-2 in a sample of Brazilian women in the context of primary health care. Perspect Psychiatr Care. 2009;45:216-27.
43. World Health Organization. International Classification of Functioning, Disability, and Health: ICF. Geneva: World Health Organization; 2001.
44. Molden TH, Tøssebro J. Measuring disability in survey research: comparing current measurements within one data set. Alter. 2010;4:174-89.
45. Anagnostis C, Gatchel RJ, Mayer TG. The Pain Disability Questionnaire: a new psychometrically sound measure for chronic musculoskeletal disorders. Spine (Phila Pa 1976). 2004;29(20):2290-302; 2303.
46. Giordano PCM, Alexandre NMC, Rodrigues RCM, Coluci MZO. The Pain Disability Questionnaire: a reliability and validity study. Rev Latino-Am Enfermagem. 2012;20:76-83.

47. Abbott, JH, Schmitt J. Minimum important differences for the Patient-Specific Functional Scale, 4 region-specific outcome measures, and the numeric pain rating scale. J Orthop Sports Phys Ther. 2014;44:560-4.
48. Wolfe F, Smythe HA, Yunus MB, Bennett RM, Bombardier C, Goldenberg DL, et al. The American College of Rheumatology 1990 criteria for the classification of fibromyalgia. Arthritis Rheum. 1990;33:160-72.
49. Carnes D, Parsons S, Ashby D, Breen A, Foster NE, Pincus T, et al. Chronic musculoskeletal pain rarely presents in a single body site: results from a UK population study. Rheumatology (Oxford). 2007;46(7):1168-70.
50. Southerst D, Stupar M, Côté P, Mior S, Stern P. The reliability of measuring pain distribution and location using body pain diagrams in patients with acute whiplash-associated disorders. J Manipulative Physiol Ther. 2013;36(7): 395-402.
51. Margolis RB, Chibnall JT, Tait RC. Test-retest reliability of the pain drawing instrument. Pain. 1998;33:49-51.

CAPÍTULO 5

Avaliação da dor baseada em mecanismos

Rafael Krasic Alaiti, Leandro Fukusawa, Guilherme Augusto Paiva Custódio, Gisele Harumi Hotta

INTRODUÇÃO

A avaliação da dor baseada em mecanismos fisiológicos tem sido proposta como forma de facilitar a compreensão, a avaliação e o direcionamento do melhor tratamento para pessoas com condições dolorosas agudas e crônicas. De acordo com a *International Association for the Study of Pain* (IASP), quadros dolorosos podem ser classificados como dor nociceptiva (dor advinda de um dano tecidual real ou potencial a um tecido não neural em decorrência da ativação de nociceptores), neuropática (dor causada por uma lesão ou doença do sistema nervoso somatossensorial) ou nociplástica (dor advinda de nocicepção alterada, apesar de não existir nenhuma evidência clara de lesão real ou potencial de tecidos não neurais, levando à ativação de nociceptores periféricos e de lesão ou doença do sistema somatossensorial, causando a dor). Além desses mecanismos de dor predominantes, a dor pode ser classificada ainda, de acordo com o tempo, em aguda e crônica, e com a presença de fenômenos neurofisiológicos e psicossociais que podem contribuir para a manutenção e/ou o agravamento do quadro.

Considerando-se a limitação e a escassez de um método padrão-ouro para diagnóstico do mecanismo de dor predominante, a presença de sinais e sintomas e medidas quantitativas podem ser utilizadas para a melhor compreensão dos fatores associados à queixa de dor de um indivíduo. O objetivo deste capítulo é auxiliar o profissional a construir seu raciocínio clínico para avaliar esses fenômenos e interpretar os achados identificados à luz dos conhecimentos atuais sobre a neurociência da dor.

SENSIBILIZAÇÃO PERIFÉRICA E CENTRAL

A dor, por sua característica inerentemente aversiva, é uma experiência que leva a modificações do funcionamento e da estrutura do sistema nervoso. Durante episódios de dor, as pessoas podem aprender (de forma consciente e inconsciente) a predizer e controlar estímulos potencialmente ameaçadores à integridade corporal.[1] Este processo é extremamente adaptativo, já que ajuda o indivíduo a proteger as regiões do corpo onde a dor é percebida, o que potencializa o processo de recuperação tecidual nos casos em que existe, de fato, uma lesão tecidual associada.

Uma das formas mais conhecidas e estudadas de aprendizado em casos de dor é chamada de aprendizado não associativo, processo por meio do qual a sensibilização ou habituação da via nociceptiva pode acontecer. O aprendizado não associativo é uma forma implícita de aprender, que não depende de o indivíduo saber que algo está ocorrendo. É observada na maioria das modalidades sensoriais, em que a informação de um canal sensorial é sistematicamente atenuada ou amplificada de acordo com a repetição e a intensidade da estimulação do canal sensorial em questão. No caso da nocicepção, por conta do aprendizado não associativo, as pessoas podem apresentar modificação das vias sensoriais de forma implícita. Este processo, quando potencializado, é conhecido como sensibilização e pode acontecer em diferentes graus, inclusive com a presença de dor para estímulos inócuos (que não deveriam causar sensação dolorosa, como um toque leve, o uso de uma roupa ou o vento tocando a pele), fenômeno conhecido como alodinia. Outro processo de potencialização está relacionado com o aumento da percepção dolorosa para estímulos que naturalmente seriam dolorosos, fenômeno conhecido como hiperalgesia.[2] Em conjunto, esses fenômenos podem ser descritos como pró-nocicepção[3] e sua distribuição pelo corpo está diretamente associada com o nível do sistema nervoso em que o processo de sensibilização está acontecendo.[4]

Quando a sensibilização ocorre na periferia, o processo é chamado de sensibilização periférica, em que a ativação de nociceptores e neurônios nociceptivos de primeira ordem é sustentada por estímulos químicos no tecido (p. ex., processo inflamatório), estímulos mecânicos (p. ex., sobrecarga repetida em um mesmo tecido) ou estímulos térmicos repetidos (p. ex., andar sobre uma superfície quente). Nesses casos, é possível observar processos de alodinia e hiperalgesia no local estimulado (hiperalgesia/alodinia primária), com um aumento local da zona de hipersensibilidade (hiperalgesia/alodinia secundária) por mecanismos relacionados a fenômenos inflamatórios (p. ex., ativação de nociceptores nos tecidos próximos por mediadores químicos pró-inflamatórios) e neurofisiológicos.[5] Processos de sensibilização periférica são fisiológicos e tendem a apresentar regressão espontânea assim que o estímulo é removido da periferia. Por outro lado, nos casos em que existem processos inflamatórios associados, a persistência da sensibilização pode estar relacionada com a história natural da recuperação do tecido afetado (p. ex., entorse aguda de tornozelo) ou da doença de origem (p. ex., osteoartrite), o que pode influenciar diretamente a manutenção da hipersensibilidade associada à sensibilização periférica.

Quando a sensibilização ocorre dentro do sistema nervoso central, o processo é conhecido como sensibilização central, em que a distribuição dos sinais de alodinia e hiperalgesia pode ser mais difusa, podendo ou não seguir uma distribuição neuroanatômica específica. Nesses casos, além de alodinia e hiperalgesia, comumente encontram-se fenômenos de somação temporal (*wind-up*) e espacial da via nociceptiva.[4] Os achados iniciais de Wolf[6] sobre a sensibilização central da via nociceptiva levaram à popularização do conceito de sensibilização central como uma explicação para quadros de dor crônica, o que levou ao desenvolvimento subsequente de instrumentos de rastreamento[7,8] e critérios diagnósticos para a identificação clínica do fenômeno.[9,10] Todavia, por conta da ausência de um método padrão-ouro, deve-se olhar para esses instrumentos disponíveis com muita cautela. Sabe-se que processos de sensibilização central podem estar presentes em casos agudos e crônicos relacionados a mecanismos de dor nociceptiva, neuropática e nociplástica,[4,11,12] por isso, é preciso ter cuidado para não tirar conclusões precipitadas sobre a associação entre quadros de sensibilização central e dor crônica. Sabe-se também que algumas populações, como pessoas com fibromialgia, síndrome do intestino irritável e síndrome do chicote cervical, parecem apresentar mais sensibilização central do que outras (p. ex., tendinopatias dos membros inferiores). Apesar disso, é importante conduzir uma boa avaliação para ter maior certeza sobre a possível presença de sensibilização central, que pode estar associada com a manutenção de sintomas de dor em indivíduos com dor persistente e parece ser um fator prognóstico relevante para a cronificação da dor.[6,13-17]

Além dos fatores pró-nociceptivos, indivíduos com dor crônica também podem apresentar uma disfunção dos mecanismos analgésicos endógenos,[4,18,19] que pode estar associada com dificuldade de apresentar habituação à dor por exercícios,[20,21] o que parece ser um fator para mau prognóstico de tratamentos e cirurgias.[22] A capacidade de modular informações nociceptivas é conhecida como antinocicepção e muitos pacientes com os mais diversos quadros de dor parecem apresentar alterações relevantes nessa capacidade, portanto, precisam ser mais bem avaliadas pelo clínico.[18]

Como mencionado, a ausência de um método padrão-ouro para determinar os mecanismos de dor que podem estar associados com a queixa de um indivíduo indica para a necessidade de o clínico conseguir utilizar informações provenientes da anamnese do indivíduo, como a presença de sinais e sintomas específicos e o resultado de testes objetivos, para construir um raciocínio clínico robusto e baseado em hipóteses clínicas. A avaliação objetiva da dor e de fenômenos neurofisiológicos associados pode ser de grande valia para fortalecer ou refutar as hipóteses clínicas, auxiliando o clínico a determinar, com maior probabilidade, os fatores associados com a queixa de seu paciente.

Teste Sensorial Quantitativo

Um protocolo de teste sensorial quantitativo (TSQ) é capaz de identificar características relacionadas à sensibilização central e auxiliar no monitoramento da evolução do quadro de dor.[23] Trata-se de método clínico viável que envolve a determinação de limiares ou curvas de resposta a estímulos para processamento sensorial em condições normais e patológicas. Também é considerado um teste psicofísico em que o estímulo é quantificado e usado para medir a percepção. O protocolo e a interpretação do teste podem se concentrar no limiar mínimo percebido, na localização, no limiar percebido como doloroso e na tolerância ou diferenciação de entradas sensoriais. Além disso, inclui avaliação de sensações evocadas por estímulos que atingem limiares superiores.[24]

Avaliação do limiar de dor

A menor intensidade na qual um estímulo é percebido como doloroso é denominada limiar de dor. Este limiar geralmente é avaliado por meio da sensibilidade do corpo à pressão ou à temperatura e tende a ser constante entre os indivíduos. Por exemplo, na maioria dos indivíduos saudáveis, um estímulo térmico será considerado doloroso quando atingir 50ºC.[25]

É importante destacar que o limiar se refere à experiência da pessoa e não ao estímulo aplicado, sendo, portanto, uma medida da percepção do paciente diante do estímulo aplicado. Na psicofísica, o limiar de dor representa um ponto probabilístico em que a intensidade de estimulação é percebida como dolorosa em 50% das estimulações, ou seja, quando metade dos estímulos aplicados (sejam eles térmicos, ou pressóricos) forem relatados como dolorosos (p. ex., se 5 de 10 estimulações térmicas forem consideradas como dolorosas pelo paciente). Não é necessário, então, que todas as estimulações de determinado nível de intensidade sejam relatadas como dolorosas para esse nível ser o limiar de dor.

A algometria (ou dolorimetria) é uma técnica utilizada para determinar o limiar de dor à pressão (LDP) que requer uma resposta perceptual do paciente após estímulo mecânico. Consiste em aplicar gradualmente uma pressão por meio do algômetro perpendicular a uma determinada região corporal, sendo o limiar de dor a quantidade mínima de pressão que provoca a sensação de dor relatada pelo paciente, distinta da sensação de pressão ou desconforto. A mensuração geralmente é realizada em quilogramas (kg). Recomenda-se repetir três vezes a aplicação de pressão com intervalos de 15 a 30 segundos e calcular a média, controlar a temperatura ambiente em um nível confortável (21°C a 24°C) e usar as mesmas configurações de mensuração entre avaliações e reavaliações.[26,27] A avaliação do limiar de dor com algometria pode fornecer informações importantes sobre a sensibilidade de um indivíduo à dor de forma quantitativa.[28] Dessa forma, com a algometria é possível quantificar o estado de sensibilidade basal de um indivíduo à dor, assim como eventuais modificações que podem ocorrer no limiar de dor após a aplicação de uma modalidade terapêutica, seja para mais ou para menos. O LDP geralmente está diminuído em várias condições de dor musculoesquelética, incluindo dor cervical e dor lombar.[28] Portanto, um aumento do limiar é considerado uma resposta positiva de um tratamento ou intervenção, uma vez que um estímulo mais intenso será necessário para o mesmo desfecho (relato de dor).

Outra forma de mensurar o limiar de dor é por meio do nível de temperatura que induz o início do relato de dor. O limiar de dor térmica (LDT), ou à temperatura, leva em consideração o limiar mais frio (limiar de dor ao frio – LDF) ou o mais quente (limiar de dor ao calor – LDC) que provoca a dor.[26] Nesse teste, um sensor térmico que é posicionado na região corporal de interesse e o indivíduo é estimulado inicialmente com temperatura de 32°C, diminuindo gradativamente 2°C a cada segundo para o teste do frio e aumentando gradativamente 1°C a cada segundo para o teste do calor. O indivíduo é orientado a relatar quando o estímulo do dispositivo deixa de ser térmico e passa a ser sentido como dor. O LDT é avaliado três vezes, com intervalo de 15 a 30 segundos, e calcula-se a média das três mensurações.[26]

É importante diferenciar os conceitos de limiar de dor e tolerância à dor, sendo a tolerância um construto psicológico relacionado ao maior nível de dor que o indivíduo é capaz de suportar[25] e o limiar de dor, como explicado, o menor estímulo percebido como doloroso. Em geral, a tolerância é muito importante em cenários clínicos, pois pode influenciar a resposta comportamental do indivíduo com dor de forma negativa (p. ex., paciente com dor deixa de fazer um exercício durante o tratamento por não estar conseguindo tolerar a dor) ou positiva (p. ex., praticante de atividade física com dor que, apesar da queixa, continua engajado na atividade).

Avaliação supralimiar de dor (hiperalgesia)

A hiperalgesia representa o aumento da dor relatada a partir de um estímulo que normalmente provoca dor. É um termo clínico que reflete o aumento da intensidade de dor percebida. Diferentes tipos de estimulação somatossensorial aplicada a diferentes tecidos podem elicitar a hiperalgesia.[29] A avaliação quantitativa supralimiar de dor pode ser feita com o uso de algometria, em que o avaliador deve coletar a intensidade de dor percebida pelo paciente durante o estímulo pressórico, sendo este superior ao limiar de dor, e aplicar estímulo de mesma magnitude em outra região do corpo. Em seguida, faz-se uma comparação entre a intensidade de dor percebida no local de teste e na outra região do corpo testada utilizando-se, por exemplo, uma escala de dor. Caso o clínico não possua um algômetro de pressão, pode-se avaliar a presença de hiperalgesia de forma subjetiva com o uso de objetos pontiagudos (p. ex., agulha) e a comparação da intensidade de dor relatada entre as regiões corporais. Se for relatada maior intensidade de dor no local de teste, diz-se que há hiperalgesia.

De forma semelhante ao limiar de dor, a presença de hiperalgesia denota uma sensibilidade aumentada da via nociceptiva e pode ocorrer em casos de sensibilização tanto central como periférica. Sua identificação auxilia o profissional a construir o raciocínio clínico acerca da presença de fenômenos neurofisiológicos que podem ter influência no quadro de dor.

Avaliação da somação temporal

A somação temporal (ST) caracteriza-se por um aumento progressivo na intensidade da dor relatada pelo paciente durante a repetição de um estímulo nociceptivo idêntico. Este fenômeno é mais um indicador de sensibilidade aumentada da via nociceptiva ou (pró-nocicepção), uma vez que ocorre pela soma do estímulo mediado pela fibra C em neurônios pós-sinápticos no nível do sistema nervoso central (SNC).[30]

No teste de ST, um estímulo mecânico é repetido 10 vezes por meio de um algômetro com 100% da intensidade do LDP e um intervalo de um segundo entre cada estímulo. Recomenda-se mensurar a ST pelo menos dois minutos após o teste de LDP para evitar interferência entre os testes. A mensuração da intensidade da dor é feita pelo relato verbal do paciente no primeiro, quinto e décimo estímulos e é registrada em uma escala numérica de dor.[30]

O aumento progressivo no relato de dor é considerado uma manifestação de excitabilidade central aumentada ou uma medida "facilitatória" comumente encontrada em casos de sensibilização central.[31] Como a ST é uma característica do processamento anormal da dor, ela não costuma ser encontrada em pessoas sem dor crônica.[32]

Avaliação da capacidade antinociceptiva

Os mecanismos descendentes inibitórios de dor, ou seja, o sistema analgésico endógeno, pode ser avaliado pela modulação condicionada de dor (MCD). Este modelo de teste também já foi chamado de controle inibitório nocivo difuso,[30] em que dois estímulos dolorosos simultâneos são administrados e tipicamente resultam na inibição da dor.[33] É uma medida experimental psicofísica, conhecida ainda como fenômeno da "dor inibe a dor".[34] A aplicação do paradigma da MCD consiste em aplicar simultaneamente dois estímulos dolorosos em regiões corporais distantes e avaliar o quanto um (estímulo condicionante) reduz a resposta dolorosa evocada pelo outro (estímulo-teste aplicado antes e após o contato com o estímulo condicionante).[35] Embora a inibição da dor não seja universal, na maioria dos indivíduos a intensidade da dor experimentada com o estímulo-teste será reduzida durante ou imediatamente após a exposição ao estímulo condicionante.[34]

A aplicação prática da MCD envolve estabelecer o LDP de base (antes do estímulo condicionante) e avaliar suas mudanças durante e/ou após a aplicação do estímulo condicionante em intervalos especificados (Figura 1).

Exemplo passivo: o LDP é mensurado duas vezes na região medial do joelho com 30 a 45 segundos de intervalo, e a média das duas medidas é determinada como limiar de base. Em seguida, adicionado-se um estímulo condicionante, que pode ser a aplicação do frio (p. ex., *cold pressor test*), colocando a mão do lado contrário do joelho imersa em água a uma temperatura constante de 12°C por dois minutos. O LDP no joelho é avaliado aos 45 e 90 segundos após a imersão da mão e tem novamente a média determinada.[35] A inibição da dor será denotada por um valor negativo entre o LDP de base e o LDP final,[33] indicando um aumento no limiar.[35] A diferença entre o LDP de base e o LDP final com valor positivo, indica uma facilitação da dor.

Exemplo ativo: o LDP é avaliado três vezes na região média entre cervical e ombro de um lado (p. ex., região do ventre muscular do trapézio superior), com intervalo de 30 segundos entre elas, e a média das três mensurações é calculada para se determinar o limiar de base. Como estímulo condicionante, pode-se utilizar uma contração muscular isométrica sustentada por 90 segundos correspondente a 30% da contração voluntária máxima do quadríceps femoral dominante.[36] Após isso, o LDP é reavaliado três vezes com intervalo de 30 segundos é o correto no ventre muscular do trapézio superior do mesmo lado avaliado anteriormente. A inibição da dor será denotada por um valor negativo entre o LDP de base e o LDP final,[33] indicando um aumento no limiar.[35] Se a diferença entre o LDP de base e o LDP final for um valor positivo, ocorreu uma facilitação da dor.

O sistema de controle inibitório nocivo difuso é ativado quando o indivíduo é submetido a um estímulo nociceptivo doloroso, o que leva à modulação descendente

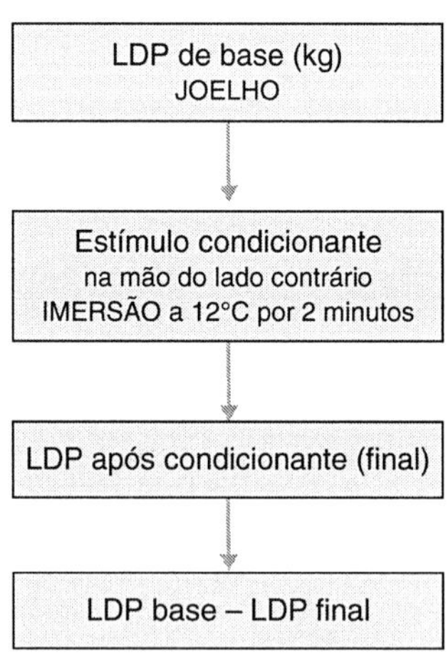

FIGURA 1 Exemplo de sequência prática de modulação condicionada de dor (MCD). LDP: limiar de dor à pressão.

da nocicepção em nível sistêmico que acaba por influenciar a percepção de dor do indivíduo ao estímulo-teste. Em alguns indivíduos, observa-se um aumento na classificação da intensidade da dor[34] e a inibição mediada por esse sistema está diminuída em uma série de condições de dor crônica.[35] Além de carregar uma informação prognóstica importante para diversas populações de pacientes, como risco de evolução para dor crônica pós-operatória,[22] avaliar o funcionamento do sistema inibitório pode auxiliar clínicos a planejarem a seleção e a evolução de suas intervenções no tratamento de pessoas com dor, já que o mecanismo de ação de diversas intervenções ativas eficazes para produzir alívio da dor (p. ex., exercícios físicos sistêmicos) parece depender do bom funcionamento da via analgésica endógena.

CONSIDERAÇÕES FINAIS

A dor é um fenômeno complexo e individual e, portanto, sua avaliação precisa ser conduzida de maneira específica e detalhada para que os mecanismos predominantes de dor e os fenômenos neurofisiológicos associados possam ser devidamente identificados. De forma complementar à anamnese e ao uso de questionários, incluir medidas quantitativas na avaliação do paciente pode guiar o tratamento, facilitando o entendimento do clínico a respeito do tipo de intervenção a ser realizada, da progressão do tratamento e da eficácia das terapias utilizadas no processo de reabilitação.

REFERÊNCIAS

1. Vlaeyen JW. Learning to predict and control harmful events: chronic pain and conditioning. Pain. 2015;156 Suppl 1:S86-93.
2. Treede RD. Gain control mechanisms in the nociceptive system. Pain. 2016;157(6):1199-204.
3. Yarnitsky D, Granot M, Nahman-Averbuch H, Khamaisi M, Granovsky Y. Conditioned pain modulation predicts duloxetine efficacy in painful diabetic neuropathy. Pain. 2012;153(6):1193-8.
4. Treede RD. Gain control mechanisms in the nociceptive system. Pain. 2016;157(6):1199-204.
5. Koltzenburg M, Torebjörk HE, Wahren LK. Nociceptor modulated central sensitization causes mechanical hyperalgesia in acute chemogenic and chronic neuropathic pain. Brain. 1994;117(3): 579-91.
6. Woolf CJ. Central sensitization: implications for the diagnosis and treatment of pain. Pain. 2011;152(3 Suppl):S2-15.
7. Cliton-Bezerra M, Valentim-Bittencourt J, Reis FJJ, Almeida RS, Meziat-Filho NAM, Nogueira LAC. Central Sensitization Inventory is a useless instrument for detection of the impairment of the conditioned pain modulation in patients with chronic musculoskeletal pain. Joint Bone Spine. 2021; 88(3):105127.
8. Mayer TG, Neblett R, Cohen H, Howard KJ, Choi YH, Williams MJ, et al. The development and psychometric validation of the central sensitization inventory. Pain Pract. 2012;12(4):276-85.
9. Nijs J, Torres-Cueco R, van Wilgen CP, Girbes EL, Struyf F, Roussel N, et al. Applying modern pain neuroscience in clinical practice: criteria for the classification of central sensitization pain. Pain Physician. 2014;17(5):447-57.
10. Smart KM, Blake C, Staines A, Doody C. The discriminative validity of "nociceptive," "peripheral neuropathic", and "central sensitization" as mechanisms-based classifications of musculoskeletal pain. Clin J Pain. 2011;27(8):655-63.
11. Rabey M, Smith A, Kent P, Beales D, Slater H, O'Sullivan P. Chronic low back pain is highly individualised: patterns of classification across three unidimensional subgrouping analyses. Scand J Pain. 2019.
12. Rabey M, Beales D, Slater H, O'Sullivan P. Multidimensional pain profiles in four cases of chronic non-specific axial low back pain: an examination of the limitations of contemporary classification systems. Man Ther. 2015;20(1): 138-47.
13. Bartholomew C, Lack S, Neal B. Altered pain processing and sensitisation is evident in adults with patellofemoral pain: a systematic review including

meta-analysis and meta-regression. Scand J Pain. 2019;20(1):11-27.

14. Sanchis MN, Lluch E, Nijs J, Struyf F, Kangasperko M. The role of central sensitization in shoulder pain: a systematic literature review. Semin Arthritis Rheum. 2015;44(6):710-6.
15. Borstad J, Woeste C. The role of sensitization in musculoskeletal shoulder pain. Braz J Phys Ther. 2015;19(4):251-7.
16. Plinsinga ML, Brink MS, Vicenzino B, van Wilgen CP. Evidence of nervous system sensitization in commonly presenting and persistent painful tendinopathies: a systematic review. J Orthop Sports Phys Ther. 2015;45(11):864-75.
17. Younger JW, Shen YF, Goddard G, Mackey SC. Chronic myofascial temporomandibular pain is associated with neural abnormalities in the trigeminal and limbic systems. Pain. 2010;149(2):222-8.
18. Lewis GN, Rice DA, McNair PJ. Conditioned pain modulation in populations with chronic pain: a systematic review and meta-analysis. J Pain. 2012;13(10):936-44.
19. Apkarian AV, Bushnell MC, Treede RD, Zubieta JK. Human brain mechanisms of pain perception and regulation in health and disease. Eur J Pain. 2005;9(4):463-84.
20. Georgopoulos V, Akin-Akinyosoye K, Zhang W, McWilliams DF, Hendrick P, Walsh DA. Quantitative sensory testing and predicting outcomes for musculoskeletal pain, disability, and negative affect: a systematic review and meta-analysis. Pain. 2019;160(9):1920-32.
21. Lima LV, Abner TSS, Sluka KA. Does exercise increase or decrease pain? Central mechanisms underlying these two phenomena. J Physiol. 2017;595(13):4141-50.
22. Yarnitsky D, Crispel Y, Eisenberg E, Granovsky Y, Ben-Nun A, Sprecher E, et al. Prediction of chronic post-operative pain: pre-operative DNIC testing identifies patients at risk. Pain. 2008;138(1):22-8.
23. Haik MN, Evans K, Smith A, Henríquez L, Bisset L. People with musculoskeletal shoulder pain demonstrate no signs of altered pain processing. Musculoskelet Sci Pract. 2019;39:32-8.
24. Uddin Z, MacDermid JC. Quantitative sensory testing in chronic musculoskeletal pain. Pain Med. 2016;17(9):1694-703.
25. Kanner R. Definitions. In: Argoff CE, McCleane G, editores. Pain management secrets. 3. ed. Philadelphia: Mosby; 2009. p.9-14.
26. Paungmali A, Sitilertpisan P, Taneyhill K, Pirunsan U, Uthaikhup S. Intrarater reliability of pain intensity, tissue blood flow, thermal pain threshold, pressure pain threshold and lumbo-pelvic stability tests in subjects with low back pain. Asian J Sports Med. 2012;3(1):8-14.
27. Chesterton LS, Sim J, Wright CC, Foster NE. Interrater reliability of algometry in measuring pressure pain thresholds in healthy humans, using multiple raters. Clin J Pain. 2007;23(9):760-6.
28. Zicarelli CAM, Santos JPM, Poli-Frederico RC, Silva RA, Barrilec F, Barrette G, et al. Reliability of pressure pain threshold to discriminate individuals with neck and low back pain. J Back Musculoskelet Rehabil. 2021;34(3):363-70.
29. Merskey H, Bogduk N. Classification of chronic pain. 2. ed. Seattle: IASP Press; 1994.
30. Kuppens K, Hans G, Roussel N, Struyf F, Fransen E, Cras P, et al. Sensory processing and central pain modulation in patients with chronic shoulder pain: a case-control study. Scand J Med Sci Sports. 2018;28(3):1183-92.
31. Valencia C, Fillingim RB, Bishop M, Wu SS, Wright TW, Moser M, et al. Investigation of central pain processing in postoperative shoulder pain and disability. Clin J Pain. 2014;30(9):775-86.
32. Thompson HD, Tang S, Jarrell JF. Temporal summation in chronic pelvic pain. J Obstet Gynaecol Can. 2020;42(5):556-60.
33. Yarnitsky D, Bouhassira D, Drewes AM, Fillingim RB, Granot M, Hansson P, et al. Recommendations on practice of conditioned pain modulation (CPM) testing. Eur J Pain. 2015;19(6):805-6.
34. Kennedy DL, Kemp HI, Ridout D, Yarnitsky D, Rice ASC. Reliability of conditioned pain modulation: a systematic review. Pain. 2016;157(11):2410-9.
35. Lewis GN, Heales L, Rice DA, Rome K, McNair PJ. Reliability of the conditioned pain modulation paradigm to assess endogenous inhibitory pain pathways. Pain Res Manag. 2012;17(2):98-102.
36. Vaegter HB, Handberg G, Emmeluth C, Graven-Nielsen T. Preoperative hypoalgesia after cold pressor test and aerobic exercise is associated with pain relief 6 months after total knee replacement. Clin J Pain. 2017;33(6):475-84.

CAPÍTULO 6

Avaliação multidimensional da dor

Leandro Fukusawa, Rafael Krasic Alaiti, Gisele Harumi Hotta, Guilherme Augusto Paiva Custódio

INTRODUÇÃO

Com a mudança e a expansão do entendimento atual da dor e do modelo biopsicossocial e com a evolução da neurociência moderna, uma das grandes atribuições somadas ao processo de avaliação do profissional da saúde foi a inclusão, na avaliação, dos aspectos psicossociais e de suas influências na dor. Essa mudança permitiu a expansão, a partir do raciocínio exclusivamente biológico, que é a base do modelo biomédico, para um raciocínio mais amplo e um modelo multidimensional.

A abrangência de fatores entendidos como influenciadores na dor do paciente emerge como um grande desafio em virtude da quantidade de variáveis a serem avaliadas, organizadas e interpretadas na prática clínica e que irão compor o processo de tomada de decisão para o tratamento. Com isso, ao longo do processo do entendimento sobre a dor, um dos amadurecimentos importantes que se pode destacar com relação ao entendimento do modelo biopsicossocial, além das variáveis psicossociais, foi a mudança do raciocínio linear para o muldimensional, uma vez que as associações causais, muito utilizadas no processo de avaliação, têm sido substituídas. Este capítulo tem como objetivo debater a interpretação multidimensional, evitar causalidades e enfatizar a interação dos possíveis fatores relacionados à dor e à queixa do paciente para muito além da busca falaciosa e simplista sobre pela causa da dor.

Um dos principais pontos de destaque nesse debate diz respeito a não transformar a avaliação em um "interrogatório" com o paciente, mas, sim, colocá-lo em uma perspectiva ampla e contínua para auxiliá-lo de forma mais eficiente e assim realmente conseguir extrair os aspectos biopsicossociais desse paciente. A visão que se tem e na qual os profissionais são treinados, totalmente difundida, é que a avaliação se restringe a um ponto no tempo com as premissas de que um único momento é capaz de capturar o necessário sobre o paciente, com perguntas, testes e exames clínicos, e de que a partir disso toda a problemática fará sentido relação à queixa desse paciente. Mais que isso, levados a acreditar que, diante desses achados, é possível definir um plano ideal de tratamento para todo o percurso de tratamento.

Em um comparativo sobre aspectos metodológicos, essa avaliação centrada em um ponto específico do tempo poderia ser comparada com um estudo transversal que permite a criação de hipóteses sem a realização de inferências causais. Esse aspecto permite questionar o real papel da avaliação e se os profissionais sabem priorizar e extrair os pontos realmente importantes e identificar as possíveis limitações do paciente no processo de avaliação.

COMUNICAÇÃO CENTRADA NO PACIENTE E ALIANÇA TERAPÊUTICA

A avaliação tem início no primeiro encontro, quando se deve criar uma das principais bases do sucesso terapêutico, que é a aliança terapêutica. Esta é a uma construção geral que inclui na sua definição teórica três componentes de destaque: concordância entre paciente e profissional de saúde sobre as metas e tarefas a serem cumpridas; concordância sobre os objetivos do tratamento; e vínculo afetivo pessoal (sentimentos positivos recíprocos).[1,2] A relação entre paciente e terapeuta necessita de um vínculo positivo estabelecido pela comunicação, pela colaboração mútua e pela empatia do terapeuta, sendo um componente central do processo terapêutico.

ATENÇÃO CENTRADA NA PESSOA E AVALIAÇÃO DE CRENÇAS

Uma boa conexão com o paciente é cada vez mais importante, por isso um dos princípios da terapia deve ser a atenção centrada na pessoa. Isto implica a necessidade de compreensão sobre as reais necessidades e valores da pessoa que procura a terapia, principalmente quando se inclui e prioriza nesse processo a influência de fatores psicossociais, contextuais e ambientais. Assim, fatores como nível de satisfação, qualidade de vida, bem-estar psicológico e melhora dos sintomas são elementos tão importantes quanto a mudança momentânea da queixa principal.

No primeiro encontro, em formato de entrevista, devem ser endereçadas ao paciente questões que ajudem na identificação de fatores que aparentam influenciar, em maior ou menor grau, o seu cenário atual – as crenças do paciente. As crenças nem sempre são racionais e em geral são compostas por pensamentos e opiniões aceitos como verdadeiros ou reais, podendo ser uma representação do que o paciente considera como senso comum.[3] Assim, essas questões, antes objetivas e indutivas, agora precisam dar ao paciente a oportunidade de se sentir acolhido, escutado e validado, além de permitir que suas queixas sejam entendidas por meio de seu relato. Dessa forma, devem-se priorizar questões abertas que façam com que o paciente se sinta livre na descrição de seus sinais e sintomas e perceba no profissional alguém interessado em ajudar.

Podem ser utilizados alguns dos exemplos a seguir:

"Me conta sobre sua queixa? Tenho todo o tempo para te escutar!"

"Como você acredita que eu posso te ajudar?"

"Como você descreveria sua queixa/condição atual?"

"O que você percebe que melhora ou piora os seus sintomas?"

"Por que você acha que os tratamentos até agora falharam?"

"Fale sobre suas perspectivas futuras com relação a este problema."

"Como você acredita que eu, como profissional da saúde, posso te ajudar?"

A forma de expressão, o momento e a duração desses questionamentos são diferentes para cada paciente, pois esses aspectos visto que são dependentes de fatores, como a aliança terapêutica, a confiança e a compreensão sobre a condição. Por isso, é preciso permanecer aberto, consciente e preparado para a detecção desses fatores em diferentes pontos do processo de interação com o paciente, possibilitando a cada um sua expressão, seu entendimento e a individualização do cuidado.

Uma avaliação feita em pouco tempo pode não permitir que esse primeiro contato seja eficaz e que o paciente sinta confiança no profissional, principalmente quando se trata de casos crônicos que envolvem outros profissionais da saúde e falhas de tratamento. Assim, uma avaliação mal conduzida pode levar o paciente à não compreensão da importância do tratamento e gerar uma baixa adesão ao tratamento e até à desistência.

O intuito não é fazer com que o paciente saia da avaliação com todas as respostas ou com maiores dúvidas e questionamentos sobre sua condição, e sim transmitir senso de acolhimento e união de forças entre paciente e terapeuta junto com reflexões sobre sua condição. Desse modo, a duração de cada avaliação será dependente de cada caso, não devendo se restringir ao período comumente proposto e aplicado na prática clínica, que varia de 50 minutos a 1 hora, e dependendo de contextos e ambientes específicos.

ESCUTA ATIVA E ASPECTOS DA MULTIDIMENSIONALIDADE DA DOR

A escuta ativa é centrada no paciente e, associada às outras informações colhidas, permite traçar o perfil do paciente, explorar aspectos contextuais e sociais e, principalmente, identificar os valores do paciente. Diante de muitas informações a respeito da percepção e do entendimento sobre saúde e doença, além de possíveis tratamentos, os pacientes reúnem as informações que para eles fazem mais sentido e que respondem melhor seus questionamentos, construídos e baseados em experiências prévias e construções sociais, ainda que sejam irracionais ou enviesados (senso comum). A partir da escuta "sem julgamentos", é possível analisar o momento em que o paciente se encontra e quais são os fatores de maior importância individual dentro do modelo biopsicossocial. Invalidar uma crença, não dar oportunidade de fala ao paciente, não desenhar o mapa geral da apresentação atual, induzir o paciente com base apenas na sua opinião, potencializar crenças disfuncionais e/ou desvalorizar a capacidade do paciente em seu manejo são maneiras de fracassar dentro dessa abordagem multidimensional da dor.

Além das informações verbais, com os relatos que mostram as crenças, as informações não verbais também são muito importantes para se entender o perfil de cada paciente. É comum que pacientes com altos níveis de medo relacionado ao movimento, desconfiança, hipervigilância, catastrofização, que tenham passado por tratamentos falhos e que apresentam alta intensidade dolorosa relatem verbalmente esses fatores, exibam-nos em questionários e mostrem comportamentos corporais de evitação, apreensão e rigidez. Por outro lado, pacientes com menores níveis desses fatores e que apresentam comportamentos de enfrentamento costumam estar mais dispostos a se expor às atividades e tranquilos para enfrentar positivamente a condição. Na Figura 1, é possível identificar perfis de comportamentos que podem ser observados nos pacientes e que influenciarão na tomada de decisão para o tratamento.

Esses cenários descrevem alguns determinantes psicossociais importantes no prognóstico do paciente. Hipervigilância sobre os sinais e sintomas, catastrofização

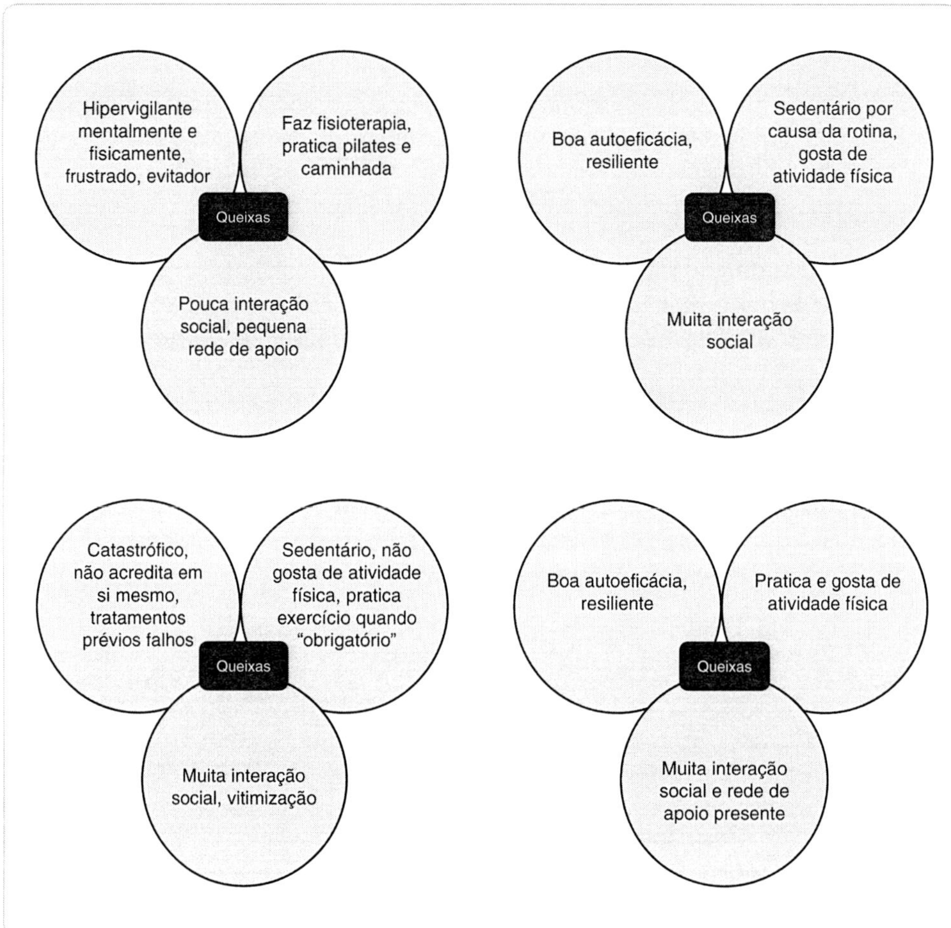

FIGURA 1 Diferentes perfis de comportamento.

da condição, sedentarismo, medo e evitação do movimento e baixa autoeficácia podem se tornar barreiras ao processo de reabilitação e cura do paciente e, por isso, devem ser avaliados. A Tabela 1 apresenta alguns dos determinantes psicossociais a serem avaliados e a ferramenta que pode ser utilizada para mensurá-los quantitativamente na prática clínica.

Uma vez que o profissional consegue identificar e raciocinar a partir das interações dos elementos biopsicossociais de cada paciente, a exploração das queixas propriamente ditas se torna mais abrangente. Para isso, o mapa mental é muito sugerido, pois permite visualização dos fatos e clareza do cenário tanto para o paciente quanto para o terapeuta. Assim, o terapeuta evita criar expectativas para seus objetivos terapêuticos que não estejam alinhadas com os objetivos do paciente. É importante destacar que as expectativas do paciente com relação ao tratamento podem estar acima do escopo do profissional em questão e o encaminhamento para um profissional de outra área pode e deve ser discutido. Da mesma

TABELA 1 Determinantes psicossociais e instrumentos de avaliação

Elemento	Descrição	Escala/questionário
Aliança terapêutica	Relação de trabalho ou conexão social positiva entre o paciente e o terapeuta, estabelecida por meio de colaboração, comunicação, empatia do terapeuta e respeito mútuo.	–
Medo-evitação	Medo é uma resposta emocional antecipatória à ameaça iminente. Sua evitação pode se exibir como uma cascata de eventos após a dor (ou estímulo aversivo) ser percebida como ameaçadora. O comportamento de evitação faz com que o paciente previna ou adie o encontro com um estímulo aversivo. Uma vez adquirido, costuma ser persistente e geralmente mantém o medo (relacionado à dor). O comportamento geralmente implica restrições de atividades diárias e afeto negativo.	Questionário de Crenças de Medo e Evitação (FABQ, do inglês *Fear-avoidance Beliefs Questionnaire*) Série Fotográfica de Atividades Diárias – versão eletrônica curta (PHODA-SeV, do inglês *Photograph Series of Daily Activities-short electronic version*) Escala Fotográfica de Medo de Atividade – Cervical (PFActS-C, do inglês *Pictorial Fear of Activity Scale-Cervical*) Escala Fotográfica de Evitação de Atividades Diárias (ADAP, do inglês *Avoidance of Daily Activities Photo Scale*).
Catastrofização	Conjunto mental negativo aplicado à dor real ou antecipada. Compreende elementos de ruminação (preocupação com a dor e incapacidade de inibir pensamentos e medos relacionados à dor), ampliação (tendência de aumentar o significado da dor com relação às implicações para sua saúde) e desamparo (desespero em torno da incapacidade percebida de controlar a experiência de dor).	Escala de Catastrofização da Dor (PCS, do inglês *Pain Catastrophizing Scale*)
Autoeficácia	Crença de uma pessoa na sua própria capacidade de obter sucesso ao completar uma tarefa específica.	Escala de Autoeficácia sobre a Dor (PSEQ-10, do inglês *Pain Self-Efficacy Scale-10*)
Hipervigilância/ cinesiofobia	Hipervigilância: estado aprimorado de sensibilidade sensorial acompanhado por um exagerado escaneamento ou busca por informações ameaçadoras. Pode ser generalizada (para sinais internos e externos, além da dor) ou específica da dor. Cinesiofobia: medo excessivo, irracional e debilitante de realizar um movimento físico, por causa do sentimento de vulnerabilidade a uma lesão dolorosa ou relesão.	Escala Tampa de Cinesiofobia (TSK-17, do inglês *Tampa Scale for Kinesiophobia-17*)
Reassurance	Ação de remover alguma dúvida ou medo. *Reassurance* afetiva (RA): criar relação com o paciente (*rapport*), demonstrar empatia, reduzir sua ansiedade e fazer com que ele se sinta cuidado e compreendido, com comportamento verbal e não verbal. *Reassurance* cognitiva (RC): envolve explicações e educação; melhorar o conhecimento e a compreensão do paciente sobre sua condição por meio da educação, para futura satisfação e empoderamento.	–

forma, as expectativas do paciente podem estar acima da possibilidade terapêutica real, ou o mais próximo disso, tendo o terapeuta a responsabilidade de mostrar as maiores e menores probabilidades terapêuticas de acordo com as melhores evidências atuais.

É função do terapeuta reforçar o entendimento dos pontos abordados dentro da avaliação e permitir ao paciente correções na coleta da história, testes e sintomas, reduzindo a indução ao erro, às discordâncias terapêuticas e a uma má relação terapeuta-paciente. De maneira geral, conclui-se que a relação terapêutica visa à entrega do melhor para o paciente, abordando direta e/ou indiretamente os componentes de cada esfera do modelo biopsicossocial. Essa entrega também inclui o encaminhamento e o trabalho com profissionais de outras áreas da saúde, mas principalmente conta com a voz ativa do paciente. Como já mencionado, deve-se evitar preencher formulários e perguntas objetivas e dar preferência ao desenho do cenário de cada paciente e às intervenções voltadas para cada elemento e suas interações. O sucesso terapêutico está ligado à aliança entre paciente e terapeuta, mediante o acolhimento do paciente e o alinhamento das expectativas e dos objetivos terapêuticos. Há necessidade de se manejar os mecanismos biológicos de dor, mas é indispensável o papel do paciente como agente principal de seu tratamento, e o profissional da saúde deve ser seu guia. É seu papel incluir abordagens ativas centradas no paciente e orientar mudanças comportamentais para realizar hábitos de vida compatíveis com um estilo de vida mais saudável, promovendo uma melhora na autoeficácia da autorregulação dos sintomas. Estas abordagens devem ser priorizadas na prática clínica a fim de favorecer a qualidade de vida e a melhora da capacidade funcional.[4]

É importante ressaltar que todos os aspectos discutidos não entram em particularidades de queixas ou condições específicas de nenhuma população, pois serão explorados em capítulos específicos. Independente da especialidade, espera-se que o profissional conheça as bases necessárias para qualquer caso. Seu papel nesse momento é auxiliar o paciente a organizar os fatos e entender as plausibilidades dos eventos e possíveis relações com sua queixa.

Observar os comportamentos e atitudes nas situações relacionadas à queixa, perceber os comportamentos de medo e evitação antes do exame físico, analisar se realmente há um sentido biológico no que o paciente diz estar evitando e questionar atividades que o paciente deixou de realizar são componentes que farão muito mais sentido no processo de reabilitação e auxiliarão nas escolhas de condutas como estratégias educacionais e possíveis outras intervenções, como terapias de exposição.

DESCRIÇÃO DOS QUESTIONÁRIOS E ESCALAS

O Questionário de Crenças de Medo e Evitação (FABQ, do inglês *Fear-avoidance Beliefs Questionnaire*) é um questionário relatado pelo paciente que se concentra especificamente em como as crenças de evitação do medo influenciam sua atividade física e seu trabalho. O questionário consiste em 16 itens nos quais o paciente avalia sua concordância com cada afirmação em uma escala Likert de 7 pontos, na qual 0 equivale a "Discordo totalmente" e 6 equivale a "Concordo totalmente". A pontuação máxima é de 96. Uma pontuação alta indica crenças de evitação de medo mais fortes.[5,6]

A Série Fotográfica de Atividades Diárias – versão eletrônica curta (PHODA-SeV, do inglês *Photograph Series of Daily Activities -short electronic version*) é aplicada com o paciente sentado em frente a um monitor de computador. Quando exposto às fotografias, ele solicitado a arrastar cada uma delas ao longo de um "termômetro de nocividade" variando de 0 ("Não nocivo") a 100 ("Extremamente nocivo"). A seguinte instrução verbal é dada antes do início do teste: "Por favor, observe cada fotografia cuidadosamente e tente se imaginar realizando o mesmo movimento. Até que ponto você acha que esse movimento seria prejudicial à sua coluna?". Cada fotografia recebe uma classificação de acordo com sua posição no termômetro. Uma pontuação total média variando de 0 a 100 é calculada como a soma de cada nota dividida por 40.[7]

Já a Escala Fotográfica de Medo de Atividade - Cervical (PFActS-C, do inglês *Pictorial Fear of Activity Scale-Cervical*) é um instrumento de autorrelato que descreve 19 fotografias de movimentos e atividades que possam provocar medo em pessoas com dor cervical. As fotografias retratam as posições do pescoço e dos braços com cargas biomecânicas crescentes. Os pacientes são solicitados a imaginar-se realizando o movimento representado e avaliar cada movimento em uma escala numérica de 11 pontos, variando de 0 ("Nenhum medo") a 10 ("Medo extremo").[8]

A Escala Fotográfica de Evitação de Atividades Diárias (ADAP, do inglês *Avoidance of Daily Activities Photo Scale*) foi desenvolvida para medir o comportamento de evitação relacionado à dor no ombro. É composta por 15 imagens, distribuídas em três domínios: "movimentação livre", "alto esforço" e "autocuidado".[9]

A versão brasileira da Escala de Catastrofização da Dor (PCS, do inglês *Pain Catastrophizing Scale*) é composta por 13 itens, dispostos em três domínios: desamparo (itens 1, 2, 3, 4, 5 e 12), magnificação (itens 6, 7 e 13) e ruminação (itens 8, 9, 10, 11). As respostas podem ser "Mínimo" (0), "Leve" (1), "Moderado" (2), "Intenso" (3) e "Muito intenso" (4). A pontuação total é computada por domínio: desamparo (pontuação: 0 a 24), magnificação (pontuação: 0 a 12) e ruminação (pontuação: 0 a 16), sendo que valores mais altos indicam níveis mais altos de catastrofização.[10]

O Escala de Autoeficácia sobre a Dor (PSEQ-10, do inglês *Pain Self-Efficacy Scale-10*) é um instrumento autoaplicável capaz de avaliar e expressar em números o quão confiante o paciente se sente para agir na presença da dor diante das situações apresentadas em 10 itens. Para cada item, há seis opções de resposta, com seus respectivos valores em ordem crescente, representando desde "Nem um pouco confiante" a "Completamente confiante". O escore final varia de 0 a 60 pontos e é obtido pela soma dos valores encontrados; quanto maior for o escore, maior é autoeficácia em condições de dor.[11]

A Escala Tampa de Cinesiofobia (TSK-17, do inglês *Tampa Scale for Kinesiophobia-17*) avalia o medo do movimento na presença de dor. Consiste em 17 afirmações sobre a dor, nas quais o paciente deve marcar o quanto concorda ou discorda de cada afirmação (quatro opções de resposta para cada item, equivalendo aos escores 1, 2, 3 e 4). Os itens 4, 8, 12 e 16 têm pontuação reversa (ou seja, 1 = 4, 2 = 3, 3 = 2 e 4 = 1). Assim, após o somatório total, o clínico obtém o escore final, que varia de 17 a 68 pontos. Quanto maior é for pontuação, maior é o grau de cinesiofobia.[12]

CONSIDERAÇÕES FINAIS

Compreendendo o modelo de cuidado centrado no paciente, deve-se observar o estilo de vida a partir de seus hábitos e rotina, a fim de investigar como ele lida e se preocupa com variáveis que podem influenciar sua dor, como atividade física, sono, alimentação e aspectos relacionados à saúde mental. Assim, deve-se priorizar o acolhimento, com base na empatia, na redução da ansiedade e no reforço cognitivo, para uma melhora da compreensão sobre a condição do paciente, contribuindo para sua educação e empoderamento.[13]

REFERÊNCIAS

1. Martin DJ, Garske JP, Davis MK. Relation of the therapeutic alliance with outcome and other variables: a meta-analytic review. J Consult Clin Psychol. 2000;68:438-50.
2. Bordin ES. The generalizability of the psychoanalytic concept of the working alliance. Psychother Theory, Res Pract. 1979;16:252-60.
3. Caneiro JP, Bunzli S, O'Sullivan P. Beliefs about the body and pain: the critical role in musculoskeletal pain management. Braz J Phys Ther. 2021;25(1):17-29.
4. Ashford S, Edmunds J, French DP. What is the best way to change self-efficacy to promote lifestyle and recreational physical activity? A systematic review with meta-analysis. Br J Health Psychol. 2010; 15 (Pt 2):265-88.
5. Waddell C, Newton M, Henderson I, Somerville D, Main CJ. A Fear-Avoidance Beliefs Questionnaire (FABQ) and the role of fear-avoidance beliefs in chronic low back pain and disability. Pain. 1993;52:157-68.
6. Abreu AMD, Faria CDCDM, Cardoso SMV, Teixeira-Salmela LF. Versão brasileira do Fear-Avoidance Beliefs Questionnaire. Cad Saúde Pública. 2008;24:615-23.
7. Leeuw M, Goossens MEJB, van Breukelen GJP, Boersma K, Vlaeyen JWS. Measuring perceived harmfulness of physical activities in patients with chronic low back pain: the Photograph Series of Daily Activities – short electronic version. J Pain. 2007;8:840-9.
8. Turk DC, Robinson JP, Sherman JJ, Burwinkle T, Swanson K. Assessing fear in patients with cervical pain: development and validation of the Pictorial Fear of Activity Scale-Cervical (PFActS-C). Pain. 2008;139:55-62.
9. Ansanello W, Dos Reis FJJ, Tozzo MC, Zatiti SCA, Meulders A, Vlaeyen JW, et al Development of the "Avoidance Daily Activities Photo Scale for patients with shoulder pain. Phys Ther. 2022;102(2): pzab268.
10. Sehn F, Chachamovich E, Vidor LP, Dall-Agnol L, Souza ICC, Torres ILS, et al. Cross-cultural adaptation and validation of the Brazilian Portuguese version of the Pain Catastrophizing Scale. Pain Med (United States). 2012;13(11):1425-35.
11. Sardá J, Nicholas MK, Pimenta CAM, Asghari A. Pain-related self-efficacy beliefs in a Brazilian chronic pain patient sample: a psychometric analysis. Stress Heal. 2007;23(3):185-90.
12. Siqueira FB, Teixeira-Salmela LF, Magalhães LDC. Analysis of the psychometric properties of the Brazilian version of the Tampa Scale for Kinesiophobia. Acta Ortop Bras. 2007;15(1): 19-24.
13. Pincus, T, Holt, N, Vogel S, Underwood M, Savage R, Walsh DA, et al. Cognitive and affective reassurance and patient outcomes in primary care: a systematic review. Pain. 2013;154(11):2407-16.

CAPÍTULO 7

Avaliação biomecânica e dor

Lucas Araújo de Almeida

INTRODUÇÃO

Por muitos anos, a formação dos profissionais de saúde foi baseada no modelo de avaliação centrado nas alterações estruturais do corpo humano.[1] Por esta razão, a preocupação sempre foi entender o funcionamento considerado "normal" ou esperado das estruturas corporais, como articulações e músculos, para identificar possíveis alterações e apontá-las como causa da queixa de dor ou incapacidade. Por muito tempo, não havia a preocupação de analisar se tais alterações também estavam presentes em locais sem dor para relacionar ou não a alteração estrutural encontrada na avaliação à queixa apresentada pelo indivíduo.[1,2]

O objetivo de realizar uma boa avaliação biomecânica, no entanto, vai além de identificar alterações estruturais do corpo humano. Seu principal objetivo é identificar se tais alterações estruturais estão relacionadas com as queixas de dor e/ou incapacidade relatadas pelo indivíduo com dor. Este capítulo resgata alguns conceitos básicos relacionados à avaliação biomecânica, tornando a funcionalidade o centro da avaliação, e apresenta métodos/modelos de avaliação biomecânica que podem fornecer informações importantes para o profissional de saúde a respeito do quadro de dor e incapacidade do indivíduo.

Os objetivos deste capítulo são:

- Propiciar aos profissionais de saúde uma fundamentação básica para realizar uma avaliação biomecânica em indivíduos com dor musculoesquelética.
- Apresentar métodos de avaliação biomecânica considerados padrão-ouro.
- Contextualizar a avaliação biomecânica dentro do modelo biopsicossocial.

FUNDAMENTOS E CONCEITOS BÁSICOS

Cinemática

Cinemática é o termo usado para se referir à descrição do movimento.[3] A cinemática é dividida em dois grandes grupos que avaliam diferentes aspectos do movimento (Figura 1): osteocinemática, que consiste na análise do movimento dos ossos (segmento corporal) com relação ao espaço (planos cardinais do corpo); e artrocinemática, que analisa o movimento

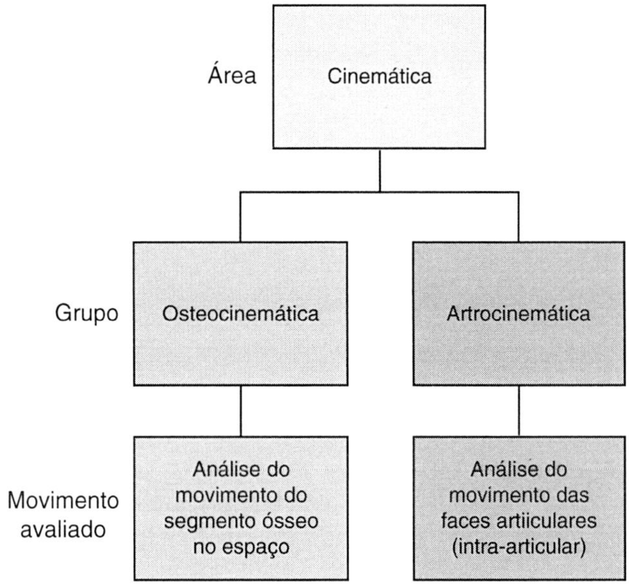

FIGURA 1 Cinemática e movimentos avaliados.
Fonte: elaborada pelo autor.

que ocorre entre as faces articulares das articulações durante o movimento do segmento ósseo.[3] Os métodos de avaliação biomecânica a serem discutidos serão relacionados ao grupo da osteocinemática, por ser o aspecto do movimento mais predominante na avaliação biomecânica feita por profissionais de saúde e por ser o aspecto do movimento que é possível avaliar com recursos comumente usados na prática clínica do profissional.

Osteocinemática

A osteocinemática descreve o movimento do segmento corporal em relação aos principais planos do corpo (sagital, frontal e horizontal ou transverso), considerando a posição anatômica do corpo (Figura 2).[4] Cada plano divide o corpo em duas partes (Tabela 1). Esse conhecimento básico é fundamental para avaliar corretamente a amplitude de movimento, um dos itens mais comuns da avaliação biomecânica.

ASPECTOS DA BIOMECÂNICA AVALIADOS NA POPULAÇÃO COM DOR

Amplitude de movimento

Amplitude de movimento (ADM) é a medida do ângulo de deslocamento de um segmento do corpo em um plano e um movimento predeterminados pelo avaliador (Tabela 2).[5,6] Pessoas com dor de origem musculoesquelética costumam apresentar redução na ADM para realizar atividades do dia a dia.[7] Esta restrição de movimento pode repercutir negativamente no desempenho do trabalho dentro e/ou fora de casa

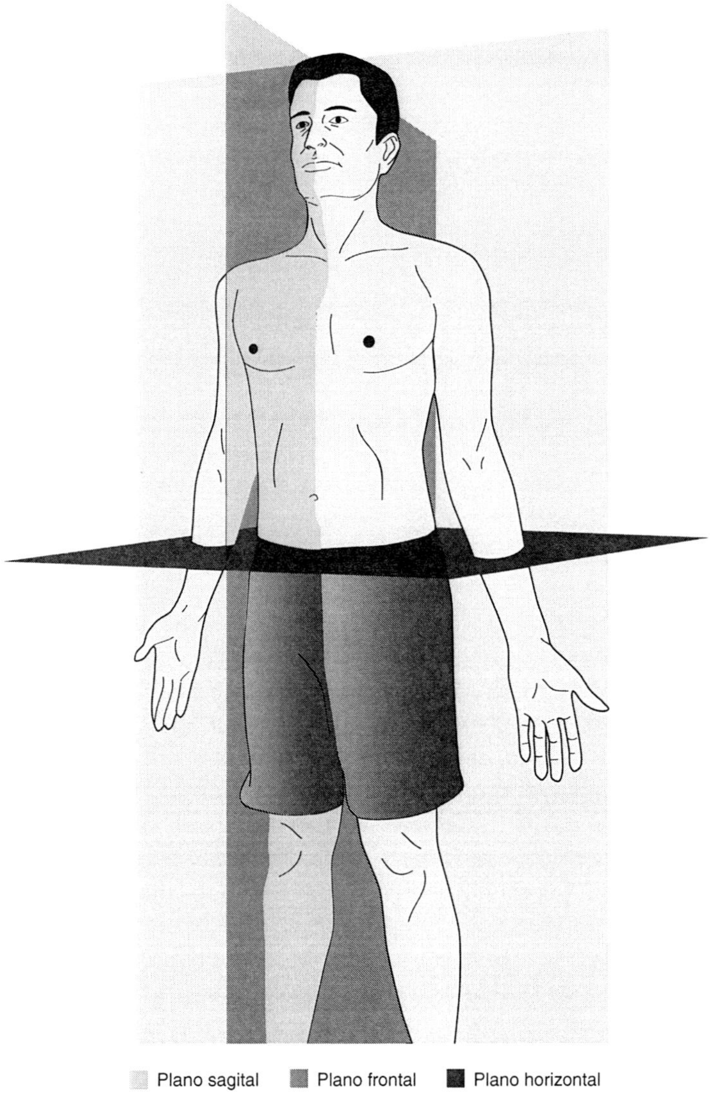

FIGURA 2 Posição anatômica e planos cardinais do corpo.

Fonte: elaborada pelo autor.

TABELA 1 Planos cardinais do corpo e divisões corporais

Plano do corpo	Divisão do corpo
Sagital	Divide o corpo em partes direita e esquerda.
Frontal	Divide o corpo em partes anterior e posterior.
Horizontal ou transversal	Divide o corpo em partes superior e posterior.

Fonte: adaptada de Neumann, 2018.[4]

TABELA 2 Movimentos corporais realizados em cada plano cardinal do corpo

	Plano sagital	Plano frontal	Plano horizontal
Movimentos	▪ Flexão ▪ Extensão ▪ Dorsiflexão ▪ Flexão plantar ▪ Inclinação para a frente ▪ Inclinação para trás	▪ Abdução ▪ Adução ▪ Flexão lateral ▪ Desvio radial ▪ Desvio ulnar ▪ Eversão ▪ Inversão	▪ Rotação medial ▪ Rotação lateral ▪ Rotação axial

Fonte: adaptada de Neumann, 2018.[4]

e ter impactos negativos sobre a qualidade de vida e a situação financeira do indivíduo com dor.[8,9] Portanto, a avaliação da ADM é parâmetro determinante na avaliação biomecânica.

O goniômetro (Figura 3) e o inclinômetro digital (Figura 4) são os dois principais instrumentos usados por profissionais de saúde para medir a ADM.

Goniômetro

Ao utilizar o goniômetro para medir a ADM, a articulação deve ser posicionada corretamente no plano cardinal em que o movimento desejado será realizado. O segmento proximal da articulação deve ser estabilizado, isolando-se o movimento articular avaliado. O posicionamento e o alinhamento dos braços do goniômetro com os segmentos proximal e distal da articulação avaliada deve ser feito a partir de referências anatômicas ósseas dos segmentos próximos à articulação.

Inclinômetro digital

O inclinômetro digital é um instrumento que possui sensores de gravidade e foi desenvolvido inicialmente para medir a inclinação (em graus) de superfícies na área de engenharia.[5,10] Algumas das vantagens do inclinômetro digital em comparação com o goniômetro na medida da ADM é que seu posicionamento não depende de referências anatômicas.[11] O fato de não precisar ter estruturas anatômicas como referência torna a medida da ADM menos dependente da habilidade e da experiência do avaliador – portanto, torna-se uma medida mais confiável. Apesar disso, o inclinômetro é um aparelho pouco utilizado na prática clínica por seu maior custo quando comparado ao goniômetro.

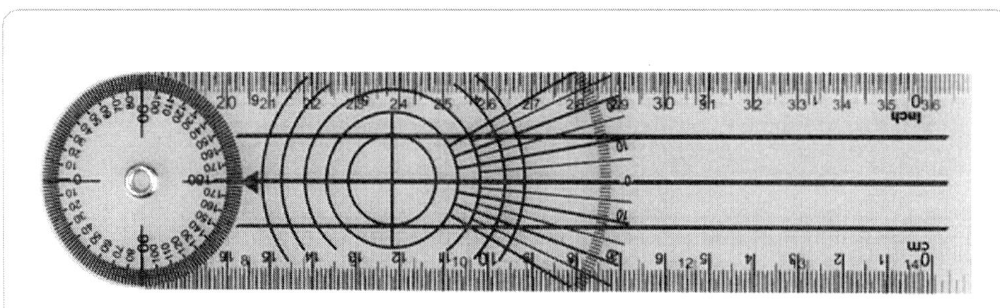

FIGURA 3 Goniômetro.

Fonte: imagem fornecida pelo autor.

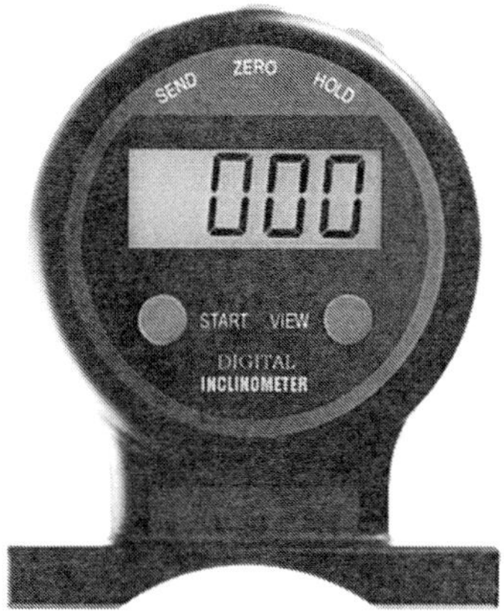

FIGURA 4 Inclinômetro digital.
Fonte: imagem fornecida pelo autor.

Função muscular

Os músculos estriados esqueléticos são responsáveis pela manutenção da postura corporal e pelo movimento do corpo no espaço.[12,13] Dessa forma, a capacidade do músculo de gerar força e contrair-se parece estar associada à mobilidade e à independência funcional para realizar atividades de vida diária.[12] As principais dores de origem musculoesquelética, como relacionada à osteoartrite de joelho, dor lombar inespecífica e no ombro, estão associadas a desequilíbrios musculares, seja por atraso na ativação muscular ou por fraqueza, o que contribui para aumento da dor e da incapacidade e redução da independência funcional do indivíduo com dor.[14,15] A avaliação da força muscular em contexto clínico (Figura 5) pode auxiliar na identificação de fatores biomecânicos que podem estar relacionados à dor e à incapacidade, além de direcionar a conduta terapêutica para abordagens específicas.[16]

A avaliação da função muscular também se constitui em um elemento-chave da avaliação biomecânica, desempenhando um papel importante na prevenção e na reabilitação das disfunções musculoesqueléticas. Indivíduos com dor lombar inespecífica, por exemplo, geralmente apresentam alto grau de fraqueza e fadiga muscular.[17] Consequentemente, avaliações confiáveis são necessárias para definir corretamente os parâmetros para o processo de reabilitação.[18]

Métodos de avaliação da força muscular

Diante da relevância clínica que a força muscular exerce para o bom funcionamento biomecânico do corpo e da alta prevalência de déficits da força muscular em dores crônicas de origem musculoesqueléticas, diferentes métodos de avaliação foram desenvolvidos. Alguns deles serão discutidos a seguir.

Teste manual de força

O teste manual de força classifica a força em seis níveis cardinais (0 a 5) e facilita avaliações clínicas rápidas e a descrição da força muscular nas extremidades superiores e inferiores (Tabelas 3 e 4).[19]

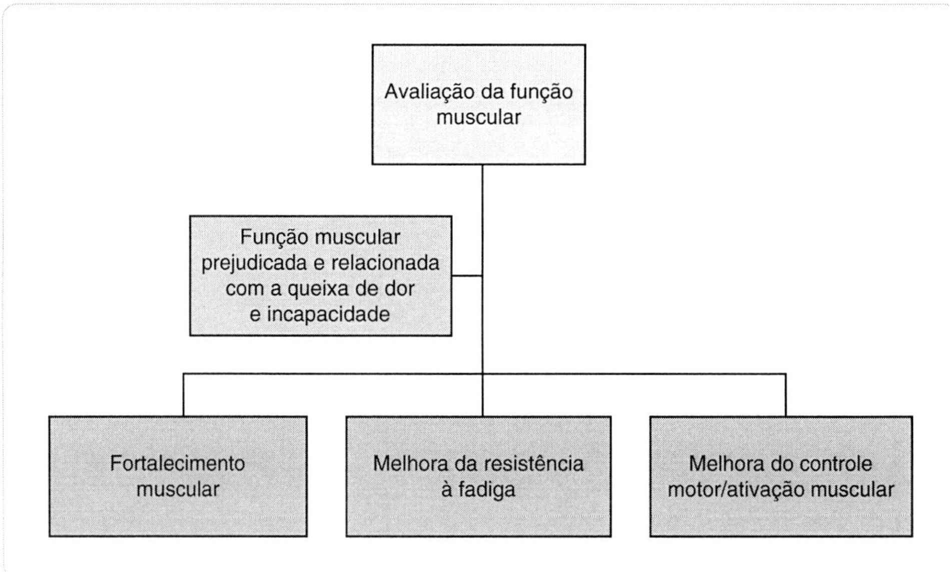

FIGURA 5 Fluxograma de tomada de decisão com base na avaliação da função muscular.

TABELA 3 Classificação da força muscular de acordo com o teste manual de força

Classificação da força muscular	Interpretação da classificação
Grau 0	Nenhuma atividade muscular.
Grau 1	A tensão muscular é perceptível à palpação do músculo ou tendão, mas nenhum movimento ocorre na articulação.
Grau 2	Ocorre movimento articular, mas sem ação da gravidade e resistência manual imposta pelo avaliador.
Grau 3	Ocorre movimento articular contra a gravidade, mas sem resistência manual imposta pelo avaliador.
Grau 4	A contração muscular vence a ação da gravidade e a resistência manual moderada do avaliador.
Grau 5	A contração muscular vence a ação da gravidade e a forte resistência manual do avaliador.

Fonte: adaptada de Ferreira et al., 2011.[19]

TABELA 4 Vantagens e desvantagens do uso do teste manual de força muscular na prática clínica

Vantagens	Desvantagens
▪ Método mais comum ▪ Baixo custo ▪ Fácil aplicação ▪ Avaliação clínica rápida	▪ Avaliação descritiva ▪ Pouco sensível a perdas sutis de força em grupos musculares mais fortes ▪ Experiência do avaliador tem grande influência no teste ▪ Não é indicado para avaliar força de músculos do tronco, apenas das extremidades superiores e inferiores

Fonte: adaptada de Ferreira et al., 2011.[19]

Testes funcionais

Uma alternativa para avaliar a força muscular é por meio de testes funcionais. Testes como o *Timed Up and Go* (TUG) podem ser usados para rastrear a capacidade do indivíduo de se levantar de uma cadeira sem usar os apoios de braço, pular em uma perna ou se levantar do chão (Tabela 5).

Dinamometria isocinética

O dinamômetro isocinético é um aparelho que permite a avaliação de força e resistência dos músculos dos membros superiores e inferiores (Figura 6). A avaliação isocinética consiste na realização de um esforço máximo e submáximo pelo indivíduo, com o objetivo de quantificar déficits na função muscular (Tabela 6).

Dinamometria manual isométrica

O dinamômetro manual é um aparelho portátil (Figura 7) tela digital que se tornou uma alternativa para substituir o uso do dinamômetro isocinético para mensuração da força no contexto clínico (Tabela 7).

TABELA 5 Vantagens e desvantagens do uso de testes funcionais para avaliar a força muscular na prática clínica

Vantagens	Desvantagens
▪ Usam atividades do contexto do paciente para avaliar a força ▪ Baixo custo ▪ Fácil aplicação ▪ Avaliação clínica rápida	▪ Avaliação qualitativa do movimento realizado ▪ Mais usados para avaliar extremidades inferiores ▪ Não avaliam isoladamente a força muscular do grupo muscular desejado ▪ Fatores como equilíbrio, propriocepção e ações musculares de grupos próximos podem influenciar o resultado

Fonte: adaptada de Kendall e McCreary, 2005.[20]

TABELA 6 Vantagens e desvantagens da dinamometria isocinética para avaliar a força muscular na prática clínica

Vantagens	Desvantagens
▪ Padrão-ouro de avaliação da função muscular ▪ Medida objetiva ▪ Fatores externos como habilidade do avaliador não influenciam o resultado	▪ Tecnologia sofisticada ▪ Difícil manuseio ▪ Alto custo de aquisição e de manutenção

Fonte: elaborada pelo autor.

TABELA 7 Vantagens e desvantagens da dinamometria manual isométrica para avaliar a força muscular na prática clínica

Vantagens	Desvantagem
▪ Avaliação objetiva ▪ Fácil manuseio ▪ Baixo custo de aquisição ▪ Avalia extremidades superiores e inferiores e avalia músculos do tronco	▪ Medida pode sofrer influência do avaliador

Fonte: elaborada pelo autor.

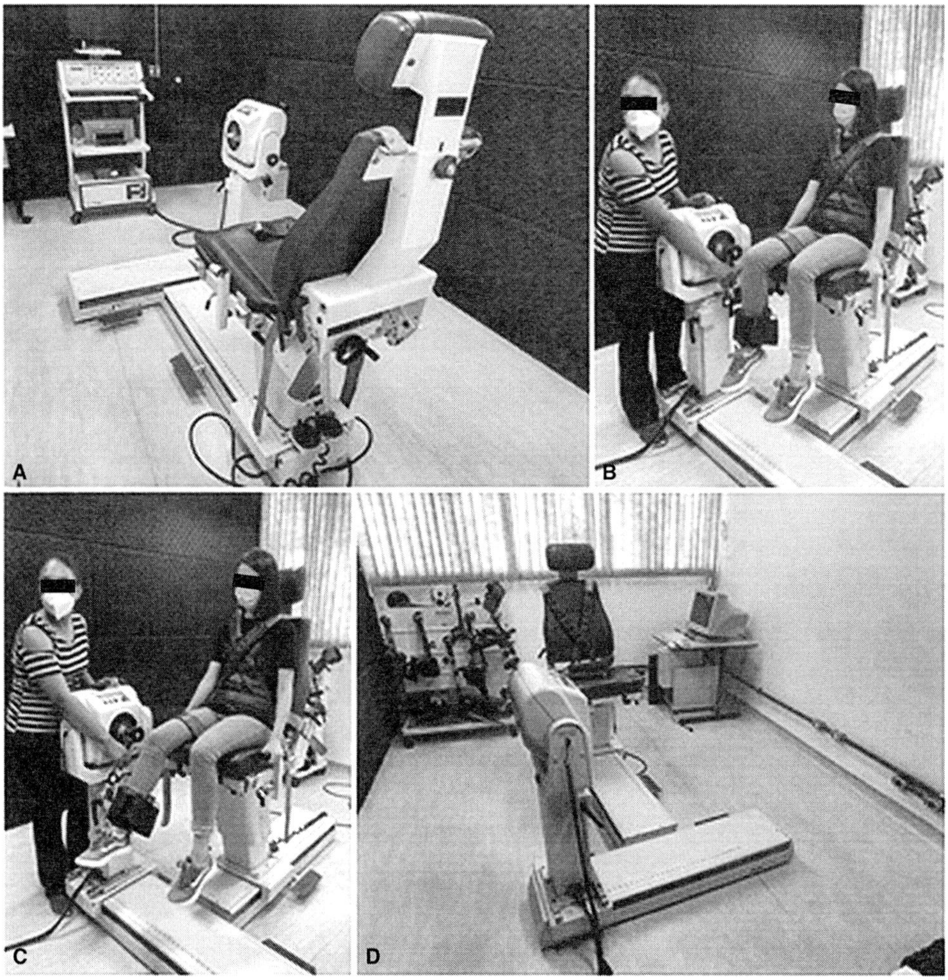

FIGURA 6 Avaliação da força muscular do membro inferior por meio da dinamometria isocinética.

Fonte: imagem fornecida pelo autor.

ATIVIDADE ELÉTRICA GLOBAL DOS MÚSCULOS ESQUELÉTICOS

Durante o desempenho de atividades diárias e práticas esportivas, os músculos esqueléticos são controlados voluntariamente pelo sistema nervoso somático, gerando força e potência.[201] O controle neuromuscular, ou seja, o controle das ações musculares de contração e relaxamento, ocorre por meio da unidade motora, composta por um neurônio motor e pelas fibras musculares inervadas por ele.[21] Um mesmo músculo possui várias unidades motoras, o que possibilita a realização coordenada de movimentos finos e complexos.[21]

Como já mencionado, a presença de alteração da função muscular é comum em indivíduos com dor. Muitas vezes, os indivíduos relatam que a incapacidade de realizar determinada atividade é mais importante e impactante do que a própria queixa de dor.

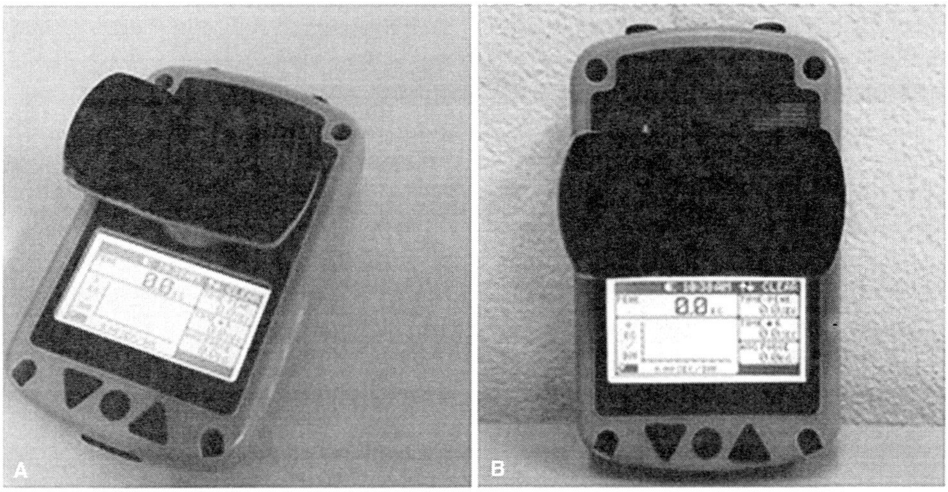

FIGURA 7 Dinamômetro manual isométrico.
Fonte: imagem fornecida pelo autor.

Por este motivo, avaliar a integridade das vias motoras de indivíduos com dor pode contribuir para a identificação de padrões de recrutamento de unidades motoras e, assim, pode-se pensar em estratégias para aperfeiçoar o controle muscular.

Outro aspecto importante que justifica a inclusão da avaliação do sistema somatossensorial no indivíduo com dor é a influência que a informação sensorial (periférica) exerce no comportamento de outras estruturas que compõem o sistema neuromusculoesquelético.[22] Uma possível lesão ou disfunção do neurônio motor pode repercutir na aptidão física para realizar atividades importantes para o dia a dia do indivíduo com dor e prejudicar sua capacidade de interagir com seu meio, principalmente no trabalho.[22]

A eletromiografia de superfície (EMG) é um método não invasivo e indolor que registra a atividade elétrica do músculo para fornecer medição dinâmica em tempo real da função neuromuscular usando eletrodo de superfície.[23] O principal objetivo da EMG é avaliar a intensidade, a sincronização e o tempo de duração em que a contração muscular ocorre (Tabela 8).[23]

Avaliação postural pela baropodometria

Condições ortopédicas e/ou reumatológicas como osteoartrite de joelhos,

TABELA 8 Vantagens e desvantagens da eletromiografia de superfície para avaliar a ativação muscular na prática clínica

Vantagens	Desvantagens
▪ Avaliação objetiva	▪ Sensível a ruídos e interferências internas
▪ Método não invasivo e indolor	▪ Dificuldade de avaliar musculatura profunda
▪ Padrão-ouro para analisar ativação muscular	

Fonte: elaborada pelo autor.

instabilidade de tornozelo e lombalgia parecem estar associadas a alterações posturais que favorecem a persistência de dor e incapacidade decorrentes dessas condições de saúde.[24] A persistência de alterações posturais significativas e relacionadas à dor pode levar a uma sobrecarga funcional, disfunção e/ou degeneração de estruturas do sistema musculoesquelético e resultar em dores mais intensas e incapacidades mais graves.[24]

Métodos de avaliação postural como fotografias, ressonância magnética ou radiografia são frequentemente utilizados por profissionais de saúde, mas apresentam limitações relacionadas à precisão dos resultados e ao alto custo.[25] A avaliação do controle postural é um aspecto desafiador da biomecânica para o profissional de saúde por conta da interação entre informações sensoriais advindas do meio ambiente e atividade muscular.[26]

A baropodometria é um tipo de avaliação biomecânica que utiliza o instrumento baropodômetro para realizar avaliações estáticas e dinâmicas da distribuição da pressão que o corpo exerce na planta dos pés.[26] Portanto, ao avaliar a pressão plantar, a baropodometria pode sinalizar, ainda que indiretamente, alterações posturais significativas. Atualmente, existem três tipos de baropodômetros: plataformas, que medem a pressão entre o pé e o solo; palmilhas, que medem a pressão entre o pé e o calçado; e a pista de marcha, que é mais adequada para analisar a distribuição da pressão plantar durante a marcha (Tabela 9).[26]

AVALIAÇÃO BIOMECÂNICA E O MODELO BIOPSICOSSOCIAL

A avaliação biomecânica apresenta boas contribuições para a identificação de fatores estruturais que podem estar relacionados com a queixa de dor musculoesquelética e incapacidade física, especialmente em apresentações agudas.[1] Em condições crônicas, no entanto, esta avaliação parece não ser tão eficiente ou suficiente para explicar a relação entre intensidade da dor e presença de lesão.[1]

O modelo biopsicossocial (Figura 8) é usado para avaliar a queixa de dor no indivíduo considerando-se aspectos relacionados às dimensões biológica, psicológica e social (Tabela 10), tendo surgido como alternativa ao modelo biomédico, que considera apenas o componente biomecânico da dimensão biológica como causa da dor musculoesquelética (Quadro 1).[27]

CONSIDERAÇÕES FINAIS

Uma avaliação biomecânica bem realizada fornece informações importantes e confiáveis que podem ajudar o profissional de saúde a direcionar melhores estratégias de tratamento ao indivíduo com

TABELA 9 Vantagens e desvantagens da baropodometria para avaliação postural na prática clínica

Vantagens	Desvantagens
▪ Avaliação objetiva ▪ Avaliação rápida ▪ Baixo custo operacional	▪ Método indireto de avaliação postural ▪ Não especifica local ou estrutura relacionada à alteração (aumento da pressão na planta dos pés)

Fonte: elaborada pelo autor.

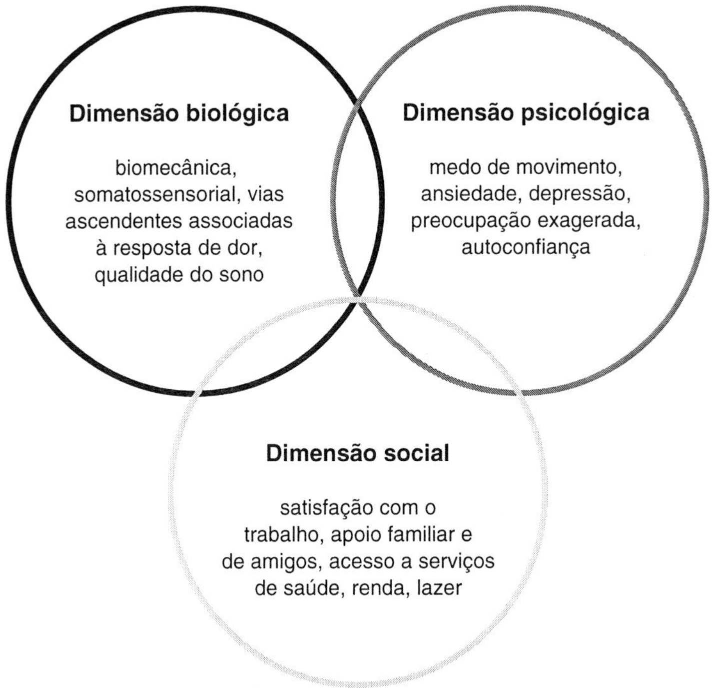

FIGURA 8 Exemplos de componentes do modelo biopsicossocial.

Fonte: elaborada pelo autor.

TABELA 10 Componentes da avaliação biomecânica e da avaliação baseada no modelo biopsicossocial

Avaliação biomecânica	Avaliação baseada no modelo biopsicossocial
▪ O foco é a estrutura afetada no sistema musculoesquelético. ▪ Realização de testes ortopédicos. ▪ Anamnese. ▪ Avaliação subjetiva da postura. ▪ Avaliação da mobilidade (amplitude de movimento). ▪ Avaliação de força e resistência muscular. ▪ Avaliação qualitativa do controle motor.	▪ Aborda todos os elementos incluídos na avaliação biomecânica. ▪ Observação do movimento para determinar relação com alteração estrutural e dor. ▪ Avaliação de aspectos psicológicos e comportamentais (medo do movimento, preocupação exagerada com a dor, ansiedade, depressão). ▪ Avaliação de aspectos neurofisiológicos (sensibilização periférica e central). ▪ Avaliação de aspectos contextuais (trabalho, atividades esportivas e lazer). ▪ Avaliação do nível de atividade física. ▪ Avaliação da qualidade do sono. ▪ Avaliação do humor. ▪ Avaliação da capacidade de gerenciar o estresse.

Fonte: adaptada de Roy et al., 2017.[1]

QUADRO 1 Contribuição do modelo biopsicossocial na dor musculoesquelética crônica

- Reconhece a complexidade da dor.
- Considera a influência de aspectos contextuais na percepção de dor e incapacidade, além dos aspectos biológicos.
- Considera a capacidade de adaptação do sistema nervoso central na persistência da dor.
- Considera a influência de fatores fisiológicos na percepção aumentada de dor.
- Fornece um panorama mais amplo do real impacto da dor na saúde do indivíduo.

Fonte: elaborado pelo autor.

dor crônica. Contudo, o profissional deve reconhecer que a dor, em especial a crônica, é uma condição de saúde complexa, que sofre influência de diferentes dimensões. As evidências indicam que considerar apenas aspectos biomecânicos para selecionar as condutas terapêuticas pode ser insuficiente para um resultado eficaz. Um tratamento baseado exclusivamente em achados biomecânicos pode beneficiar indivíduos cujos aspectos da dimensão biológica estejam predominantemente relacionados à queixa de dor e incapacidade, mas não apresentará bons resultados no manejo da dor de indivíduos cujos aspectos psicológicos e/ou sociais estão predominantemente relacionados à queixa principal. Portanto, realizar uma avaliação seguindo o modelo biopsicossocial ajuda a identificar qual dimensão está predominantemente relacionada à queixa de dor e incapacidade e direcionar condutas terapêuticas mais assertivas e eficazes para o manejo de indivíduos com dor crônica.

REFERÊNCIAS

1. Roy JS, Bouyer LJ, Langevin P, Mercier C. Beyond the joint: the role of central nervous system reorganizations in chronic musculoskeletal disorders. J Orthop Sports Phys Ther. 2017;47(11):817-21.
2. Barreto RPG, Braman JP, Ludewig PM, Ribeiro LP, Camargo PR. Bilateral magnetic resonance imaging findings in individuals with unilateral shoulder pain. J Shoulder Elb Surg. 2019;28(9):1699-706.
3. Ludewig PM, Saini G, Hellem A, Kahnert EK, Rezvanifar SC, Braman JP, et al. Changing our diagnostic paradigm: part II – movement system diagnostic classification. Int J Sports Phys Ther. 2022;17(1):7-17.
4. Neumann DA. Cinesiologia do aparelho musculoesquelético: fundamentos para reabilitação. 3. ed. Rio de Janeiro: Guanabara Koogan; 2018.
5. Santos CM, Ferreira G, Malacco PL, Sabino GS, Moraes GFS, Felício DC. Intra and inter examiner reliability and measurement error of goniometer and digital inclinometer use. Rev Bras Med do Esporte. 2012;18(1):38-41.
6. Gajdosik RL, Bohannon RW. Clinical measurement of range of motion: review of goniometry emphasizing reliability and validity. Phys Ther. 1987;67(12):1867-72.
7. Ludewig PM, Cook TM. Alterations in shoulder kinematics and associated muscle activity in people with symptoms of shoulder impingement. Phys Ther. 2000;80(3):276-91.
8. Largacha M, Parsons IV IM, Campbell B, Titelman RM, Smith KL, Matsen F. Deficits in shoulder function and general health associated with sixteen common shoulder diagnoses: a study of 2674 patients. J Shoulder Elb Surg. 2006;15(1):30-9.
9. Laird RA, Keating JL, Ussing K, Li P, Kent P. Does movement matter in people with back pain? Investigating "atypical" lumbo-pelvic kinematics in people with and without back pain using wireless movement sensors. BMC Musculoskelet Disord. 2019;20(1):1-15.
10. Venturini C, Ituassú N, Teixeira L, Deus C. Confiabilidade intra e interexaminadores de dois métodos de medida da amplitude ativa de dorsiflexão do tornozelo em indivíduos saudáveis. Rev Bras Fisioter. 2006;10(4):407-11.
11. Kachingwe AF, Phillips BJ. Inter- and intrarater reliability of a back range of motion instrument. Arch Phys Med Rehabil. 2005;86(12):2347-53.
12. Hislop H, Avers D, Brown M. Daniels and Worthingham's muscle testing: techniques of manual

examination and performance testing. 9. ed. St. Louis: Mosby; 2014. p.416.
13. Dale A, Marybeth B. Daniels & Worthingham's muscle testing: techniques of manual examination and performance testing. 10. ed. St. Louis: Mosby; 2021.
14. Peter-Reeves N, Narendra KS, Cholewicki J. Spine stability: the six blind men and the elephant. Clin Biomech (Bristol, Avon). 2007;22(3):266.
15. Panjabi MM. The stabilizing system of the spine: part I - f unction, dysfunction, adaptation, and enhancement. J Spinal Disord. 1992;5(4):383-9.
16. Koblbauer IFH, Lambrecht Y, van der Hulst ML, Neeter C, Engelbert RH, Poolman RW, et al. Reliability of maximal isometric knee strength testing with modified hand-held dynamometry in patients awaiting total knee arthroplasty: useful in research and individual patient settings? A reliability study. BMC Musculoskelet Disord. 2011;12.
17. Villafañe JH, Gobbo M, Peranzoni M, Naik G, Imperio G, Cleland JA, et al. Validity and everyday clinical applicability of lumbar muscle fatigue assessment methods in patients with chronic non-specific low back pain: a systematic review. Disabil Rehabil. 2016;38(19):1859-71.
18. Barcellos M, Bertoni M, Gomes-Neto M. Precisão de medidas de força muscular isométrica com dinamometria manual. Rev Ciências Médicas e Biológicas. 2018;17(3):350-3.
19. Ferreira CHJ, Barbosa PB, Souza FO, Antônio FI, Franco MM, Bø K. Inter-rater reliability study of the modified Oxford Grading Scale and the Peritron manometer. Physiotherapy. 2011;97(2):132-8.
20. Kendall FP, McCreary EK, Provance PG, Rodgers MM, Romani WA. Muscles testing and function with posture and pain. 5. ed. Baltimore: Lippincott Williams & Wilkins; 2005.
21. Klotz T, Gizzi L, Yavuz U, Röhrle O. Modelling the electrical activity of skeletal muscle tissue using a multi-domain approach. Biomech Model Mechanobiol. 2020;19(1):335-49.
22. Gizzi L, Vujaklija I, Sartori M, Röhrle O, Severini G. Editorial: somatosensory integration in human movement: perspectives for neuromechanics, modelling and rehabilitation. Front Bioeng Biotechnol. 2021;9.
23. Uwamahoro R, Sundaraj K, Subramaniam ID. Assessment of muscle activity using electrical stimulation and mechanomyography: a systematic review. Biomed Eng Online. 2021;20(1).
24. Missaoui B, Portero P, Bendaya S, Hanktie O, Thoumie P. Posture and equilibrium in orthopedic and rheumatologic diseases. Neurophysiol Clin. 2008;38(6):447-57.
25. Rosário JLP. A review of the utilization of baropodometry in postural assessment. J Bodyw Mov Ther. 2014;18(2):215-9.
26. Alves R, Borel WP, Rossi BP, Vicente EJD, Chagas PSC, Felício DC. Test-retest reliability of baropodometry in young asyntomatic individuals during semi static and dynamic analysis. Fisioter Mov. 2018;31(0).
27. Jull G. Biopsychosocial model of disease: 40 years on. Which way is the pendulum swinging? Br J Sports Med. 2017;51(16):1187-8.

SEÇÃO 3

AFECÇÕES RELACIONADAS À DOR

CAPÍTULO 8

Avaliação da dor cervical

Lidiane Lima Florencio, Carina Ferreira Pinheiro de Araújo, Gabriella de Almeida Tolentino, Mariana Tedeschi Benatto

INTRODUÇÃO

Episódios de dor cervical são bastante comuns na população em geral. Mais da metade das pessoas que experienciam um episódio de dor cervical vai apresentar recidiva. Para esses pacientes que evoluem para a cronicidade, espera-se um impacto significativo nos contextos familiar, social e laboral. O auxílio de profissionais da saúde tem um papel fundamental no manejo das dores cervicais crônicas.

EPIDEMIOLOGIA

Definição, prevalência e impacto socioeconômico

A dor cervical é uma condição altamente prevalente, que causa dor considerável, incapacidade e prejuízos econômicos.[1] Embora exista uma grande variação nas definições dessa condição,[2] neste capítulo será utilizada a definição descrita pela Task Force on Neck Pain,[3] que delimita anatomicamente a dor cervical da seguinte forma: localizada na região posterior entre a linha nucal superior e a espinha da escápula e na região lateral entre a protuberância occipital externa e a borda superior da clavícula, com ou sem irradiação para cabeça, tronco e membros superiores (Figura 1).

A dor cervical é comum e vem aumentando em todo o mundo, tanto na população geral quanto em subgrupos específicos.[2] Em uma perspectiva global, apresenta uma prevalência de 14,4%,[4] ao passo que, no Brasil, o valor estimado é de 22%.[5] Globalmente, a maior prevalência de dor cervical é observada em mulheres de meia-idade,[6-10] sendo o pico de prevalência na faixa etária de 50 a 54 anos.[10] Em sua apresentação crônica, a dor cervical afeta, majoritariamente, indivíduos que já apresentaram algum episódio de dor cervical ao longo da vida. Estima-se que de 50 a 85% dos indivíduos que já tiveram dor cervical em algum momento apresentarão novos episódios de dor entre 1 e 5 anos depois.[7,11]

Entre os anos de 1990 e 2017, houve um aumento substancial na prevalência e na incidência global de casos de dor cervical. A prevalência saltou de 164,3 milhões em 1990 para 288,7 milhões em 2017. Já a incidência aumentou de 38,2 milhões para 65,3 milhões. O aumento na prevalência da dor cervical foi observado na Europa Ocidental, seguida do Leste Asiático e do norte da África e Oriente Médio. Para a

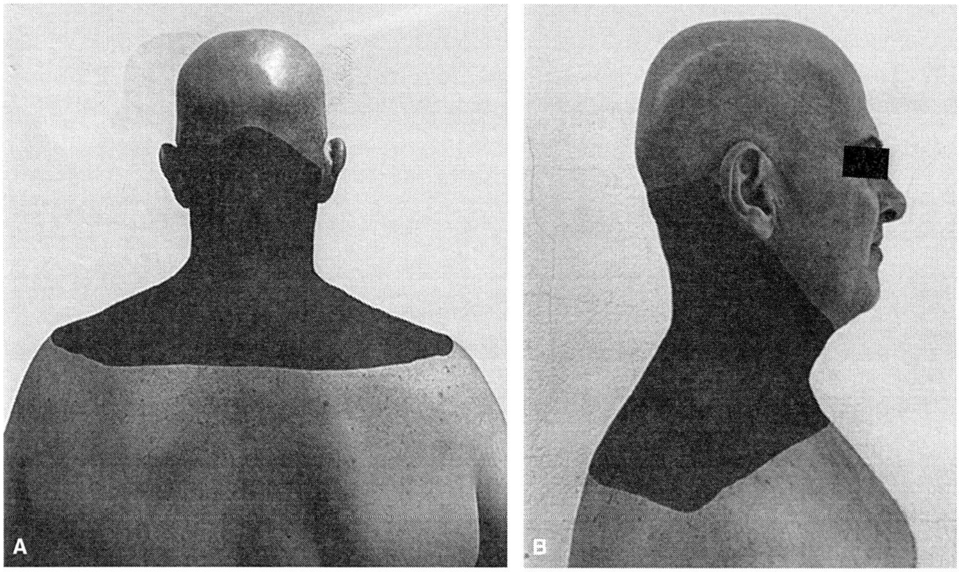

FIGURA 1 Localização anatômica da dor cervical nas regiões posterior (A) e lateral (B).
Fonte: elaborada pelos autores.

incidência, os maiores valores ocorrem no leste e no sul da Ásia e no norte da África e do Oriente Médio.[10]

Em termos de incapacidade, a dor cervical é a 19ª doença mais incapacitante entre 369 condições ao se considerar adultos jovens entre 25 e 49 anos de idade.[12] Está associada a diversas outras comorbidades, como dores de cabeça, dor lombar, artralgias e depressão,[7,8,11] e gera um grande impacto econômico. Em 2016, nos Estados Unidos, os custos para diagnóstico e tratamento da dor cervical e lombar foram estimados em 134 bilhões de dólares.[13] Já no Brasil a cervicalgia foi responsável por 7,2% das pensões por invalidez concedidas a trabalhadores com doenças musculoesqueléticas.[14]

Classificação

Em 2008, a Task Force on Neck Pain[3] propôs uma classificação dividida em quatro categorias:

- **Categoria I:** dor cervical não associada a sinais ou sintomas sugestivos de doenças estruturais importantes, com pouca ou nenhuma interferência nas atividades de vida diária.
- **Categoria II:** dor cervical com grande interferência nas atividades diárias, sem sinais ou sintomas de doenças estruturais importantes.
- **Categoria III:** dor cervical com presença de sinais neurológicos, como diminuição dos reflexos tendinosos profundos, fraqueza ou déficits sensoriais nas extremidades superiores.
- **Categoria IV:** dor cervical com sinais ou sintomas de doenças estruturais importantes, como fratura, deslocamento vertebral, lesão na medula espinhal, infecção, neoplasia ou doenças sistêmicas (incluindo artropatias inflamatórias).

Além dessas categorias, existem muitas outras maneiras de classificar a dor cervical:[15,16]

- Pelo tempo:
  - **Dor cervical aguda:** quando a dor está presente por um período menor do que seis semanas.
  - **Dor cervical subaguda:** quando a dor perdura por um período de até três meses.
  - **Dor cervical crônica:** quando a dor persiste por um período maior que três meses[17,18] ou maior que seis meses.[16] Neste capítulo, será utilizada a definição proposta pela International Association for the Study of Pain (IASP),[17] de dor por mais de três meses.
- Pelo tipo/mecanismo de lesão:
  - **Dor cervical traumática:** secundária a um trauma na região cervical.
  - **Dor cervical não traumática**, que pode ser subdivida em:
    - *Dor cervical não traumática com componente mecânico:* quando a dor é proveniente de um componente mecânico cervical, como discos intervertebrais, articulações zigapofisárias e/ou atlantoaxiais e ligamentos.
    - *Dor cervical não traumática com componente neuropático:* quando há radiculopatia e a dor é secundária à compressão ou à irritação das raízes nervosas.
    - *Dor cervical não traumática mista:* quando há associação entre a dor cervical traumática e componentes mecânicos e neuropáticos.

De acordo com a última diretriz publicada para avaliação e manejo da dor cervical,[2] recomenda-se classificá-la conforme os achados clínicos da avaliação nas seguintes categorias:

- Dor no pescoço com déficits de mobilidade.
- Dor no pescoço com deficiências na coordenação do movimento (incluindo lesão em chicote).
- Dor no pescoço com dores de cabeça (cefaleia cervicogênica).
- Dor no pescoço com dor irradiada (radicular).

A atribuição de um paciente na categoria que melhor se ajusta a seu quadro clínico dependerá do raciocínio e do julgamento clínico do profissional e pode variar ao longo do tempo. Embora seja mais adequado para profissionais de saúde considerarem os achados da avaliação para classificar o paciente, é importante ressaltar que o conhecimento dos diversos tipos de classificação pode ajudar na comunicação com a equipe e até proporcionar alguma informação adicional que colabore com o entendimento do prognóstico desse paciente.

FATORES DE RISCO E PROGNÓSTICO

Sexo feminino e história prévia de dor cervical são os mais fortes e consistentes fatores de risco para a dor cervical crônica. Além deles, idade avançada, alta demanda de trabalho, histórico de tabagismo, baixo apoio social e história prévia de lombalgia também podem representar risco para a presença de dor cervical.[2]

Com relação ao prognóstico, as evidências corroboram uma visão variável do curso clínico da dor cervical. Em condições traumáticas agudas, espera-se que os indivíduos sigam uma de três prováveis trajetórias: sinais e sintomas leves com recuperação rápida (aproximadamente 45% dos indivíduos); sinais e sintomas moderados com alguma recuperação, mas incompleta (aproximadamente 40% dos indivíduos); e sinais e sintomas graves sem recuperação (aproximadamente 15%

dos indivíduos). Independentemente do resultado, a recuperação parece ocorrer mais rapidamente nas primeiras 6 a 12 semanas após a lesão, com considerável desaceleração depois disso e pouca recuperação após 12 meses.[19]

Há menos evidências disponíveis para dor cervical aguda não traumática (idiopática), mas espera-se que a recuperação diminua consideravelmente após 6 a 12 semanas do início. Em condições crônicas, o curso pode ser estável ou flutuante, mas na maioria dos casos pode ser mais bem classificado como recorrente, caracterizado por períodos de relativa melhora seguidos por períodos de piora relativa.[3]

FISIOPATOLOGIA

Como abordado anteriormente, a dor cervical crônica é uma classificação baseada no tempo de duração dos sintomas (mais de três meses); no entanto, há diversas possibilidades clínicas que se encaixam nesse critério temporal e, consequentemente, distintos mecanismos patológicos podem estar envolvidos. O esclarecimento de quais mecanismos patológicos contribuem para o quadro clínico de cada paciente é um dos principais fatores que devem ser considerados na tomada de decisão terapêutica.

Historicamente, a busca pelo diagnóstico anatomopatológico responsável pelos sintomas do paciente era o que guiava a avaliação. Para a grande maioria das condições musculoesqueléticas crônicas, no entanto, a determinação de um diagnóstico anatomopatológico é uma tarefa desafiadora e não acrescenta muito à determinação do prognóstico e à sugestão terapêutica. Consequentemente, o foco da avaliação vem sendo modificado nas últimas décadas, reorientando-se a identificação dos mecanismos predominantes de dor que contribuem para a síndrome dolorosa do paciente.

Seguindo a definição mais atual da IASP, publicada em 2021,[17,18] é possível classificar os mecanismos da dor como: nociceptiva, neuropática ou nociplástica. De maneira resumida, a dor nociceptiva é resultado de danos reais ou ameaças a tecidos não neurais e que se deve à ativação de nociceptores; a dor neuropática é causada por alguma lesão ou doença do sistema nervoso somatossensorial; e a dor nociplástica é definida como aquela que resulta da alteração da nocicepção, sem evidência clara de lesão, ameaça real aos nociceptores periféricos ou doença do sistema somatossensorial, e a sensibilização é o mecanismo subjacente principal.[20] O Capítulo 1, "O que é dor e por que se deve avaliá-la", apresenta mais detalhes desses conceitos. A seguir, serão fornecidos exemplos das condições clínicas mais frequentes desses mecanismos de dor e a apresentação esperada para os pacientes com dor cervical crônica.

Dor nociplástica

Para uma ampla gama de dores crônicas musculoesqueléticas, o principal mecanismo envolvido é a dor nociplástica. Este conceito complementa os de dor neuropática e dor nociceptiva, com o propósito de identificar indivíduos que apresentam dor e hipersensibilidade em regiões com tecidos aparentemente normais e sem quaisquer sinais de neuropatia.[18] É uma terminologia que se encaixa bem na visão mais atual de que certas dores crônicas são mais bem compreendidas se forem consideradas como condições ou doenças próprias, em vez de sintomas de outras doenças ou doenças subjacentes.[18]

Dores crônicas cervicais relacionadas a traumas, como a lesão em chicote, e a dor cervical crônica inespecífica são condições clínicas com grandes probabilidades de apresentar o mecanismo nociplástico como predominante.[21-26]

O mecanismo que provavelmente mais explica a dor nociplástica é a sensibilização central, ainda que vá mais além da nocicepção e que a contribuição da sensibilização periférica não possa ser excluída.[18,22] A sensibilização central engloba diversas disfunções do sistema nervoso central (SNC), como alteração do processamento sensorial, alteração da atividade coordenada das vias facilitadoras nociceptivas e funcionamento inadequado da analgesia endógena. Em conjunto, essas disfunções geram uma amplificação da sinalização neural no interior do SNC que provoca hipersensibilidade à dor, inclusive em decorrência de estímulos não musculoesqueléticos, como luz, som, calor, frio, estresse etc.[22]

Deve-se considerar, no entanto, que a sensibilização central é um processo contínuo e pode ter distintas gravidades e, consequentemente, manifestações clínicas graduais. Por exemplo, espera-se uma maior gravidade da sensibilização central e com maior frequência em pacientes com dor cervical crônica em razão da lesão em chicote quando comparada à frequência e à gravidade de sensibilização central em pacientes com dor cervical crônica inespecífica.[20,21,23,24] A própria sugestão de classificação da dor crônica nociplástica no sistema musculoesquelético indica que se trata de um processo contínuo, considerando-se as classificações de possível e provável dor nociplástica.[18]

Para a identificação clínica de dor nociplástica no sistema musculoesquelético, é obrigatório o relato de dor por pelo menos três meses; que tenha uma distribuição regional em vez de mais localizada; que essa dor relatada não seja justificada por mecanismos nociceptivos ou neuropáticos; e que apresente sinais de hipersensibilidade à dor provocados pelo exame físico pelo menos na região de dor. Com esses critérios, seria possível classificar o mecanismo de dor como "possível dor nociplástica". Se, somada a esses critérios, também houver história de hipersensibilidade à dor (não somente àquela provocada no exame físico), combinada com comorbidades como distúrbio do sono (despertar várias vezes à noite), fadiga, alterações cognitivas, fotofobia, fonofobia e/ou osmofobia, pode-se classificar como "provável dor nociplástica"[18] (Figura 2).

Vale ressaltar que a presença de dores neuropática e nociceptiva não exclui a possibilidade de haver dor nociplástica, mas, caso estejam presentes, para que o mecanismo de dor nociplástica seja o dominante, os outros tipos não podem ser totalmente responsáveis pela dor do paciente.

Dor neuropática

Por definição, a dor neuropática é determinada por alguma lesão ou doenças que afetam diretamente o sistema nervoso somatossensorial, tendo a possibilidade de afetar os componentes tanto periféricos como centrais. As características clínicas esperadas para o mecanismo de dor neuropática são uma combinação complexa entre perda sensorial e dor afetando as regiões corporais correspondentes à parte danificada do SNC ou no território de inervação do nervo periférico lesionado.[27] A região cervical, junto com dor irradiada a membros superiores, é uma das localizações mais frequentemente afetadas nas dores crônicas com características neuropáticas.[28]

Quando envolve mecanismos centrais, independentemente da doença ou lesão de base, espera-se um comprometimento parcial ou total da sensibilidade à temperatura e a picadas (*pinprick*) em decorrência da perda de funções espinotalâmicas e do desenvolvimento de hipersensibilidade nas regiões afetadas. Entre as condições ou lesões que

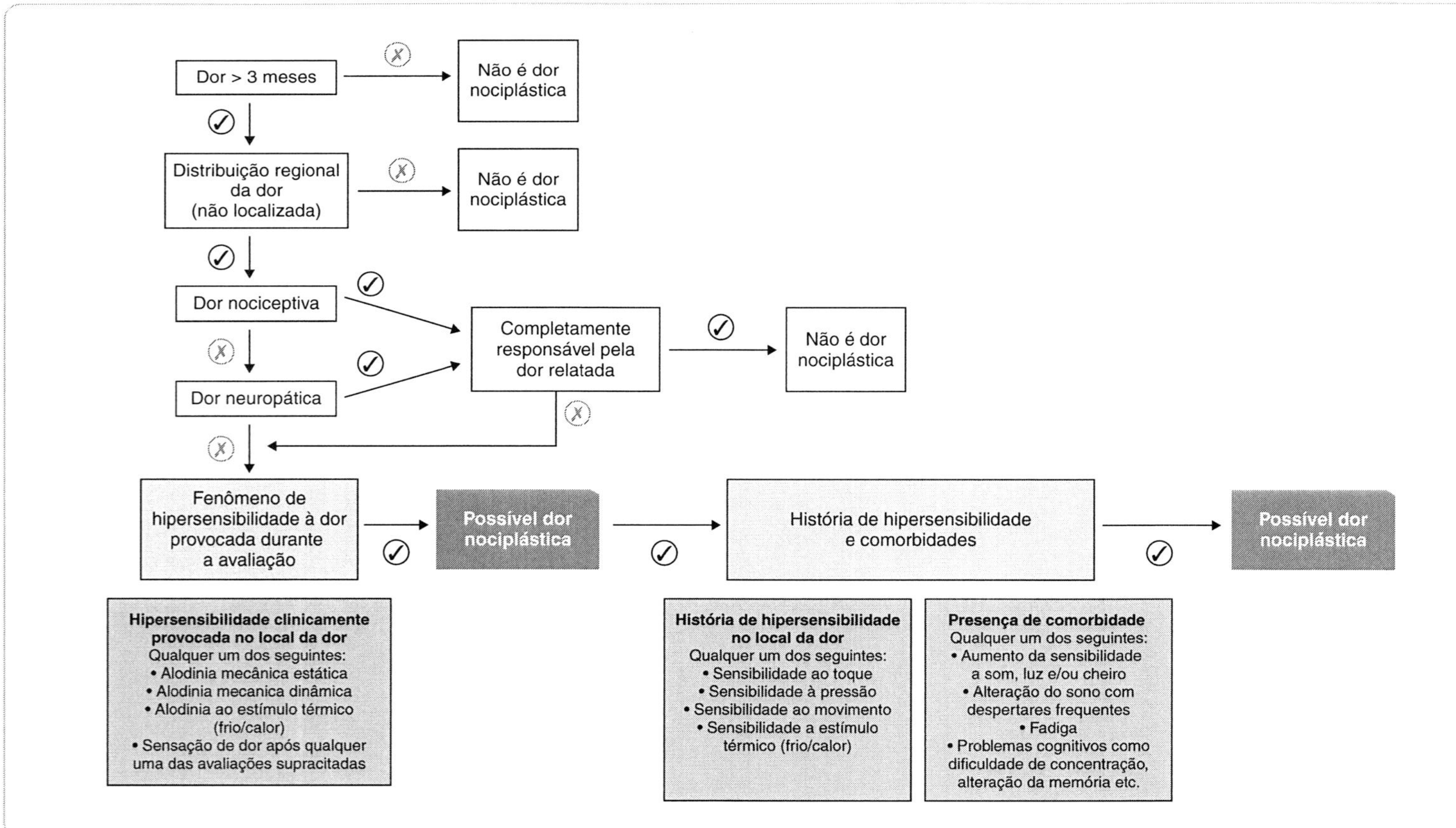

FIGURA 2 Critérios de identificação de dor nociplástica.

Fonte: adaptada de Kosek et al., 2021.[18]

podem estar relacionadas à dor neuropática central estão mielopatias, acidente vascular cerebral (AVC), esclerose múltipla e lesões medulares.

Quando se trata de comprometimento periférico, provocado por infecções, inflamações, lesões tóxicas ou mecânicas, espera-se principalmente o envolvimento de pequenas fibras C não mielinizadas e de fibras A mielinizadas (fibras Aβ e Aδ). O padrão sintomático esperado nesses casos é de dores espontâneas em queimação ou lancinantes seguindo as zonas de inervação dessas estruturas.[29]

A identificação adequada de um mecanismo de dor neuropático é definida pela história clínica, pela localização e pelo tipo de dor e pelo exame neurológico do paciente (ver Tabela 1). Pode contar também com ferramentas específicas, como questionários. Todos esses aspectos serão abordados mais adiante.

De acordo com os dermátomos, as raízes nervosas que podem estar envolvidas em quadros de dor cervical crônica são: C3-C4, que estariam relacionadas com sintomas restritos à região do pescoço; ou C5 em diante, quando o paciente apresenta quadro de dor cervical crônica com irradiação para membros superiores. Entre as condições que podem gerar dor neuropática periférica na região cervical, a radiculopatia cervical é uma condição bastante comum na prática clínica. A definição mais comumente utilizada para a radiculopatia cervical é presença de dor irradiada uni ou bilateral no pescoço e no braço, déficits sensoriais e/ou motores causados por compressão da raiz nervosa e/ou irritabilidade causada por herniações discais ou espondilose.[30,31]

As características clínicas esperadas para pacientes com radiculopatia cervical podem ser agrupadas em:

- Alterações neurológicas detectadas durante o exame clínico neurológico.
- Reprodução ou alívio dos sintomas com movimentos específicos.
- Localização e extensão dos sintomas.
- "Natureza" dos sintomas[31] (ver Tabela 1 para mais detalhes).

TABELA 1 Características clínicas esperadas para um paciente com radiculopatia cervical

Alterações neurológicas detectadas durante o exame clínico neurológico	Déficit sensorial no respectivo dermátomo
	Fraqueza muscular
	Reflexos tendíneos reduzidos
Reprodução ou alívio dos sintomas com movimentos específicos	Teste de tensão da extremidade superior (+)
	Teste de Spurling (+)
	Teste de distração cervical (+)
	Reprodução dos sintomas com alguns movimentos/atividades como tossir ou movimentar a cervical
Localização e extensão dos sintomas	Sintomas percebidos no membro superior que podem se estender além do cotovelo, com uma sintomatologia mais intensa que a da região cervical
Natureza dos sintomas	Dor de natureza espontânea, constante, irradiada, lancinante, repentina, apunhalada, tiros, pinos e agulhas, formigamento, elétrica, tipo dor de dentes

Dor nociceptiva

Toda estrutura inervada na coluna cervical pode provocar dor nociceptiva em consequência de um dano real ou de uma ameaça de dano.[32] Entre as estruturas não neurais capazes de promover dor por lesão ou irritabilidade na região cervical, pode-se citar: musculatura do pescoço, articulação zigoapofisária, vértebras, ligamentos, disco intervertebral etc.[2,32]

Ainda que seja difícil identificar os mecanismos patológicos que se relacionam com a dor cervical crônica, três aspectos ressaltam a importância de considerar a dor nociceptiva na avaliação do paciente: o primeiro é a necessidade de identificar bandeiras vermelhas (ver mais adiante) que possam sugerir condições mais graves, como fraturas, luxação vertebral, dissecção da artéria vertebral, neoplasias etc.;[33] o segundo é a necessidade de identificar quando a dor do paciente pode ser explicada exclusivamente por mecanismos nociceptivos, já que excluiria a identificação do mecanismo de dor nociplástica; e o terceiro é que, como existe a possibilidade de coexistirem mecanismos de dor nociceptiva e nociplástica,[17] a estratégia de tratamento poderia ser orientada para abordar ambos os tipos de dor.

O que se espera da apresentação clínica de uma dor nociceptiva é dor regional relacionada com a estrutura lesionada ou ameaçada, que pode apresentar hipersensibilidade local (sensibilização periférica), sem sinais de hipersensibilidade em zonas que não se relacionem com o tecido de origem.

Embora seja menos frequentemente responsável pelos quadros de dor cervical crônica, quando esse é o mecanismo dominante, costuma ser associado às sobrecargas mecânicas. Além disso, especula-se que um dos mecanismos relacionados às dores cervicais crônicas seja a presença de inflamação sistêmica, tendo sido confirmado em uma metanálise recente um aumento de interleucina-1-beta (IL-1-β) e de fator de necrose tumoral alfa (TNF-α) em pacientes com dor cervical crônica.[34]

Para ajudar o raciocínio clínico na identificação de potenciais fontes de estímulos nociceptivos para o quadro de dor do paciente, alguns autores[32,35,36] descreveram mapas de dor referida que pode ser provocada por estímulos nociceptivos das articulações zigoapofisárias, dos discos intervertebrais e dos músculos cervicais (Figura 3).

ASPECTOS DA AVALIAÇÃO

A avaliação musculoesquelética de pacientes com dor cervical deve ser objetiva e detalhada, permitindo ao profissional o entendimento do quadro clínico pela perspectiva tanto clínica quanto do paciente. Uma avaliação completa e bem direcionada permite que o profissional de saúde determine o plano de tratamento mais adequado e alinhado às expectativas do paciente. A avaliação de pacientes com dor cervical crônica divide-se em etapas.

Anamnese

Na anamnese, devem ser coletados dados pessoais, sociodemográficos, antropométricos e clínicos, que formarão a base para a construção do quadro clínico e a identificação de fatores de risco e prognóstico. Elementos como idade, sexo, peso, altura, nível de escolaridade, estado civil e estilo de vida (p. ex. hábitos de sono, nível de atividade física e tabagismo) devem ser questionados. As questões que envolvem o tipo de atividade laboral não devem ser esquecidas, visto que muitas vezes a dor cervical está associada à atividade de trabalho exercida. Nesse sentido, investigam-se posturas adotadas, mobiliário, atividades realizadas

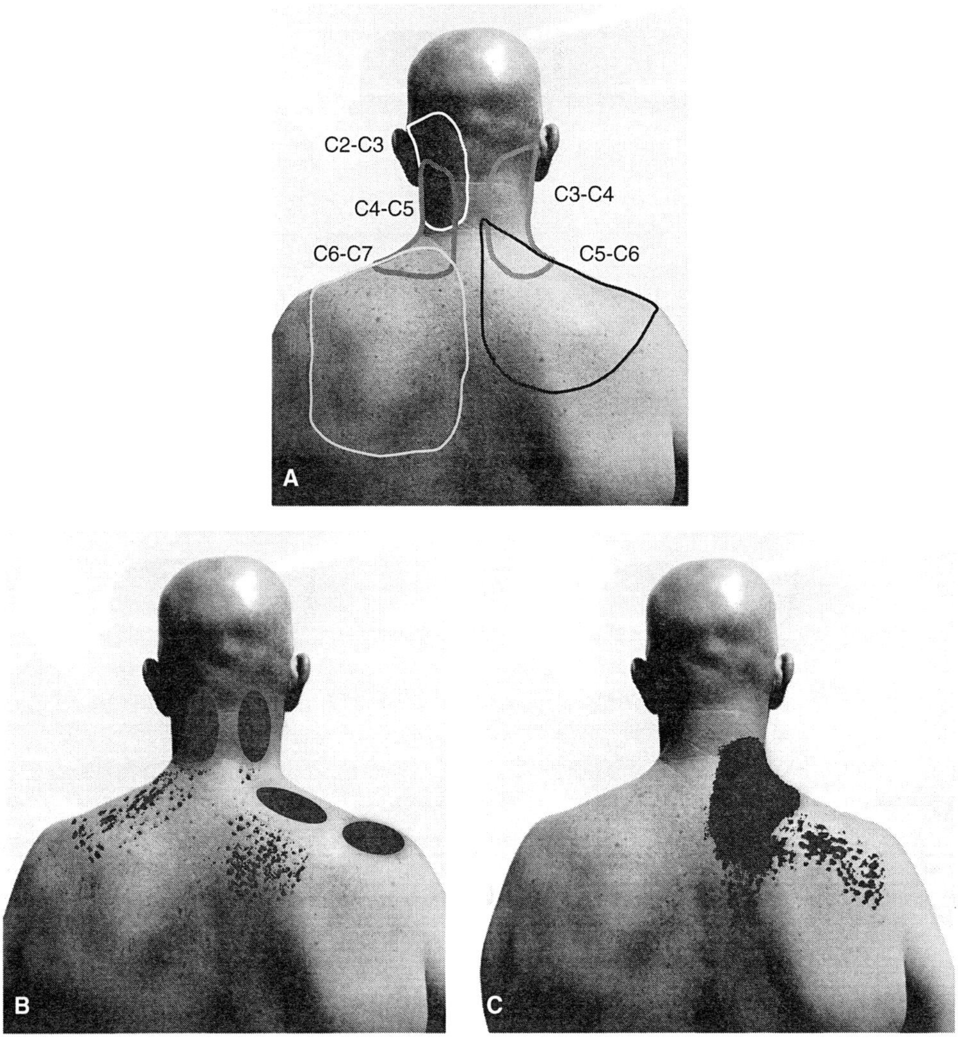

FIGURA 3 **A**: padrão de dor referida esperado para as articulações zigoapofisárias provocado experimentalmente em indivíduos saudáveis. **B** e **C**: exemplo de padrão de dor referida esperado para pontos-gatilho miofasciais que podem contribuir para a clínica de dor cervical crônica, como os músculos trapézio superior (**B**) e elevador da escápula (**C**).

Fonte: adaptada de Cooper et al., 2007.[35]

e equipamentos utilizados, bem como o ambiente de trabalho em geral, considerando-se realização de pausas, sociabilidade e nível de estresse. Informações sobre uso de medicamentos e realização de tratamentos prévios para a dor cervical também devem ser coletadas.

Ainda durante a anamnese, questões sobre fatores psicossociais e emocionais, e o histórico de saúde atual e pregresso do paciente devem ser feitas, bem como sobre antecedentes clínicos familiares. Essa investigação, associada com achados do exame físico, permite a identificação de sinais de alerta (bandeiras vermelhas e amarelas), que indicarão a necessidade de avaliação adicional com exames de imagem ou em associação com outros profissionais.

Dimensões da dor

A avaliação clínica de pacientes com dor cervical crônica deve abordar as características do quadro clínico, como tempo desde o início dos sintomas, localização, frequência, intensidade e duração da dor, sintomas associados e fatores atenuantes e agravantes.

Os detalhes sobre o início do quadro doloroso podem ajudar a determinar quaisquer eventos associados à dor. A partir da identificação de relação temporal com algum evento, é possível determinar a progressão da intensidade da dor e sua relação com o evento.[37] Para a avaliação da intensidade da dor, podem ser utilizadas escalas de dor qualitativas ou quantitativas. A Escala Numérica de Avaliação da Intensidade da Dor (END) de 11 pontos (0 a 10 pontos) é uma das escalas quantitativas mais utilizadas na prática, e a classificação de intensidade entre dor leve, dor moderada e dor intensa é a mais utilizada entre as escalas qualitativas.

A localização da dor pode ser avaliada por meio de mapa de dor (Capítulo 4) ou outras representações gráficas em que o paciente marca o local de dor, ou ainda pela indicação do paciente apontando a região no próprio corpo. Essa investigação tem como objetivo determinar a lateralização da dor (unilateral ou bilateral), a região acometida (cervical superior, média ou inferior) e a área de manifestação dolorosa (em processos espinhosos, sugerindo origem articular; ou na musculatura cervical, sugerindo origem muscular). Na sequência, é importante avaliar se a dor se irradia e, em caso afirmativo, para onde se irradia, e se está associada a algum movimento ou postura. Além da possibilidade de comprometimento radicular, a presença de pontos-gatilho musculares e a dor mediada por facetas também podem causar dor referida em membros superiores ou na cabeça.[37] A investigação de dor referida por palpação será abordada posteriormente neste capítulo.

Quanto à duração da dor, deve-se investigar se é contínua ou intermitente. Em casos intermitentes, a frequência da dor deve ser avaliada. Para garantir uma melhor compreensão do paciente, o terapeuta deve definir e esclarecer seus critérios para avaliação da frequência (número de vezes em que o pescoço dói por dia, número de dias com dor por semana, número de dias com dor por mês). Além disso, é importante investigar a relação da dor com repouso e/ou movimento. De forma geral, condições inflamatórias pioram após repouso prolongado, enquanto condições mecânicas ou degenerativas melhoram com o repouso e pioram com o movimento, principalmente após longos períodos.[38]

A presença de sintomas associados à dor cervical também deve ser investigada. Parestesia ou fraqueza em membros superiores pode ser indicativa de radiculopatia cervical, neuropatia ou plexopatia braquial.[37] Sintomas vestibulares como vertigem e tontura podem sugerir quadro de tontura cervicogênica.[39] A presença de dor de cabeça pode ser relatada pelo paciente, sugerindo cefaleias que podem ser primárias, como migrânea e cefaleia tipo tensional, ou secundárias, como cefaleia cervicogênica, entre outras.[40,41] É comum que os pacientes com dor cervical relatem síndrome do túnel do carpo coexistente.[37]

A identificação de fatores atenuantes e agravantes é extremamente relevante no entendimento do padrão de dor e até permite que o profissional levante hipóteses sobre as causas. De forma geral, condições inflamatórias pioram após repouso prolongado, enquanto condições mecânicas ou degenerativas melhoram com o repouso e pioram com o movimento, principalmente após longos períodos.[38] Em casos de compressão radicular ou dor de origem facetária, é comum o relato de dor ser associado ao movimento de rotação cervical ipsilateral à dor, ao passo que a abdução do braço também do lado ipsilateral sobre a cabeça alivia a dor, e alguns pacientes relatam que preferem dormir nessa posição.[37] O alívio da dor com variações de decúbito e o uso de recursos analgésicos também devem ser investigados.

Nesse momento da avaliação, também se deve questionar o paciente quanto à história de hipersensibilidade e comorbidades determinantes para a definição de provável dor nociplástica, já que é necessário apresentar ao menos uma dessas condições. Muitas vezes, o paciente não consegue associar de maneira direta essas observações com seu quadro clínico, por isso não se deve esperar o relato espontâneo para identificar esses aspectos. É necessário perguntar, tentando dar exemplos práticos do cotidiano, sobre a hipersensibilidade ao toque (dar exemplos como toque suave, contato com roupas ou colares), à pressão (dar exemplos como apoiar coisas mais pesadas, como alças da bolsa, pressão da alça do sutiã ou apoiar o pescoço em algum lugar), ao movimento (exemplos de situações que demandem mais movimentos do pescoço, como olhar para o teto ou para trás, ou percepção de piora da dor ao caminhar), e a estímulos térmicos (exemplos como tomar banho com água fria ou quente, ou cozinhar).[18] Com relação às comorbidades específicas mencionadas no critério da IASP,[18] não existe consenso da necessidade de considerar os sintomas não relacionados à dor para definir o mecanismo de dor nociplástica, mas espera-se que pacientes com esse tipo de dor se queixem desses sintomas.[18]

O paciente deve ser questionado sobre alterações do sono, fadiga, dificuldades de atenção ou de concentração, problemas de memória e aumento da sensibilidade a som, luz e cheiro. O profissional pode ajudar o paciente a entender a sensação de desconforto que sente em algumas situações, por exemplo, aquele paciente que relata sentir desconforto ao caminhar em dias ensolarados: esse desconforto pode ser causado pela luz, pelo calor e/ou pelo movimento. Nesse momento, podem ser utilizados exemplos em que cada estímulo apareça separadamente, questionando se o desconforto ao caminhar também se repete no fim da tarde, se tomar banho quente também dá sensação de desconforto ou se o brilho dos faróis dos carros incomodam ao dirigir à noite.

Bandeiras vermelhas

Como em diversas outras doenças, é fundamental verificar a presença de bandeiras vermelhas em pacientes com dor cervical. As bandeiras vermelhas são padrões de sinais e sintomas (sinais de alerta) que podem indicar doenças graves que requerem procedimentos e cuidados adicionais.[42] Para a dor cervical, podem-se citar como bandeiras vermelhas:[43]

- **Câncer:** história de câncer, perda de peso inexplicada, dor noturna, idade superior a 50 anos.
- **Infecção vertebral:** febre, uso de drogas intravenosas, infecção recente.
- **Fraturas osteoporóticas:** história de osteoporose, uso de corticosteroides, idade avançada.
- **Fratura traumática:** *Canadian C-Spine Rule* positivo.

- **Mielopatia (déficits neurológicos graves/progressivos):** pescoço rígido e doloroso, dor e fraqueza nos braços, alterações sensoriais na extremidade inferior, fraqueza motora e atrofia, hiper-reflexia, marcha espástica.
- **Dissecção de carótida/artéria vertebral:** início súbito e intenso de cefaleia ou dor cervical (avaliada por meio do teste da artéria vertebral).[44]
- **Hemorragia cerebral/lesão de massa:** início súbito e intenso de cefaleia.
- **Artrite inflamatória:** rigidez matinal, edema em múltiplas articulações.

Bandeiras amarelas

Além das bandeiras vermelhas, as bandeiras amarelas também devem ser avaliadas, pois, além de terem influência no sucesso do tratamento, sinalizam a presença de condições que necessitam da intervenção de outros profissionais. As bandeiras amarelas representam fatores psicológicos que, quando presentes em indivíduos com condições de dor musculoesquelética, predizem diminuição da função, aumento da gravidade da dor e aparecimento de novas condições dolorosas.[45]

Embora não haja uma definição dos fatores psicológicos associados intimamente à dor cervical, serão apresentados os sinalizadores de bandeiras amarelas nas condições de dor musculoesquelética, incluindo a dor cervical crônica,[45,46] indicando-se as ferramentas disponíveis em português e validadas para a avaliação de cada item.

- **Ansiedade:** Inventário de Ansiedade de Beck (BAI, do inglês *Beck Anxiety Inventory*).[47]
- **Depressão:** Questionário de Saúde do Paciente-9 (PHQ-9, do inglês *Patient Health Questionnaire-9*).[48]
- **Comportamento de medo e evitação:** Questionário de Crenças de Medo e Evitação (FABQ, do inglês *Fear-Avoidance Beliefs Questionnaire*).[49]
- **Cinesiofobia:** Escala Tampa de Cinesiofobia (TSK-17, do inglês *Tampa Scale for Kinesiophobia-17*).[50]
- **Catastrofização:** Escala de Catastrofização da Dor (PCS, do inglês *Pain Catastrophizing Scale*).[51]
- **Autoeficácia:** Escala de Autoeficácia sobre a Dor Crônica (CPSS, do inglês *Chronic Pain Self-Efficacy Scale*).[52]

Comorbidades

Cabe ao profissional da saúde, na avaliação do paciente com dor cervical crônica, identificar suas comorbidades, com a finalidade de entender melhor o contexto global do paciente, saber as potenciais restrições de alguns tratamentos, identificar para qual profissional esse paciente deve ser encaminhado (no caso de ainda não ser acompanhado pela comorbidade), além de personalizar de maneira adequada a educação proporcionada a esse paciente.

Estima-se que cerca de 88% dos pacientes com dor crônica apresentam outro diagnóstico de condições crônicas.[53] Quando se trata da dor cervical crônica, uma das principais e mais prevalentes comorbidades é a presença de dor musculoesquelética em outro segmento, como a dor lombar.[54] Outra condição de dor crônica que se apresenta com alta frequência como comorbidade com a dor cervical é a migrânea.[55]

Deve-se lembrar, no entanto, que a dor cervical crônica não está associada somente com condições dolorosas. Existe também uma reconhecida comorbidade com distúrbios do sono,[56] transtornos do humor (p. ex., depressão, ansiedade),[57] doenças respiratórias[58] e diabetes.[59]

QUESTIONÁRIOS

Além dos aspectos avaliados na anamnese, a aplicação de instrumentos padronizados, como questionários e escalas, é amplamente recomendada para quantificar e classificar os sintomas relacionados à dor cervical. O uso de ferramentas validadas auxilia o profissional a identificar o estado inicial de um paciente, desenvolver um plano de tratamento adaptado às demandas dele e monitorar as alterações relativas a dor, função, incapacidade e comportamento psicossocial. A Tabela 2 apresenta um resumo dos principais questionários disponíveis em português para utilizar em pacientes com dor cervical crônica, alguns especificamente desenvolvidos para a dor cervical e outros mais gerais, porém úteis para identificar comorbidades e/ou componentes neuropáticos ou nociplásticos.

Índice de Incapacidade da Cervical/Neck Disability Index

Entre as ferramentas de avaliação da incapacidade cervical, o Índice de Incapacidade da Cervical, versão brasileira do Neck Disability Index (NDI-BR) é o questionário mais utilizado. Originalmente, o NDI-BR é composto por 10 itens que avaliam as limitações relacionadas à dor cervical nas atividades de vida diária. A soma da pontuação dos itens pode chegar até 50, e a pontuação final é mensurada em porcentagem, dividindo-se o valor obtido pelo máximo possível, e posteriormente multiplicando-se o valor obtido por 100. O NDI-BR apresenta consistência interna adequada (alfa de Cronbach = 0,74), confiabilidade moderada (coeficiente de correlação intraclasse – CCI > 0,48) e possui associação com índice de qualidade de vida.[60] A versão original do

TABELA 2 Principais questionários utilizados na avaliação de dor cervical crônica

Identificação de dor neuropática	Avaliação de Leeds de Sinais e Sintomas Neuropáticos (LANSS, do inglês *Leeds Assessment of Neuropathic Symptoms and Signs*) Pain-detect Dor Neuropática-4 (DN-4, do francês *Douleur Neuropathique-4*)
Ansiedade	Inventário de Ansiedade de Beck (BAI, do inglês *Beck Anxiety Inventory*).
Depressão	Questionário de Saúde do Paciente-9 (PHQ-9, do inglês *Patient Health Questionnaire-9*).
Comportamento de medo e evitação	Questionário de Crenças de Medo e Evitação (FABQ, do inglês *Fear Avoidance Beliefs Questionnaire*).
Cinesiofobia	Escala Tampa da Cinesiofobia (TSK-17, do inglês *Tampa Scale for Kinesiophobia-17*)
Catastrofização	Escala de Catastrofização da Dor (PCS, do inglês *Pain Catastrophizing Scale*).
Autoeficácia	Escala de Autoeficácia sobre a Dor Crônica (CPSS, do inglês *Chronic Pain Self-Efficacy Scale*).
Incapacidade cervical	Índice de Incapacidade da Cervical (NDI, do inglês *Neck Disability Index*). Versão curta do Índice de Incapacidade da Cervical (SF-NDI, do inglês *Short-Form Neck Disability Index*). Mapeamento do Perfil de Aptidão Física e Dor na Cervical (Br-ProFitMap-neck, do inglês *Profile Fitness Mapping Neck Pain*). Escala de Incapacidade Funcional da Cervical de Copenhagen (CNFDS, do inglês *Copenhagen Neck Functional Disability Scale*). Questionário de Bournemouth para Cervical (NBQ, do inglês *Neck Bournemouth Questionnaire*)
Disfunção craniocervical	Índice de disfunção craniocervical (CDI, do inglês *Craniocervical Dysfunction Index*).

NDI possui mínima diferença detectável de 5 pontos (ou 10%).[61]

Embora o NDI seja considerado um questionário unidimensional, a validade estrutural da ferramenta é questionada por alguns pesquisadores, por isso foi proposta a forma curta do NDI-BR – *Short-Form NDI* (SF-NDI), com cinco questões e pontuação final máxima de 25 pontos.[62] Além de apresentar melhores parâmetros de estrutura interna (*goodness-of-fit indexes*) e avaliar um único construto – a incapacidade –, o SF-NDI apresenta, em comparação com a versão completa do NDI, melhores valores de consistência interna (alfa de Cronbach = 0,77), confiabilidade (CCI = 0,84) e maior associação com os índices de qualidade de vida. Além disso, o SF-NDI também possui associação com índices de cinesiofobia e apresenta mínima diferença detectável de 3,8 pontos.[63]

Mapeamento do Perfil de Aptidão Física e Dor na Cervical

A versão brasileira do Mapeamento do Perfil de Aptidão Física e Dor na Cervical (Br-ProFitMap-Neck, do inglês *Profile Fitness Mapping Neck Pain*) é uma ferramenta autoadministrável utilizada para a avaliação de sintomas e de limitação funcional/incapacidade relacionada à dor cervical. O questionário é composto por dois domínios: Escala de Sintomas/Frequência e Escala de Limitação Funcional. A Escala de Sintomas tem 26 questões e, por sua vez, é subdividida em intensidade e frequência. A Escala de Limitação Funcional tem 18 questões. O sistema de pontuação considera um peso para cada questão e transforma a pontuação final de maneira que, quanto maior for o escore final, menores serão os níveis de incapacidade/funcionalidade. Considerando-se essa escala de 0 a 100, a mínima mudança detectável da Escala de Sintomas é de 5 pontos e a da Escala de Limitação Funcional, de 8 pontos.[64] O Br-ProFitMap-Neck apresenta consistência interna adequada (alfa de Cronbach = 0,74), alta confiabilidade (CCI >0,75) e possui correlação moderada a forte com escores de incapacidade cervical, qualidade de vida, ansiedade e cinesiofobia.[64]

Escala de Incapacidade Funcional da Cervical de Copenhagen

A Escala de Incapacidade Funcional da Cervical de Copenhagen (CNFDS, do inglês *Copenhagen Neck Functional Disability Scale*) é uma escala de domínio único que avalia o grau de incapacidade durante atividades diárias em pacientes com dor cervical. É composta por 15 questões, com pontuação final variando entre 0 e 30, em que maiores valores indicam maior incapacidade.

O questionário apresenta consistência interna adequada (alfa de Cronbach = 0,84), excelente confiabilidade (CCI = 0,93) e associação com a incapacidade mensurada pelo NDI-BR, índices de cinesiofobia e catastrofização. A mínima diferença detectável é de 4,76 pontos.[65]

Índice de Disfunção Craniocervical

O Índice de Disfunção Craniocervical (CDI, do inglês *Craniocervical Dysfunction Index*) avalia a disfunção craniocervical independentemente da opinião dos pacientes, da gravidade dos sintomas e da necessidade de tratamento. A partir de medidas objetivas de cinco itens – mobilidade cervical, disfunção articular, dor muscular cervical, dor durante o movimento da coluna cervical e postura craniocervical – o CDI classifica numericamente a gravidade da disfunção cervical e possibilita a seleção de alterações que devem ser priorizadas no tratamento e reavaliadas ao longo do tempo. O CDI possui consistência interna adequada (alfa de Cronbach = 0,71) e seus índices possuem forte correlação com a intensidade da dor cervical.[66]

Questionário de Bournemouth para Cervical

A versão brasileira do Questionário de Bournemouth para Cervical (NBQ, do inglês *Neck Bournemouth Questionnaire*) é uma ferramenta multidimensional desenvolvida a partir do modelo biopsicossocial e inclui questões sobre dor, incapacidade, domínios cognitivos e afetivos. É composta por sete questões, cada uma representando uma dimensão diferente da cervicalgia, que são pontuadas por meio de uma escala numérica de classificação de 11 pontos. A pontuação total varia de 0 a 70, obtida pela soma das pontuações de cada um dos sete tópicos, sendo que pontuações mais altas refletem mais dor e incapacidade. O Brazil-NBQ apresenta consistência interna adequada (alfa de Cronbach = 0,98), alta confiabilidade (CCI > 0,87), associação com índices de qualidade de vida, intensidade da cervicalgia e incapacidade cervical.[67] Na versão original, uma mudança de 13 pontos (ou 36%) é atribuída à melhora clínica do quadro de dor cervical crônica.[68]

CONSIDERAÇÕES FINAIS

Nos pacientes com dor cervical crônica, a avaliação deve identificar: as queixas e o impacto que a dor cervical crônica pode causar na vida do paciente, o mecanismo predominante de dor e as alterações somatossensoriais e musculoesqueléticas. De acordo com os achados encontrados nessa avaliação, será possível determinar o diagnóstico cinético-funcional e, consequentemente, definir de maneira individualizada a abordagem terapêutica mais adequada para cada paciente.

REFERÊNCIAS

1. Henschke N, Kamper SJ, Maher CG. The epidemiology and economic consequences of pain. Mayo Clin Proc. 2015;90(1):139-47.
2. Blanpied PR, Gross AR, Elliott JM, Devaney LL, Clewley D, Walton DM, et al. Neck pain: revision 2017. J Orthop Sports Phys Ther. 2017;47(7):A1-A83.
3. Guzman J, Hurwitz EL, Carroll LJ, Haldeman S, Côté P, Carragee EJ, et al. A new conceptual model of neck pain: linking onset, course, and care: the Bone and Joint Decade 2000-2010 Task Force on Neck Pain and Its Associated Disorders. Spine (Phila Pa 1976). 2008;33(4 Suppl):S14-23.
4. Hoy DG, Protani M, De R, Buchbinder R. The epidemiology of neck pain. Best Pract Res Clin Rheumatol. 2010; 24(6):783-92.
5. Deligne LMC, Rocha MCB, Malta DC, Naghavi M, passos VMA. The burden of neck pain in Brazil: estimates from the Global Burden of Disease Study 2019. BMC Musculoskelet Disord. 2021;22(1):811.
6. Fejer R, Kyvik KO, Hartvigsen J. The prevalence of neck pain in the world population: a systematic critical review of the literature. Eur Spine J. 2006;15(6):834-48.
7. Hogg-Johnson S, van der Velde G, Carroll LJ, Holm LW, Cassidy JD, Guzman J, et al. The burden and determinants of neck pain in the general population: results of the Bone and Joint Decade 2000-2010 Task Force on Neck Pain and Its Associated Disorders. Spine (Phila Pa 1976). 2008;33(4 Suppl):S39-51.
8. Binder AI. Neck pain. BMJ Clin Evid. 2008; 2008:1103.
9. Fernández-de-las-Peñas C, Hernández-Barrera V, Alonso-Blanco C, Palacios-Ceña D, Carrasco-Garrido P, Jiménez-Sánchez S, et al. Prevalence of neck and low back pain in community-dwelling adults in Spain: a population-based national study. Spine (Phila Pa 1976). 2011;36(3):E213-9.
10. Safiri S, Kolahi AA, Hoy D, Buchbinder R, Mansournia MA, Bettampadi D, et al. Global, regional, and national burden of neck pain in the general population, 1990-2017: systematic analysis of the Global Burden of Disease Study 2017. BMJ. 2020;368:m791.
11. Carroll LJ, Hogg-Johnson S, van der Velde G, Haldeman S, Holm LW, Carragee EJ, et al. Course and prognostic factors for neck pain in the general population: results of the Bone and Joint Decade 2000-2010 Task Force on Neck Pain and

Its Associated Disorders. Spine (Phila Pa 1976). 2008;33(4 Suppl):S75-82.
12. GBD 2019 Diseases and Injuries Collaborators. Global burden of 369 diseases and injuries in 204 countries and territories, 1990-2019: a systematic analysis for the Global Burden of Disease Study 2019. Lancet. 2020;396(10258):1204-22. Erratum in: Lancet. 2020;396(10262):1562.
13. Dieleman JL, Cao J, Chapin A, Chen C, Li Z, Liu A, et al. US health care spending by payer and health condition, 1996-2016. JAMA. 2020;323(9):863-84.
14. Meziat Filho N, Coutinho ES, Azevedo-e-Silva G. Association between home posture habits and low back pain in high school adolescents. Eur Spine J. 2015;24(3):425-33.
15. Cohen SP. Epidemiology, diagnosis, and treatment of neck pain. Mayo Clin Proc. 2015;90(2):284-99.
16. Popescu A, Lee H. Neck pain and lower back pain. Med Clin North Am. 2020;104(2):279-92.
17. International Association for the Study of Pain. Definitions of chronic pain syndromes [Internet]. 2022. Disponível em: https://www.iasp-pain.org/advocacy/definitions-of-chronic-pain-syndromes/. Acesso em: 02 dez. 2022.
18. Kosek E, Clauw D, Nijs J, Baron R, Gilron I, Harris RE, et al. Chronic nociplastic pain affecting the musculoskeletal system: clinical criteria and grading system. Pain. 2021;162(11):2629-34.
19. Sterling M, Hendrikz J, Kenardy J. Compensation claim lodgement and health outcome developmental trajectories following whiplash injury: a prospective study. Pain. 2010;150(1):22-8.
20. Nijs J, George SZ, Clauw DJ, Fernández-de-las-Peñas C, Kosek E, Ickmans K, et al. Central sensitisation in chronic pain conditions: latest discoveries and their potential for precision medicine. Lancet Rheumatol 2021;3:e383-92.
21. Malfliet A, Kregel J, Cagnie B, Kuipers M, Dolphens M, Roussel N, et al. Lack of evidence for central sensitization in idiopathic, non-traumatic neck pain: a systematic review. Pain Physician. 2015;18(3):223-36.
22. Nijs J, Lahousse A, Kapreli E, Bilika P, Saraçoğlu İ, Malfliet A, et al. Nociplastic pain criteria or recognition of central sensitization? Pain phenotyping in the past, present and future. J Clin Med. 2021;10(15):3203.
23. van Oosterwijck J, Nijs J, Meeus M, Paul L. Evidence for central sensitization in chronic whiplash: a systematic literature review. Eur J Pain. 2013;17:299-312.
24. Rampazo EP, Silva VR, Andrade ALM, Back CGN, Madeleine PM, Arendt-Nielsen L, et al. Sensory, motor, and psychosocial characteristics of individuals with chronic neck pain: a case-control study. Phys Ther. 2021;pzab104.
25. Xie Y, Jun D, Thomas L, Coombes BK, Johnston V. Comparing central pain processing in individuals with non-traumatic neck pain and healthy individuals: a systematic review and meta-analysis. J Pain. 2020;21(11-12):1101-24.
26. Coppieters I, De Pauw R, Kregel J, Malfliet A, Goubert D, Lenoir D, et al. Differences between women with traumatic and idiopathic chronic neck pain and women without neck pain: interrelationships among disability, cognitive deficits, and central sensitization. Phys Ther. 2017;97(3):338-53.
27. Zhang YH, Hu HY, Xiong YC, Peng C, Hu L, Kong YZ, et al. Exercise for neuropathic pain: a systematic review and expert consensus. Front Med (Lausanne). 2021;8:756940.
28. Bouhassira D, Lantéri-Minet M, Attal N, Laurent B, Touboul C. Prevalence of chronic pain with neuropathic characteristics in the general population. Pain. 2008;136(3):380-7.
29. Szewczyk AK, Jamroz-Wiśniewska A, Haratym N, Rejdak K. Neuropathic pain and chronic pain as an underestimated interdisciplinary problem. Int J Occup Med Environ Health. 2022;143474.
30. Bono CM, Ghiselli G, Gilbert TJ, Kreiner DS, Reitman C, Summers JT, et al. An evidence-based clinical guideline for the diagnosis and treatment of cervical radiculopathy from degenerative disorders. Spine J. 2011;11(1):64-72.
31. Lam KN, Rushton A, Thoomes E, Thoomes-de Graaf M, Heneghan NR, Falla D. Neck pain with radiculopathy: a systematic review of classification systems. Musculoskelet Sci Pract. 2021;54:102389.
32. Bogduk N. The anatomy and pathophysiology of neck pain. Phys Med Rehabil Clin N Am. 2011;22(3):367-82.
33. Fandim JV, Nitzsche R, Michaleff ZA, Pena-Costa LO, Saragiotto B. The contemporary management of neck pain in adults. Pain Manag. 2021;11(1):75-87.
34. Farrell SF, Zoete RMJ, Cabot PJ, Sterling M. Systemic inflammatory markers in neck pain: a systematic review with meta-analysis. Eur J Pain. 2020;24(9):1666-86.
35. Cooper G, Bailey B, Bogduk N. Cervical zygapophysial joint pain maps. Pain Med 2007;8:344-53.
36. Donnelly JM, Fernández-de-las-Peñas C, Finnegan M, Freeman JL. Dor e disfunção miofascial de

Travell, Simons & Simons: manual de pontos-gatilho. Porto Alegre: Artmed; 2020.
37. Alexander EP. History, physical examination, and differential diagnosis of neck pain. Phys Med Rehabil Clin N Am. 2011;22(3):383-93.
38. Alexandre NMC, Moraes MAA. Modelo de avaliação físico-funcional da coluna vertebral. Rev Latino-Am Enfermagem. 2001;9(2):67-75.
39. Wrisley DM, Sparto PJ, Whitney SL, Furman JM. Cervicogenic dizziness: a review of diagnosis and treatment. J Orthop Sports Phys Ther. 2000; 30(12):755-66.
40. Vincent MB. Headache and neck. Curr Pain Headache Rep. 2011;15(4):324-31.
41. Antonaci F, Inan LE. Headache and neck. Cephalalgia. 2021;41(4):438-42.
42. Verhagen AP. Physiotherapy management of neck pain. J Physiother. 2021;67(1):5-11.
43. Côté P, Wong JJ, Sutton D, Shearer HM, Mior S, Randhawa K, et al. Management of neck pain and associated disorders: a clinical practice guideline from the Ontario Protocol for Traffic Injury Management (OPTIMa) Collaboration. Eur Spine J. 2016;25(7):2000-22.
44. Magee DJ. Avaliação musculoesquelética. 5. ed. Barueri: Manole; 2008. p.170-3.
45. Stearns ZR, Carvalho ML, Beneciuk JM, Lentz TA. Screening for yellow flags in orthopaedic physical therapy: a clinical framework. J Orthop Sports Phys Ther. 2021;51(9):459-69.
46. Lentz TA, Beneciuk JM, Bialosky JE, Zeppieri G Jr, Dai Y, Wu SS, et al. Development of a yellow flag assessment tool for orthopaedic physical therapists: results from the Optimal Screening for Prediction of Referral and Outcome (OSPRO) cohort. J Orthop Sports Phys Ther. 2016;46(5): 327-43. Erratum in: J Orthop Sports Phys Ther. 2016;46(9):813.
47. Quintão S, Delgado AR, Prieto G. Validity study of the Beck Anxiety Inventory (Portuguese version) by the Rasch Rating Scale model. Psicol Reflex Crit. 2013;26(2):305-10.
48. Osório FL, Vilela-Mendes A, Crippa JA, Loureiro SR. Study of the discriminative validity of the PHQ-9 and PHQ-2 in a sample of Brazilian women in the context of primary health care. Perspect Psychiatr Care. 2009;45(3):216-27.
49. Abreu AM, Faria CD, Cardoso SM, Teixeira-Salmela LF. Versão brasileira do Fear-Avoidance Beliefs Questionnaire. Cad Saúde Pública. 2008;24(3): 615-23.
50. Siqueira FB, Teixeira-Salmela LF, Magalhães LC. Análise das propriedades psicométricas da versão brasileira da escala Tampa de cinesiofobia. Acta Ortop Bras. 2007;15(1):19-24.
51. Sehn F, Chachamovich E, Vidor LP, Dall-Agnol L, Souza IC, Torres IL, et al. Cross-cultural adaptation and validation of the Brazilian Portuguese version of the pain catastrophizing scale. Pain Med. 2012;13(11):1425-35.
52. Salvetti MG, Pimenta CAM. Validação da Chronic Pain Self-Efficacy Scale para a língua portuguesa. Arch Clin Psych. 2005;32(4):202-10.
53. Mills SEE, Nicolson KP, Smith BH. Chronic pain: a review of its epidemiology and associated factors in population-based studies. Br J Anaesth. 2019;123(2):e273-e283.
54. Palacios-Ceña D, Albaladejo-Vicente R, Hernández-Barrera V, Lima-Florencio L, Fernández-de-Las-Peñas C, Jimenez-Garcia R, et al. Female gender is associated with a higher prevalence of chronic neck pain, chronic low back pain, and migraine: results of the Spanish National Health Survey, 2017. Pain Med. 2021;22(2):382-95.
55. Al-Khazali HM, Younis S, Al-Sayegh Z, Ashina S, Ashina M, Schytz HW. Prevalence of neck pain in migraine: a systematic review and meta-analysis. Cephalalgia. 2022;3331024211068073. Epub ahead of print.
56. Van Looveren E, Bilterys T, Munneke W, Cagnie B, Ickmans K, Mairesse O, et al. The association between sleep and chronic spinal pain: a systematic review from the last decade. J Clin Med. 2021; 10(17):3836.
57. Kazeminasab S, Nejadghaderi SA, Amiri P, Pourfathi H, Araj-Khodaei M, Sullman MJM, et al. Neck pain: global epidemiology, trends and risk factors. BMC Musculoskelet Disord. 2022;23(1):26.
58. de Miguel-Díez J, López-de-Andrés A, Hernandez-Barrera V, Jimenez-Trujillo I, Del Barrio JL, Puente-Maestu L, et al. Prevalence of pain in COPD patients and associated factors: report from a population-based study. Clin J Pain. 2018;34(9): 787-94.
59. Florencio LL, Lopez-de-Andres A, Hernández-Barrera V, Palacios-Ceña D, Fernández-de-Las-Peñas C, Jimenez-Garcia R, et al. Is there an association between diabetes and neck and back pain? Results of a case-control study. J Clin Med. 2020; 9(9):2867.
60. Cook C, Richardson JK, Braga L, Menezes A, Soler X, Kume P, et al. Cross-cultural adaptation

and validation of the Brazilian Portuguese version of the Neck Disability Index and Neck Pain and Disability Scale. Spine (Phila Pa 1976). 2006; 31(14):1621-7.

61. MacDermid JC, Walton DM, Avery S, Blanchard A, Etruw E, McAlpine C, et al. Measurement properties of the neck disability index: a systematic review. J Orthop Sports Phys Ther. 2009;39(5):400-17.
62. Barreto FS, Avila MA, Pinheiro JS, Almeida MQG, Ferreira CSB, Fidelis-de-Paula-Gomes CA, et al. Less is more: five-item Neck Disability Index to assess chronic neck pain patients in Brazil. Spine (Phila Pa 1976). 2021;46(12):E688-E693.
63. Pontes-Silva A, Avila MA, Fidelis-de-Paula-Gomes CA, Dibai-Filho AV. The Short-Form Neck Disability Index has adequate measurement properties in chronic neck pain patients. Eur Spine J. 2021;30(12):3593-9.
64. Ferreira MC, Björklund M, Dach F, Chaves TC. Cross-cultural adaptation of the Profile Fitness Mapping Neck Questionnaire to Brazilian Portuguese: internal consistency, reliability, and construct and structural validity. J Manipulative Physiol Ther. 2017;40(3):176-86.
65. Barreto FS, Pontes-Silva A, Oliveira FLB, Oliveira-Pires F, Bassi-Dibai D, Fidelis-de-Paula-Gomes CA, et al. Measurement properties of the Brazilian version of the Copenhagen Neck Functional Disability Scale in patients with chronic neck pain. Eur Spine J. 2022;31(2):346-52.
66. Dias ACM, Doi MY, Mesas AE, Fillis MMA, Branco-Barreiro FCA, Marchiori LLM. Translation to Brazilian Portuguese and cultural adaptation of the Craniocervical Dysfunction Index. Int Arch Otorhinolaryngol. 2018;22(3):291-6.
67. Kamonseki DH, Cedin L, Tavares-Preto J, Peixoto BO, Rostelato-Ferreira S. Translation and validation of Neck Bournemouth Questionnaire to Brazilian Portuguese. Rev Bras Reumatol Engl Ed. 2017;57(2):141-8.
68. Bolton JE. Sensitivity and specificity of outcome measures in patients with neck pain: detecting clinically significant improvement. Spine (Phila Pa 1976). 2004;29(21):2410-7.

CAPÍTULO 9

Avaliação da dor lombar

Isadora Orlando de Oliveira

INTRODUÇÃO

Neste capítulo, serão discutidos o contexto da dor lombar no mundo e aspectos da avaliação com ênfase em estratégias de raciocínio clínico e aspectos de triagem. O objetivo é auxiliar o profissional da saúde a compreender melhor o cenário geral associado a condições clínicas relacionadas à coluna lombar e, dessa forma, inserir a prática baseada em evidências no seu dia a dia.

EPIDEMIOLOGIA

Atualmente, condições clínicas relacionadas à coluna vertebral estão entre as principais causas de consulta médica, absenteísmo no trabalho e anos vividos com incapacidade em nível global,[1] podendo ser estratificadas de acordo com sua etiologia em três grandes grupos: doenças graves da coluna vertebral (doenças inflamatórias, fraturas, tumores e infecções), compressão de raiz nervosa (cicatrizes cirúrgicas, estenoses da coluna vertebral ou hérnia de disco intervertebral) e, mais comumente, dor lombar não específica (90% dos casos).[2] A dor lombar está entre os maiores problemas de saúde do mundo, acometendo principalmente a população economicamente ativa, mulheres e pacientes entre 40 e 80 anos de idade.[3]

A literatura mostra que a maioria dos pacientes com dor lombar aguda se recupera em seis semanas, porém 2 a 7% dos pacientes permanecem sintomáticos, desenvolvendo dor crônica e possivelmente déficits neurológicos, motores e um conjunto de sintomas que muitas vezes podem ser controlados com tratamento conservador, mas outras vezes requerem procedimentos cirúrgicos.[4,5] Gastos com cirurgias de coluna aumentaram exponencialmente durante as duas últimas décadas[6] e tornaram-se os procedimentos com os mais elevados custos agregados para os sistemas de saúde.[7]

Mesmo com os grandes avanços tecnológicos em procedimentos diagnósticos e técnicas cirúrgicas, desfechos clínicos como dor e incapacidade e custos econômicos provocados por condições clínicas relacionadas à coluna lombar continuam a crescer em prevalência e gastos para a sociedade.[5] A aderência continuada ao modelo de tratamento baseado no aspecto patológico tem sido considerada por alguns autores como uma das razões para a prevalência aumentada de queixas de dor lombar na população mundial.[6,7]

FISIOPATOLOGIA

Em um contexto geral de reabilitação, a estrutura anatômica com anormalidade guia as decisões do tratamento com sinais e sintomas, pois espera-se que eles desapareçam quando a anormalidade estrutural for corrigida ou eliminada.[8] Apesar disso, muitos, pacientes com sintomas de dor lombar frequentemente não apresentam alteração estrutural ou patológica que possa ser diagnosticada como a origem dos sintomas.[9] Além disso, alterações estruturais em estudos de imagem apresentam pobre sensibilidade para prever os sintomas de pacientes, pois radiografias, ressonância magnética e tomografia computadorizada apresentam altas taxas de falso-positivo em indivíduos sem dor lombar.[10-12] Esses exames não devem ser solicitados para pacientes com queixas de dor lombar inespecífica, muito menos interpretados em substituição ao exame clínico.

Assim, o cenário da evidência atual reforça o fato de que essa condição clínica deve ser vista como questão de saúde pública, na qual aspectos do tratamento conservador precisam ser abordados com toda a população,[13] por meio de estratégias de educação voltadas para a conscientização sobre os sintomas; e com profissionais de primeiro contato sobre sinais de alerta e fatores prognósticos.

ASPECTOS DA AVALIAÇÃO

O primeiro contato com o paciente é importante para o tratamento como um todo, visto que é nesse momento que o profissional da saúde coleta aspectos da história clínica, realiza exame físico e exames complementares, e reúne as primeiras informações a respeito do caso, elaborando hipóteses diagnósticas e um plano de tratamento inicial. Ademais, é o momento de o paciente receber orientações iniciais e tirar dúvidas, quando tem início o processo de aliança terapêutica.

Dessa forma, o clínico deve permitir que o paciente descreva aspectos cronológicos da condição em que ele se encontra no momento do primeiro contato, bem como o melhor e o pior momento do dia, aspectos de duração e localização da dor, intensidade e característica dos sintomas (queimação, pontada, picada etc.), fatores de melhora ou piora, medicações que estão sendo administradas no momento, resposta a intervenções prévias (procedimentos, fisioterapia, contato com outros profissionais, entre outros), histórico clínico do paciente, antecedentes familiares e aspectos psicossociais como estilo de vida, hábitos de sono e atividades laborais atuais e pregressas.

Em síntese, há quatro aspectos fundamentais que devem ser levados em consideração durante a realização da anamnese:

1. **Queixa principal:** comportamento dos sintomas.
2. **Histórico clínico:** confundidores e resposta a intervenções prévias.
3. **Histórico familiar:** alterações congênitas/hereditariedade.
4. **Histórico pessoal:** questões laborais e psicossociais.

Os sinais de bandeiras vermelhas também devem ser avaliados pelo clínico em casos de queixas relacionadas à coluna lombar, sendo as mais comuns: perda de peso recente sem motivo conhecido, febre, hematúria, sangue nas fezes, histórico de trauma, dor noturna intensa não aliviada com repouso, alterações no controle da urina ou das fezes, anestesia em sela, perda motora evidente e histórico de câncer com menos de cinco anos de alta médica. Na apresentação de qualquer um desses relatos, recomenda-se que o paciente seja encaminhado para médico especialista para exames subsidiários, com suspensão da reabilitação até esclarecimentos futuros.

Uma vez excluídas as bandeiras vermelhas que são indicativas de tratamento cirúrgico imediato, as recomendações incluem o uso de uma estrutura biopsicossocial baseada na anamnese para orientar o manejo com tratamento não farmacológico inicial, que envolva educação para reforçar a retomada de atividades de vida diária, exercícios e abordagem multiprofissional (psicologia e nutrição, entre outras) para indivíduos com sintomas persistentes.

Outro ponto importante é a avaliação dos fatores que podem ser chamados de bandeiras amarelas. Tratam-se de fatores psicológicos que podem afetar o prognóstico do tratamento da dor lombar, mesmo que alguns tenham um peso maior do que os outros, como a autoeficácia com relação à dor.[14] Algumas das bandeiras amarelas estão relacionadas à percepção da doença, enquanto outras são relativas a quadros de transtornos de humor. Alguns exemplos de bandeiras amarelas que podem ser investigados são crenças sobre a doença, crenças de medo e evitação, estratégias de manejo da dor, catastrofização, ansiedade, intensidade de sintomas de depressão e crenças de autoeficácia.[15] O Capítulo 6, "Avaliação muldimensional da dor", aborda esses aspectos relacionados à dor.

As diretrizes de prática clínica atuais recomendam abordagens conservadoras (não cirúrgicas) para o tratamento de doenças degenerativas da coluna lombar, exceto em casos de bandeiras vermelhas. Especificamente para o tratamento de pacientes com dor lombar aguda (tempo de sintomas < 12 semanas), as diretrizes recomendam um prognóstico favorável e orientações sobre o retorno às atividades normais, evitando-se repouso no leito, uso de anti-inflamatórios não esteroides (AINE) e opioides. Para o tratamento de pacientes com dor lombar crônica (tempo de sintomas > 12 semanas), as diretrizes recomendam o uso de AINE e antidepressivos, exercícios e intervenções psicossociais.[16]

QUESTIONÁRIOS ESPECÍFICOS

Questionários específicos são utilizados para a avaliação de desfechos do paciente de forma objetiva, a partir de aspectos como incapacidade, dor, risco de cronicidade e qualidade de vida, entre outros (Tabela 1), de modo a auxiliar o clínico a formular metas específicas e o paciente a reconhecer certos aspectos clínicos e o *status*/evolução de sua queixa.

A avaliação da qualidade de vida relacionada à saúde pode ser realizada por meio de questionários genéricos, como SF-36 (do inglês *Medical Outcomes Study 36-Item Short Form Health Survey*)[17] ou o SF-12 (do inglês *Medical Outcomes Study 12-Item Short Form Health Survey*).[18] O SF-36 tem oito domínios: capacidade funcional, aspectos físicos, dor, estado geral de saúde, vitalidade, aspectos sociais, aspectos emocionais e saúde mental. Cada domínio tem pontuações que vão de 0 a 100, sendo que valores mais altos indicam uma melhor condição.[17] Os oito domínios do SF-36 podem ser combinados em dois componentes diferentes: o componente físico (formado pelos domínios capacidade funcional, aspectos físicos, dor e estado geral de saúde) e o componente mental (com os domínios vitalidade, aspectos sociais, aspectos emocionais e saúde mental).[17] Já o SF-12 foi elaborado com base no SF-36, mas com menos questões, na tentativa de tornar a avaliação da

TABELA 1 Ferramentas e instrumentos para avaliação de desfechos de pacientes com dor lombar

Questionário	Construto avaliado
SF-36[17] (do inglês *Medical Outcomes Study 36-Item Short Form Health Survey*) SF-12[18] (do inglês *Medical Outcomes Study 12-Item Short Form Health Survey*)	Qualidade de vida
Índice de Incapacidade de Oswestry (ODI, do inglês *Oswestry Disability Index*)[19]	Incapacidade
Questionário de Crenças de Medo e Evitação (FABQ, do inglês *Fear -Avoidance Beliefs Questionnaire*)[20]	Crenças de medo e evitação
Escala de Depressão, Ansiedade e Estresse (DASS -21, do inglês *Depression, Anxiety and Stress Scale - 21 Items*).[21]	Níveis de ansiedade, depressão e estresse
Escala de Percepção do Efeito (GPE, do inglês *Global Perceived Effect*).[22]	Autopercepção de melhora
Ferramenta de Triagem para a Coluna Lombar (SBST, do inglês *Start Back Screening Tool*)[23]	Risco de cronicidade
Escala Numérica de Avaliação da Intensidade da Dor (END)[24,25]	Dor

qualidade de vida mais amigável para a realização de pesquisas em larga escala.[26] Essa versão do questionário tem dois componentes (físico e mental), com os mesmos domínios do SF-36.[18]

O questionário Índice de Incapacidade de Oswestry (ODI, do inglês *Oswestry Disability Index*) é composto por 10 itens relacionados a atividades de vida diária, permite pontuação máxima de 100% e, quanto maior for sua pontuação, maior é a incapacidade em decorrência de lombalgia.[19]

O Questionário de Crenças de Medo e Evitação (FABQ, do inglês *Fear-Avoidance Beliefs Questionnaire*).[27] foi desenvolvido para medir níveis de crença de medo-evitação a respeito do trabalho e da exposição a atividade física em pacientes com dor lombar. O instrumento consiste em duas subescalas com quatro itens para atividade física – Questionário de Crenças de Medo e Evitação para a Atividade Física (FABQAF, do inglês *Fear-avoidance Beliefs Physical Activity Questionnaire*) e sete itens para trabalho – Questionário de Crenças de Medo e Evitação para o Trabalho (FABQAF, do inglês *Fear-avoidance Beliefs Physical Work Questionnaire*). Cada item tem pontuação entre 0 e 6 pontos. Para cada subitem, a pontuação possível é de 0 a 28 pontos no FABQAF e de 0 a 42 pontos no FABQW. Estudos demonstraram que pacientes com dor lombar e pontuação do FABQAF superior a 13 pontos apresentam altos níveis de ansiedade e incapacidade e com FABQW superior a 29 pontos demonstram fatores preditores relacionados à dificuldade de retorno ao trabalho, com desfechos inconclusivos quanto à fisioterapia.[20]

O questionário Escala de Depressão, Ansiedade e Estresse (DASS-21, do inglês *Depression, Anxiety and Stress Scale - 21Items*) é composto por 21 perguntas que avaliam os domínios de depressão, estresse e ansiedade (com sete perguntas para cada domínio). As perguntas são respondidas por meio de uma escala do tipo Likert de 4 pontos (0 a 3). O resultado é dado pela soma de todas as perguntas de cada domínio.[21]

Já a Escala de Percepção do Efeito (GPE, do inglês *Global Perceived Effect*) é uma ferramenta descritiva, geralmente de 11 pontos, na qual a progressão da condição clínica do indivíduo é classificada de acordo com sua pontuação em um determinado momento. Assim, o indivíduo informa sobre sua percepção de melhora diante da intervenção por meio de uma pontuação classificada em: –5 ("Condição muito pior"), 0 ("Sem alteração") e +5 ("Recuperação completa").[22]

A Ferramenta de Triagem para a Coluna Lombar (SBST, do inglês *Start Back Screening Tool*)[23] é constituída de nove itens, sendo quatro relacionados a dor referida, disfunção e comorbidade e os outros cinco, com a subescala psicossocial referente a incômodo, catastrofização, medo, ansiedade e depressão. A classificação se divide, de acordo com o risco, em baixo (presença mínima de fatores), médio (presença de fatores físicos e psicossociais em níveis mais baixos) e alto risco (presença de alto nível de fatores psicossociais, com ou sem a presença de fatores físicos) de mau prognóstico. Se a pontuação total for de 0 a 3, o paciente é considerado de baixo risco; para valores maiores do que 3 na pontuação total, considera-se a pontuação da subescala psicossocial (questões 5 a 9). Se a pontuação dessa subescala for menor ou igual a 3 pontos, o paciente é classificado como médio risco, e se for maior do que 3 pontos, de alto risco.[23]

Escala Numérica de Avaliação da Intensidade da Dor (END) é um instrumento validado para o português por Ferreira-Valente et al.[28] Trata-se de uma escala simples e de fácil mensuração, que consiste em uma sequência de números (0 a 10) na qual o valor 0 representa "Sem dor" e o numeral 10 representa "A pior dor imaginável". Ela é usada para avaliar a intensidade da dor percebida.[24,25]

Além disso, pode-se utilizar um mapa da dor (Figura 1), solicitando-se que o paciente assinale na figura as regiões específicas do corpo nas quais ele sente dor, para identificar, junto com achados da anamnese e do exame físico, a classificação da dor quanto ao mecanismo predominante (nociceptivo, nociplástico ou neuropático).

É importante considerar, ainda, o papel dos aspectos psicossociais em condições clínicas relacionadas à coluna lombar. Assim, faz-se necessária a utilização de ferramentas e instrumentos para a avaliação de desfechos que contemplem esses construtos, de modo a facilitar a comunicação entre profissionais da equipe multiprofissional que podem contribuir para o manejo do caso, e que tragam informações relevantes sobre prognóstico e necessidade de encaminhamento para outros profissionais da saúde, como psicólogos.

EXAME FÍSICO E ASPECTOS DE TRATAMENTO

Para reabilitar o paciente de forma coerente e precisa, é essencial propiciar o diagnóstico terapêutico específico, de forma que o tratamento se adeque a cada caso. Para isso, é necessária a realização de exame físico completo e minucioso. O exame físico deve consistir em uma avaliação geral das condições neurológicas e musculoesqueléticas do paciente e se inicia logo quando ele adentra a sala de consulta. O clínico deve observar aspectos da marcha e da fala, estratégias de transferência de decúbito e aspectos de destreza para pegar objetos, vestir-se e manusear os sapatos, além de realizar testes específicos, como:[29]

- Exame ativo da coluna em posição ortostática nas direções de flexão-extensão e inclinação repetida com desvio lateral.
- Exame ativo da coluna em decúbito dorsal nas direções de flexão repetida e em decúbito ventral para extensão repetida.
- Exame neurológico completo de dermátomos (Figura 2), reflexos e miótomos (Tabela 2).
- Testes especiais de irritação da raiz nervosa: Lasègue (Figura 3) e Lasègue cruzado.
- Testes tradicionais voltados para a articulação sacroilíaca: Fabere, Gaenslen, compressão, distração, *thrust* da coxa e *thrust* sacral.

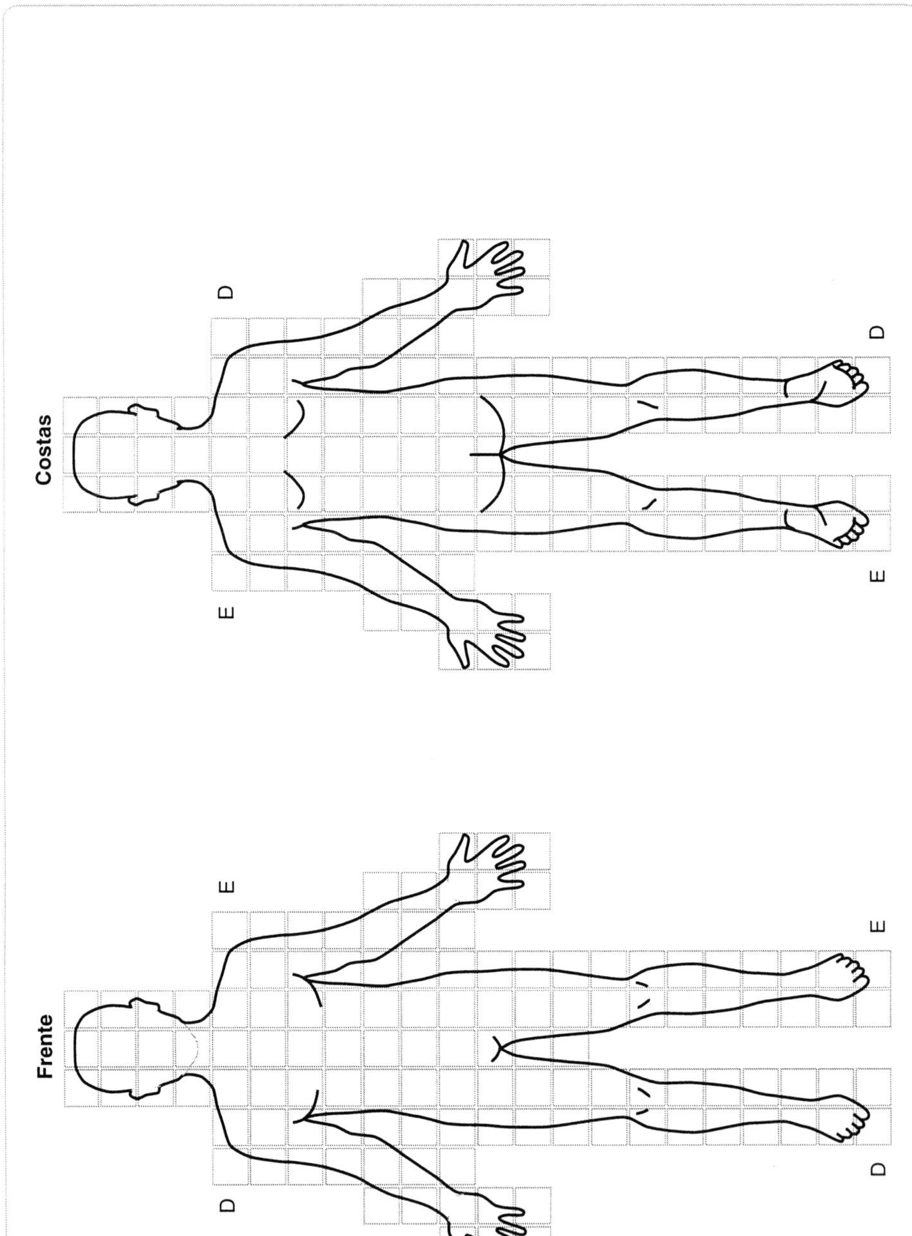

FIGURA 1 Mapa da dor.

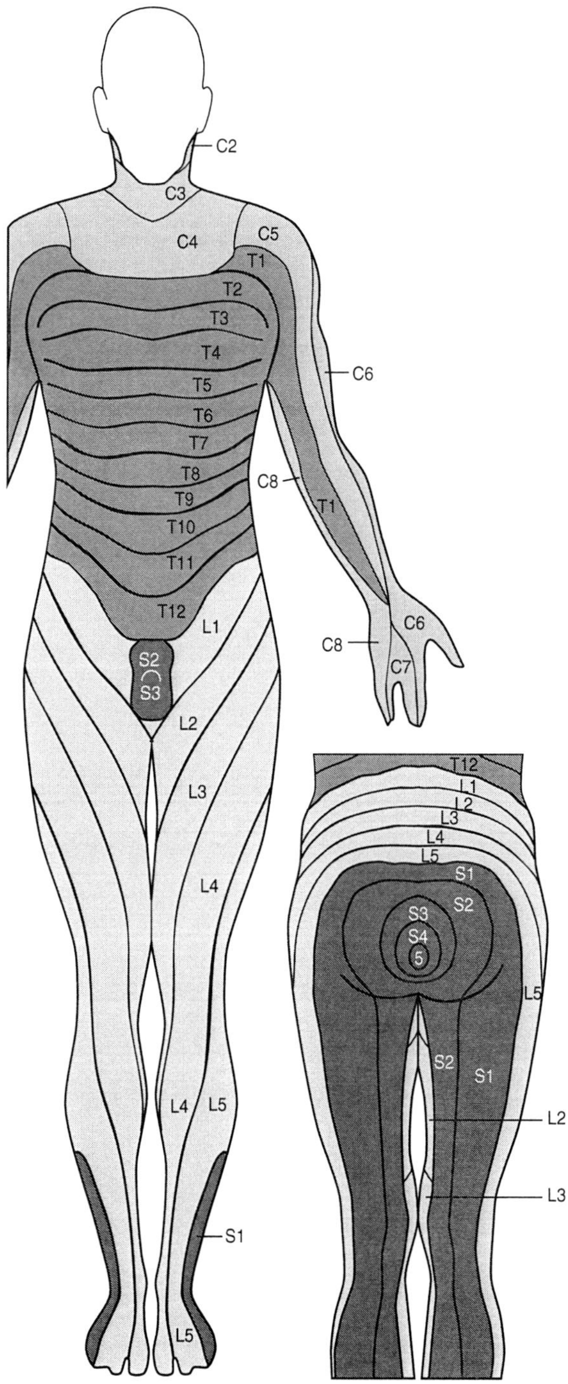

FIGURA 2 Dermátomos.

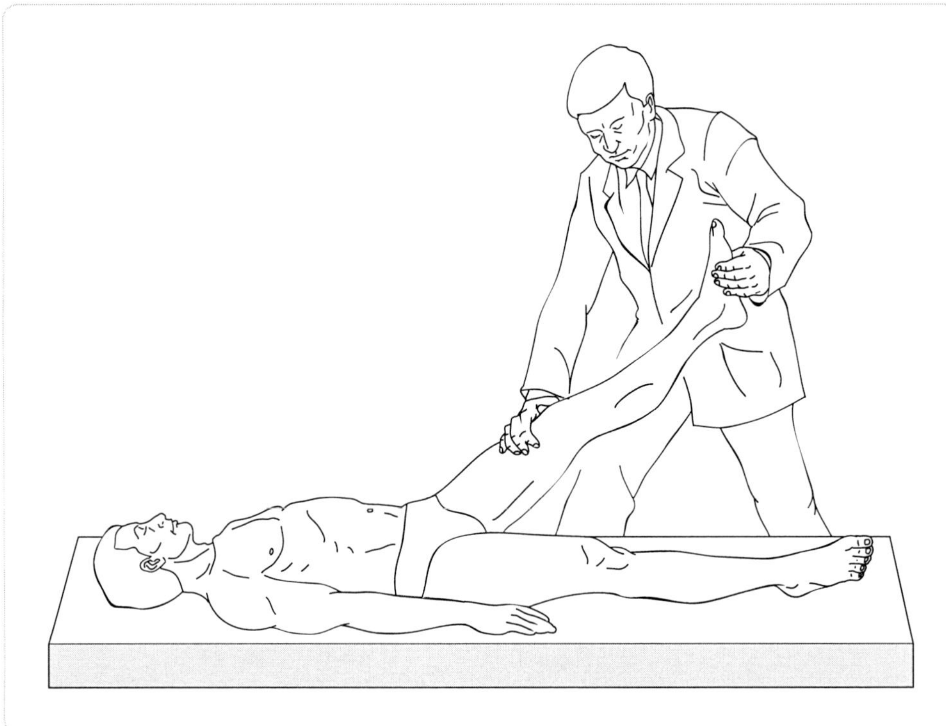

FIGURA 3 Sinal de Lasègue.

TABELA 2 Miótomos

Raiz nervosa	Movimento
C1-C2	Flexão do pescoço
C3	Flexão lateral do pescoço
C4	Elevação do ombro
C5	Abdução do braço
C6	Flexão do cotovelo e extensão do punho
C7	Extensão do cotovelo e flexão do punho
C8	Extensão e desvio ulnar do polegar
T1	Abdução do 5º dedo
L2	Flexão de quadril
L3	Extensão de joelho
L4	Dorsiflexão de tornozelo
L5	Extensão do hálux
S1	Extensão do quadril, plantiflexão e eversão do tornozelo
S2	Flexão do joelho

- Testes de amplitude de movimento (ADM) de rotação interna e externa do quadril em decúbito ventral.
- Teste de instabilidade prona.
- Teste de palpação de processos espinhosos para avaliar dor e mobilidade da coluna vertebral.
- Observação de exames complementares de imagem após o exame físico.

Além desses testes, é imprescindível saber que os pacientes devem evoluir em progressão de exercícios e metas terapêuticas à medida que sua situação clínica evolui.[30] Por isso, estabelecer a fase na qual se encontra o paciente é muito importante para o planejamento e a continuidade do tratamento:[31]

- **1ª fase – modulação de sintomas:** paciente com quadro álgico exacerbado, níveis de dor e disfunção elevados, com Escala Numérica de Avaliação da Intensidade da Dor (END) entre 7 e 10 e Índice de Incapacidade de Oswestry entre 40 e 60%.
- **2ª fase – controle de movimentos:** paciente com diminuição do quadro álgico, níveis de dor e disfunção elevados, com Escala Numérica de Avaliação da Intensidade da Dor (END) entre 4 e 6 e Índice de Incapacidade de Oswestry (ODI, do inglês *Oswestry Disability Index*) entre 20 e 40%.
- **3ª fase – otimização funcional:** paciente assintomático que relata dor leve apenas em atividades de alta demanda física, com Escala Numérica de Avaliação da Intensidade da Dor entre 1 e 3 e Índice de Incapacidade de Oswestry entre 0 e 20%.

OUTROS QUESTIONÁRIOS

Outros questionários muito utilizados para a avaliação da dor lombar são o Questionário de Incapacidade Roland-Morris (RMDQ, do inglês, *Roland-Morris Disability Questionnaire*), a Escala Tampa de Cinesiofobia (TSK-17, do inglês *Tampa Scale for Kinesiophobia-17*), o Questionário de Triagem Musculoesquelética de Örebro (OMSQ, do inglês *Örebro Musculoskeletal Screening Questionnaire*) e o Questionário de Atitudes de Dor na Lombar (BPA, do inglês *Back Pain Attitudes*), descritos a seguir.

O RMDQ foi inicialmente desenvolvido para medir incapacidade física (com base em autorrelato) em pacientes com dor lombar[32] e tem pontuação de 1 ("Ausência de incapacidade") a 24 ("Incapacidade grave"). Esse questionário tem propriedades psicométricas adequadas e já é validado para o português.[33] Valores superiores a 14 pontos indicam incapacidade física. A mínima diferença clinicamente importante é de 5 pontos.[34]

Um dos instrumentos mais utilizados para a avaliação da cinesiofobia é a TSK-17, um questionário autoaplicável de 17 questões que abordam a dor e a intensidade dos sintomas. Os escores individuais são de 1 a 4 e a pontuação final varia entre 17 e 68, sendo a maior pontuação indicativa de maior grau de cinesiofobia. Recentemente, Pontes-Silva et al. definiram uma estrutura mais adequada para pacientes com dor lombar, com dois domínios e nove itens[35] (Figura 4).

Outro questionário bastante utilizado para avaliar o risco de desenvolvimento de dor lombar crônica e de incapacidade relacionada a essa dor é o OMSQ, validado por Fagundes et al.[36] nas suas versões curta e longa. A pontuação máxima desse questionário é de 210 pontos, e os pacientes são classificados em baixo (0-90 pontos), médio (91-150) e alto risco (151-210) de cronificação da dor lombar, com base em aspectos psicossociais. A versão curta tem pontuação de 1 a 100.

Aqui estão algumas das coisas que outros(as) pacientes nos contaram sobre a dor deles(as). Para cada afirmativa, por favor, indique um número de 1 a 4, caso você concorde ou discorde da afirmativa.

	Discordo totalmente	Discordo parcialmente	Concordo parcialmente	Concordo totalmente
Domínio evitação de atividades				
1. Tenho medo de me machucar se eu fizer exercícios.	1	2	3	4
2. Se eu tentasse superar esse medo, minha dor aumentaria.	1	2	3	4
13. A dor me avisa quando devo parar o exercício para eu não me machucar.	1	2	3	4
15. Não posso fazer todas as coisas que as pessoas normais fazem, pois me machuco facilmente.	1	2	3	4
17. Ninguém deveria fazer exercícios quando está com dor.	1	2	3	4
Domínio foco somático				
3. Meu corpo está me dizendo que alguma coisa muito errada está acontecendo comigo.	1	2	3	4
6. A lesão colocou o meu corpo em risco para o resto da minha vida.	1	2	3	4
7. A dor sempre significa que o meu corpo está machucado.	1	2	3	4
11. Eu não teria tanta dor se algo realmente perigoso não estivesse acontecendo no meu corpo.	1	2	3	4

FIGURA 4 Escala Tampa de Cinesiofobia (TSK-9, do inglês *Tampa Scale for Kinesiophobia* – 9)

CONSIDERAÇÕES FINAIS

A dor lombar é uma condição clínica heterogênea altamente prevalente que afeta países do mundo todo com altos índices de incapacidade e afastamento do trabalho. Dessa forma, o trabalho da equipe multiprofissional no manejo dessa condição é de extrema importância, com a fisioterapia exercendo protagonismo quanto a aspectos de exame físico e plano de tratamento, visto que, na maioria dos casos, as diretrizes de prática clínica recomendam abordagem conservadora, baseada em educação do paciente, e exercícios específicos.

REFERÊNCIAS

1. GBD 2016 DALYs and HALE Collaborators. Global, regional, and national disability-adjusted life-years (DALYs) for 333 diseases and injuries and healthy life expectancy (HALE) for 195 countries and territories, 1990-2016: a systematic analysis for the Global Burden of Disease Study 2016. Lancet. 2017;390(10100):1260-344.
2. Vlaeyen JWS, Maher CG, Wiech K, Van Zundert J, Meloto CB, Diatchenko L, et al. Low back pain. Nat Rev Dis Prim. 2018;4(1):52.
3. Hoy D, Bain C, Williams G, March L, Brooks P, Blyth F, et al. A systematic review of the global prevalence of low back pain. Arthritis Rheum. 2012;64(6):2028-37.
4. Menezes-Costa L, Maher CG, Hancock MJ, McAuley JH, Herbert RD, Costa LOP. The prognosis of acute and persistent low-back pain: a meta-analysis. Can Med Assoc J. 2012;184(11):E613-24.
5. van Tulder M, Becker A, Bekkering T, Breen A, del Real MT, Hutchinson A, et al.; COST B13 Working Group on Guidelines for the Management of Acute Low Back Pain in Primary Care. Chapter 3: European guidelines for the management of acute nonspecific low back pain in primary care. Eur Spine J. 2006;15(S2):s169-91.
6. Hartvigsen J, Hancock MJ, Kongsted A, Louw Q, Ferreira ML, Genevay S, et al.; Lancet Low Back Pain Series Working Group. What low back pain is and why we need to pay attention. Lancet. 2018;391(10137):2356-67.
7. Buchbinder R, van Tulder M, Öberg B, Costa LM, Woolf A, Schoene M, et al.; Lancet Low Back Pain Series Working Group. Low back pain: a call for action. Lancet. 2018;391(10137):2384-8.
8. Nachemson AL. Advances in low-back pain. Clin Orthop Relat Res. 1985;(200):266-78.
9. Frymoyer JW, Newberg A, Pope MH, Wilder DG, Clements J, MacPherson B. Spine radiographs in patients with low-back pain: an epidemiological study in men. J Bone Joint Surg Am. 1984;66(7):1048-55.
10. Wiesel SW, Tsourmas N, Feffer HL, Citrin CM, Patronas N. A study of computer-assisted tomography: I – the incidence of positive CAT scans in an asymptomatic group of patients. Spine (Phila Pa 1976). 1984;9(6):549-51.
11. Boden SD, Davis DO, Dina TS, Patronas NJ, Wiesel SW. Abnormal magnetic-resonance scans of the lumbar spine in asymptomatic subjects: a prospective investigation. J Bone Joint Surg Am. 1990;72(3):403-8.
12. Apeldoorn AT, Bosmans JE, Ostelo RW, Vet HCW, van Tulder MW. Cost-effectiveness of a classification-based system for sub-acute and chronic low back pain. Eur Spine J. 2012;21(7):1290-300.
13. Foster NE, Anema JR, Cherkin D, Chou R, Cohen SP, Gross DP, et al.; Lancet Low Back Pain Series Working Group. Prevention and treatment of low back pain: evidence, challenges, and promising directions. Lancet. 2018;391(10137):2368-83.
14. Foster NE, Thomas E, Bishop A, Dunn KM, Main CJ. Distinctiveness of psychological obstacles to recovery in low back pain patients in primary care. Pain. 2010;148(3):398-406.
15. Glattacker M, Heyduck K, Jakob T. Yellow flags as predictors of rehabilitation outcome in chronic low back pain. Rehabil Psychol. 2018;63(3):408-17.
16. Almeida M, Saragiotto B, Richards B, Maher CG. Primary care management of non-specific low back pain: key messages from recent clinical guidelines. Med J Aust. 2018;208(6):272-5.
17. Ware JE, Sherbourne CD. The MOS 36-item short-form health survey (SF-36): I – conceptual framework and item selection. Med Care. 1992;30(6):473-83.
18. Silveira MF, Almeida JC, Freire RS, Haikal DS, Martins AEBL. Propriedades psicométricas do instrumento de avaliação da qualidade de vida: 12-item health survey (SF-12). Cien Saude Colet. 2013;18(7):1923-31.
19. Fairbank JC, Couper J, Davies JB, O'Brien JP. The Oswestry low back pain disability questionnaire. Physiotherapy. 1980;66(8):271-3.

20. Fritz JM, George SZ. Identifying psychosocial variables in patients with acute work-related low back pain: the importance of fear-avoidance beliefs. Phys Ther. 2002;82(10):973-83.
21. Vignola RCB, Tucci AM. Adaptation and validation of the depression, anxiety and stress scale (DASS) to Brazilian Portuguese. J Affect Disord. 2014;155: 104-9.
22. Costa LOP, Maher CG, Latimer J, Ferreira PH, Ferreira ML, Pozzi GC, et al. Clinimetric testing of three self-report outcome measures for low back pain patients in Brazil. Spine (Phila Pa 1976). 2008;33(22):2459-63.
23. Pilz B, Vasconcelos RA, Marcondes FB, Lodovichi SS, Mello W, Grossi DB. The Brazilian version of STarT Back Screening Tool: translation, cross-cultural adaptation and reliability. Braz J Phys Ther. 2014;18(5):453-61.
24. Chiarotto A, Deyo RA, Terwee CB, Boers M, Buchbinder R, Corbin TP, et al. Core outcome domains for clinical trials in non-specific low back pain. Eur Spine J. 2015;24(6):1127-42.
25. Grotle M, Brox JI, Vøllestad NK. Concurrent comparison of responsiveness in pain and functional status measurements used for patients with low back pain. Spine (Phila Pa 1976). 2004;29(21):E492-501.
26. Campolina AG, Lopez RVM, Nardi EP, Ferraz MB. Quality of life in a sample of Brazilian adults using the generic SF-12 questionnaire. Rev Assoc Med Bras. 2018;64(3):234-42.
27. Waddell G, Newton M, Henderson I, Somerville D, Main CJ. A Fear-Avoidance Beliefs Questionnaire (FABQ) and the role of fear-avoidance beliefs in chronic low back pain and disability. Pain. 1993; 52(2):157-68.
28. Ferreira-Valente MA, Pais-Ribeiro JL, Jensen MP. Validity of four pain intensity rating scales. Pain. 2011;152(10):2399-404.
29. Delitto A, Erhard RE, Bowling RW. A treatment-based classification approach to low back syndrome: identifying and staging patients for conservative treatment. Phys Ther. 1995;75(6):470-85.
30. Fritz JM, Cleland JA, Childs JD. Subgrouping patients with low back pain: evolution of a classification approach to physical therapy. J Orthop Sport Phys Ther. 2007;37(6):290-302.
31. Alrwaily M, Timko M, Schneider M, Stevans J, Bise C, Hariharan K, et al. Treatment-based classification system for low back pain: revision and update. Phys Ther. 2016;96(7):1057-66.
32. Roland M, Morris R. A study of the natural history of low-back pain. Spine (Phila Pa 1976). 1983;8(2): 145-50.
33. Nusbaum L, Natour J, Ferraz MB, Goldenberg J. Translation, adaptation and validation of the Roland-Morris questionnaire: Brazil Roland-Morris. Braz J Med Biol Res. 2001;34(2):203-10.
34. Stratford PW, Binkley J, Solomon P, Finch E, Gill C, Moreland J. Defining the minimum level of detectable change for the Roland-Morris Questionnaire. Phys Ther. 1996;76(4):359-65.
35. Pontes-Silva A, Dibai-Filho AV, Costa de Jesus SF, et al. The best structure of the Tampa Scale for Kinesiophobia for patients with chronic low back pain has two domains and nine items. Clinical Rehabilitation. 2023;37(3):407-414. doi:10.1177/02692155221128829.
36. Fagundes FRC, Costa LOP, Fuhro FF, Manzoni ACT, Oliveira NTB, Cabral CMN. Örebro Questionnaire: short and long forms of the Brazilian-Portuguese version. Qual Life Res. 2015; 24(11):2777-88.

CAPÍTULO 10

Avaliação das cefaleias e migrânea

Gabriela Ferreira Carvalho

INTRODUÇÃO

Neste capítulo serão discutidos os conceitos relevantes a respeito do diagnóstico e da classificação das cefaleias com base na evidência científica atual. Em razão de sua relevância na prática clínica, será dada ênfase ao diagnóstico de migrânea, popularmente conhecida como enxaqueca. O objetivo deste capítulo é guiar o profissional da saúde e facilitar a identificação e a avaliação apropriada dos sintomas de dor na região cranioencefálica para um raciocínio clínico adequado e maior assertividade no manejo das cefaleias.

DEFINIÇÃO E CLASSIFICAÇÃO DAS CEFALEIAS

Cefaleia ou dor de cabeça é um sintoma definido pela presença de dor na região compreendida entre os ossos occipital e frontal, que pode se estender para face, articulação temporomandibular, região ocular e coluna cervical.[1]

A Classificação Internacional das Cefaleias[1] descreve mais de 200 tipos de cefaleias, que são primeiramente classificadas como primárias ou secundárias. Cefaleias primárias são aquelas recorrentes que não expressam nenhum outro problema de saúde, ou seja, a dor de cabeça é a doença em si. A etiologia das cefaleias primárias é desconhecida e não identificada em exames clínicos de rotina, exames laboratoriais ou de imagem. Já as cefaleias secundárias – como o próprio nome indica – são aquelas que se apresentam como sintoma de outra doença, variando desde condições de baixa complexidade, como gripe, hipoglicemia, intoxicação ou abstinência alcoólica, até condições de alta complexidade, como meningite, hemorragia e tumores no sistema nervoso central (SNC).[1,2] As cefaleias secundárias são relativamente raras na prática clínica, em contraste com os demais tipos de cefaleias primárias.[2]

As cefaleias primárias compreendem o diagnóstico de migrânea com ou sem aura, cefaleia do tipo tensional e cefaleias trigêmino-autonômicas, que incluem a cefaleia em salvas, entre outras. Entre as secundárias, destacam-se as cefaleias atribuídas ao abuso de medicamentos, como por abuso de analgésicos, cervicogênica, pós-traumática e decorrente de disfunção temporomandibular.

As cefaleias ainda podem ser classificadas de acordo com a frequência de crises. Em geral, os pacientes são considerados crônicos quando apresentam uma frequência de cefaleia maior que 15 dias de dor por mês. Uma frequência menor que 15 dias de dor por mês é didaticamente definida como cefaleia espisódica.[3,4]

De acordo com a *International Association for the Study of Pain* (IASP), as cefaleias primárias são consideradas doenças crônicas de manifestação episódica caso estejam presentes há pelo menos três meses;[5] no entanto, quando a manifestação da cefaleia se torna frequente (15 dias ou mais dentro de um mês), há uma cronificação da frequência.[1]

EPIDEMIOLOGIA E IMPACTO

Estima-se que pelo menos 90% dos brasileiros já apresentaram, apresentam ou irão apresentar algum tipo de cefaleia durante a vida.[6] Não só no Brasil, mas no mundo todo, a cefaleia é considerada a condição neurológica mais prevalente na prática clínica[6,7] e a segunda causa de maior número de anos vividos com incapacidade no mundo, gerando altos níveis de absenteísmo, redução da produtividade e qualidade de vida.[8] Cerca de 90% de todas as cefaleias são primárias, enquanto as secundárias apresentam baixa prevalência, variando de 2,1 a 12,9%, dependendo da região e do país.[2]

A cefaleia do tipo tensional é a cefaleia primária mais comum, com prevalência de 30 a 52%.[6,7] Apesar disso, ela não apresenta impacto significativo na qualidade de vida e na funcionalidade do paciente, a menos que se torne frequente ou crônica.[9] Por isso, a minoria dos pacientes com cefaleia do tipo tensional procura atendimento médico. A migrânea, por outro lado, apresenta prevalência de 13 a 18%, com maior acometimento entre as mulheres[6,7] e significativo impacto sobre a qualidade de vida. Estima-se que 90% dos pacientes com migrânea apresentem altos níveis de incapacidade, que muitas vezes incluem a necessidade de ficar acamado durante a crise.[10] Como a migrânea apresenta um pico de prevalência durante os anos mais produtivos do adulto (entre 25 e 55 anos de idade), também se verificam nesses pacientes uma significativa redução na performance do trabalho e altos níveis de absenteísmo.[4]

Independentemente do diagnóstico da cefaleia, os pacientes com maiores níveis de incapacidade são aqueles que apresentam cefaleia crônica, ou seja, com uma frequência maior que 15 dias no mês. Cerca de 3% da população geral apresenta cefaleia crônica e, entre todas as cefaleias secundárias, cerca de 57% se torna crônica em decorrência do uso excessivo de medicamentos como analgésicos (cefaleia por abuso de medicamentos).[1-3]

APRESENTAÇÃO CLÍNICA

O diagnóstico das cefaleias primárias é baseado principalmente no fenótipo da dor e na ausência de fatores etiológicos que se relacionem com seu surgimento.[1] Caso algum possível fator etiológico seja identificado ou mudanças no padrão de dor sejam relatadas pelo paciente, o diagnóstico de uma cefaleia secundária é considerado e, consequentemente, requer uma investigação complementar de acordo as hipóteses levantadas durante anamnese e exames físico e neurológico. Na Tabela 1, são comparadas as apresentações clínicas das principais cefaleias primárias. Entre elas, a migrânea se destaca por ser considerada uma síndrome complexa, caracterizada por fases entre as quais a cefaleia está presente em apenas uma delas (Figura 1).[11]

Além da presença de uma fase premonitória (pródromo) e uma fase de resolução (pósdromo), cerca de um terço dos pacientes com migrânea apresenta aura.[11] A aura é um conjunto de manifestações neurológicas variadas que surgem de forma gradual e são completamente reversíveis. Ela pode anteceder ou acompanhar o início da dor

TABELA 1 Apresentação clínica das principais cefaleias primárias

Característica	Migrânea	Cefaleia do tipo tensional	Cefaleia em salvas
Qualidade	Pulsátil	Pressão ou aperto	Pressão, queimação ou ardência, sensação de perfuração, facadas
Intensidade	Moderada a grave	Fraca/moderada	Grave/excruciante
Duração (se não tratada)	4-72 horas	30 minutos 7 dias	15-80 minutos
Lateralidade	Unilateral com mudança de lado	Bilateral	Unilateral sem mudança de lado
Localização	Frontotemporal	Holocraniana/occipital	Temporal, orbital, supraorbital
Presença de aura	Sim	Não	Não
Atividade	Piora com atividade física rotineira	Pode melhorar com atividade física rotineira	Sensação de inquietação ou agitação
Sintomas acompanhantes	Náusea e/ou vômitos, foto e fonofobia, dor pericraniana	Foto ou fonofobia, dor pericraniana	Sintomas autonômicos ipsilaterais à cefaleia: lacrimejamento, edema palpebral, rinorreia, congestão nasal, sudorese facial, miose e/ou ptose
Gênero (M:H)	4:1	6:1	1:3
Faixa etária mais acometida	25-55 anos	30-40 anos	20-40 anos
História familiar	Sim	Menos frequente	Menos frequente
Período menstrual	Agrava	Não agrava	Não agrava
Tratamento	Responde bem a triptanos	Responde a analgésicos comuns	Responde à terapia com oxigênio

Fonte: adaptada de Headache Classification Committee of the International Headache Society, 2018.[1]

de cabeça, com duração de 5 a 60 minutos. Cerca de 90% dos pacientes com aura apresentam a forma visual, caracterizada por escotomas, cintilações e espectros de fortificação que surgem no campo visual, gradualmente crescem e se espelham. Os pacientes também podem apresentar aura sensorial, caracterizada por formigamento ou dormência unilateral, especialmente em braços, face e língua. A aura de fala e/ou linguagem é caracterizada por disartria e afasia de expressão. Outros tipos mais raros de aura podem envolver sintomas motores (como fraqueza motora), sintomas do tronco encefálico (disartria, vertigem, zumbido, diplopia ou ataxia) e/ou sintomas retinais (perda temporária da visão e escotomas).[1,11]

FISIOPATOLOGIA

Cada tipo de cefaleia apresenta seus mecanismos patofisiológicos específicos. Nas cefaleias secundárias, eles estão evidentemente relacionados à fisiopatologia da doença primária que originou o sintoma de cefaleia. As cefaleias primárias, por sua vez, muitas vezes estão conectadas com uma clara história familiar da doença e apresentam em comum fisiopatologia relacionada a uma disfunção neurovascular cerebral, baseada em estudos experimentais e de imagem que verificaram reprodução da cefaleia após estímulos nos vasos sanguíneos cranianos e após a administração de medicamentos com efeito vasodilatador.[12]

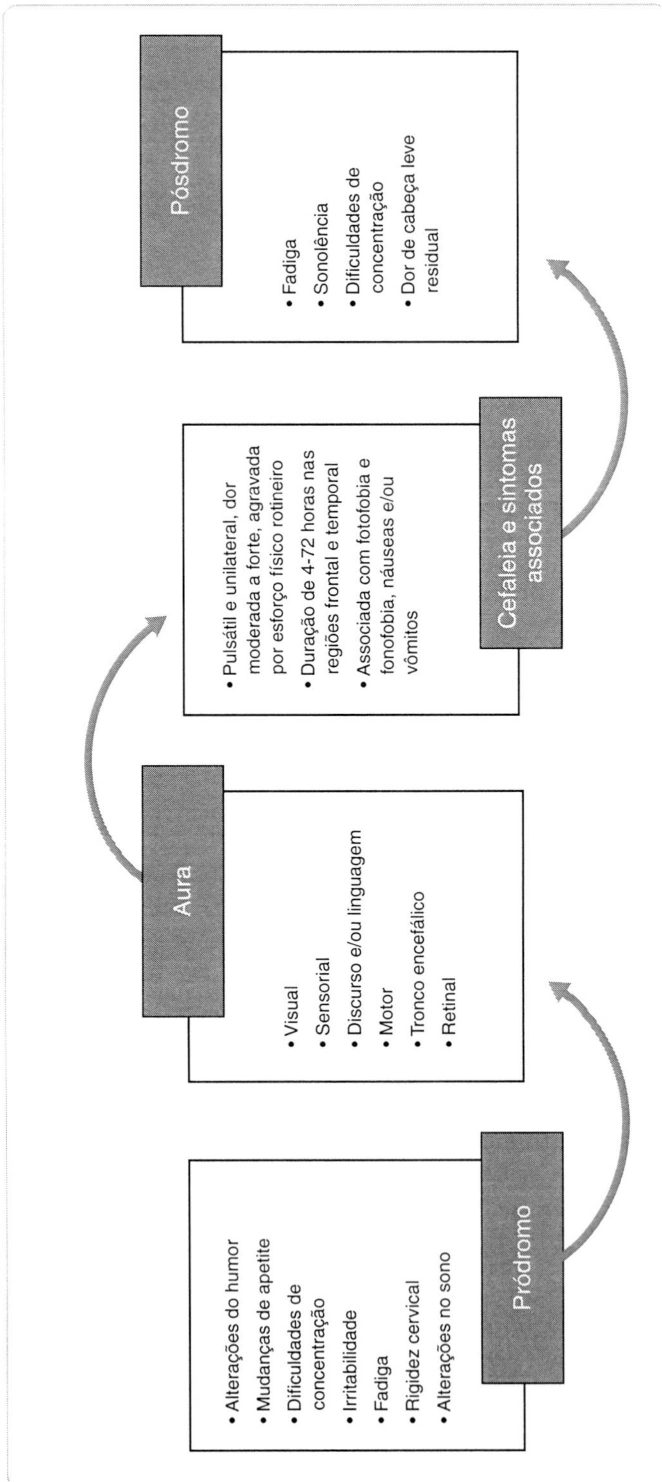

FIGURA 1 Fases temporais de uma crise de migrânea.

Fisiopatologia da migrânea

A migrânea é decorrente de uma hiperexcitabilidade cerebral de caráter flutuante. Alterações na rede hipotálamo-tálamo-tronco potencialmente são o fator causal das mudanças periódicas do limiar sensorial, incluindo o limiar de dor.[13] Essa redução do limiar de dor, somada à presença de fatores desencadeantes[14] (Tabela 2), aumenta a suscetibilidade de uma crise de migrânea.

A crise de migrânea se inicia com uma despolarização neuronal no núcleo trigeminocervical, localizado no tronco cerebral.[15-17] Essa ativação no tronco cerebral muitas vezes é antecedida por uma onda de despolarização cortical, denominada depressão alastrante de Leão ou depressão cortical alastrante (DCA), caracterizada por uma depressão da atividade elétrica cortical que se propaga desde o córtex occipital até o córtex frontal a uma velocidade de 3 a 4 mm/min.[18] Esse fenômeno explica os sintomas de aura. A despolarização do núcleo trigeminocervical ativa o sistema trigeminovascular, desencadeando um processo inflamatório (denominado inflamação neurogênica) nos vasos sanguíneos da dura-máter.[19] Durante esse processo, verificava-se a liberação de neurotransmissores como o Peptídeo Relacionado ao Gene da Calcitonina (CGRP) e a Substância P (SP) no espaço perivascular das meninges. Esses neurotransmissores interagem com outras substâncias liberadas no vaso sanguíneo e

TABELA 2 Potenciais gatilhos de uma crise de migrânea

Categoria	Fator específico	Prevalência
Estresse	Estresse em geral	5,8%
	Estresse relacionado ao trabalho	8,6%
	Estresse emocional	10,1%
Sono	Excesso de sono	10,1%
	Falta de sono	19,4%
	Sono não reparador	25,2%
Fatores ambientais	Luz brilhante excessiva	24,8%
	Ruídos altos	22,4%
	Odores	25,2%
Fatores alimentares	Desidratação	18,7%
	Jejum	20,6%
	Bebidas alcoólicas (cerveja, vinho, espumante)	15,8%
	Bebidas contendo cafeína	7,7%
	Chocolate	2,5%
	Queijos	0,9%
	Castanhas	7,4%
	Adoçantes	4,0%
	Alimentos contendo nitrato ou glutamato monossódico	9,5%
	Frutas cítricas	6,1%
Nicotina	Fumo	2,8%
Fatores hormonais	Período menstrual	15%
Fatores físicos	Dor cervical	43,6%
	Cansaço	33,1%
	Atividade física	4,0%
Fatores meteorológicos	Umidade do ar	16,9%
	Mudança na pressão atmosférica	4,3%
	Temperatura	32,8%

Fonte: adaptada de Peris et al., 2017.[14]

com o sistema nervoso simpático e parassimpático, com consequentes vasodilatação, aumento da permeabilidade vascular, extravasamento de plasma e ativação dos nociceptores da meninge. A estimulação dessas aferências nociceptivas desencadeia estímulos algógenos que se comunicam com gânglio trigeminal, tálamo e, por fim, córtex, onde a sensação de dor é percebida pelo paciente.[15-17,19] A convergência do nervo trigêmeo com os ramos dos três primeiros nervos cervicais (C1-C3) no núcleo trigeminocervical é presumivelmente responsável pela alta prevalência (~90%) de dor e alterações musculoesqueléticas na coluna cervical[20-24] e na articulação temporomandibular em pacientes com migrânea.[25-27]

ASPECTOS DA AVALIAÇÃO

Tanto a avaliação quanto o manejo das cefaleias devem ser realizados por uma equipe multiprofissional em virtude de sua complexidade e da presença potencial de variadas comorbidades. Durante a anamnese, o profissional da saúde deve primeiro atentar-se à busca de possíveis bandeiras vermelhas que possam indicar que a cefaleia é

TABELA 3 Bandeiras vermelhas durante a avaliação de pacientes com cefaleias[2,28]

Bandeira vermelha	Possível etiologia
1. Cefaleia de início após os 50 anos de idade	Arterite de células gigantes e outras cefaleias atribuídas a distúrbios vasculares cranianos ou cervicais; neoplasias e outros distúrbios intracranianos não vasculares
2. Início súbito ou repentino da cefaleia	Hemorragia subaracnóidea e outras cefaleias atribuídas a distúrbios cranianos ou cervical-vasculares
3. Mudança no padrão ou início recente da cefaleia	Neoplasias, cefaleias atribuídas a doenças intracranianas vasculares, não vasculares
4. História de neoplasia	Neoplasias do cérebro, metástases
5. Sinais de doença sistêmica incluindo febre	Cefaleia atribuída a infecção ou distúrbios intracranianos não vasculares
6. Déficits ou disfunções neurológicas como redução do nível de consciência (além da aura)	Cefaleia atribuída a distúrbios vasculares e não vasculares intracranianos, abscesso cerebral e outras infecções
7. Papiledema	Neoplasias e outros distúrbios intracranianos não vasculares, hipertensão intracraniana
8. Início pós-traumático da cefaleia	Cefaleia pós-traumática aguda e crônica, hematoma subdural e outras dores de cabeça atribuídas a distúrbios vasculares
9. Doença do sistema imune, como infecção pelo Vírus da Imunodeficiência Humana (HIV, do inglês *Human Immunodeficiency Virus*)	Infecções oportunistas
10. Cefaleia posicional	Hipertensão ou hipotensão intracraniana
11. Cefaleias progressivas e apresentações atípicas	Neoplasias e outros distúrbios intracranianos não vasculares
12. Gravidez ou puerpério	Cefaleia atribuída a distúrbios vasculares cranianos ou cervicais, dor de cabeça pós-punção, distúrbios relacionados à hipertensão (pré-eclâmpsia), hipotireoidismo, anemia, diabetes
13. Cefaleia precipitada por espirro, tosse ou exercício	Malformações de fossa posterior, malformação de Chiari
14. Abuso de analgésico ou de outro medicamento em caso de cefaleia	Cefaleia por uso excessivo de medicamentos, incompatibilidade de medicamentos

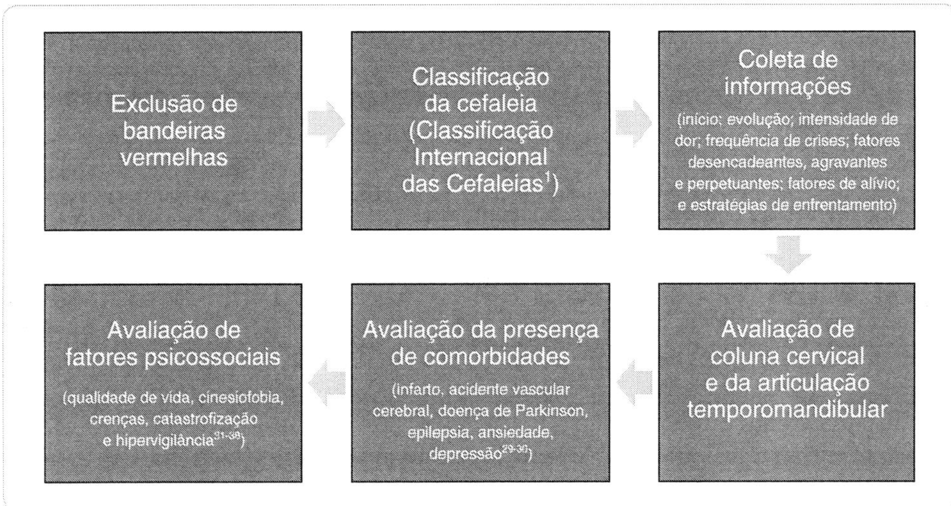

FIGURA 2 Fluxograma para avaliação das cefaleias.

uma manifestação de outra doença[2,28] (Tabela 3). A Figura 2 apresenta o fluxograma de avaliação das cefaleias.

Além disso, bandeiras amarelas podem ser identificadas por meio dos questionários usados em diversas doenças crônicas, conforme mostrado na Tabela 4.

É fundamental que haja uma investigação mais aprofundada acerca de algumas questões relacionadas à cefaleia, o que contribui para determinar o papel de cada um dos membros da equipe interprofissional que deve estar envolvido no tratamento deste paciente.

TABELA 4 Avaliação de bandeiras amarelas por meio de questionários genéricos

Questionário	Construto avaliado
SF-36 (do inglês *Medical Outcomes Study 36-Item Short Form Health Survey*) SF-12 (do inglês *Medical Outcomes Study 12-Item Short Form Health Survey*)[39,40]	Qualidade de vida
Escala Tampa de Cinesiofobia (TSK-17, do inglês *Tampa Scale for Kinesiophobia-17*)[41]	Presença de cinesiofobia
Questionário de Crenças de Medo e Evitação (FABQ, do inglês *Fear-Avoidance Beliefs Questionnaire*)[41]	Crenças de medo e evitação
Questionário de Saúde do Paciente-9 (PHQ-9, do inglês *Patient Health Questionnaire-9*)[42]	Presença de sintomas depressivos
Escala de Catastrofização da dor (PCS, do inglês *Pain Catastrophizing Scale*)[43]	Presença de pensamentos catastróficos
Questionário de Vigilância e Conscientização da Dor (PVAQ, do inglês *Pain Vigilance and Awareness Questionnaire*)[44]	Presença de hipervigilância relacionada à dor
Diário da dor (Figura 3)	Facilitação do diagnóstico, acompanhamento de aspectos clínicos e resposta do tratamento ao longo do tempo (o uso prolongado pode levar à hipervigilância)

Exames específicos e papel da equipe multidisciplinar no manejo das cefaleias

Exames laboratoriais ou de imagem são rotineiramente recomendados somente na presença de bandeiras vermelhas (Tabela 3) e em casos suspeitos de cefaleias secundárias; no entanto, os pacientes com uma história clínica coerente com o diagnóstico de cefaleias primárias também devem ser submetidos a um exame físico abrangente. Este exame deve incluir avaliação dos sinais vitais e do sistema cardiovascular. Além disso, exame neurológico completamente normal é esperado para pacientes com cefaleias primárias e, por esse motivo, deve ser realizado em todos os pacientes no primeiro contato.[28] O exame neurológico deve incluir avaliação do *status* mental, do nível de consciência, da resposta pupilar, dos dermátomos e miótomos, dos reflexos tendinosos profundos e patológicos (p. ex., sinal de Babinski) e da função cerebelar, além de teste de marcha e sinais de irritação meníngea (sinais de Kernig e Brudzinski). A avaliação dos nervos cranianos também é de extrema importância, especialmente dos nervos óptico (II), oculomotor (III), troclear (IV) e abducente (VI).[28]

A partir de um exame neurológico normal, a avaliação específica das cefaleias será realizada de acordo com a especialidade da saúde dentro de uma equipe multiprofissional (Figura 3).[64-68] A palpação das estruturas musculares, ósseas, ligamentares e nervosas de cabeça e da face caracteriza a dor do paciente e o nível de sensibilidade à palpação. Para os médicos, esse exame pode guiar a indicação de procedimentos, como bloqueio anestésico do nervo occipital ou aplicação de toxina botulínica, com o objetivo de reduzir o tônus muscular e os sintomas, e, consequentemente, o abuso de medicamentos. Dessa forma, abre-se uma janela terapêutica útil para eficácia da medicação profilática e restauração cinético-funcional da região craniocervical pelo fisioterapeuta.

O papel do fisioterapeuta dentro da equipe multidisciplinar, é importante identificar as alterações musculoesqueléticas relacionadas à dor craniocervical, como presença de pontos-gatilho; redução das amplitudes de movimento cervical, escapular e mandibular; além de desequilíbrios posturais e musculares.[38] Além disso, diante de sintomas como tontura, vertigem e desequilíbrio postural, a avaliação direcionada e a inclusão da reabilitação vestibular e do equilíbrio corporal são importantes, especialmente em pacientes com migrânea.[37,38] Nesses casos, também são indicadas avaliação e abordagem específica por otoneurologista e oftalmologista.

A avaliação das crenças e a consequente integração da educação em neurociência da dor também é um componente importante no manejo das cefaleias. Essa intervenção é comumente realizada pelo fisioterapeuta e deve ser adaptada para as cefaleias,[64,68,69] já que seus mecanismos patofisiológicos são específicos e diferem de outras dores crônicas. O profissional de enfermagem e o neurologista também têm o papel de realizar a educação relacionada ao bom uso da medicação profilática e abortiva, além da prevenção do abuso de analgésicos. O psicólogo também deve contribuir para a educação do paciente, sendo fundamental no que diz respeito à conscientização sobre a influência dos fatores psicossociais no quadro clínico.[64, 66]

A avaliação específica de bandeiras amarelas, autoeficácia e autocuidado também é realizada pelo psicólogo, que trabalha com o paciente por meio da criação de estratégias de autocuidado e terapia cognitivo-comportamental para manejo de estresse, ansiedade e sintomas depressivos, entre outros. A enfermagem tem o papel do planejamento do cuidado e monitoramento por meio de contato direto com o paciente. O papel do profissional de educação física, por sua vez, está relacionado com o condicionamento física e aeróbico geral, essencial para a restauração do controle descendente inibitório da dor. Caso seja identificada a presença de disfunção temporomandibular, a avaliação e o manejo pelo odontologista são de extrema importância dentro da equipe multidisciplinar.[68]

QUESTIONÁRIOS E FERRAMENTAS ESPECÍFICAS

O uso de questionários específicos na avaliação da cefaleia permite uma mensuração objetiva de diversas variáveis de interesse (frequência, intensidade, nível de incapacidade etc.), o que ajuda o clínico a formular metas específicas e o paciente a reconhecer certos aspectos clínicos e o *status*/evolução da sua queixa. A Tabela 5 apresenta os principais questionários específicos para avaliação das cefaleias, bem como algumas informações sobre seu uso.

São também de extrema importância a avaliação e a prevenção do risco de cronificação da cefaleia, já que sua ocorrência está relacionada a maiores níveis de incapacidade e a uma menor resposta ao tratamento. A alodinia cutânea é definida pelo relato de dor diante de estímulos térmicos

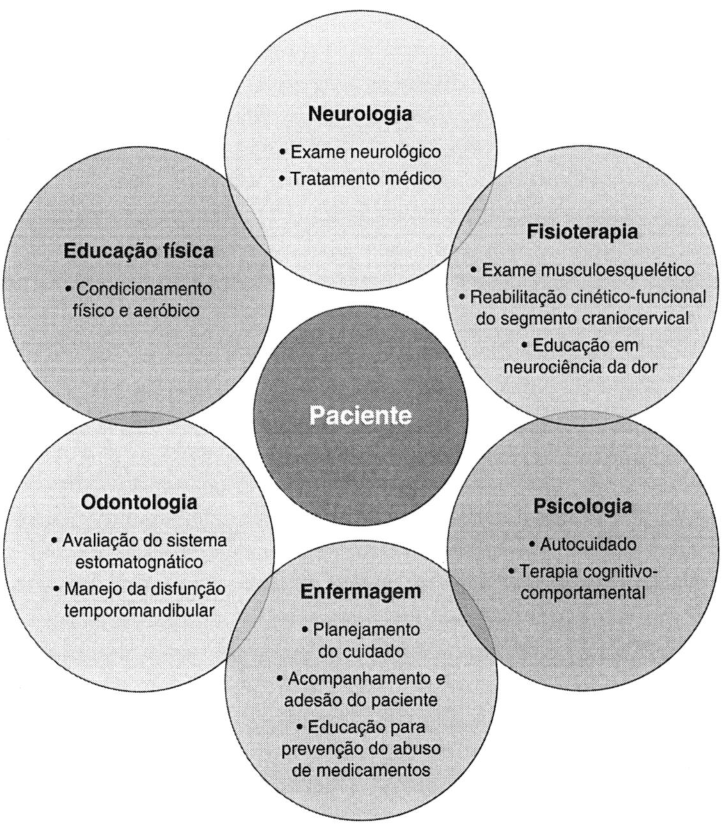

FIGURA 3 Papel da equipe multidisciplinar no manejo das cefaleias.

TABELA 5 Instrumentos específicos de incapacidade relacionada à cefaleia

Instrumento	Construto	Domínios	Perguntas	Pontuação
Índice de Incapacidade Relacionada à Cefaleia (HDI, do inglês *Headache Disability Inventory*) – Figura 5	Incapacidade decorrente da cefaleia	2 (funcional e emocional)	25, relacionadas à influência da cefaleia na execução de atividades de vida diária[45]	Maior = maior incapacidade
Teste de Impacto da Dor de Cabeça (HIT6™, do inglês *Headache Impact Test*)[46]	Impacto geral da cefaleia	NA	6	Maior = maior incapacidade Redução de 2,3 pontos = clinicamente relevante[48,49]
Avaliação de Incapacidade da Enxaqueca (MIDAS[47], do inglês *Migraine Disability Assessment*) – Figura 6	Dias com incapacidade	3 (atividades laborais, domésticas e sociais)		Maior = maior incapacidade Redução de 4,5 pontos = clinicamente relevante[48,49]

ou mecânicos inócuos (não dolorosos) na pele[50,51] e sua presença é considerada fator de risco para cronificação da migrânea, já que é considerada um marcador de sensibilização central.[50,52] Além disso, está relacionada a maiores níveis de depressão e ansiedade, alterações do sono, abuso de medicação e maior intensidade de dor.[53-55] Em pacientes com migrânea, ela pode ser avaliada por meio do questionário Lista de Verificação de Sintomas de Alodinia com 12 itens (ASC-12, do inglês *12-Item Allodynia Symptom Checklist*) (Figura 7).[56]

Quando o paciente com cefaleia também apresenta outras dores musculoesqueléticas, como dor cervical e disfunção temporomandibular, os questionários Índice de Incapacidade da Cervical (NDI, do inglês *Neck Disability Index*)[57,58] e Questionário de Comprometimento Funcional Mandibular (MFIQ, do inglês *Mandibular Functional Impairment Questionnaire*)[59,60] são recomendados. Além disso, a disfunção temporomandibular pode ser diagnosticada e avaliada por meio dos Critérios de Diagnóstico de Pesquisa para Disfunções Temporomandibulares (RDC/TMD, do inglês *Research Diagnostic Criteria for Temporomandibular Disorders*).[61] Em pacientes com queixa de vertigem/tontura, o questionário Inventário de Deficiência da Tontura (DHI, do inglês *Dizziness Handicap Inventory*) pode ser utilizado para avaliar a incapacidade relacionada ao distúrbio.[62,63]

CONSIDERAÇÕES FINAIS

As cefaleias primárias são doenças crônicas de manifestação episódica com alta prevalência e impacto negativo na qualidade de vida e na funcionalidade. Por conta disso, é de extrema importância a avaliação global do paciente. Nessa avaliação, são fundamentais a exclusão de cefaleias secundárias/bandeiras vermelhas e o diagnóstico adequado, de acordo com a Classificação Internacional das Cefaleias.[1] Um segundo aspecto importante devem ser solicitadas de comorbidades e fatores que podem perpetuar, agravar ou desencadear as crises. Dessa forma, a avaliação e a abordagem especializada devem ser solicitadas de forma assertiva para o profissional da saúde correspondente com as necessidades específicas do paciente.

Preencha os dias do mês com a intensidade de dor correspondente variando de 0 a 10 (0 = sem dor; 10 = intensidade máxima possível de dor)

Dia		1	2	3	4	5	6	7	8	9	10	11	12	13	14	15	16	17	18	19	20	21	22	23	24	25	26	27	28	29	30	31
Período do dia	Manhã																															
	Tarde																															
	Noite																															
Assinale com um X:																																
Período menstrual																																
Uso de medicação para dor																																
Observações:																																

FIGURA 4 Diário de dor.

Instruções: por favor, CIRCULE a resposta correta:

1. Eu tenho dor de cabeça:

(1) *Uma vez por mês* (2) *Mais que uma e menos que quatro vezes por mês* (3) *Mais que uma vez por semana*

2. Minha dor de cabeça é: (1) *Leve* (2) *Moderada* (3) *Forte*

Por favor, leia com atenção: o objetivo da escala é identificar as dificuldades que você possa estar enfrentando em decorrência de sua dor de cabeça. Por favor, marque "SIM", "ÀS VEZES" OU "NÃO" em cada item.
Responda cada pergunta referente apenas à sua dor de cabeça.

		(4) Sim	(2) Às vezes	(0) Não
E1.	Por causa das minhas dores de cabeça, eu me sinto incapacitado.			
F2.	Por causa das minhas dores de cabeça, eu me sinto limitado nas minhas atividades diárias.			
E3.	Ninguém entende o impacto que minhas dores de cabeça têm na minha vida.			
F4.	Eu restrinjo minhas atividades de lazer (p. ex., esportes, passatempos) por causa das minhas dores de cabeça.			
E5.	Minhas dores de cabeça me deixam muito irritado.			
E6.	Às vezes eu sinto que vou perder o controle por causa das minhas dores de cabeça.			
F7.	Por causa das minhas dores de cabeça, tendo a socializar menos.			
E8.	Meu cônjuge (parceiro/a) ou família e amigos não fazem ideia do que estou passando por causa das minhas dores de cabeça.			
E9.	Minhas dores de cabeça são tão fortes que eu sinto que vou enlouquecer.			
E10.	Minha visão do mundo é afetada pelas minhas dores de cabeça.			
E11.	Tenho medo de sair quando sinto que uma dor de cabeça está começando.			
E12.	Eu me sinto desesperado por causa das minhas dores de cabeça.			
F13.	Eu estou preocupado que eu esteja sendo prejudicado no trabalho ou em casa por causa das minhas dores de cabeça.			
E14.	Minhas dores de cabeça causam estresse em meus relacionamentos com parentes ou amigos.			
F15.	Eu evito estar com outras pessoas quando tenho dor de cabeça.			
F16.	Eu acredito que minhas dores de cabeça estejam me atrapalhando a alcançar meus objetivos de vida.			
F17.	Eu não consigo pensar com clareza por causa das minhas dores de cabeça.			
F18.	Eu fico tenso(a) (p. ex., tensão muscular) por causa das minhas dores de cabeça.			
F19.	Eu não aproveito eventos sociais por causa das minhas dores de cabeça.			
E20.	Eu me irrito facilmente por causa das minhas dores de cabeça.			
F21.	Eu evito viajar por causa das minhas dores de cabeça.			
E22.	Minhas dores de cabeça me deixam confuso(a).			
E23.	Minhas dores de cabeça me deixam frustrado(a).			
F24.	Eu tenho dificuldade de ler por causa das minhas dores de cabeça.			
F25.	Eu sinto dificuldade de tirar o foco das minhas dores de cabeça e prestar atenção em outras coisas.			

Funcional (0-48): ______. Emocional (0-52): ______. Pontuação total (0-100): ______.

FIGURA 5 Índice de Incapacidade Relacionada à Cefaleia (HDI, do inglês *Headache Disability Inventory*).[45]

As respostas às perguntas abaixo devem considerar todas as dores de cabeça nos últimos 3 meses.

Perguntas	Dias
Nos últimos 3 meses, **1. Quantos dias de trabalho ou estudo você perdeu por causa de dores de cabeça?**	
2. Quantos dias a sua produtividade no trabalho ou na escola reduziu-se pela metade ou menos da metade por causa de dores de cabeça? (não incluir os dias que você perdeu e já contabilizou na pergunta anterior)	
3. Quantos dias você não realizou afazeres domésticos por causa de dores de cabeça?	
4. Quantos dias sua produtividade nos afazeres domésticos reduziu-se pela metade ou menos da metade por causa de dores de cabeça? (não inclua os dias que você perdeu e já contabilizou na pergunta anterior)	
5. Quantos dias você não pôde participar de atividades sociais, familiares ou de lazer por causa da dor de cabeça?	
Total (itens 1 a 5)	
Quantos dias você teve dor de cabeça nos últimos 3 meses? (caso a dor de cabeça tenha durado mais de 1 dia, conte cada um dos dias que durou)	
Em uma escala de 0 a 10, em média, qual a intensidade de suas dores de cabeça? (0 = nenhuma dor; 10 = dor mais intensa)	
Resultado:	

Pontos	Grau/incapacidade
0-5	Grau I (incapacidade mínima ou nenhuma)
6-10	Grau II (incapacidade leve)
11-20	Grau III (incapacidade moderada)
> 20	Grau IV (incapacidade grave)

FIGURA 6 Questionário de Avaliação de Incapacidade de Enxaqueca (MIDAS, do inglês *Migraine Disability Assessment*).[47]

	Esta situação não se aplica a mim	Não, nunca	Raramente	Às vezes sim, às vezes não	A maioria das vezes
1. Durante sua dor de cabeça mais forte, você sente incômodo ao pentear ou escovar seu cabelo?					
2. Durante sua dor de cabeça mais forte, você sente incômodo ao prender seu cabelo (p. ex., rabo de cavalo)?					
3. Durante sua dor de cabeça mais forte, você sente incômodo ao fazer a barba?					
4. Durante sua dor de cabeça mais forte, você sente incômodo ao usar óculos?					
5. Durante sua dor de cabeça mais forte, você sente incômodo ao usar lentes de contato?					
6. Durante sua dor de cabeça mais forte, você sente incômodo ao usar brincos?					
7. Durante sua dor de cabeça mais forte, você sente incômodo ao usar colar?					
8. Durante sua dor de cabeça mais forte, você sente incômodo ao usar roupas justas?					
9. Durante sua dor de cabeça mais forte, você sente incômodo ao tomar banho (p. ex., quando a água do chuveiro cai no seu rosto)?					
10. Durante sua dor de cabeça mais forte, você sente incômodo ao apoiar seu rosto ou cabeça em um travesseiro ou almofada?					
11. Durante sua dor de cabeça mais forte, você sente incômodo ao se expor ao calor (p. ex., cozinhar, lavar seu rosto com água quente)?					
12. Durante sua dor de cabeça mais forte, você sente incômodo ao se expor ao frio (p. ex., usar uma bolsa de gelo, lavar seu rosto com água fria)?					
Pontuação final					

FIGURA 7 Lista de Verificação de Sintomas de Alodinia com 12 Itens (ASC-12, do inglês 12 – *Item Allodynia Symptom Checklist*)/Brasil.[56]

É importante salientar que, no caso de cefaleias primárias como a migrânea, é pouco realista ter como objetivo do tratamento a completa remissão da cefaleia. O objetivo deve ser o controle das crises com redução de frequência, intensidade e duração da dor, por meio de uma melhor autoeficácia e do manejo dos fatores desencadeantes. Além disso, assim como em outras condições de dor crônica, deve-se visar primordialmente à melhora da qualidade de vida e da funcionalidade, com redução do impacto da cefaleia.

REFERÊNCIAS

1. Headache Classification Committee of the International Headache Society (IHS). The International Classification of Headache Disorders, 3. ed. Cephalalgia. 2018;38:1-211.
2. Do TP, Remmers A, Schytz HW, Schankin C, Nelson SE, Obermann M, et al. Red and orange flags for secondary headaches in clinical practice: SNNOOP10 list. Neurology. 2019;92:134-44.
3. Xu J, Kong F, Buse DC. Predictors of episodic migraine transformation to chronic migraine: a systematic review and meta-analysis of observational cohort studies. Cephalalgia. 2019: 333102419883355.
4. Lipton RB, Bigal ME. Migraine: epidemiology, impact, and risk factors for progression. Headache. 2005;45(Suppl 1):S3-S13.
5. Loeser JD, Treede RD. The Kyoto protocol of IASP basic pain terminology. Pain. 2008;137:473-7.
6. Queiroz LP, Silva-Junior AA. The prevalence and impact of headache in Brazil. Headache. 2015;55(Suppl 1):32-8.
7. Jensen R, Stovner LJ. Epidemiology and comorbidity of headache. Lancet Neurol. 2008;7:354-61.
8. Saylor D, Steiner TJ. The global burden of headache. Semin Neurol. 2018;38:182-90.
9. Lyngberg AC, Rasmussen BK, Jorgensen T, Jensen R. Prognosis of migraine and tension-type headache: a population-based follow-up study. Neurology. 2005;65:580-5.
10. Lipton RB, Stewart WF, Diamond S, Diamond ML, Reed M. Prevalence and burden of migraine in the United States: data from the American Migraine Study II. Headache. 2001;41:646-57.
11. Dodick DW. A phase-by-phase review of migraine pathophysiology. Headache. 2018;58(Suppl 1):4-16.
12. Ashina M, Ayata C. Neurovascular origin of primary headaches. J Cereb Blood Flow Metab. 2019;39:571-2.
13. Peng KP, May A. Migraine understood as a sensory threshold disease. Pain. 2019;160:1494-501.
14. Peris F, Donoghue S, Torres F, Mian A, Wober C. Towards improved migraine management: determining potential trigger factors in individual patients. Cephalalgia. 2017;37:452-63.
15. Puledda F, Messina R, Goadsby PJ. An update on migraine: current understanding and future directions. J Neurol. 2017;264:2031-9.
16. Burstein R, Noseda R, Borsook D. Migraine: multiple processes, complex pathophysiology. J Neurosci. 2015;35:6619-29.
17. Pietrobon D, Moskowitz MA. Pathophysiology of migraine. Ann Rev Physiol. 2013;75:365-91.
18. Cui Y, Kataoka Y, Watanabe Y. Role of cortical spreading depression in the pathophysiology of migraine. Neurosci Bull. 2014;30:812-22.
19. Noseda R, Burstein R. Migraine pathophysiology: anatomy of the trigeminovascular pathway and associated neurological symptoms, CSD, sensitization and modulation of pain. Pain. 2013;154(Suppl 1).
20. Bragatto MM, Bevilaqua-Grossi D, Benatto MT, Lodovichi SS, Pinheiro CF, Carvalho GF, et al. Is the presence of neck pain associated with more severe clinical presentation in patients with migraine? A cross-sectional study. Cephalalgia. 2019;39:1500-8.
21. Pradhan S, Choudhury SS. Clinical characterization of neck pain in migraine. Neurol India. 2018;66:377-84.
22. Lampl C, Rudolph M, Deligianni CI, Mitsikostas DD. Neck pain in episodic migraine: premonitory symptom or part of the attack? J Headache Pain. 2015;16.
23. Carvalho GF, Chaves TC, Gonçalves MC, Florencio LL, Braz CA, Dach F, et al. Comparison between neck pain disability and cervical range of motion in patients with episodic and chronic migraine: a cross-sectional study. J Manipulative Physiol Ther. 2014;37:641-6.
24. Calhoun AH, Ford S, Millen C, Finkel AG, Truong Y, Nie Y. The prevalence of neck pain in migraine. Headache. 2010;50:1273-7.
25. Graff-Radford SB, Bassiur JP. Temporomandibular disorders and headaches. Neurol Clin. 2014;32: 525-37.
26. Gonçalves MC, Florencio LL, Chaves TC, Speciali JG, Bigal ME, Bevilaqua-Grossi D. Do women with migraine have higher prevalence of

temporomandibular disorders? Braz J Phys Ther. 2013;17:64-8.

27. Gonçalves DA, Camparis CM, Speciali JG, Franco AL, Castanharo SM, Bigal ME. Temporomandibular disorders are differentially associated with headache diagnoses: a controlled study. Clin J Pain. 2011;27:611-5.
28. Clinch CR. Evaluation of acute headaches in adults. Am Fam Physician. 2001;63:685-92.
29. Caponnetto V, Deodato M, Robotti M, Koutsokera M, Pozzilli V, Galati C, et al.; European Headache Federation School of Advanced Studies (EHF-SAS). Comorbidities of primary headache disorders: a literature review with meta-analysis. J Headache Pain. 2021;22:71.
30. Buse DC, Silberstein SD, Manack AN, Papapetropoulos S, Lipton RB. Psychiatric comorbidities of episodic and chronic migraine. J Neurol. 2013;260:1960-9.
31. Pinheiro CF, Bevilaqua-Grossi D, Florencio LL, Bragatto MM, Benatto MT, Dach F, et al. Is kinesiophobia related to fear of falling, dizziness disability, and migraine disability in patients with migraine? Physiother Theory Pract. 2021:1-9.
32. Grigol TA, Silva AM, Ferreira MM, Manso A, Gananca MM, Caovilla HH. Dizziness Handicap Inventory and Visual Vertigo Analog Scale in vestibular dysfunction. Int Arch Otorhinolaryngol. 2016;20:241-3.
33. Bisdorff A. Migraine and dizziness. Curr Opin Neurol. 2014;27:105-10.
34. Vukovic V, Plavec D, Galinovic I, Lovrencic-Huzjan A, Budisic M, Demarin V. Prevalence of vertigo, dizziness, and migrainous vertigo in patients with migraine. Headache. 2007;47:1427-35.
35. Zorzin L, Carvalho GF, Kreitewolf J, Teggi R, Pinheiro CF, Moreira JR, et al. Subdiagnosis, but not presence of vestibular symptoms, predicts balance impairment in migraine patients: a cross sectional study. J Headache Pain 2020;21:56.
36. Carvalho GF, Vianna-Bell FH, Florencio LL, Pinheiro CF, Dach F, Bigal ME, et al. Presence of vestibular symptoms and related disability in migraine with and without aura and chronic migraine. Cephalalgia. 2019;39:29-37.
37. Carvalho GF, Becnel AR, Miske C, Szikszay TM, Adamczyk WM, Luedtke K. Postural control impairment in patients with headaches: systematic review and meta-analysis. Headache. 2022;62:241-70.
38. Carvalho GF, Schwarz A, Szikszay TM, Adamczyk WM, Bevilaqua-Grossi D, Luedtke K. Physical therapy and migraine: musculoskeletal and balance dysfunctions and their relevance for clinical practice. Braz J Phys Ther. 2020;24:306-17.
39. Silveira MF, Almeida JC, Freire RS, Haikal DS, Martins AE. Psychometric properties of the quality of life assessment instrument: 12-item health survey (SF-12). Ciênc Saúde Colet. 2013;18:1923-31.
40. Ware JE Jr., Sherbourne CD. The MOS 36-item short-form health survey (SF-36): I – conceptual framework and item selection. Med Care. 1992; 30:473-83.
41. Souza FS, Marinho C S, Siqueira FB, Maher CG, Costa LO. Psychometric testing confirms that the Brazilian-Portuguese adaptations, the original versions of the Fear-Avoidance Beliefs Questionnaire, and the Tampa Scale of Kinesiophobia have similar measurement properties. Spine (Phila Pa 1976). 2008;33:1028-33.
42. Kroenke K, Spitzer RL, Williams JB. The PHQ-9: validity of a brief depression severity measure. J Gen Intern Med. 2001;16:606-13.
43. McWilliams LA, Kowal J, Wilson KG. Development and evaluation of short forms of the Pain Catastrophizing Scale and the Pain Self-efficacy Questionnaire. Eur J Pain. 2015;19:1342-9.
44. Sampaio-Bonafe FS, Maroco J, Duarte-Bonini Campos JA. Cross-cultural validation of the Brazilian Portuguese version of the Pain Vigilance and Awareness Questionnaire. J Oral Facial Pain Headache. 2017;32:e1-e12.
45. Pradela J, Bevilaqua-Grossi D, Chaves TC, Dach F, Ferreira-Carvalho G. Brazilian Portuguese version of the Headache Disability Inventory: cross-cultural adaptation, validity, and reliability. Cephalalgia. 2021;41:156-65.
46. Pradela J, Bevilaqua-Grossi D, Chaves TC, Dach F, Carvalho GF. Measurement properties of the Headache Impact Test (HIT-6 Brazil) in primary and secondary headaches. Headache. 2021;61:527-35.
47. Stewart WF, Lipton RB, Dowson AJ, Sawyer J. Development and testing of the Migraine Disability Assessment (MIDAS) Questionnaire to assess headache-related disability. Neurology. 2001;56: S20-8.
48. Carvalho GF, Luedtke K, Braun T. Minimal important change and responsiveness of the Migraine Disability Assessment Score (MIDAS) questionnaire. J Headache Pain. 2021;22:126.
49. Castien RF, Blankenstein AH, Windt DA, Dekker J. Minimal clinically important change on the Headache Impact Test-6 questionnaire in patients

with chronic tension-type headache. Cephalalgia. 2012;32:710-4.
50. Bigal ME, Ashina S, Burstein R, Reed ML, Buse D, Serrano D, et al. Prevalence and characteristics of allodynia in headache sufferers: a population study. Neurology. 2008;70:1525-33.
51. Tietjen GE, Brandes JL, Peterlin BL, Eloff A, Dafer RM, Stein MR, et al. Allodynia in migraine: association with comorbid pain conditions. Headache. 2009;49:1333-44.
52. Kalita J, Yadav RK, Misra UK. A comparison of migraine patients with and without allodynic symptoms. Clin J Pain. 2009;25:696-8.
53. Seo JG, Park SP. Clinical significance of sensory hypersensitivities in migraine patients: does allodynia have a priority on it? Neurol Sci. 2019;40:393-8.
54. Mendonca MD, Caetano A, Viana-Baptista M, Group CHS. Association of depressive symptoms with allodynia in patients with migraine: a cross-sectional study. Cephalalgia. 2016;36:1077-81.
55. Dodick DW, Reed ML, Fanning KM, Munjal S, Alam A, Buse DC, et al. Predictors of allodynia in persons with migraine: results from the Migraine in America Symptoms and Treatment (MAST) study. Cephalalgia. 2019;39:873-82.
56. Florencio LL, Chaves TC, Branisso LB, Gonçalves MC, Dach F, Speciali JG, et al. 12 – item allodynia symptom checklist/Brasil: cross-cultural adaptation, internal consistency and reproducibility. Arq Neuropsiquiatr. 2012;70:852-6.
57. Vernon H, Mior S. The Neck Disability Index: a study of reliability and validity. J Manipulative Physiol Ther. 1991;14:409-15.
58. Cook C, Richardson JK, Braga L, Menezes A, Soler X, Kume P, et al. Cross-cultural adaptation and validation of the Brazilian Portuguese version of the Neck Disability Index and Neck Pain and Disability Scale. Spine (Phila Pa 1976). 2006;31:1621-7.
59. von Piekartz H, Schwiddessen J, Reineke L, Armijo-Olivio S, Bevilaqua-Grossi D, Biasotto-Gonzalez DA, et al. International consensus on the most useful assessments used by physical therapists to evaluate patients with temporomandibular disorders: a Delphi study. J Oral Rehabil. 2020;47:685-702.
60. Campos JA, Carrascosa AC, Maroco J. Validity and reliability of the Portuguese version of Mandibular Function Impairment Questionnaire. J Oral Rehabil. 2012;39:377-83.
61. Schiffman E, Ohrbach R, Truelove E, Look J, Anderson G, Goulet JP, et al.; International RDC/TMD Consortium Network, International Association for Dental Research; Orofacial Pain Special Interest group, international association for the Study of Pain. Diagnostic Criteria for Temporomandibular Disorders (DC/TMD) for clinical and research applications: recommendations of the International RDC/TMD Consortium Network* and Orofacial Pain Special Interest Group. J Oral Facial Pain Headache. 2014;28:6-27.
62. Treleaven J. Dizziness Handicap Inventory (DHI). Aust J Physiother. 2006;52:67.
63. Castro AS, Gazzola JM, Natour J, Gananca FF. Brazilian version of the dizziness handicap inventory. Pro Fono. 2007;19:97-104.
64. Gaul C, Liesering-Latta E, Schafer B, Fritsche G, Holle D. Integrated multidisciplinary care of headache disorders: a narrative review. Cephalalgia. 2016;36:1181-91.
65. Gaul C, van Doorn C, Webering N, Dlugaj M, Katsarava Z, Diener HC, et al. Clinical outcome of a headache-specific multidisciplinary treatment program and adherence to treatment recommendations in a tertiary headache center: an observational study. J Headache Pain. 2011; 12:475-83.
66. Gaul C, Visscher CM, Bhola R, Sorbi MJ, Galli F, Rasmussen AV, et al. Team players against headache: multidisciplinary treatment of primary headaches and medication overuse headache. J Headache Pain. 2011;12:511-9.
67. Gunreben-Stempfle B, Griessinger N, Lang E, Muehlhans B, Sittl R, Ulrich K. Effectiveness of an intensive multidisciplinary headache treatment program. Headache. 2009;49:990-1000.
68. Wallasch TM, Kropp P. Multidisciplinary integrated headache care: a prospective 12-month follow-up observational study. J Headache Pain. 2012;13:521-9.
69. Minen MT, Kaplan K, Akter S, Espinosa-Polanco M, Guiracocha J, Khanns D, et al. Neuroscience education as therapy for migraine and overlapping pain conditions: a scoping review. Pain Med. 2021;22:2366-83.

CAPÍTULO 11

Avaliação da dor pélvica e dismenorreia

Guilherme Tavares de Arruda

INTRODUÇÃO

O assoalho pélvico é composto por uma rede de músculos, ligamentos e fáscias que possuem as funções de suporte às vísceras abdominais e manutenção da continência. Durante o aumento da pressão intra-abdominal, ocorre um mecanismo de contração reflexa dos músculos do assoalho pélvico, que causam fechamento vaginal, e dos esfíncteres uretral e anal.[1] Ao contrário disso, quando os músculos do assoalho pélvico relaxam, o períneo e os órgãos pélvicos retornam à posição de repouso e, dessa forma, facilitam as relações sexuais e o esvaziamento da bexiga e do reto. Caso ocorra falha em algum dos componentes do assoalho pélvico que possa afetar a contração e o relaxamento eficazes dos músculos dessa estrutura, essa falha é chamada de disfunção do assoalho pélvico.[2]

Disfunção do assoalho pélvico é um termo amplo usado para descrever condições clínicas causadas por lesão, disfunção e degeneração das estruturas do assoalho pélvico. Entre essas condições estão a incontinência urinária, o prolapso de órgãos pélvicos, a disfunção sexual e a dor pélvica.[2] Dessas, a dor pélvica, especificamente sua forma crônica, é a disfunção do assoalho pélvico mais complexa, por sua etiologia ser multifatorial e pouco compreendida.[3]

As definições de dor pélvica focam na forma crônica e variam na literatura. Segundo a *International Urogynecological Association* (IUGA) e a *International Continence Society* (ICS), dor pélvica pode ser definida como a queixa de dor percebida na pelve, não associada a sintomas sugestivos de disfunção do trato urinário inferior, sexual, intestinal ou ginecológica.[2] Para o *American College of Obstetricians and Gynecologists* (ACOG), dor pélvica crônica é definida como sintomas de dor percebidos como originários de órgãos/estruturas pélvicas geralmente com duração superior a seis meses e frequentemente associada a consequências cognitivas, comportamentais, sexuais e emocionais negativas, bem como a sintomas sugestivos de disfunção do trato urinário inferior, sexual, intestinal, do, assoalho pélvico, miofascial ou ginecológica.[4]

Embora não exista um consenso sobre a definição de dor pélvica e a literatura aborde mais sua forma crônica, a definição de seus tipos se dá pela causa da dor. Neste capítulo, serão abordadas a síndrome da dor pélvica crônica (SDPC), a dismenorreia primária e a dismenorreia secundária.

As definições desses tipos de dor pélvica estão apresentadas na Tabela 1 incluindo endometriose, adenomiose e síndrome do ovário policístico (SOP) como dismenorreia secundária, pois muitas vezes o termo "dismenorreia secundária" associa essas condições ao ciclo menstrual.[5]

EPIDEMIOLOGIA

A dor pélvica crônica é mais frequente em mulheres e afeta de forma negativa a qualidade de vida e a produção no trabalho, além de gerar altos custos com cuidados em saúde (Figura 1). Em uma revisão sistemática publicada pela Organização Mundial da Saúde (OMS) sobre a prevalência mundial de dor pélvica crônica, incluindo dismenorreia, dispareunia (dor durante a penetração vaginal) e dor pélvica não cíclica, a prevalência de dismenorreia variou de 17 a 97% em 125.249 mulheres. Nesse mesmo estudo, a dispareunia variou de 1,3 a 45,7% em 35.973 mulheres, e a dor pélvica não cíclica variou de 4 a 43,4% em 299.740 mulheres.[10] Em outra revisão da literatura de 2014, a prevalência mundial de dor pélvica crônica variou de 5,7 a 26,6% em sete estudos.[11]

Com relação à dismenorreia, estudos sobre prevalência têm sido publicados em

TABELA 1 Definições dos tipos de dor pélvica

Síndrome da dor pélvica crônica (SDPC)	Dor abdominal em baixo ventre por pelo menos 6 meses, não causada por infecção ou doença local óbvia, mas relacionada a sintomas ginecológicos e no assoalho pélvico.[6]
Dismenorreia primária	Dores menstruais espasmódicas imediatamente antes e/ou durante a menstruação, sem qualquer afecção pélvica associada.[5]
Dismenorreia secundária (incluindo endometriose, adenomiose e SOP)	Dores menstruais espasmódicas imediatamente antes e/ou durante a menstruação e com afecção pélvica associada,[5] como endometriose (condição crônica dependente de estrogênio caracterizada pela implantação ectópica de tecido funcional que reveste o útero fora da cavidade uterina[7]), adenomiose (presença de tecido endometrial dentro do miométrio[8]) e SOP (combinação de sinais e sintomas de excesso androgênico e disfunção ovariana na ausência de outros diagnósticos específicos[9]).

SOP: síndrome do ovário policístico.
Fonte: elaborada pelo autor.

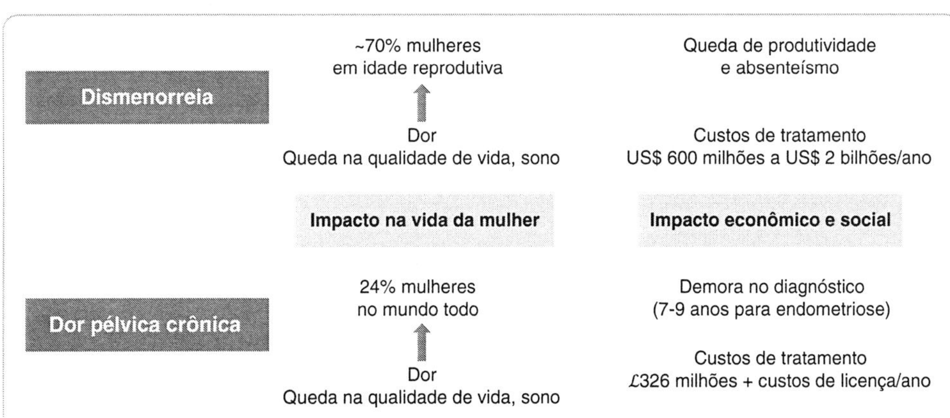

FIGURA 1 Impacto da dismenorreia e da dor pélvica crônica sobre a vida da mulher.
Fonte: elaborada pelo autor.

diferentes populações. Uma revisão sistemática e metanálise de 2019 avaliou a prevalência de dismenorreia em jovens e o impacto sobre atividades acadêmicas e escolares e encontrou 71,1% de prevalência de dismenorreia em 20.813 jovens de 21 países.[12] Em outra revisão sistemática de 2016, a prevalência de dismenorreia em diferentes países variou de 34% (Egito) a 94% (Omã) em 41.140 adolescentes e jovens.[13] Na Etiópia, uma revisão sistemática e metanálise de 2022 observou 71,69% de prevalência de dismenorreia em 5.331 jovens estudantes.[14] No Irã, uma revisão sistemática e metanálise de 2018 observou 73,27% de prevalência de dismenorreia primária em 26 estudos com mulheres.[15] Na China, um estudo transversal de 2020 encontrou 41,7% de prevalência de dismenorreia primária em 4.606 estudantes universitárias.[16] No Brasil, não existem estudos populacionais sobre a prevalência de dismenorreia; no entanto, nos estudos com amostras locais existentes, a prevalência de dismenorreia variou entre 56 e 95,4%.[17,18]

Na SDPC, a sensação e a intensidade da dor podem ocorrer em diversos locais da região pélvica, causando disfunções musculoesqueléticas, especialmente no assoalho pélvico.[19] Apesar de não possuir uma fisiopatologia bem definida, a SDPC é mais frequentemente observada em mulheres e avaliada de forma global como dor pélvica crônica em estudos populacionais.[20,21] No Brasil, ainda não existem dados sobre a prevalência da SDPC em todo o território nacional; no entanto, os poucos estudos realizados observaram prevalência de dor pélvica crônica entre 11,5 e 19% em mulheres em determinados locais do Brasil.[22,23]

FISIOPATOLOGIA

A fisiopatologia da dor pélvica e da dismenorreia depende do tipo de dor ou dismenorreia. Na SDPC, a fisiopatologia pode ser atribuída a vários fatores contribuintes, visto que existem várias formas de resposta à dor manifestadas pelos indivíduos.[3] Estudos sugerem três principais mecanismos:

A. Diminuição do limiar de ativação e sensibilização periférica em decorrência da entrada sensorial visceral e somática prolongada dos nociceptores.[24]
B. Contribuição da sensibilização central para o aumento e a extensão da dor, ocasionada pela entrada contínua de informações nocivas ao músculo e à pele através do corno dorsal na medula espinhal, o que explica a percepção do cérebro à dor intensa e prolongada, manifestada por alodinia, hiperalgesia e dor referida.[25]
C. Fraqueza dos músculos do assoalho pélvico, que pode levar à diminuição do fluxo sanguíneo na região pélvica e reduzir a densidade microvascular da camada submucosa da bexiga.[26]

Quando a dor pélvica se torna crônica por sua persistência, o sistema nervoso central fica altamente ativo e começa a responder a vários estímulos como sendo dolorosos.[27] Além disso, lesões musculoesqueléticas, endometriose e aderências são alguns exemplos de comorbidades que podem causar dor pélvica crônica.[28]

A dismenorreia pode ser classificada em primária e secundária, conforme sua fisiopatologia. A dismenorreia primária é definida como dores menstruais espasmódicas imediatamente antes e/ou durante a menstruação, sem qualquer afecção pélvica associada. Já a definição de dismenorreia secundária envolve a associação da dismenorreia à presença de alguma afecção pélvica, geralmente endometriose, miomas uterinos e adenomiose.[5]

Na dismenorreia primária, estudos sugerem que a liberação aumentada de prostaglandinas durante a menstruação, juntamente com hipercontratilidade, isquemia e hipóxia do miométrio, causam a dor.[5,29] As prostaglandinas têm papel importante na inflamação tecidual, no controle da temperatura local e na dor, e apresentam-se em maior quantidade em mulheres com dismenorreia se comparadas às que não apresentam a condição.[29,30] A fisiopatologia da dismenorreia secundária é semelhante à da primária, mas as afecções pélvicas, principalmente representadas pela endometriose, são mais comuns.[5] Com relação à endometriose, sua fisiopatologia ainda permanece incompreendida e não totalmente comprovada, mas acredita-se que a migração da menstruação retrógrada e fragmentos menstruais para as tubas uterinas acabam infiltrando-se na cavidade peritoneal, proliferando-se e causando inflamação e dor.[31]

ASPECTOS DA AVALIAÇÃO

A avaliação de um paciente na prática clínica é fundamental para se obter o conhecimento necessário sobre seu estado de saúde ou doença e para guiar a decisão de exames complementares e tratamentos adequados. Alguns aspectos da avaliação de pacientes com dor pélvica são semelhantes aos da avaliação de pacientes com dismenorreia, pois esta é considerada como dor pélvica na literatura.[10,11] Apesar disso há algumas particularidades a serem destacadas na a avaliação de pacientes com dor pélvica e dismenorreia.

Para uma boa avaliação de pacientes tanto com dor pélvica quanto com dismenorreia, a anamnese é o ponto inicial. Ela inclui a entrevista inicial com o paciente, na qual o profissional questionará sobre a história atual e pregressa do problema, histórico clínico, antecedentes familiares etc., pois geralmente a etiologia da dor pélvica é determinada pelo histórico clínico, ginecológico e obstétrico. A Tabela 2 descreve os aspectos a serem questionados na anamnese.

Com relação à micção e à atividade intestinal, pode ser importante perguntar se a dor ocorre antes, durante ou após urinar ou defecar; se a intensidade da dor é maior quando associada à micção ou defecação; se existe algum outro sintoma além da dor durante a micção ou defecação; e sobre hábitos alimentares que podem influenciar na atividade miccional e intestinal, como

TABELA 2 Domínios da anamnese

Domínio	Itens
Histórico médico	História atual História pregressa Histórico clínico (comorbidades, cirurgias etc.) Antecedentes familiares Hábitos de vida (nutrição, atividade física, medicação, outros hábitos)
Histórico uroginecológico	Menarca (idade e características) Características da menstruação (tempo de ciclo, tempo de menstruação, intensidade do fluxo) Características da dismenorreia (intensidade, duração, resposta a medicação, sintomas associados) Micção Atividade intestinal Atividade sexual
Saúde mental[36-38]	Depressão Ansiedade Catastrofização

Fonte: elaborada pelo autor.

dieta pobre em nutrientes e água. Na SDPC e na endometriose, a função sexual dos indivíduos acometidos pode ser afetada negativamente, gerando casos de disfunção e diminuição da atividade sexual.[32,33] Assim, é importante avaliar a função sexual por meio de instrumentos confiáveis, validados e responsivos, como o Índice de Função Sexual Feminina (FSFI, do inglês *Female Sexual Function Index*)[34] e o Índice Internacional de Função Erétil (IIEF, do *International Index of Erectile Function*),[35] e questionar o paciente sobre a frequência de atividade sexual e se a dor ocorre antes, durante ou depois, incluindo penetração vaginal e anal. Com relação aos hábitos de vida, alimentação, ingestão diária de líquidos, frequência de atividade física e uso de medicação podem piorar a condição de saúde de pessoas que apresentam dor relacionada a micção e defecação ou o uso de determinados medicamentos pode mascarar a dor. Além disso, a qualidade de vida é afetada negativamente na dor pélvica e na dismenorreia,[5,12] e pode ser avaliada por instrumentos validados, como o Formulário Curto de Pesquisa em Saúde com 36 Itens (SF-36, do inglês *Medical Outcomes Study 36-Item Short Form Health Survey*).[39]

Além da anamnese, a avaliação física do paciente pode ajudar a conhecer melhor a sua dor e identificar sua distribuição dermatossensorial. Nesse caso, a avaliação sensorial da pelve pode ajudar a identificar o local da dor pélvica e sua origem (muscular ou visceral) por meio de um cotonete aplicado no abdome e na região pélvica, indicando se há alodinia cutânea.[40] Os exames ginecológico e abdominal completos também devem ser realizados. A vulva deve ser inspecionada na procura por cicatrizes ou feridas, alteração da coloração da pele, ocorrência de hemorroidas, sinais de prolapso de órgão pélvico, sinais de infecção e atrofia vulvar. A sensibilidade e a tonicidade dos músculos do assoalho pélvico também devem ser avaliadas para identificar possíveis causas da dor, como hipersensibilidade e hipertonicidade. O exame abdominal pode ser realizado pelo teste de Carnett para verificar a ocorrência de dor na parede abdominal. Neste teste, solicita-se ao paciente em decúbito dorsal que levante ambas as pernas; então, o avaliador pressiona com o dedo a área abdominal para determinar o comportamento da dor com as pernas flexionadas e com a contração dos músculos do abdome. Caso a dor seja de origem miofascial, a flexão da perna piora sua intensidade, mas, se a dor tiver origem visceral, é possível que seja aliviada com a flexão da perna.[41]

Mesmo que a anamnese e a avaliação física do paciente sugiram um diagnóstico específico da causa da dor pélvica, mas não totalmente preciso, exames laboratoriais e de imagem são indicados para confirmar o diagnóstico. Nesse caso, a ultrassonografia transvaginal pode ajudar a investigar massas anormais, cistos e adenomiose. A ressonância nuclear magnética pode auxiliar na procura por anormalidades na região pélvica e é indicada no diagnóstico de dismenorreia secundária com associação de endometriose.[42]

INSTRUMENTOS DE MEDIDA

Na literatura, são escassos os instrumentos de medida específicos para dor pélvica. Já para dismenorreias primária e secundária, incluindo endometriose, existem inúmeros instrumentos que avaliam construtos específicos, como qualidade de vida, intensidade da dor, sintomas, interferência dos sintomas, comportamento de autocuidado, entre outros. A Tabela 3 apresenta os instrumentos específicos, não específicos e genéricos para a avaliação da dor pélvica e a Tabela 4 apresenta os instrumentos para avaliação da dismenorreia.

TABELA 3 Instrumentos de medida para a avaliação de dor pélvica

Instrumento de medida	Construto	Desenvolvimento e traduções
Instrumentos de medida específicos		
Questionário para Avaliação de Dor Pélvica[43]	Ficha de avaliação contendo anamnese; exame físico; características da dor; dados demográficos; medicamentos; antecedentes cirúrgicos, obstétricos, familiares, médicos, gastrointestinais/ alimentares, menstruais e de abuso sexual e físico; hábitos de saúde; sintomas urinários; manejo da dor; Questionário de Dor de McGill Breve (SF-MPQ, do inglês *Short-form McGill Pain Questionnaire*); e questões sobre síndrome da congestão pélvica	**Desenvolvimento**: *International Pelvic Pain Society* (IPPS), Estados Unidos **Tradução:** português
Questionário de Dor Pélvica Crônica (CPPQ, do inglês *Chronic Pelvic Pain Questionnaire*)[44]	Triagem para dor pélvica crônica	**Desenvolvimento:** Espanha **Tradução:** –
Questionário de Impacto da Dor Pélvica (PPIQ, do inglês *Pelvic Pain Impact Questionnaire*)[45]	Impacto da dor pélvica na vida da mulher	**Desenvolvimento:** Austrália **Tradução:** –
Questionário de Impacto da Dor Pélvica Crônica Feminina (IF-CPPQ, do inglês *Impact of Female Chronic pelvic pain Questionnaire*)[46]	Impacto da dor pélvica crônica na vida da mulher	**Desenvolvimento:** Inglaterra **Tradução:** –
Questionário de Satisfação do Paciente (PSQ, do inglês *Patient Satisfaction Questionnaire*)[47]	Nível de satisfação entre pacientes do sexo feminino com dor pélvica crônica e médicos	**Desenvolvimento:** Reino Unido **Tradução:** português[48]
Instrumentos de medida não específicos		
Questionário Eletrônico de Avaliação Pessoal para Distúrbios Hormonais Menstruais, Pélvicos e Ginecológicos (EPAQ-MPH, do inglês Eletronic *Personal Assessment Questionnaire for Menstrual, Pelvic Pain and Gynaecological Hormonal Disorders*)[49]	Sintomatologia associada a distúrbios menstruais, dor pélvica e condições hormonais ginecológicas e seu impacto associado na função sexual e na qualidade de vida	**Desenvolvimento:** Reino Unido **Tradução:** –
Instrumentos de medida genéricos		
Escala Numérica de Avaliação da Intensidade da Dor (END)[50]	Frequentemente avalia a intensidade da dor	**Desenvolvimento:** – **Tradução:** adaptado
Escala Visual Analógica (EVA)[50]	Frequentemente avalia a intensidade da dor	**Desenvolvimento:** – **Tradução:** adaptado

TABELA 4 Instrumentos de medida para avaliação da dismenorreia

Instrumento de medida	Construto	Desenvolvimento e traduções
Instrumentos de medida específicos		
Interferência de Sintomas de Dismenorreia (DSI, do inglês *Dysmenorrhea Symptom Interference*)[51]	Interferência dos sintomas de dismenorreia nas atividades físicas, mentais e sociais	**Desenvolvimento:** Estados Unidos **Tradução:** português (em andamento)
Capacidade de Trabalho, Localização, Intensidade, Dias de dor, Dismenorreia (WaLIDD, do inglês *Working Ability, Location, Intensity, Days of Pain, Dysmenorrhea*)[52]	Diagnóstico de dismenorreia e previsão de licença médica	**Desenvolvimento:** Colômbia **Tradução:** português (em andamento)
Diário de Dismenorreia (DysDD, do inglês *Dysmenorrhea Daily Diary*).[53]	Gravidade do sangramento menstrual, gravidade da dor pélvica, uso de medicação de resgate e impacto da dor pélvica na vida diária de pacientes com dismenorreia	**Desenvolvimento:** Estados Unidos **Tradução:** –
Escala de Autocuidado para Dismenorreia Adolescente (ADSCS, do inglês *Adolescent Dysmenorrhic Self-Care Scale*)[54]	Comportamento de autocuidado de adolescentes com dismenorreia	**Desenvolvimento:** China **Tradução:** –
Medida Funcional e Emocional de Dismenorreia (FEMD, do inglês *Functional and Emotional Measure of Dysmenorrhea*)[55]	Aspectos funcionais e emocionais relacionados à dismenorreia	**Desenvolvimento:** China **Tradução:** –
Questionário de Sofrimento Menstrual (MDQ, do inglês *Menstrual Distress Questionnaire*)[56]	Nível de desconforto durante a menstruação; diagnóstico de síndrome pré-menstrual	**Desenvolvimento:** Estados Unidos **Tradução:** holandês,[57] mandarim[58]
Questionário de Sintomas Menstruais (MSQ, do inglês *Menstrual Symptom Questionnaire*)[59]	Caracteriza e identifica os dois tipos de dismenorreia primária	**Desenvolvimento:** Estados Unidos **Tradução:** –
Instrumentos de medida não específicos		
Questionário Eletrônico de Avaliação Pessoal para Distúrbios Hormonais Menstruais, Pélvicos e Ginecológicos (ePAQ-MPH, do inglês *Electronic Personal Assessment Questionnaire for Menstrual, Pelvic Pain and Gynaecological Hormonal Disorders*)[49]	Sintomatologia associada a distúrbios menstruais, dor pélvica e condições hormonais ginecológicas e seu impacto associado na função sexual e na qualidade de vida	**Desenvolvimento:** Reino Unido **Tradução:** –
Instrumentos de medida genéricos		
Escala Numérica de Avaliação da Intensidade da Dor (END)[60]	Frequentemente avalia a intensidade da dor	**Desenvolvimento:** – **Tradução:** adaptado
Escala Visual Analógica (EVA)[60]	Frequentemente avalia a intensidade da dor	**Desenvolvimento:** – **Tradução:** adaptado

O Questionário para Avaliação de Dor Pélvica é um instrumento desenvolvido pela *International Pelvic Pain Society* (IPPS),[43] nos Estados Unidos, e foi traduzido para o português brasileiro. Este instrumento é uma ficha de avaliação contendo: anamnese; exame físico; características da dor; dados demográficos; medicamentos; antecedentes cirúrgicos, obstétricos, familiares, médicos, gastrointestinais/alimentares, menstruais e de abuso sexual e físico; hábitos de saúde; sintomas urinários; manejo da dor; Questionário de Dor de McGill Breve (SF-MPQ, do inglês *Short-form McGill Pain Questionnaire*); e questões sobre síndrome da congestão pélvica. Esse questionário está disponível na internet, mas não foi validado em nenhuma população.

O Questionário de Dor Pélvica Crônica (CPPQ, do inglês *Chronic Pelvic Pain Questionnaire*)[44] foi desenvolvido em 2011 na Espanha como um instrumento de triagem para dor pélvica crônica e ainda não foi traduzido e adaptado para outra língua/cultura. O desenvolvimento do CPPQ foi baseado em outro instrumento para avaliação da prostatite crônica, envolveu um comitê com seis especialistas em metodologia, uroginecologia, obstetrícia e coloproctologia para avaliação de seu conteúdo e foi pré-testado em 325 homens e mulheres saudáveis e com dor pélvica crônica. Os autores avaliaram a validade de critério do CPPQ por meio da análise da Área Sob a Curva (ASC ou AUC, do inglês *Area Under Curve* = 0,968) e ponto de corte igual a 6, com melhores sensibilidade e especificidade. Embora seja um instrumento para triagem de dor pélvica crônica, os autores relatam que o CPPQ possui 11 itens agrupados em quatro dimensões (dor, bexiga, intestino e qualidade de vida).

O Questionário de Impacto da Dor Pélvica (PPIQ, do inglês *Pelvic Pain Impact Questionnaire*)[45] foi desenvolvido em 2017 na Austrália para avaliar o impacto da dor pélvica na vida da mulher. Esse instrumento foi desenvolvido com 133 mulheres com dor pélvica crônica e avalia, por meio de oito itens, o quanto a dor pélvica afetou os aspectos da vida (energia, humor, sono, função do estômago e intestinal, capacidade para se sentar por mais de 20 minutos, capacidade de realizar e funcionar normalmente em casa/trabalho/escola/universidade, capacidade de praticar atividade física e capacidade de usar certas roupas) durante o mês passado com adição de duas perguntas suplementares. A pontuação total do PPIQ varia de 0 a 32 pontos, sendo que valores mais altos indicam maior impacto da dor pélvica na vida da mulher. Os autores avaliaram a validade estrutural do PPIQ como unidimensional por meio de análise Rasch e a confiabilidade teste-reteste (CCI = 0,91). O PPIQ ainda não foi traduzido e adaptado para outra língua/cultura.

O Questionário de Impacto da Dor Pélvica Crônica Feminina (IF-CPPQ, do inglês *Impact of Female Chronic Pelvic Pain Questionnaire*)[46] é um instrumento de medida de 26 itens que avalia o impacto da dor pélvica crônica na vida da mulher no último mês. O IF-CPPQ foi desenvolvido em 2019, na Inglaterra, com 25 mulheres com dor pélvica crônica. Os autores avaliaram a validade estrutural desse instrumento por meio de análise fatorial exploratória (AFE) e confirmatória (AFC), obtendo uma estrutura de cinco fatores que explica 62,75% da variância, e consistência interna pelo coeficiente alfa de Cronbach (0,64). O IF-CPPQ ainda não foi traduzido e adaptado para outra língua/cultura.

Existem, ainda, inúmeras versões na literatura de instrumentos de medida que avaliam a satisfação de pacientes com relação a diversas condições de saúde-doença. Para a dor pélvica feminina, em 1966 foi desenvolvido o Questionário de Satisfação do Paciente (PSQ, do inglês *Patient Satisfaction Questionnaire*),[47] traduzido e validado para o português brasileiro[48] em 2016. A versão brasileira do PSQ possui quatro itens, com opções de resposta em uma escala visual analógica sobre o nível de satisfação entre pacientes do sexo feminino com dor pélvica crônica e entre médicos com a consulta médica, em que pontuações mais altas indicam melhor satisfação. Os autores da versão brasileira do PSQ avaliaram a fatorabilidade dos dados pelo índice de Kaiser-Meyer-Olkin (KMO = 0,65 e 0,73), consistência interna pelo coeficiente alfa de Cronbach (0,72) e confiabilidade teste-reteste (CCI = 0,71).

O Questionário Eletrônico de Avaliação Pessoal para Distúrbios Hormonais Menstruais, Pélvicos e Ginecológicos (ePAQ-MPH, do inglês *Electronic Personal Assessment Questionnaire for Menstrual, Pelvic Pain and Gynaecological Hormonal Disorders*)[49] é um instrumento de medida não específico para dor pélvica, mas que avalia a sintomatologia associada a distúrbios menstruais, dor pélvica e condições hormonais ginecológicas e seu impacto associado na função sexual e na qualidade de vida. O ePAQ-MPH é um instrumento eletrônico que possui 72 itens divididos em 4 dimensões e 15 domínios. A dimensão "Dor" é dividida em três domínios: dismenorreia, dor não cíclica e dor e qualidade de vida. No domínio "Dor não cíclica", são avaliados dor não cíclica, ocorrência em dias por mês, duração da dor, gravidade da dor, dor relacionada à bexiga e dor relacionada ao intestino. Os autores avaliaram a validade estrutural por meio de AFE e AFC (*root mean square error of approximation* – RMSEA=0,001-0,086; *comparative fit index* – CFI e *Tucker-Lewis index* – TLI > 0,95), consistência interna com o alfa de Cronbach (0,70-0,96) e confiabilidade teste-reteste (CCI = 0,45-0,90). O ePAQ-MPH ainda não foi traduzido e adaptado para outra língua/cultura.

A Escala Numérica de Avaliação da Intensidade da Dor (END) (NRS, do inglês *Numeric Rating Scale*)[50] e a Escala Visual Analógica (EVA, do inglês *Visual Analogue Scale*)[50] são dois instrumentos generalistas de único item frequentemente usados em pesquisas de diversas formas. Para a dor pélvica, por exemplo, a END e a VAS podem avaliar a intensidade da dor. A END possui uma escala que pode variar de 0 a 10 ou de 1 a 10, na qual 0 indica ausência de dor e 10 indica dor extrema ou a pior dor imaginável. A VAS possui uma única linha com extremidades indicando "Sem dor" e "Muito dolorido", por exemplo, na qual o indivíduo assinala um risco sobre ela para identificar a intensidade da sua dor. Após isso, mensura-se com uma régua a distância em milímetros ou centímetros assinalada. Não existem estudos de desenvolvimento dessas escalas, nem traduções para determinadas populações, pois ambas podem ser usadas para avaliar uma ampla variedade de condições de saúde/doença. Apesar disso, um estudo brasileiro[50] avaliou a correlação entre END, EVA e algometria de pressão em mulheres com dor pélvica crônica por meio do CCI e observou correlações fortes entre as medidas (CCI > 0,99). Os autores sugerem, no entanto, que a avaliação dessa população deve combinar a algometria de pressão e as escalas para tornar a avaliação da dor menos subjetiva e mais precisa.

Há outros inúmeros instrumentos de medida para a avaliação da dismenorreia. A seguir, serão destacados os principais e mais frequentemente utilizados em pesquisa.

A Interferência de Sintomas de Dismenorreia (DSI, do inglês *Dysmenorrhea Symptom Interference*)[51] é uma escala de nove itens que avaliam a interferência dos sintomas de dismenorreia nas atividades físicas, mentais e sociais. Essa escala foi desenvolvida em 2021 nos Estados Unidos e está em processo de tradução e avaliação das propriedades de medida no Brasil. Há duas versões da DSI, uma que pode ser aplicada para mulheres que estão menstruadas e outra para as não menstruadas. Os autores da DSI avaliaram a validade estrutural como unidimensional por meio de AFC [menstruadas: CFI = 0,95; RMSEA = 0,1 (0,09-0,11); não menstruadas: CFI = 0,96; RMSEA = 0,08 (0,07-0,09)], consistência interna pelo alfa de Cronbach (menstruadas = 0,93; não menstruadas = 0,91), confiabilidade teste-reteste por correlação de Pearson (menstruadas: r = 0,79) e erros de medida pela Diferença Mínima Importante (MID, do inglês *Minimally Important Difference*) e Erro Padrão da Medida (SEM, do inglês *Standard Error of Measurement)* (MID = 0,27-0,37; SEM = 0,27). A DSI também foi avaliada como muito responsiva para detectar melhora da dor menstrual entre as menstruadas Média de Resposta Padronizada (SRM, do inglês *Stantardized Response Mean* = 0,72), mas não tão responsiva para detectar piora da dor menstrual (SRM = −0,06).

A Capacidade de Trabalho, Localização, Intensidade, Dias de Dor, Dismenorreia (WaLIDD, do inglês *Working Ability, Location, Intensity, Days of Pain, Dysmenorrhea*)[52] é um instrumento desenvolvido na Colômbia e está em processo de tradução e avaliação de suas propriedades de medida no Brasil. O WaLIDD é um instrumento para o diagnóstico de dismenorreia e previsão de licença médica por meio de 13 itens. Sua consistência interna foi avaliada pelo alfa de Cronbach (0,723) e a validade de construto, por meio da correlação de Spearman com a Escala Verbal de Avaliação da Dor (VRS, do inglês *Verbal Rating Scale*) (rho = 0,736-0,840).

Diário de Dismenorreia (DysDD, do inglês *Dysmenorrhea Daily Diary*)[53] avalia a gravidade do sangramento menstrual, a gravidade da dor pélvica, o uso de medicação de resgate e o impacto da dor pélvica na vida diária de pacientes com dismenorreia. Esse instrumento, de 9 ou 10 itens, é aplicado via dispositivo eletrônico e teve a confiabilidade teste-reteste avaliada pelo índice Kappa ponderado (0,2 a 0,7).

A Escala de Autocuidado para Dismenorreia Adolescente (ADSCS, do inglês *Adolescent Dysmenorrhic Self-Care Scale*)[54] foi desenvolvido na China e avalia o comportamento de autocuidado de adolescentes com dismenorreia por meio de 35 itens em seis subescalas. A validade estrutural dessa escala foi avaliada por AFC (RMSEA = 0,075; CFI = 0,96), consistência interna pelo alfa de Cronbach (0,71-0,91) e confiabilidade teste-reteste (CCI = 0,93).

A Medida Funcional e Emocional da Dismenorreia (FEMD, do inglês *Functional and Emotional Measure of Dysmenorrhea*)[55] também foi desenvolvida na China e avalia aspectos funcionais e emocionais relacionados à dismenorreia. Este instrumento possui 14 itens divididos em duas subescalas e teve a validade estrutural avaliada pela AFC com 59,89% de variância explicada (RMSEA = 0,70), consistência interna pelo alfa de Cronbach (0,86-0,90) e validade de construto por correlação de Spearman com a VRS (rho = 0,59-0,66).

O Questionário de Sofrimento Menstrual (MDQ, do inglês *Menstrual Distress Questionnaire*).[56] foi desenvolvido nos Estados Unidos e traduzido e adaptado para holandês e mandarim. O construto do MDQ varia entre os estudos, pois alguns relatam que o MDQ avalia o nível de desconforto durante a menstruação e outros que funciona como um diagnóstico de síndrome pré-menstrual. Além da variação do construto, o número de itens entre as versões também varia entre 11 e 47. A validade estrutural das versões do MDQ foi avaliada pela análise de componentes principais (ACP), identificando 4 a 8 fatores, consistência interna pelo alfa de Cronbach (0,35-0,92) e confiabilidade teste-reteste (CCI = 0,39-0,95).

O Questionário de Sintomas Menstruais (MSQ, do inglês *Menstrual Symptom Questionnaire*)[59] foi desenvolvido nos Estados Unidos e teve suas propriedades de medida avaliadas por outros sete estudos. O MSQ caracteriza e identifica os dois tipos de dismenorreia primária entre 17 e 26 itens. A validade estrutura do MSQ foi avaliada por ACP, a qual identificou 3 a 7 fatores, consistência interna pelo alfa de Cronbach (0,89-0,90) e confiabilidade teste-reteste (CCI = 0,80-0,83).

O ePAQ-MPH[49] foi comentado anteriormente com relação à dor pélvica. O domínio "Dismenorreia" é composto por itens que avaliam a presença de dismenorreia, frequência em dias/mês, gravidade, ocorrência de náuseas, dor na bexiga e intestinal, e não alívio da dor.

A END e a EVA foram apresentadas anteriormente para a avaliação da intensidade da dor pélvica. Para a avaliação da intensidade da dismenorreia, essas escalas[60] foram correlacionadas em um estudo na Espanha. No Brasil, a END teve suas propriedades de medida avaliadas, apresentando uma área sob a curva característica de operação do receptor (ROC, do inglês *Receiver Operating Characteristics*) de 0,902, e uma pontuação de corte de 3 na END apresentou os melhores valores de sensibilidade e especificidade para a detecção da dismenorreia.[61]

CONSIDERAÇÕES FINAIS

Embora a definição de dor pélvica varie na literatura, juntamente com dismenorreias primária e secundária, este tipo de dor é mais frequente em mulheres e afeta de forma negativa sua qualidade de vida. A prevalência dessas condições também varia conforme os estudos e populações, e no Brasil não existem estudos sobre a prevalência de dor pélvica e dismenorreia que abranjam todo o território nacional. A fisiopatologia da dor pélvica e da dismenorreia também não é totalmente compreendida; no entanto, sabe-se que depende do tipo de dor ou dismenorreia. Na SDPC, acredita-se que existam três mecanismos principais no processo da dor. Na dismenorreia primária, a dor é principalmente relacionada ao aumento dos níveis de prostaglandinas durante a menstruação. Similarmente à dismenorreia primária, a forma secundária envolve afecções pélvicas como endometriose, adenomiose e miomas uterinos. Além disso, a avaliação do paciente com relato de dor pélvica e/ou dismenorreia é indispensável para a definição de diagnóstico e tratamento adequados.

Uma boa avaliação envolve basicamente anamnese, exames e teste físicos e exames complementares. Embora instrumentos de medida para dor pélvica sejam escassos na literatura, especialmente traduzidos e adaptados para o Brasil, a avaliação adequada do paciente com dor pélvica e/ou dismenorreia deve incluir o uso de instrumentos de medida adaptados culturalmente e com as propriedades de medida avaliadas de forma adequada com relação a validade, confiabilidade e responsividade. Também é importante que os profissionais optem por instrumentos que avaliem o construto específico que pretendem medir. Assim, ainda são necessários mais estudos para melhorar o conhecimento básico sobre dor pélvica e dismenorreia e tornar a avaliação mais adequada para essas condições. Com isso, o paciente com sintomas de dor pélvica e/ou dismenorreia pode receber o tratamento mais adequado para sua condição clínica.

REFERÊNCIAS

1. Eickmeyer SM. Anatomy and physiology of the pelvic floor. Phys Med Rehabil Clin N Am. 2017;28:455-60.
2. Haylen BT, Ridder D, Freeman RM, Swift SE, Berghmans B, Lee J, et al. An International Urogynecological Association (IUGA)/International Continence Society (ICS) joint report on the terminology for female pelvic floor dysfunction. Int Urogynecol J. 2010;21:5-26.
3. Rana N, Drake MJ, Rinko R, Dawson M, Whitmore KE. The fundamentals of chronic pelvic pain assessment, based on international continence society recommendations. Neurourol Urodyn. 2018;37:S32-8.
4. Chronic pelvic pain: ACOG Practice Bulletin, Number 218. Obstet Gynecol. 2020;135:e98-109.
5. Iacovides S, Avidon I, Baker FC. What we know about primary dysmenorrhea today: a critical review. Hum Reprod Update. 2015;21:762-78.
6. Engeler D, Baranowski AP, Berghmans B, Borovicka J, Cottrell AM, Dinis-Oliveira P, et al. EAU guidelines on chronic pelvic pain. In: EAU Annual Congress Copenhagen; 2018.
7. Johnson NP, Hummelshoj L, Adamson GD, Keckstein J, Taylor HS, Abrao MS, et al.; World Endometriosis Society Sao Paulo Consortium. World Endometriosis Society consensus on the classification of endometriosis. Hum Reprod. 2017; 32:315-24.
8. Habiba M, Gordts S, Bazot M, Brosens I, Benagiano G. Exploring the challenges for a new classification of adenomyosis. Reprod Biomed Online. 2020;40:569-81.
9. Escobar-Morreale HF. Polycystic ovary syndrome: definition, aetiology, diagnosis and treatment. Nat Rev Endocrinol. 2018;14:270-84.
10. Latthe P, Latthe M, Say L, Gülmezoglu M, Khan KS. WHO systematic review of prevalence of chronic pelvic pain: a neglected reproductive health morbidity. BMC Public Health. 2066;6:177.
11. Ahangari A. Prevalence of chronic pelvic pain among women: an updated review. Pain Physician. 2014;17:141-8.
12. Armour M, Parry K, Manohar N, Holmes K, Ferfolja T, Curry C, et al. The prevalence and academic impact of dysmenorrhea in 21,573 young women: a systematic review and meta-analysis. J Women's Heal. 2019;28:1161-71.
13. De Sanctis V, Soliman AT, Elsedfy H, Soliman NA, Soliman R, El Kholy M. Dysmenorrhea in adolescents and young adults: a review in different country. Acta Biomed. 2016;87:233-46.
14. Molla A, Duko B, Girma B, Madoro D, Nigussie J, Belayneh Z, et al. Prevalence of dysmenorrhea and associated factors among students in Ethiopia: a systematic review and meta-analysis. Women's Health. 2022;18:174550572210794.
15. Omani-Samani R, Almasi-Hashiani A, Razavi M, Vesali S, Rezaeinejad M, Maroufizadeh S, et al. The prevalence of menstrual disorders in Iran: a systematic review and meta-analysis. Int J Reprod Biomed. 2018;16:665-78.
16. Hu Z, Tang L, Chen L, Kaminga AC, Xu H. Prevalence and risk factors associated with primary dysmenorrhea among Chinese female university students: a cross-sectional study. J Pediatr Adolesc Gynecol. 2020;33:15-22.
17. Santos LB, Barbosa IR, Dantas THM, Araujo CM, Dantas JH, Ferreira CWS, et al. Prevalence of primary dysmenorrhea and associated factors in adult women. Rev Assoc Med Bras. 2022;68:31-6.
18. Nunes JMO, Rodrigues JA, Moura MSF, Batista SRC, Coutinho SKSF, Hazime FA, et al. Prevalência de dismenorreia em universitárias e sua relação com absenteísmo escolar, exercício físico e uso de medicamentos. RBPS. 2013;26:381-6.
19. Sedighimehr N, Manshadi FD, Shokouhi N, Baghban AA. Pelvic musculoskeletal dysfunctions in women with and without chronic pelvic pain. J Bodyw Mov Ther. 2018;22:92-6.
20. Ayorinde AA, Bhattacharya S, Druce KL, Jones GT, Macfarlane GJ. Chronic pelvic pain in women of reproductive and post-reproductive age: a population-based study. Eur J Pain. 2017;21:445-55.
21. Loving S, Thomsen T, Jaszczak P, Nordling J. Female chronic pelvic pain is highly prevalent in Denmark: a cross-sectional population-based study with randomly selected participants. Scand J Pain. 2014;5:93-101.
22. Coelho LSC, Brito LM, Chein MB, Mascarenhas TS, Costa JP, Nogueira AA, et al. Prevalence and conditions associated with chronic pelvic pain in women from São Luís, Brazil. Braz J Med Biol Res. 2014;47:818-25.
23. Silva GPO, Nascimento AL, Michelazzo D, Alves Junior FF, Rocha MG, Rosa-e-Silva JC, et al. High prevalence of chronic pelvic pain in women in Ribeirão Preto, Brazil and direct association with abdominal surgery. Clinics. 2011;66:1307-12.
24. Aredo J, Heyrana K, Karp B, Shah J, Stratton P. Relating chronic pelvic pain and endometriosis to

signs of sensitization and myofascial pain and dysfunction. Semin Reprod Med. 2017;35:88-97.
25. Hoffman D. Understanding multisymptom presentations in chronic pelvic pain: the inter-relationships between the viscera and myofascial pelvic floor dysfunction. Curr Pain Headache Rep. 2011;15:343-6.
26. Grinberg K, Sela Y, Nissanholtz-Gannot R. New insights about chronic pelvic pain syndrome (CPPS). Int J Environ Res Public Health. 2020; 17:3005.
27. Fall M, Baranowski AP, Elneil S, Engeler D, Hughes J, Messelink EJ, et al. EAU guidelines on chronic pelvic pain. Eur Urol. 2010;57:35-48.
28. Vincent K, Evans E. An update on the management of chronic pelvic pain in women. Anaesthesia. 2021;76:96-107.
29. Coco AS. Primary dysmenorrhea. Am Fam Physician. 1999;60:489-96.
30. Dawood MY. Primary dysmenorrhea. Obstet Gynecol. 2006;108:428-41.
31. Koninckx PR, Barlow D, Kennedy S. Implantation versus infiltration: the Sampson versus the Endometriotic Disease Theory. Gynecol Obstet Invest. 1999;47:3-10.
32. Shi C, Xu H, Zhang T, Gao Y. Endometriosis decreases female sexual function and increases pain severity: a meta-analysis. Arch Gynecol Obstet. 2022.
33. Evans-Durán B, Tripp DA, Campbell J, Doiron RC, Nickel JC. Chronic prostatitis/chronic pelvic pain syndrome-related pain symptoms and their impact on sexual functioning. Can Urol Assoc J. 2022;16.
34. Neijenhuijs KI, Hooghiemstra N, Holtmaat K, Aaronson NK, Groenvold M, Holzner B, et al. The Female Sexual Function Index (FSFI): a systematic review of measurement properties. J Sex Med. 2019;16:640-60.
35. Neijenhuijs KI, Holtmaat K, Aaronson NK, Holzner B, Terwee CB, Cuijpers P, et al. The International Index of Erectile Function (IIEF): a systematic review of measurement properties. J Sex Med. 2019;16:1078-91.
36. Brünahl C, Dybowski C, Albrecht R, Riegel B, Höink J, Fisch M, et al. Mental disorders in patients with chronic pelvic pain syndrome (CPPS). J Psychosom Res. 2017;98:19-26.
37. Vannuccini S, Lazzeri L, Orlandini C, Morgante G, Bifulco G, Fagiolini A, et al. Mental health, pain symptoms and systemic comorbidities in women with endometriosis: a cross-sectional study. J Psychosom Obstet Gynecol. 2018;39:315-20.
38. Siqueira-Campos VME, Luz RA, Deus JM, Zangiacomi-Martinez E, Conde DM. Anxiety and depression in women with and without chronic pelvic pain: prevalence and associated factors. J Pain Res. 2019;12:1223-33.
39. Neelakantan D, Omojole F, Clark T, Gupta J, Khan K. Quality of life instruments in studies of chronic pelvic pain: a systematic review. J Obstet Gynaecol (Lahore). 2004;24:851-8.
40. Jarrell J, Giamberardino MA, Robert M, Nasr-Esfahani M. Bedside testing for chronic pelvic pain: discriminating visceral from somatic pain. Pain Res Treat. 2011;1-6.
41. Tu FF, Holt J, Gonzales J, Fitzgerald CM. Physical therapy evaluation of patients with chronic pelvic pain: a controlled study. Am J Obstet Gynecol. 2008;198:272.e1-7.
42. Tian Z, Zhang YC, Sun XH, Wang Y, Zhao Y, Chang XH, et al. Accuracy of transvaginal ultrasound and magnetic resonance imaging for diagnosis of deep endometriosis in bladder and ureter: a meta-analysis. J Obstet Gynaecol (Lahore). 2022;1-10.
43. International Pelvic Pain Society. Questionário para Avaliação de Dor Pélvica. 2010. Disponível em: https://www.lifespan.org/sites/default/files/lifespan-files/documents/centers/womens-medicine-collaborative/pelvic-pain-society-h-and-p-form-portuguese.pdf. Acesso: em 05 dez. 2022.
44. Díaz-Mohedo E, Barón-López FJ, Pineda-Galán C, Dawid-Milner MS, Suárez-Serrano C, Medrano-Sánchez E. Discriminating power of CPPQ-Mohedo: a new questionnaire for chronic pelvic pain. J Eval Clin Pract. 2013;19:94-9.
45. Chalmers KJ, Catley MJ, Evans SF, Moseley GL. Clinical assessment of the impact of pelvic pain on women. Pain. 2017;158:498-504.
46. Al-Abbadey M, Liossi C, Graham CA. The impact of Female Chronic Pelvic Pain Questionnaire (IF-CPPQ). Clin J Pain. 2019;35:602-10.
47. Fry RPW, Stones RW. Hostility and doctor-patient interaction in chronic pelvic pain. Psychother Psychosom. 1996;65:253-7.
48. Poli-Neto O, Chama PPF, Romão APMS, Dantas RAS, Rosa-e-Silva JC, Candido-dos-Reis FJ, et al. Cultural adaptation of the Patient Satisfaction Questionnaire and validation of its use in the Portuguese language for women with chronic pelvic pain. Rev Bras Ginecol Obs. 2016;38:443-9.
49. Gray TG, Moores KL, James E, Connor ME, Jones GL, Radley SC. Development and initial validation of an electronic personal assessment questionnaire

for menstrual, pelvic pain and gynaecological hormonal disorders (ePAQ-MPH). Eur J Obstet Gynecol Reprod Biol. 2019;238:148-56.

50. Alfonsin MM, Chapon R, Souza CAB, Genro VK, Mattia MMC, Cunha-Filho JS. Correlations among algometry, the visual analogue scale, and the numeric rating scale to assess chronic pelvic pain in women. Eur J Obstet Gynecol Reprod Biol X. 2019;3:100037.
51. Chen CX, Murphy T, Ofner S, Yahng L, Krombach P, LaPradd M, et al. Development and testing of the Dysmenorrhea Symptom Interference (DSI) scale. West J Nurs Res. 2021;43:364-73.
52. Teherán AA, Piñeros LG, Pulido F, Mejía-Guatibonza MC. WaLIDD score: a new tool to diagnose dysmenorrhea and predict medical leave in university students. Int J Womens Health. 2018;10:35-45.
53. Nguyen AM, Humphrey L, Kitchen H, Rehman T, Norquist JM. A qualitative study to develop a patient-reported outcome for dysmenorrhea. Qual Life Res. 2015;24:181-91.
54. Hsieh CH, Gau ML, Mao HC, Li CY. The development and psychometric testing of a self-care scale for dysmenorrhic adolescents. J Nurs Res. 2004; 12:119-30.
55. Li L, Huangfu L, Chai H, He W, Song H, Zou X, et al. Development of a Functional and Emotional Measure of Dysmenorrhea (FEMD) in Chinese university women. Health Care Women Int. 2012;33:97-108.
56. Moos RH. The development of a menstrual distress questionnaire. Psychosom Med. 1968;30: 853-67.
57. Van Der Ploeg HM. The factor structure of the Menstrual Distress Questionnaire: Dutch. Psychol Rep. 1990;66:707-14.
58. Cheng HF, Lin YH. Selection and efficacy of self-management strategies for dysmenorrhea in young Taiwanese women. J Clin Nurs. 2011;20:1018-25.
59. Chesney MA, Tasto DL. The development of the menstrual symptom questionnaire. Behav Res Ther. 1975;13:237-44.
60. Larroy C. Comparing visual-analog and numeric scales for assessing menstrual pain. Behav Med. 2002;27:179-81.
61. Arruda GT, Driusso P, Rodrigues JC, de Godoy AG, Avila MA. Numerical rating scale for dysmenorrhea-related pain: a clinimetric study. Gynecol Endocrinol. 2022 Aug;38(8):661-665. doi: 10.1080/09513590.2022.2099831.

CAPÍTULO 12

Avaliação da osteoartrite

Luiz Fernando Approbato Selistre, Pedro Olavo de Paula Lima,
Carlos Augusto Silva Rodrigues, Maria Larissa Azevedo Tavares,
Gabriel Peixoto Leão Almeida, Cid André Fidelis de Paula Gomes

INTRODUÇÃO

A osteoartrite (OA) é uma das doenças musculoesqueléticas mais comuns e representa uma importante parcela dos gastos públicos em saúde. Por essa razão, é de grande importância considerar seus fatores etiológicos, prognósticos e diagnósticos para que seja feita uma abordagem adequada. Nesses casos, um adequado conhecimento sobre sua epidemiologia e fisiopatologia, bem como a escolha e o uso adequado de ferramentas avaliativas, serão essenciais para o sucesso na abordagem de pessoas com dor relacionada à OA.

EPIDEMIOLOGIA

Os diferentes estudos e dados existentes podem variar de acordo com os critérios adotados. Por exemplo, enquanto alguns países adotam critérios clínicos para diagnóstico da doença, outros estudos adotam critérios que incluem exames de imagem. Essas diferenças podem afetar diretamente os dados e, consequentemente, sua representatividade para os gestores de saúde. Outro aspecto importante a ser considerado é a classificação recebida ou o diagnóstico da doença. Em outras palavras, uma OA da coluna pode aparecer nos dados como dor lombar ou dor cervical. Essa consideração é importante, pois a dor lombar é a doença musculoesquelética que mais causa incapacidade.[1]

Considerando-se os dados epidemiológicos mundiais de prevalência de doenças, em 1990 a OA ocupava a 37ª posição, passando para a 34ª em 2006 e para a 30ª a partir de 2016.[1] O mais assustador é que esses índices vêm aumentando ao longo dos anos e demonstram uma tendência de aumento ao longo dos próximos anos. Os dados de 2016 mostram que a doença sofreu um aumento de 30% em comparação com 2006, o que a coloca como a doença que mais cresceu dentro desse período de 10 anos.[1]

Entre as doenças que mais causam incapacidade, a OA aparece na 17ª posição em 1990, na 14ª em 2006, com uma porcentagem de mudança de 55,8%, e, por fim, na 12ª posição em 2016, com uma porcentagem de mudança de 31,5%. Vale ressaltar que esses valores podem variar de acordo com o país, o sexo e os critérios de diagnóstico da doença, mas é fato que a prevalência da doença vem crescendo ao longo dos anos e a tendência é que ela ocupe posições ainda mais altas em alguns anos.

Esse aumento significativo tem relação direta com o aumento de expectativa de vida, principalmente considerando-se que se trata de uma doença cuja prevalência aumenta com o envelhecimento.[2] A incidência da doença é bastante parecida tanto para a OA de joelho quanto para a de mão e quadril, com um aumento significativo principalmente entre 50 e 75 anos de idade.[2] Estudos em países desenvolvidos (Espanha e Inglaterra) mostram um pico de prevalência por volta dos 75 anos, com uma prevalência de 4 a 5% em mãos, 6% em quadril e 16 a 17% em joelho.[2,3]

A OA é também mais comum em mulheres que homens, e essa discrepância tende a ser ainda maior com o envelhecimento. Apesar de alguns defenderem que a queda do estrógeno é a causa para essa maior prevalência em mulheres,[4,5] principalmente após a menopausa, mais estudos longitudinais são necessários para uma afirmação mais precisa.

O joelho é a articulação mais acometida pela OA, seguida por mão e quadril. A OA de joelho representa 85% da prevalência da OA mundialmente. Esse dado é preocupante, pois OA do joelho e quadril comumente evoluem requerendo artroplastia e aumentam significativamente os gastos públicos com essas doenças.[6] Um exemplo disso é que os gastos com OA podem variar entre 0,25 e 0,50% do Produto Interno Bruto (PIB) de um país; valor significativo principalmente se levar-se em consideração que existem diversas possibilidades de tratamento conservador, possibilitando um bom prognóstico para essa população.[7]

Para entender melhor o prognóstico da OA, é de fundamental importância conhecer os fatores de risco da OA para as diferentes articulações acometidas pela doença. Por exemplo, no caso do joelho, existem fortes evidências apontando para sexo feminino, obesidade e lesão prévia no local. Além desses, alinhamento do membro inferior (valgo ou varo significativo) e fraqueza do quadríceps também devem ser considerados como fatores de risco.[8-10] No caso do quadril, sexo feminino e obesidade devem ser considerados, somados principalmente a deformidades do quadril (deformidade tipo CAM e displasia acetabular).[11] Além desses, trabalhos com cargas pesadas são fatores de risco para a OA tanto do joelho quanto do quadril, principalmente quando envolvem carregamento de carga, períodos prolongados na posição agachada (p. ex., jardinagem) ou esportes de alto impacto (p. ex., ginástica artística).[12,13] No caso das mãos, sexo feminino, obesidade e aspectos metabólicos também são considerados fatores de risco importantes.[2,14] Por fim, vale ressaltar que aspectos genéticos contribuem com 40 a 80% para o aparecimento e a evolução da doença. Essa variação ocorre conforme a região da OA; por exemplo, aspectos genéticos têm um papel maior nas OA de quadril e mãos do que na OA de joelho.[15]

Entre todas as articulações que podem ser acometidas pela osteoartrite, o joelho é o local mais prevalente e incidente.[16] Estima-se que cerca de 3,8% da população mundial apresente algum grau de OA.[17] Sua incidência aumenta gradualmente com a idade (45 a 85 anos) e o gênero feminino com idade acima dos 45 anos é o mais afetado, com taxas variando de 19 a 23% contra 8 a 14% em homens.[16] Entre os fatores de risco, a obesidade se destaca, pois cada 5 pontos de índice de massa corporal (IMC) aumentam em 35% o risco de desenvolver OA de joelho no futuro; além disso, lesões prévias, cirurgias no joelho, exposição a altas cargas articulares por vários anos e fraqueza da musculatura do quadríceps também são apontados como fatores de risco.[18]

Essa condição também é responsável por uma grande carga de incapacidade, sendo ranqueada entre as 15 primeiras condições de saúde que mais geraram anos de vida com incapacidade na população mundial na última década.[17] As principais atividades afetadas pela OA de joelho são: caminhar, subir e descer escadas, transportar objetos e vestir-se.[19,20] Além disso, OA sintomática está associada a um aumento do risco de morte prematura por todas as causas e em especial por doenças cardiovasculares e demência.[18,21] Os custos financeiros também são bastante impactantes: um paciente com OA de joelho pode gastar aproximadamente 4.175 euros por ano com consultas médicas, medicamentos e exames.[22]

FISIOPATOLOGIA

A OA é uma doença articular e, portanto, afeta todas ou a maioria das estruturas articulares, entre elas o osso (principalmente subcondral), tendões, ligamentos, membrana sinovial, cápsula articular, músculos adjacentes e, principalmente, a cartilagem articular.[23] Esta última estrutura é a mais acometida pela doença e tem como principal característica sua degradação, que surge e se desenvolve por mecanismos: metabólicos, mecânicos e inflamatórios.[23-26] Esses mecanismos não devem ser abordados de forma isolada, pois, uma vez que o corpo humano é dinâmico e complexo, todos estão envolvidos concomitantemente.[23] O que varia entre os pacientes é o nível de envolvimento desses mecanismos. Em outras palavras, alguns pacientes podem apresentar características mais inflamatórias, mais mecânicas ou mais metabólicas, de acordo com seu quadro clínico e histórico da doença. Por essa razão, a avaliação é fundamental para o melhor direcionamento do tratamento.

O processo de degradação da cartilagem começa com a perda da integridade estrutural da cartilagem articular, que pode ser decorrente de diversos aspectos, como um trauma na articulação.[23] Após essa perda estrutural, a cartilagem passa a não conseguir desempenhar mais seu papel de suporte de carga.[23] Usualmente, essa perda vem acompanhada do aparecimento de erosões na superfície articular, que pode comprometer não somente a superfície da articulação, mas também camadas mais profundas da cartilagem, até atingir o osso subcondral.[24] Quando regiões mais profundas da cartilagem são atingidas, o organismo "ativa" condrócitos para o reparo da cartilagem, entretanto a intensa atividade pró-inflamatória costuma prevalecer, gerando um processo contínuo e progressivo de degradação da cartilagem articular.[24]

Dentro desse processo, apesar de a degradação ocorrer principalmente na cartilagem articular, todas as demais estruturas articulares sofrem um impacto negativo em virtude da atividade inflamatória na articulação.[24] Como consequência, tendões, osso subcondral, ligamentos, músculos adjacentes, cápsula articular e demais estruturas são também, contínua e progressivamente, afetadas pela atividade das células pró-inflamatórias.[23] Como resultado dessas ações, observam-se formação osteofitária, esclerose do osso subcondral, hipertrofia da membrana sinovial, aumento da produção de líquido sinovial, degeneração de ligamentos e tendões que pode resultar em frouxidão, além da progressão das erosões cartilaginosas, que vão aumentando e se espalhando ao longo da superfície articular.[23]

Embora esse processo seja muito similar nas diferentes articulações do corpo, seu início pode ser bastante diferente. Enquanto um idoso de 75 anos pode apresentar esse processo de forma insidiosa, um jovem atleta de 25 anos pode apresentar o mesmo processo após sofrer um trauma na articulação do joelho, por exemplo. Obviamente, a velocidade dos processos será bem diferente, assim como o prognóstico e o tratamento, mas o processo de degradação da cartilagem será o mesmo. Este jovem poderá chegar aos 40 a 50 anos de idade com um grau de degeneração tão avançado quanto o idoso aos 75 anos.

Entender esses processos que envolvem a degradação da cartilagem permite entender alguns dos motivos que levam o paciente a sentir dor em decorrência da OA. A cartilagem não é inervada; logo, por si só, ela não poderia ser responsável pela dor articular.[25] Assim, é importante lembrar que dor é a principal queixa dos pacientes com OA e a principal causa de incapacidade. Também se deve lembrar que a dor é multidimensional e isso significa que todas as dimensões precisam ser avaliadas e testadas para que se possa entender quais delas estão influenciando a dor do paciente com OA. A avaliação por meio de testes clínicos é bastante recomendada e auxilia no direcionamento do tratamento baseado nos mecanismos de dor envolvidos.[25]

O primeiro mecanismo observado é a sensibilização periférica decorrente da ação do processo inflamatório na articulação acometida pela OA.[23] Atualmente, não existem dúvidas sobre a presença dessa sensibilização em pacientes com OA e que o nível de sensibilização está diretamente relacionado ao tempo de dor do paciente.[23,24] Outro mecanismo que pode estar envolvido é a sensibilização central. Apesar de não ser tão comum quanto a periférica, comumente a sensibilização central está presente em pacientes com maior intensidade de dor e incapacidade.[25] Esses mecanismos se explicam pelas alterações no processamento da dor, comumente presentes em pacientes com OA. Uma adequada avaliação deve auxiliar na identificação desses mecanismos e demais características da dor do paciente (localização, intensidade, mecânica, inflamatória, entre outras).[23] O profissional de saúde deverá ser capaz de identificar esses mecanismos envolvidos, uma vez que a presença deles é determinante para o resultado de uma intervenção e para um adequado planejamento de outras estratégias de intervenção.[25]

ASPECTOS DA AVALIAÇÃO

Com possibilidade de comprometimento poliarticular, podendo comprometer uni ou bilateralmente o esqueleto apendicular (dedos da mão, joelho ou quadril), a OA pode ocasionar sinais e sintomas específicos, a depender da articulação comprometida. Apesar disso, o profissional de saúde deve compreender que alguns sinais e sintomas são comuns e recorrentes, independentemente da articulação acometida. Principalmente no início, é recorrente o relato de desconforto ou dor quando realizados movimentos comuns no dia a dia do paciente. Por exemplo, quando a articulação do quadril está comprometida, há incômodo para realizar o movimento de cruzar as pernas, sem presença de queixas, dor e/ou limitação para ficar em pé. Essas características vão se modificando com a evolução da doença, progressivamente ocasionando quadros intermitentes de dor articular e limitações funcionais significativas. São acompanhadas por dor articular intensificada pela realização de atividade física ou atividade extenuante, rigidez matinal breve e autolimitada, presença de rangido articular durante a realização de momentos articulares (crepitação), proliferação das extremidades ósseas e aumento da sensibilidade à palpação nas estruturas articulares comprometidas.[27-30]

Em se tratando do acometimento de estruturas articulares, classicamente as anormalidades radiográficas relacionadas à OA são: redução dos espaços articulares, formação de osteófitos, cistos subcondrais, esclerose e proliferação óssea nas bordas articulares. Apesar de pouco sensível e da baixa capacidade descritiva para o diagnóstico de OA, a apresentação de alterações articulares sem sinais e sintomas atrelados pode não passar de manifestações típicas e fisiológicas do envelhecimento do esqueleto humano, principalmente em idosos. A investigação radiográfica é rotineiramente indicada para os casos de OA quando presentes quadros rotineiros de dor, limitação de movimento articular e proliferações ósseas.[27-30]

Considerando os múltiplos sinais e sintomas, as limitações envolvendo exames radiográficos e a ausência de exames laboratoriais específicos para confirmar o diagnóstico ou acompanhar a evolução de OA, o profissional de saúde responsável pelo manejo clínico de pacientes com sinais e sintomas de OA deve entender que o exame clínico, a história clínica e o acompanhamento progressivo dos achados clínicos são primordiais para a melhor tomada de decisão terapêutica,[27-30] principalmente com a necessidade do entendimento das especificidades relacionadas a cada articulação comprometida. Para isso, recomenda-se que o profissional de saúde adote um roteiro criterioso para avaliação da articulação. Como sugestão, podem ser estabelecidos os seguintes objetivos:

- Entender as particularidades relacionadas à dor articular. Muitas vezes, o paciente tende a proteger a articulação acometida, limitando o movimento e, portanto, não oferecendo a análise real da articulação durante a realização do exame. Recomenda-se, assim, examinar primeiro o lado não acometido, com o intuito de deixar o paciente mais confortável no início da avaliação e, ao mesmo tempo, oferecer ao profissional de saúde a referência de uma articulação normal e suas características.
- Inspecionar e palpar cuidadosamente as articulações acometidas, verificando se existem sinais de inflamação, deformidade e assimetrias, e sempre comparando, quando possível, com o lado oposto.
- Compreender a anatomia normal da articulação acometida, principalmente com relação ao comprometimento das estruturas articulares em repouso e ao movimento.
- Observar a articulação enquanto o paciente realiza movimentos articulares relacionados à articulação acometida. Deve-se registrar quais movimentos o paciente não consegue realizar. Complementarmente, investigar o que especificamente limita o movimento, questionando-se a presença ou ausência de dor e excluindo-se a hipótese de traumas anteriores.
- Avaliar a amplitude de movimento, tanto ativa quanto passiva. Se a amplitude de movimento ativa for limitada, deve ser investigada a causa atrelada.
- Realizar avaliações da força muscular e potenciais comprometimentos neurovasculares.

Na articulação do joelho, o sintoma mais comumente relatado é a dor ao redor da articulação, que geralmente se desenvolve lentamente e piora com a progressão do comprometimento articular. Inicialmente, a dor aumenta com a utilização da articulação e com a realização de atividades vigorosas, e diminui com o repouso. À medida que a doença avança, pode ocorrer dor em repouso e à noite, comprometendo até mesmo o sono. Como relatado anteriormente, a rigidez matinal também está presente entre os sinais e sintomas de OA. Na articulação do joelho esta rigidez dura menos de 30 minutos; no entanto, pode ocorrer logo após períodos de inatividade, por exemplo, após o paciente permanecer sentado durante algum tempo.[27-30]

Os achados complementares de OA na articulação do joelho envolvem a presença de crepitação, aumento ósseo, flexão reduzida do joelho, contratura em flexão e hipersensibilidade à palpação nas estruturas articulares. Sinais clássicos relacionados à inflamação devem ser observados com cautela. Eritema, calor e edema, quando e se presentes, são leves. Desses, o edema é o mais persistente. É importante destacar que sinais de inflamação mais agressivos e acentuados sugerem outros processos, como artrite inflamatória crônica.[27-30]

Os critérios diagnósticos adotados pelo *American College of Rheumatology* (ACR)[31] e pela *European Alliance of Associations for Rheumatology* (EULAR)[32] levam em consideração uma série de sinais e sintomas, como dor no joelho, idade acima de 50 anos, rigidez matinal, crepitação e ausência de calor na região do joelho. Seu critério classificatório considera um conjunto de sinais radiográficos, como presença de osteófitos, diminuição do espaço articular e esclerose do osso subcondral.[33] Dessa forma, a OA de joelho pode ser classificada em quatro graus de gravidade, sendo que quanto maior for a presença desses sinais radiográficos, maior será a graduação.[34] A Tabela 1 apresenta os sinais e sintomas considerados pela EULAR e pelo ACR para o diagnóstico clínico da OA do joelho e a Tabela 2 apresenta a classificação de gravidade baseada nos sinais radiográficos.

Caracterizada pelo desgaste progressivo dos componentes articulares (cartilagem, osso subcondral, meniscos, ligamentos e cápsula articular), sua progressão também afeta os componentes musculares e sensoriais, gerando fraqueza muscular, rigidez articular, dor, déficits proprioceptivos e incapacidade. Sua etiologia se divide em duas categorias: OA idiopática ou secundária.[31]

A OA idiopática se caracteriza pelo desgaste articular progressivo sem associação com traumas articulares anteriores.[31] A carga genética familiar tem sido apontada como fator que predispõe ao surgimento precoce: nos últimos anos, grande número de variações genéticas tem sido associado ao desgaste progressivo.[33] A OA secundária, por outro lado, está relacionada a traumas anteriores que aumentam o desgaste natural da articulação e geram inflamações

TABELA 1 Critérios diagnósticos da osteoartrite de joelho

	EULAR	ACR
Idade ≥ 50 anos		+
Sintomas		
Dor no joelho	+	+
Rigidez matinal ≤ 30 minutos	+	+
Limitação funcional	+	
Sinais clínicos		
Crepitação	+	+
Restrição de movimento	+	
Hipertrofia óssea	+	+
Dor à palpação das proeminências ósseas		+
Sem calor palpável		+

EULAR: a probabilidade de osteoartrite radiográfica de joelho aumenta até 99% com confirmação da presença de cada um dos sinais e sintomas.[32]
ACR: o diagnóstico leva em consideração a presença de dor no joelho associada à presença dos sintomas ou sinais clínicos, com 95% de sensibilidade e 69% de especificidade.[31]

TABELA 2 Classificação de gravidade da osteoartrite de joelho

Graduação	Sinais radiográficos
Grau I	Osteófitos marginais
Grau II	Osteófitos marginais + diminuição do espaço articular
Grau III	Osteófitos marginais + diminuição do espaço articular + esclerose subcondral
Grau IV	Osteófitos marginais + diminuição do espaço articular + esclerose subcondral + cistos subcondrais

A classificação de gravidade da osteoartrite leva em consideração a presença cumulativa de cada um dos sinais radiográficos.[34]

que contribuem para o surgimento da condição.[31] A ruptura do ligamento cruzado anterior é um exemplo de lesão traumática que predispõe ao surgimento de OA de joelho[32,33] assim como a meniscectomia é um procedimento cirúrgico também associado ao aumento do risco.[33]

A história natural da doença aponta para um desgaste articular progressivo, gerando perda da função da articulação e incapacidade, além de afetar o sistema sensorial ativando e gerando alterações estruturais que predispõem o paciente a sintomas dolorosos com características neuropáticas e nociplásticas.[35] Cerca de 23% dos indivíduos com OA de joelho sintomática apresentam hiperalgesia ou alodinia, demonstrando a contribuição do mecanismo neuropático.[36] A sensibilização central é evidenciada por meio de achados como disfunção na modulação condicionada da dor e somação temporal, presentes em cerca de 36% dos pacientes sintomáticos.[37] A presença desses mecanismos também está associada a maior gravidade dos sintomas, incapacidade e aspectos psicológicos negativos, como ansiedade e depressão.[38]

A opção inicial de tratamento é conservadora e baseada em educação em saúde, perda de peso e exercícios de fortalecimento e condicionamento cardiorrespiratório; além disso, o uso de anti-inflamatórios não esteroides (AINE) é indicado para o controle da dor.[39] Outras intervenções medicamentosas, como suplementação de glucosamina e condroitina ou infiltrações de ácido hialurônico, apesar de serem bastante indicadas na prática clínica, não encontram forte recomendação nas sociedades científicas.[25] Algumas intervenções cirúrgicas podem ser consideradas para aliviar a dor, melhorar a função articular e retardar o desgaste.

A meniscetomia total ou parcial por via artroscópica foi indicada, durante muito tempo, com o objetivo de retirar todo o menisco ou partes danificadas, permitindo ganho de amplitude de movimento (ADM) do joelho e alívio da dor, porém estudos científicos mais atualizados apontam que essa técnica não apresenta vantagens sobre o tratamento conservador, além de predispor à aceleração do desgaste articular.[40] A osteotomia valgizante é uma opção cirúrgica de maior efetividade, que retarda em até 10 anos a indicação de artroplastia total do joelho. Seu objetivo é corrigir o mau alinhamento do joelho, que predispõe a um desgaste mais acelerado do compartimento medial. Esta técnica é indicada apenas para indivíduos mais jovens, ativos, com artrose do compartimento medial e grau moderado de gravidade, o que restringe consideravelmente sua aplicabilidade.[41]

A artroplastia total do joelho está entre as técnicas cirúrgicas mais aplicadas; cerca de 700 mil cirurgias foram realizadas nos Estados Unidos só em 2014[42] e grande parte dos custos atribuídos ao tratamento é decorrente dessa cirurgia.[29] Indicada apenas em pacientes com altos níveis de dor e incapacidade que não tenham se beneficiado do tratamento conservador por no mínimo seis meses, essa cirurgia se mostra eficaz para redução significativa da dor e aumento da capacidade funcional com efeitos observáveis em até 10 anos após a cirurgia.[43] Ressalta-se, entretanto, que nenhuma técnica cirúrgica é capaz de acabar com a dor do paciente: cerca de 15% dos pacientes submetidos a artroplastia total do joelho apresentam cronicamente dor de intensidade moderada a alta, sendo esse procedimento a segunda principal causa de dor crônica pós-cirúrgica nos Estados Unidos.[42]

Além de apresentar uma progressiva tendência à adoção de uma postura semifletida do joelho, rotineiramente os pacientes com OA de joelho relatam instabilidade articular ou fraqueza muscular, principalmente relacionada ao músculo quadríceps femoral. Essas incapacidades atreladas à dor geralmente se manifestam como dificuldade para andar, subir e descer degraus; fadiga; e baixos níveis de atividade física e realização de tarefas rotineiras do dia a dia. Todas essas manifestações clínicas, principalmente em idosos, podem vir a promover episódios de queda parcial ou completa, tendo um impacto psicológico negativo com relação a medo, fragilidade, catastrofização e sintomas depressivos, o que acarreta diminuição da qualidade de vida.

O profissional da saúde deve estar atento à investigação de comprometimentos emocionais nos pacientes com OA porque sabe-se que existe uma relação interespecífica entre dor e depressão/ansiedade, e a gravidade da dor está correlacionada com a gravidade dos comprometimentos emocionais e/ou comportamentais. Dessa maneira, existe uma clara necessidade da introdução de avaliações especificas, visando ao rastreamento de ansiedade, depressão, medo e catastrofização nesses pacientes, além de promover melhor conscientização clínica sobre a correlação entre a dor e seus aspectos psicológicos.

O rastreamento cada vez mais específico e criterioso dos comprometimentos emocionais e/ou comportamentais pode favorecer o aumento da eficácia das terapias de controle da dor. Assim, é possível oferecer abordagens clínicas cada vez mais unificadas ao modelo biopsicossocial, visando entender as necessidades específicas de cada paciente. Para maior compreensão do modelo biopsicossocial e dos aspectos emocionais e/ou comportamentais relacionados à dor, recomenda-se a leitura do Capítulo 6, "Avaliação multidimensional da dor".

QUESTIONÁRIOS ESPECÍFICOS

A seguir, serão apresentados questionários comumente utilizados em pessoas com OA. É importante lembrar que cada questionário será escolhido e aplicado respeitando-se a necessidade do paciente e as propriedades de medida do questionário, bem como sua correta interpretação e análise de resultados:

- **Questionário das Universidades de Ontario Ocidental e McMaster (WOMAC, do inglês *Western Ontario and McMaster Universities*):** questionário destinado a pessoas com OA de joelho e quadril, tem como objetivo avaliar dor, rigidez e função física relacionadas à doença. O domínio dor é composto por cinco questões, o domínio rigidez tem duas e o domínio função física tem 17, totalizando 24 questões. Cada questão possui pontuação de 0 a 4, sendo 0, "Nenhum"; 1, "Leve"; 2, "Moderada";

3; "Intensa"; e 4, "Muito intensa". Dessa forma, o somatório das questões indica o nível de dor, rigidez e incapacidade do avaliado, ou seja, pontuações maiores indicam maior magnitude de dor, rigidez e incapacidade relacionada a OA de joelho e/ou quadril. A pontuação total também pode ser utilizada e varia de 0 a 96 pontos. O questionário apresenta boas validade, confiabilidade e responsividade em pacientes com OA de joelho e/ou quadril.[44] A ferramenta está disponível em língua portuguesa.

- **Escore de Lesões de Joelho e Osteoartrite (KOOS, do inglês *Knee Injury and Osteoarthritis Outcome Score*):** questionário específico para pessoas com OA de joelho que avalia os domínios de dor, sintomas, atividades de vida diária, função relacionada a recreação e esportes, e qualidade de vida relacionada ao joelho. Embora seja baseada no WOMAC, esta ferramenta apresenta itens adicionais que não são contemplados no WOMAC, como qualidade de vida e atividades relacionadas à prática esportiva. Sua versão na língua portuguesa já está disponível e apresentou boas validade, confiabilidade e responsividade em pacientes com OA de joelho.[45]
- **Escore de Incapacidade e Osteoartrite do Quadril (HOOS, do inglês *Hip Disability and Osteoarthritis Outcome Score*):** questionário específico para pessoas com OA de quadril que avalia os domínios de dor, sintomas, atividades de vida diária, função relacionada a recreação e esportes, e qualidade de vida relacionada ao quadril. Para isso, utilizam-se 40 itens, com pontuação de 0 a 4 ("Nenhuma", "Leve", "Moderada", "Intensa" e "Muito intensa"). A interpretação do resultado pode ser feita pela porcentagem da pontuação. O questionário apresenta boas validade, confiabilidade e responsividade em pacientes com OA de quadril, e está traduzido e validado para a língua portuguesa.[46]
- **Escore de Lesão de Joelho e Osteoartrite – Dor Femoropatelar (KOOS-PF, do inglês *Knee Injury and Osteoarthritis Outcome Score – Patellofemoral Pain*):** questionário específico para pessoas com OA ou dor patelofemoral. Trata-se de uma subescala que pode ser utilizada em conjunto ou não com sua versão original (KOOS), de acordo com a necessidade do paciente. Tem o mesmo sistema de pontuação do KOOS e avalia os domínios dor, rigidez e qualidade de vida. Esta ferramenta apresenta adequadas validade, confiabilidade e responsividade para pessoas com OA ou dor paletofemoral.[47] Embora esteja disponível na língua portuguesa, ainda não foi publicada.
- **O Índice Funcional para Osteoartrite da Mão (FIHOA, do inglês *The Functional Index for Hand Osteoarthritis*):** questionário criado para avaliar a funcionalidade de pessoas com OA da mão. É composto por 10 questões que envolvem atividades de vida diária relacionadas ao uso da mão. A pontuação de cada questão varia de 0 a 3 ("Possível sem dificuldade", "Possível com pouca dificuldade", "Possível com muita dificuldade" e "Impossível", respectivamente). Dessa forma, quanto maior for a pontuação, maior será o nível de comprometimento funcional. O questionário já foi testado e aprovado quanto a suas consistência interna, confiabilidade e responsividade na sua versão para a língua portuguesa.[48]
- **Questionário de Incapacidade Roland-Morris (RMDQ, do inglês *Roland-Morris Disability Questionnaire*):** questionário destinado a pessoas com dor lombar, decorrente ou não de OA. O questionário é composto por

24 questões às quais o paciente deve responder somente "Sim" ou "Não" quanto à limitação ou à incapacidade para execução de uma tarefa específica. O somatório das respostas proporciona uma pontuação final que varia de 0 ("Sem incapacidades") a 24 ("Totalmente incapaz"). O questionário já foi testado e aprovado quanto a suas consistência interna, confiabilidade e responsividade na sua versão para a língua portuguesa.[49]

- **Índice de Incapacidade da Cervical (NDI, do inglês *Neck Disability Index*):** questionário para avaliar a capacidade funcional dos pacientes com dor cervical, que pode ou não ser decorrente de OA. A ferramenta traduzida e validada para a língua portuguesa já está disponível (NDI-BR),[50] incluindo uma versão curta.[51] O NDI é composto por 10 questões e tem como objetivo avaliar as limitações em atividades de vida diária decorrentes da dor cervical. Esses itens avaliam a intensidade da dor, além de atividades de cuidados pessoais, levantamento de objetos, leitura, cefaleia, concentração, trabalho, dirigir carro, dormir e recreação. Cada item é avaliado desde 0 ("Sem incapacidade") até 5 ("Maior incapacidade"). O escore total é resultado da soma da pontuação de todas as questões respondidas, expressa pela porcentagem da pontuação máxima possível de acordo com a quantidade de questões respondidas. Tanto a versão curta como a longa apresentam adequadas confiabilidade, consistência interna e validade para medida do construto função nessa população.[50,51]

TESTES FUNCIONAIS

Testes funcionais podem ser utilizados para analisar diversos construtos, como força, resistência muscular, equilíbrio e condicionamento físico. Seus resultados auxiliam a inferir a capacidade funcional do paciente para a execução de atividades de vida diária, laborais ou esportivas.

O teste funcional *Timed Up and Go* (TUG) é um ótimo exemplo. Esse teste é amplamente utilizado na população idosa e recomendado para indivíduos com OA de joelho. Sua aplicação permite analisar o padrão e a velocidade da marcha, e o resultado auxilia na classificação do paciente quanto ao risco relativo de queda da própria altura.[52,53]

O Teste de Levantar da Cadeira por 30 Segundos (30-CST, do inglês *30-s Chair-Stand Test*) é utilizado para avaliar o desempenho de se sentar e levantar da cadeira. Esse teste também é um indicador da força dos membros inferiores, sendo observada uma diminuição no seu desempenho quando realizado por idosos com maior idade (70 e 80 anos) e pouco ativos.[54]

Esses dois testes são recomendados pela *Osteoarthritis Research Society International* (OARSI)[55] para avaliar a função física em pessoas diagnosticadas com OA de quadril ou joelho e, adicionados a eles, os testes utilizando degraus também são indicados, pois subir escadas é a primeira tarefa afetada em indivíduos com essas condições.[56] O Teste de Subida e Descida de Degrau (StUD, do inglês *Step Up and Down Test*) é um teste de subida e descida de degraus que foi desenvolvido para ser de fácil e rápida aplicação, pois, além de contabilizar o número de vezes que o paciente realiza a subida e a descida do degrau, a dor relatada durante o teste é um indicativo clínico de evolução do paciente.[57]

A Tabela 3 apresenta os principais testes funcionais que podem ser aplicados destacando sua descrição, público-alvo, construto avaliado, sistema de pontuação e propriedades clinimétricas.

TABELA 3 Principais testes funcionais aplicados ao joelho

Teste funcional e descrição	Público-alvo e construto avaliado	Pontuação e propriedades clinimétricas
Timed Up and Go (TUG) Sentado apoiado com as costas e braços na cadeira (44 cm de altura do assento e braços com altura de 65 cm). O paciente se levanta e caminha, em velocidade habitual, uma distância de 3 metros até a marcação colocada no chão e retorna à cadeira.[58]	Avalia a velocidade da marcha de idosos e pacientes com OA de joelho e quadril.[58] Auxilia na predição do risco relativo de queda da própria altura.	O cronômetro inicia ao sinal de começar o teste e pausará quando o paciente apoiar as costas no encosto da cadeira. Duas repetições são realizadas, sendo considerado o menor tempo registrado.[58] Idosos que levam mais de 14 segundos para completar o teste têm maior risco de quedas.[58] Confiabilidade:[58] Intraexaminador: 0,95-0,98 Interexaminador: 0,94-0,97 Mínima mudança clinicamente importante:[57] 1,4 segundo.
3Chair-Stand Test Com os braços cruzados no peito e partindo da posição sentada na cadeira (costas retas com 43 cm de altura do assento), o paciente é orientado a ficar em pé e depois retornar para a posição inicial até o apoio completo das nádegas sobre o assento.[59]	Avalia o desempenho de se sentar e levantar da cadeira em idosos e pacientes com OA de joelho e/ou quadril. Fornece uma medida indireta da força muscular do membro inferior.[59]	Número de repetições completas realizadas em 30 segundos.[59] Pacientes com OA de joelho e quadril. Confiabilidade: Intraexaminador: 0,95-0,98 Inter-examinador: 0,95-0,99 Mínima mudança detectável: 1,64 repetição.
Step Up and Down (StUD) O paciente sobe completamente o degrau (18 cm), começando com a perna a ser testada seguida pela perna que não é de teste, depois deverá sair do degrau com o membro não testado seguido pelo membro testado.[57]	Avalia o desempenho de pacientes com osteoartrite de joelho em uma tarefa motora de subir e descer um degrau.[57]	Contar a quantidade de vezes que o indivíduo sobe e desce o degrau, realizando o teste em ambas as pernas e comparando seus resultados. O tempo de execução do teste é de 15 segundos para cada perna, com 1 minuto de descanso entre elas.[57] Confiabilidade: Intraexaminador: 0,79-0,91 Mínima mudança clinicamente importante: 2-3 repetições.

CONSIDERAÇÕES FINAIS

Este capítulo ressalta a pluralidade dos aspectos relacionados à avaliação da OA, principalmente oferecendo bases sólidas para o entendimento de sua fisiopatologia e da variedade de comprometimentos, sinais e sintomas, fornecendo os elementos fundamentais para uma avaliação ampla do indivíduo com essa condição.

REFERÊNCIAS

1. Global, regional, and national incidence, prevalence, and years lived with disability for 328 diseases and injuries for 195 countries, 1990-2016: a systematic analysis for the Global Burden of Disease Study 2016. Lancet (London, England). 2017;390(10100): 1211-59.
2. Prieto-Alhambra D, Judge A, Javaid MK, Cooper C, Diez-Perez A, Arden NK. Incidence and risk factors for clinically diagnosed knee, hip and hand osteoarthritis: influences of age, gender and osteoarthritis affecting other joints. Ann Rheum Dis. 2014;73(9):1659-64.
3. Yu D, Peat G, Bedson J, Jordan KP. Annual consultation incidence of osteoarthritis estimated from population-based health care data in England. Rheumatology (Oxford, England). 2015;54(11):2051-60.
4. Tsai CL, Liu TK. Osteoarthritis in women: its relationship to estrogen and current trends. Life Sci. 1992;50(23):1737-44.
5. Stevens-Lapsley JE, Kohrt WM. Osteoarthritis in women: effects of estrogen, obesity and physical activity. Women's Health (London, England). 2010;6(4):601-15.
6. Hunter DJ, Schofield D, Callander E. The individual and socioeconomic impact of osteoarthritis. Nat Rev Rheumatol. 2014;10(7):437-41.
7. Puig-Junoy J, Ruiz-Zamora A. Socio-economic costs of osteoarthritis: a systematic review of cost-of-illness studies. Semin Arthritis Rheum. 2015;44(5):531-41.
8. Silverwood V, Blagojevic-Bucknall M, Jinks C, Jordan JL, Protheroe J, Jordan KP. Current evidence on risk factors for knee osteoarthritis in older adults: a systematic review and meta-analysis. Osteoarthritis Cartilage. 2015;23(4):507-15.
9. Øiestad BE, Juhl CB, Culvenor AG, Berg B, Thorlund JB. Knee extensor muscle weakness is a risk factor for the development of knee osteoarthritis: an updated systematic review and meta-analysis including 46 819 men and women. Br J Sports Med. 2021.
10. Brouwer GM, van Tol AW, Bergink AP, Belo JN, Bernsen RM, Reijman M, et al. Association between valgus and varus alignment and the development and progression of radiographic osteoarthritis of the knee. Arthritis Rheum. 2007;56(4):1204-11.
11. Saberi-Hosnijeh F, Kavousi M, Boer CG, Uitterlinden AG, Hofman A, Reijman M, et al. Development of a prediction model for future risk of radiographic hip osteoarthritis. Osteoarthritis Cartilage. 2018;26(4):540-6.
12. Harris EC, Coggon D. HIP osteoarthritis and work. Best Pract Res Clin Rheumatol. 2015;29(3):462-82.
13. Vigdorchik JM, Nepple JJ, Eftekhary N, Leunig M, Clohisy JC. What is the association of elite sporting activities with the development of hip osteoarthritis? Am J Sports Med. 2017;45(4):961-4.
14. Plotz B, Bomfim F, Sohail MA, Samuels J. Current epidemiology and risk factors for the development of hand osteoarthritis. Curr Rheumatol Rep. 2021;23(8):61.
15. van Meurs JB. Osteoarthritis year in review 2016: genetics, genomics and epigenetics. Osteoarthritis Cartilage. 2017;25(2):181-9.
16. Hunter DJ, Bierma-Zeinstra S. Osteoarthritis. Lancet. 2019;393(10182):1745-59.
17. Cross M, Smith E, Hoy D, Nolte S, Ackerman I, Fransen M, et al. The global burden of hip and knee osteoarthritis: estimates from the Global Burden of Disease 2010 Study. Ann Rheum Dis. 2014;73(7):1323-30.
18. Palazzo C, Nguyen C, Lefevre-Colau MM, Rannou F, Poiraudeau S. Risk factors and burden of osteoarthritis. Ann Phys Rehabil Med. 2016;59(3): 134-8.
19. Palazzo C, Ravaud JF, Papelard A, Ravaud P, Poiraudeau S. The burden of musculoskeletal conditions. PLoS One. 2014;9(3).
20. Gonçalves GH, Selistre LFA, Petrella M, Mattiello SM. Kinematic alterations of the lower limbs and pelvis during an ascending stairs task are associated with the degree of knee osteoarthritis severity. Knee [Internet]. 2017;24(2):295-304.
21. Cleveland RJ, Nelson AE, Callahan LF. Knee and hip osteoarthritis as predictors of premature death: a review of the evidence. Clin Exp Rheumatol [Internet]. 2019;37 Suppl 1(5):24-30.

22. Puig-Junoy J, Ruiz-Zamora A. Socio-economic costs of osteoarthritis: a systematic review of cost-of-illness studies. Semin Arthritis Rheum [Internet]. 2015;44(5):531-41.
23. van den Bosch MHJ. Osteoarthritis year in review 2020: biology. Osteoarthritis Cartilage. 2021; 29(2):143-50.
24. Vincent TL. Mechanoflammation in osteoarthritis pathogenesis. Seminars Arthritis Rheum. 2019;49(3s):S36-8.
25. Berenbaum F. Osteoarthritis as an inflammatory disease (osteoarthritis is not osteoarthrosis!). Osteoarthritis Cartilage. 2013;21(1):16-21.
26. Astephen-Wilson JL, Kobsar D. Osteoarthritis year in review 2020: mechanics. Osteoarthritis Cartilage. 2021;29(2):161-9.
27. Suokas AK, Walsh DA, McWilliams DF, Condon L, Moreton B, Wylde V, et al. Quantitative sensory testing in painful osteoarthritis: a systematic review and meta-analysis. Osteoarthritis Cartilage. 2012;20(10):1075-85.
28. Fingleton C, Smart K, Moloney N, Fullen BM, Doody C. Pain sensitization in people with knee osteoarthritis: a systematic review and meta-analysis. Osteoarthritis Cartilage. 2015;23(7): 1043-56.
29. Finan PH, Buenaver LF, Bounds SC, Hussain S, Park RJ, Haque UJ, et al. Discordance between pain and radiographic severity in knee osteoarthritis: findings from quantitative sensory testing of central sensitization. Arthritis Rheum. 2013;65(2):363-72.
30. O'Leary H, Smart KM, Moloney NA, Blake C, Doody CM. Pain sensitization associated with nonresponse after physiotherapy in people with knee osteoarthritis. Pain. 2018;159(9):1877-86.
31. Altman R, Asch E, Bloch D, Bole G, Borenstein D, Brandt K, et al. Development of criteria for the classification and reporting of osteoarthritis: classification of osteoarthritis of the knee. Arthritis Rheum. 1986;29(8):1039-49.
32. Zhang W, Doherty M, Peat G, Bierma-Zeinstra SMA, Arden NK, Bresnihan B, et al. EULAR evidence-based recommendations for the diagnosis of knee osteoarthritis. Ann Rheum Dis. 2010; 69(3):483-9.
33. Palazzo C, Nguyen C, Lefevre-Colau MM, Rannou F, Poiraudeau S. Risk factors and burden of osteoarthritis. Ann Phys Rehabil Med. 2016;59(3):134-8.
34. Kellgren JH, Lawrence JS. Radiological assessment of osteo-arthrosis. Ann Rheum Dis. 1957;16(4): 494-502.
35. Hunter DJ, Bierma-Zeinstra S. Osteoarthritis. Lancet. 2019;393(10182):1745-59.
36. French HP, Smart KM, Doyle F. Prevalence of neuropathic pain in knee or hip osteoarthritis: a systematic review and meta-analysis. Semin Arthritis Rheum [Internet]. 2017;47(1):1-8.
37. Zolio L, Lim KY, McKenzie JE, Yan MK, Estee M, Hussain SM, et al. Systematic review and meta-analysis of the prevalence of neuropathic-like pain and/or pain sensitization in people with knee and hip osteoarthritis. Osteoarthr Cartil [Internet]. 2021;29(8):1096-116.
38. Georgopoulos V, Akin-Akinyosoye K, Zhang W, McWilliams DF, Hendrick P, Walsh DA. Quantitative sensory testing and predicting outcomes for musculoskeletal pain, disability, and negative affect: a systematic review and meta-analysis. Pain [Internet]. 2019;160(9):1920-32.
39. Katz JN, Arant KR, Loeser RF. Diagnosis and treatment of hip and knee osteoarthritis. JAMA. 2021;325(6):568.
40. O'Connor D, Johnston R V, Brignardello-Petersen R, Poolman RW, Cyril S, Vandvik PO, et al. Arthroscopic surgery for degenerative knee disease (osteoarthritis including degenerative meniscal tears). Cochrane Database Syst Rev. 2022;2022(3).
41. Brouwer RW, Huizinga MR, Duivenvoorden T, van Raaij TM, Verhagen AP, Bierma-Zeinstra SMA, et al. Osteotomy for treating knee osteoarthritis. Cochrane Database Syst Rev. 2014;2014(12).
42. Glare P, Aubrey KR, Myles PS. Transition from acute to chronic pain after surgery. Lancet. 2019;393(10180):1537-46.
43. Sayah SM, Karunaratne S, Beckenkamp PR, Horsley M, Hancock MJ, Hunter DJ, et al. Clinical course of pain and function following total knee arthroplasty: a systematic review and meta-regression. J Arthroplasty. 2021;36(12):3993-4002.e37.
44. Bellamy N, Buchanan WW, Goldsmith CH, Campbell J, Stitt LW. Validation study of WOMAC: a health status instrument for measuring clinically important patient relevant outcomes to antirheumatic drug therapy in patients with osteoarthritis of the hip or knee. J Rheumatol. 1988;15(12):1833-40.
45. Almeida GPL, Costa RMO, Albano TR, Tavares MLA, Marques AP. Translation, cross-cultural adaptation, validation and responsiveness in the Brazilian Portuguese version of the Knee Injury and Osteoarthritis Outcome Score (KOOS-BR). Knee Surg Sports Traumatol Arthrosc. 2022;30(10): 3343-9.

46. Machado RK, Casagrande AA, Pereira GR, Vissoci JRN, Pietrobon R, Ferreira APB. Hip Disability and Osteoarthritis Outcome Score (HOOS): a cross-cultural validation of the Brazilian Portuguese version study. Rev Bras Ortop (São Paulo). 2019;54(3): 282-7.
47. Crossley KM, Macri EM, Cowan SM, Collins NJ, Roos EM. The patellofemoral pain and osteoarthritis subscale of the KOOS (KOOS-PF): development and validation using the COSMIN checklist. Br J Sports Med. 2018;52(17):1130-6.
48. Azevedo FVA, Rocha HAL, Jones A, Natour J, Rocha FAC. Translation, cultural adaptation and reproducibility of a Portuguese version of the Functional Index for Hand OsteoArthritis (FIHOA). Adv Rheumatol (London, England). 2021;61(1):30.
49. Costa LO, Maher CG, Latimer J, Ferreira PH, Pozzi GC, Ribeiro RN. Psychometric characteristics of the Brazilian-Portuguese versions of the Functional Rating Index and the Roland Morris Disability Questionnaire. Spine (Phila Pa 1976). 2007;32(17):1902-7.
50. Cook C, Richardson JK, Braga L, Menezes A, Soler X, Kume P, et al. Cross-cultural adaptation and validation of the Brazilian Portuguese version of the Neck Disability Index and Neck Pain and Disability Scale. Spine (Phila Pa 1976). 2006;31(14):1621-7.
51. Pontes-Silva A, Avila MA, Fidelis-de-Paula-Gomes CA, Dibai-Filho AV. The Short-Form Neck Disability Index has adequate measurement properties in chronic neck pain patients. Eur Spine J. 2021;30(12):3593-9.
52. Alghadir A, Anwer S, Brismée JM. The reliability and minimal detectable change of Timed Up and Go test in individuals with grade 1-3 knee osteoarthritis. BMC Musculoskelet Disord. 2015;16(1):1-7.
53. Shumway-Cook A, Brauer S, Woollacott M. Predicting the probability for falls in community-dwelling older adults using the Timed Up & Go Test. Phys Ther. 2000;80(9):896-903.
54. Jones CJ, Rikli RE, Beam WC. A 30-s chair-stand test as a measure of lower body strength in community-residing older adults. Res Q Exerc Sport. 1999;70(2):113-9.
55. Dobson F, Hinman RS, Roos EM, Abbott JH, Stratford P, Davis AM, et al. OARSI recommended performance-based tests to assess physical function in people diagnosed with hip or knee osteoarthritis. Osteoarthr Cartilage. 2013;21(8):1042-52.
56. Hensor EMA, Dube B, Kingsbury SR, Tennant A, Conaghan PG. Toward a clinical definition of early osteoarthritis: onset of patient-reported knee pain begins on stairs. Data from the osteoarthritis initiative. Arthritis Care Res. 2015;67(1):40-7.
57. Almeida GPL, Monteiro IO, Dantas RG O, Tavares MLA, Lima PO P. Reliability, validity and responsiveness of the Step Up and Down (StUD) test for individuals with symptomatic knee osteoarthritis. Musculoskelet Sci Pract. 2021; 56:102454.

CAPÍTULO 13

Avaliação da dor no ombro

Dayana Patricia Rosa, Lucas Araújo de Almeida, Larissa Pechincha Ribeiro

INTRODUÇÃO

A articulação do ombro é o complexo articular mais móvel do corpo,[1-3] sendo composto por três ossos: clavícula, escápula e úmero. Estes segmentos são intrinsecamente combinados e conectados à extremidade superior e ao tórax por três articulações anatômicas, também chamadas "verdadeiras": articulação esternoclavicular, articulação acromioclavicular e articulação glenoumeral.[1,2] O complexo do ombro também apresenta duas articulações funcionais (ou "falsas"): a articulação subacromial, formada pelo movimento da cabeça do úmero sob o arco coracoacromial, usualmente denominado espaço subacromial, que contém os tendões do manguito rotador, a bursa subacromial e o tendão da cabeça longa do músculo bíceps braquial;[1] e a articulação escapulotorácica, que corresponde à articulação entre o corpo da escápula e os músculos que cobrem a parede torácica posterior.[1,4]

Em virtude da grande mobilidade da articulação do ombro, muitos fatores podem ocasionar alterações biomecânicas e resultar em disfunções comumente conhecidas, como síndrome do impacto, instabilidade glenoumeral e capsulite adesiva.[5-11] Esses rótulos diagnósticos utilizados para denominar os diferentes tipos de disfunções que podem acometer o complexo do ombro são baseados em um modelo biomédico ou patoanatômico. Tal modelo visa a identificar apenas as alterações biológicas que podem presentes em qualquer tecido ou componente do complexo articular do ombro com o objetivo de determinar o tratamento a ser escolhido e estimar um prognóstico.[12] Encurtamento de tecidos moles (músculo peitoral menor e cápsula posterior), desequilíbrios de ativação ou de força muscular (músculos trapézio superior, médio e inferior; músculo serrátil anterior e manguito rotador) e alterações na postura cervical ou torácica (cifose ou flexão aumentadas) são fatores frequentemente relacionados às disfunções que podem acometer o complexo do ombro.[7,13-15]

Há que se questionar, no entanto, se somente esses fatores biológicos podem explicar o aparecimento da dor no ombro. Pensando-se no indivíduo como ser integral, talvez essa perspectiva linear possa não ser suficiente para o entendimento das queixas, principalmente em quadros crônicos de dor. Além da dor e das alterações biomecânicas, esses indivíduos também apresentam diminuição da capacidade laboral e das atividades de lazer e dificuldade para dormir.[16-20] O fato de o modelo patoanatômico implicar que os indivíduos que apresentam uma mesma alteração tecidual apresentarão os mesmos sinais e sintomas faz com que o indivíduo seja olhado de uma maneira padrão e fragmentada, com foco na articulação e em suas alterações estruturais apenas, e não em sua totalidade.

EPIDEMIOLOGIA

Dor no ombro relacionada ao manguito rotador

A dor no ombro afeta cerca de 70% da população ao longo da vida.[21-24] Cerca de 40% dos pacientes com dor no ombro, mesmo que submetidos a intervenções diversas, apresentam sintomas como dor e função limitada depois de 12 meses do início do quadro doloroso.[16,25-28] Gastos com salários e perda de produtividade nos primeiros seis meses de tratamento para dor no ombro são altos, com custos ainda maiores em caso de dor crônica.[29] A síndrome do impacto do ombro, descrita por Neer em 1972,[30] é um dos rótulos diagnósticos mais utilizados na prática clínica e constitui cerca de 44 a 65% dos casos de dor no ombro.[21,31-33]

No Brasil, estudos relacionados a incidência e prevalência das disfunções do ombro são escassos. Apenas um estudo, realizado no município de Ribeirão Preto (São Paulo), mostrou que em um ano a frequência de consultas médicas por queixa de dor no ombro na atenção primária foi de 9,2%, índice abaixo das taxas de prevalência e incidência encontradas em outros países.[34]

Instabilidade glenoumeral

A instabilidade glenoumeral do ombro diz respeito a um conjunto variado de sinais, sintomas e perda de função relacionados à translação excessiva (parcial ou total) na articulação glenoumeral,[35,36] muito comum no âmbito esportivo. Os deslocamentos podem ocorrer nos sentidos anterior, posterior ou inferior, sendo mais comum o deslocamento anterior. Assim, a instabilidade anterior é responsável por 74 a 80% dos casos de instabilidade independente do sexo[37,38] e os deslocamentos posteriores correspondem a 10 a 23% dos casos de instabilidade.[37,38] Cerca de 10% dos casos de instabilidade correspondem, ainda, a deslocamentos em mais de uma direção e são conhecidos como instabilidade multidirecional.[37,39]

Capsulite adesiva

A capsulite adesiva primária afeta entre 2 e 5,3% da população em geral,[40-43] enquanto a capsulite secundária, relacionada ao *diabetes mellitus* ou às disfunções da tireoide, pode acometer entre 4,3% e 38% da população em geral.[40-43] Estudos prévios apontaram que a capsulite adesiva apresentou maior prevalência em indivíduos com *diabetes mellitus* e em mulheres com hipotireoidismo quando comparados com indivíduos saudáveis de mesma idade e sexo.[44] Um estudo realizado no Brasil mostrou que, em uma população de 88 pacientes com capsulite adesiva, 52,3% eram mulheres com idade média de 50,5 anos e histórico familiar da doença de 9,5%.[45] Apesar de ser descrita como uma doença autolimitante, com recuperação em dois ou três anos, sintomas leves e moderados de dor e rigidez são relatados entre 27 e 50% dos pacientes no longo prazo.[46-49]

FISIOPATOLOGIA

Dor no ombro relacionada ao manguito rotador

A síndrome do impacto do ombro foi inicialmente descrita como dor no ombro decorrente da compressão e da abrasão mecânica das estruturas subacromiais contra a superfície anterior do acrômio, o ligamento coracoacromial ou a articulação acromioclavicular durante a elevação do braço.[30,50,51] Ao logo do tempo, no entanto, esta síndrome passou a ser associada a fatores causais intrínsecos e extrínsecos ao complexo do ombro, como: déficits de força e amplitude de movimento (ADM) do ombro; presença de sensibilização central e periférica; alteração na ativação de músculos do manguito rotador e escapulotorácicos; realização de esportes ou atividades repetitivas com o braço acima da cabeça; morfologia óssea; e encurtamento de tecidos das regiões anterior e posterior da articulação glenoumeral.[15,52-60] Dessa maneira, pode-se afirmar que se trata de uma disfunção de causa multifatorial, que pode englobar doenças como bursite, lesões e tendinite do manguito rotador, tendinite do bíceps braquial e lesões no lábio glenoidal. Com base nisso, a nomenclatura dor no ombro relacionada ao manguito rotador é adotada atualmente para designar indivíduos com dor por conta dessas disfunções.[61,62]

Ainda não está claro e estabelecido na literatura quais são as vias envolvidas na perpetuação da dor em indivíduos com dor no ombro relacionada ao manguito rotador, resultando em dor crônica. Sugere-se que o complexo mecanismo de processamento de dor[63,64] possa ser influenciado por fatores sociodemográficos,[18] genéticos,[65] psicológicos,[66,67] ocupacionais,[68] e biomecânicos,[69] resultando em dor e disfunção, assim como na persistência dos sintomas. Propõe-se, ainda, que, somada à lesão tecidual presente nos pacientes com dor no ombro relacionada ao manguito rotador, a dor persistente apresentada por eles pode ter relação com um processamento e resposta alterada do sistema nervoso central.[70,71] Considerando-se o processamento psicológico de dor crônica, duas vias já foram descritas. Fatores de vulnerabilidade, como emoções e cognições negativas e comportamento mal adaptativo diante da dor, contribuem para a persistência e o sofrimento no quadro crônico.[72] Já a presença de fatores protetores, como autoeficácia, otimismo e enfretamento positivo, resulta em interpretação favorável da cronicidade da experiência dolorosa, reduzindo os níveis de dor relacionada ao estresse e aumentando a participação em atividades físicas e integração social.[72-75]

Instabilidade glenoumeral

Alguns mecanismos fisiopatológicos já foram descritos para a instabilidade glenoumeral, também apontada como uma causa de dor no complexo do ombro. Em sua maioria, envolvem o tecido capsular e os estabilizadores dinâmicos glenoumerais,[76] podendo atingir também a cartilagem articular, o lábio glenoidal e até as superfícies ósseas articulares,[76] e resultar em diferentes tipos e graus de instabilidade.[35] Entre suas principais manifestações clínicas estão as luxações, subluxações ou sensação de apreensão até uma dor difusa, que usualmente limitam o desempenho funcional do membro superior.[35,36]

Capsulite adesiva

A capsulite adesiva tem sido descrita como uma causa de dor no ombro principalmente associada a uma diminuição da ADM ativa e passiva do complexo do ombro. Na verdade, o termo capsulite adesiva tem sido alvo de críticas, uma vez que o processo patológico envolvido não corresponde a um quadro inflamatório, mas sim a uma fibrose capsular acentuada.[77] Dessa maneira, o termo ombro congelado é o mais recomendado atualmente para designar indivíduos que apresentam: dor localizada; dor ao movimento; dor noturna que impede o paciente de dormir sobre o lado acometido; acentuada limitação de movimento do ombro, principalmente para o movimento de rotação lateral; e sinais radiográficos normais.[78]

O ombro congelado foi descrito por Codman em 1934[78] como uma doença progressiva para dor e déficit de ADM.[79] Com estimativa de duração entre 12 e 18 meses, pode perdurar por até 24 meses e resultar em um quadro de resolução da dor e restrição acentuada de ADM.[79] Como previamente mencionado, a disfunção tem sido classificada como primária, de início insidioso e origem idiopática; ou secundária, relacionada a um evento definido, que pode ser intrínseco (disfunções relacionadas ao manguito rotador) ou extrínseco (traumas ou cirurgias); de acometimento sistêmico, quando associada a outras comorbidades, como diabetes e hipotireoidismo.[80] Apesar disso, sua fisiopatologia ainda não é clara. Uma revisão sistemática concluiu que as estruturas anteriores do complexo do ombro foram as mais acometidas por alterações patológicas relacionadas à perda excessiva de rotação lateral em indivíduos com ombro congelado.[81] Os autores destacaram que são poucos os estudos histológicos realizados nessa população específica, mas sugerem que o processo patológico parece envolver mecanismos imunes e inflamatórios, além de fibrose.[81]

AVALIAÇÃO BIOMECÂNICA BASEADA EM CLASSIFICAÇÃO DE SUBGRUPOS

Assim como o modelo biopsicossocial e a Classificação Internacional de Funcionalidade, Incapacidade e Saúde (CIF), a proposta da classificação de subgrupos na avaliação biomecânica de pessoas com dor no ombro desencoraja a avaliação baseada exclusivamente em aspectos patoanatômicos para chegar ao diagnóstico cinético-funcional.[82,83] Dessa maneira, como alternativa ao modelo baseado unicamente em alterações patoanatômicas, utiliza-se o modelo cinesiológico;[84] que apresenta uma relação mais forte com a CIF[85] e se baseia na análise de movimentos relacionados à dor e/ou disfunção do ombro para identificar possíveis alterações e direcionar as condutas dos profissionais de saúde.[82] A avaliação física do modelo cinesiológico não descarta possíveis alterações teciduais e biomecânicas.[82]

A Figura 1 apresenta as principais diferenças entre os modelos de avaliação física baseada no modelo patoanatômico e cinesiológico. A alteração tecidual é o fator primário da avaliação baseada no modelo patoanatômico. Assim, a partir do diagnóstico clínico/médico, o profissional de saúde estabelece os objetivos da reabilitação de seu paciente/cliente e determina as condutas a serem adotadas ao longo do tratamento. Já na avaliação baseada no modelo cinesiológico, a alteração de movimento é o fator primário e determinante para o diagnóstico cinético-funcional, assim como para descrever objetivos de curto, médio e longo prazo e para escolher as condutas ao longo da reabilitação do indivíduo. A Figura 2 apresenta um fluxograma que demonstra o raciocínio clínico baseado no modelo cinesiológico.

Apesar de a avaliação do movimento ser o foco do modelo cinesiológico, os aspectos psicossociais não são descartados para esse modelo.[82] Um exemplo claro disso é que, ao identificar alterações de movimento de um paciente/cliente em decorrência de um acidente vascular cerebral (AVC), por exemplo, o profissional de saúde realizará não apenas as condutas para minimizar o impacto negativo na função física do

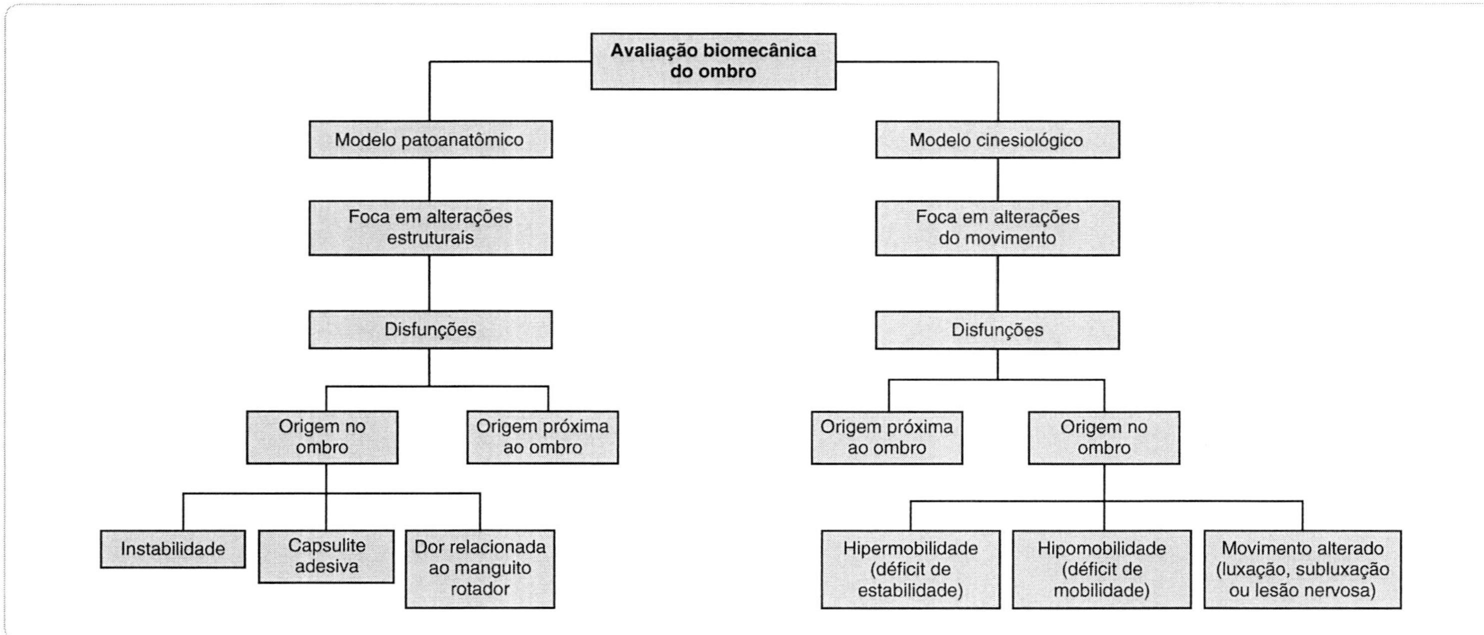

FIGURA 1 Fluxograma demonstrando as classificações diagnósticas mais comuns de dor no ombro baseadas no modelo patoanatômico tradicional (à esquerda), após descartar condições de origem próxima ao ombro (p. ex., dor referida cervical); e uma proposta de classificações amplas de dor no ombro seguindo uma estrutura de diagnóstico baseada no sistema de movimento (à direita), após descartar condições de origem próxima ao ombro.

Fonte: adaptada de Ludewig et al., 2017.[82]

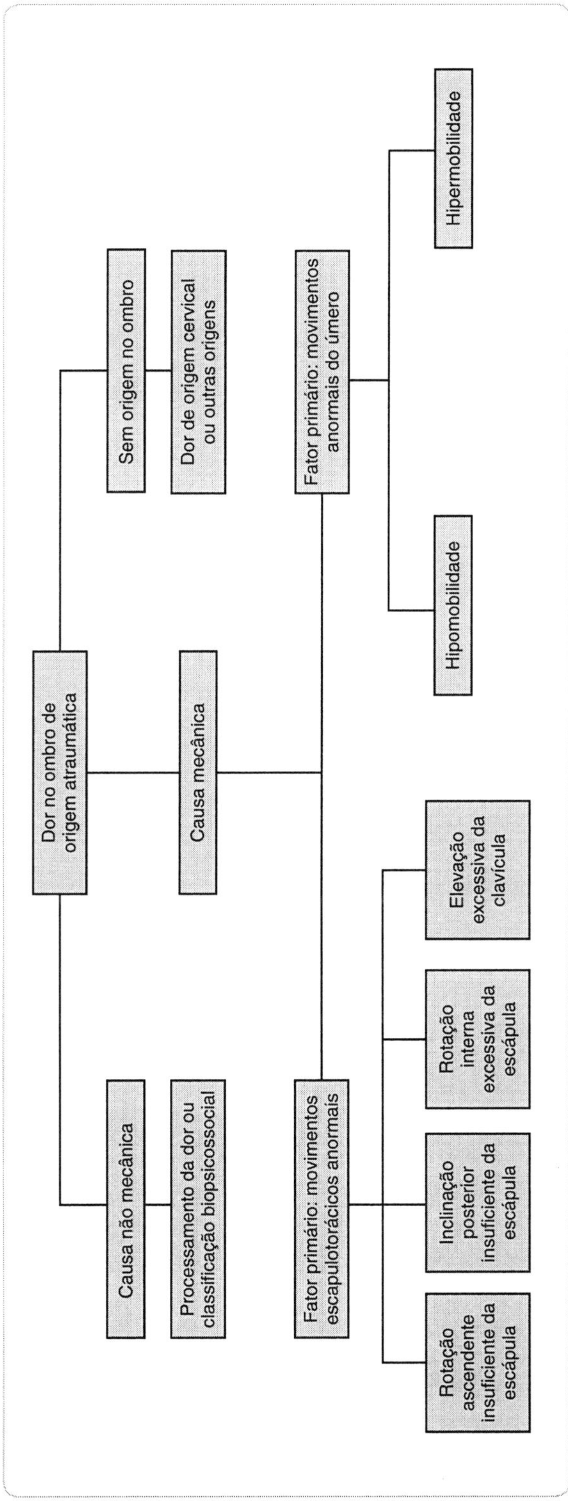

FIGURA 2 Fluxograma de raciocínio clínico com base no modelo cinesiológico.

Fonte: adaptada de Ludewig et al., 2017.[82]

indivíduo, mas também informará e abordará os aspectos neurofisiológicos e psicossociais envolvidos na doença de base (AVC) de seu paciente/cliente.[27]

Identificação de bandeiras amarelas

As bandeiras amarelas, do inglês *yellow flags*, correspondem aos aspectos psicológicos que podem estar presentes na condição de saúde de um indivíduo de modo geral, em especial em condições de dores musculoesqueléticas crônicas, como a dor no ombro.[86] Como mencionado anteriormente, aspectos psicológicos como ansiedade e depressão podem ter impactos negativos nos desfechos de interesse da reabilitação,[86] além de estarem associados a maior grau de incapacidade e maior utilização dos serviços de saúde.[87] Apesar de esses aspectos estarem mais relacionados com intensidade da dor, número de consultas e incapacidade do que a aspectos físicos como força e amplitude de movimento,[88] os aspectos psicológicos normalmente não são contemplados na avaliação fisioterapêutica.[89]

Avaliar e identificar a presença de aspectos psicológicos como sintomas depressivos pode ajudar o profissional de saúde a entender por que alguns objetivos da reabilitação tomam mais tempo do que o esperado para serem atingidos, além de auxiliar a entender um possível comportamento não participativo do paciente/cliente e ajudar a promover uma assistência ampla em saúde.

A literatura disponibiliza alguns questionários que avaliam a magnitude das bandeiras amarelas nos indivíduos com dor e as classificam em alto, médio ou baixo risco;[86,90,91] no entanto, somente um desses instrumentos está validado na língua portuguesa do Brasil e é direcionado para pessoas com dor lombar crônica, conhecido como (Ferramenta de Triagem para a Coluna Lombar (SBST, do inglês *Start Back Screening Tool*).[92] O fato de não existir um questionário que faça a identificação de bandeiras amarelas especificamente para as disfunções que podem acometer o complexo do ombro dificulta ainda mais a identificação desses aspectos psicológicos pelos profissionais de saúde. Uma alternativa sugerida para esses casos é utilizar questionários como a Escala Hospitalar de Ansiedade e Depressão (Escala Hospitalar de Ansiedade e Depressão (HADS, do inglês *Hospital Anxiety and Depression Scale*)[93] e o Inventário de Depressão de Beck[94] (BDI, do inglês *Beck Depression Inventory*) e estar atento às pontuações desses questionários.

ASPECTOS DA AVALIAÇÃO RELEVANTES PARA A ANAMNESE DE INDIVÍDUOS COM DOR NO OMBRO

A Figura 3 apresenta tópicos indispensáveis na anamnese de indivíduos com dor no ombro.

Além da anamnese, a avaliação por parte do profissional de saúde deve ser constituída pela observação do indivíduo (qualidade de movimento escapulotorácicos, glenoumerais e ativações musculares), pelo exame físico (teste de força muscular, amplitude de movimentos ativa e passiva, arco doloroso de movimento e testes específicos) e pela aplicação de questionários específicos para o complexo do ombro. O profissional deve optar por ter uma ficha de avaliação modelo ou seguir tópicos individualizados para cada paciente/cliente.

Dor e/ou incapacidade do ombro relacionada a comorbidades crônicas

Além das perguntas consideradas comuns e obrigatórias contidas no modelo de anamnese sugerido, alguns casos específicos

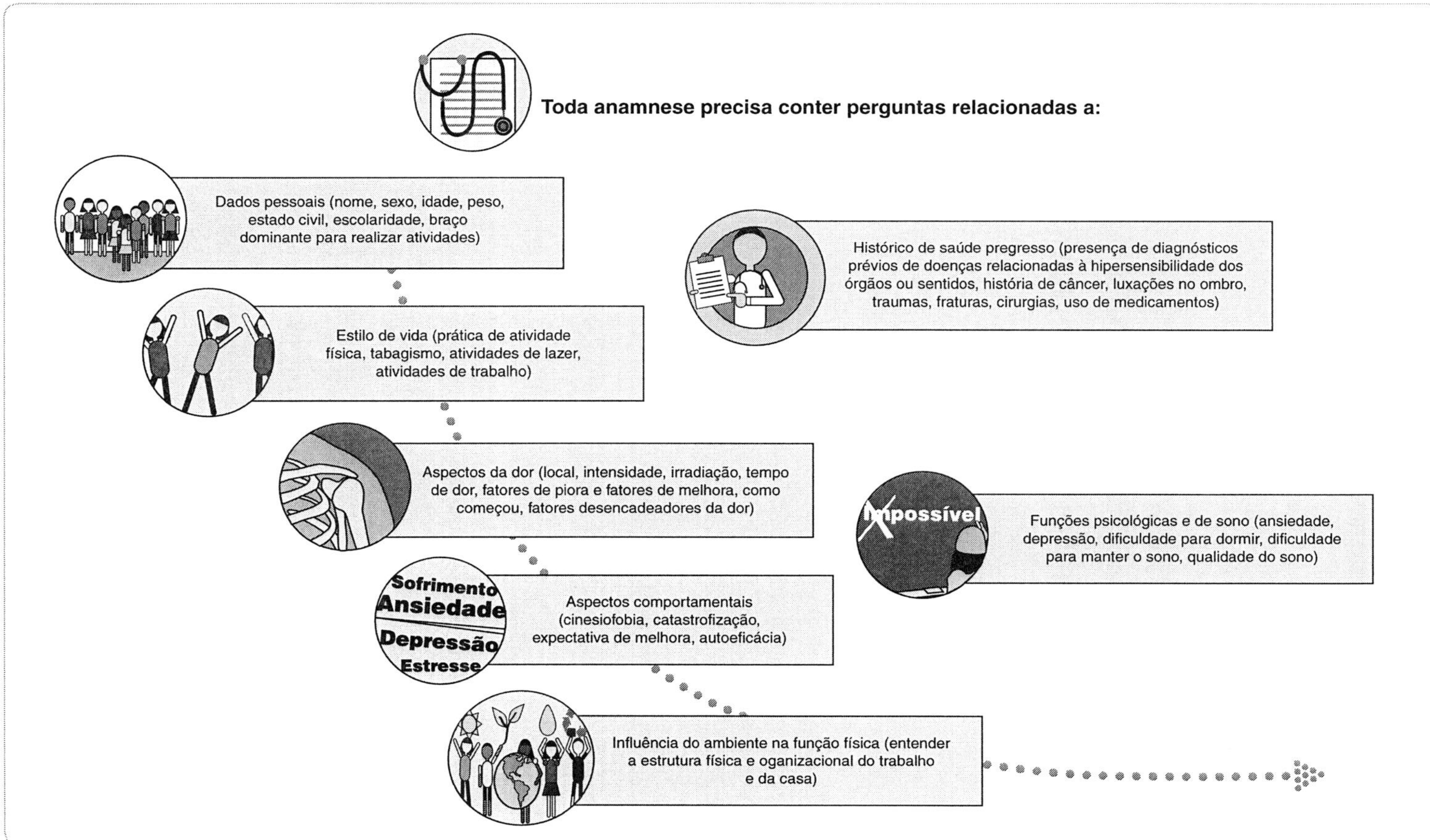

FIGURA 3 Aspectos indispensáveis para a anamnese de indivíduos com dor no ombro.

Fonte: elaborada pelos autores.

precisam ser considerados na avaliação de indivíduos com dor no ombro. Condições crônicas como diabetes,[95] hipertireoidismo,[96] hipotireoidismo[96] e hábito tabagista[97] parecem aumentar a chance de o indivíduo desenvolver disfunções e incapacidades relacionadas ao complexo do ombro.[98] Apesar de não apresentar uma etiologia bem definida na literatura,[77] sabe-se que a condição de ombro congelado apresenta uma relação moderada a forte com diabetes e disfunções da tireoide,[77] enquanto o tabagismo apresenta moderada relação com rupturas de componentes do manguito rotador.[97]

Apesar de não se tratar de uma relação causal, em que uma doença de base ou hábito causa diretamente a queixa de dor ou disfunção no complexo do ombro, a relação encontrada parece ser significativa. Por essa razão, é interessante que perguntas relacionadas ao diagnóstico dessas condições (diabetes e alterações na tireoide) e estilo de vida (hábito de fumar, por quanto tempo fumou, número de cigarros por dia) sejam contempladas na anamnese. Apesar de esses fatores não serem modificáveis pelo profissional de saúde, sua presença pode ajudar a compreender melhor a condição clínica e funcional do seu paciente/cliente e até mesmo auxiliar a estabelecer um prognostico considerando-se a influência dessas condições na disfunção e na incapacidade do ombro.

QUESTIONÁRIOS ESPECÍFICOS

Como mencionado anteriormente, os questionários e escalas são instrumentos de medida que deverão integrar o processo avaliativo e delineiam o modo de execução da avaliação.[99] Há uma variedade de questionários e escalas direcionados para cada uma das condições específicas que podem acometer o complexo do ombro.

Utilizar os domínios da CIF para orientar a escolha pode ser uma excelente opção, pensando sempre em uma abordagem biopsicossocial do paciente/cliente. Duas revisões sistemáticas buscaram relacionar os domínios da CIF com os questionários disponíveis para avaliação do complexo do ombro.[32,100] Com base nisso, os questionários e escalas disponíveis foram classificados em medidas de condições específicas ou genéricas, como mostra a Figura 4.

Com o objetivo de facilitar a tomada de decisão clínica considerando os instrumentos de medida que podem ser utilizados com seu paciente/cliente, na Tabela 1 são apresentados os domínios da CIF contemplados nos questionários disponíveis para avaliação do complexo do ombro.[32] Utilizar questionários/escalas mais abrangentes para as disfunções que podem acometer o complexo do ombro pode aumentar a qualidade da avaliação.[32] Instrumentos como a versão curta da Escala de Incapacidade do Braço, Ombro e Mão (QuickDASH, do inglês *Disability of the Arm, Shoulder and Hand Scale*) e o Escore de Ombro e Cotovelo dos Cirurgiões Americanos (ASES, do inglês *American Shoulder and Elbow Surgeons Shoulder Score*), que tiveram suas propriedades psicométricas verificadas por vários estudos prévios, podem ser uma excelente opção. Além desses instrumentos, sugere-se determinar o que será importante incluir na avaliação com base nas especificidades de cada paciente/cliente.

Estudos longitudinais também têm recomendado a avaliação de fatores comportamentais positivos diante de quadros de dor no ombro, como a autoeficácia e a expectativa de recuperação após o tratamento.[101,102] Foi demonstrado que indivíduos com dor no ombro e maiores níveis de autoeficácia e expectativa positiva de recuperação após intervenção apresentaram quadros de dor diminuída e maiores níveis de função.[101,102] A versão brasileira do Questionário de Autoeficácia sobre

Medidas específicas

- Escore do Ombro de Constant-Murley (Constant, do inglês *Constant-Murley Shoulder Score*)
- Escore de Ombro e Cotovelo dos Cirurgiões Americanos (ASES, do inglês *American Shoulder and Elbow Surgeons Shoulder Score*)
- Escala da Universidade da California Los Angeles, (UCLA, do inglês *University of California Los Angeles Shoulder Scale*)
- Escala de Incapacidade do Braço, Ombro e Mão (DASH, do inglês *Disability of the Arm, Shoulder and Hand Scale*)
- Teste do Ombro Simples (SST, do inglês *Simple Shoulder Test*)
- Classificação para reparo de Bankart (ROWE, do inglês *Rating Sheet for Bankart Repair)*
- Índice de Dor e Incapacidade do Ombro (SPADI, do inglês *Shoulder Pain and Disability Index*)
- Índice do Manguito Rotador de Ontário Ocidental (WORC, do inglês *Western Ontario Rotator Cuff Index*)
- Questionário de Avaliação do Ombro (SRQ, do inglês *Shoulder Rating Questionnaire*)
- Questionário de Incapacidade do Ombro (SDQ, do inglês *Shoulder Disability Questionnaire*)
- Escore de Ombro de Oxford (OSS, do inglês *Oxford Shoulder Score*)
- Índice de Instabilidade do Ombro de Ontário Ocidental (WOSI, do inglês *Western Ontario Shoulder Instability Index*)
- Escala do Nível de Flexibilidade da Função do Ombro (FLEX-SF, do inglês *Flexilevel Scale of Shoulder Function)*
- Escore do Ombro de Penn (Penn, do inglês *Penn Shoulder Score*)
- Escore de Walch-Duplay (WDS, do inglês *Walch-Duplay Score*)

Medidas genéricas

- SF-36 (do inglês *Medical Outcomes Study 36-Item Short Form Health Survey*)
- SF-12 (do inglês *Medical Outcomes Study 12-Item Short Form Health Survey*)
- Questionário de Conteúdo de Trabalho (JCQ, do inglês *Job Content Questionnaire*)
- Questionário Nórdico de Sintomas Osteomusculares (NMQ, do inglês *The Nordic Musculoskeletal Questionnaire*)
- Questionário sobre Estado de Saúde do Grupo EuroQol (EQ-5D, do inglês *EuroQol- 5 Dimension*)
- Questionário de Crenças de Medo e Evitação (FABQ, do inglês *Fear-Avoidance Beliefs Questionnaire*)
- Dor Neuropática-4 (DN-4, do francês *Douleur Neuropathique-4*)

FIGURA 4 Questionários e escalas disponíveis para avaliação do complexo do ombro.
Fonte: adaptada de Roe et al., 2013; e Roe e Ostensjø, 2016.[32,100]

Dor (PSEQ, do inglês *Pain Self-Efficacy*) pode ser uma opção viável e rápida, pois apresenta apenas 10 itens.[103] Para estimar a expectativa de melhora de um paciente/cliente, também se sugere acrescentar na anamnese (Figura 3) uma simples pergunta: "Quanto você espera que o seu problema no ombro se resolva como resultado do tratamento que você receberá?". Para avaliar a resposta, pode-se utilizar, por exemplo, uma escala de sete possibilidades de resposta, que vão de "Completamente recuperado" a "Pior do que nunca".[104]

TABELA 1 Domínios da CIF contemplados nos questionários disponíveis para avaliação do complexo do ombro

Instrumentos – condição específica	Funções mentais	Funções sensoriais e dor	Movimento e função neuromuscular	Estruturas relacionadas ao movimento	Aprendizagem e aplicação de conhecimento	Tarefas e demandas gerais	Mobilidade	Autocuidado	Vida doméstica	Interações interpessoais e relacionamentos	Áreas maiores da vida	Vida civil, social e comunidade	Produtos e tecnologia	Ambiente natural e mudanças no ambiente	Suporte e relacionamentos
Constant	X	X	X	X			X	X			X	X			
ASES	X	X	X				X	X			X	X	X		
UCLA		X	X				X	X	X				X		
DASH	X	X	X		X	X	X	X	X	X	X	X			
SST	X	X					X	X			X				
ROWE		X	X				X	X			X	X	X		
SPADI		X					X	X							
WORC	X	X	X				X	X	X		X				
SRQ	X	X					X	X	X		X	X			
SDQ	X	X					X	X							
OSS	X	X					X	X	X		X				
WOSI	X	X	X			X	X	X	X	X	X				
QuickDASH	X	X	X			X	X	X	X	X	X				
FLEX-SF			X				X	X	X		X	X			
Penn		X	X									X			
Walch-Duplay		X	X									X			
Instrumentos genéricos															
SF-36	X	X				X	X		X			X			
SF-12	X						X					X			
JCQ							X				X	X		X	X
Nordic		X										X			
EQ-5D	X	X													
FABQ		X										X			
4DSQ	X	X					X								

Escala da universidade da California Los Angeles, (UCLA, do inglês *University of California Los Angeles Shoulder Scale*); Escala de Incapacidade do Braço, Ombro e Mão (DASH, do inglês *Disability of the Arm, Shoulder and Hand Scale*); Escala de Incapacidade do Braço, Ombro e Mão (QuickDASH, do inglês *Disability of the Arm, Shoulder and Hand Scale*); Escala de Nível de Flexibilidade da Função do Ombro (FLEX-SF, do inglês *Flexilevel Scale of Shoulder Function*); Escore de Classificação para Reparo de Bankart (ROWE, do inglês *Rating Sheet for Bankart Repair*); Escore de Walch-Duplay, do inglês *Walch-duplay Score*); Escore do Ombro de Penn (Penn, do inglês *Penn Shoulder Score*); SF-36 (do inglês *Medical Outcomes Study 36-Item Short Form Health Survey*); SF-12 (do inglês *Medical Outcomes Study 12-Item Short Form Health Survey*); Índice de Dor e Incapacidade do Ombro (SPADI, do inglês *Shoulder Pain and Disability Index*); Índice de Instabilidade do Ombro de Ontário Ocidental (WOSI, do inglês *Western Ontario Shoulder Instability Index*); Índice do Manguito Rotador do Oeste de Ontário (WORC, do inglês *Western Ontario Rotator Cuff Index*); Pontuação do Ombro de Constant-Murley (Constant, do inglês *Constant-Murley Shoulder Score*); Pontuação do Ombro dos Cirurgiões Americanos de Ombro e Cotovelo (ASES, do inglês *American Shoulder and Elbow Surgeons Shoulder Score*); Pontuação Oxford para o Ombro (OSS, do inglês *Oxford Shoulder Score*); Dor Neuropática-4 (DN-4, do francês *Douleur Neuropathique-4*). Questionário de Avaliação do Ombro (SRQ, do inglês *Shoulder Rating Questionnaire*); Questionário de Conteúdo de Trabalho (JCQ, do inglês *Job Content Questionnaire*); Questionário de Crenças de Medo e Evitação (FABQ, do inglês *Fear-Avoidance Beliefs Questionnaire*); Questionário de Incapacidade do Ombro (SDQ, do inglês *Shoulder Disability Questionnaire*); Questionário Nórdico de Sintomas Osteomusculares (NMQ, do inglês *The Nordic Musculoskeletal Questionnaire*); Questionário sobre Estado de Saúde do Grupo EuroCol (EQ-5D, do inglês *EuroQol-5 Dimension*); Questionário Teste de Ombro Simples (SST, do inglês *Simple Shoulder Test*);

Fonte: adaptada de Roe et al., 2013.[32]

CLASSIFICAÇÃO BASEADA NA ALTERAÇÃO DO MOVIMENTO

Considerando-se as principais disfunções que acometem o complexo do ombro, é necessário avaliar e identificar quais movimentos podem estar alterados em cada caso, no posicionamento e/ou na movimentação de escápula, clavícula ou úmero (Figura 5). É comum que as alterações de movimento ocorram por excesso ou falta de movimento. A partir dessa análise, é possível identificar possíveis estruturas que necessitem da atuação do profissional de saúde para melhora da coordenação muscular, aumento da resistência ou produção de força, assim como para a melhora da flexibilidade em tecidos moles.[82]

CONSIDERAÇÕES FINAIS

Existem modelos e instrumentos de avaliação que podem facilitar a prática clínica dos profissionais de saúde ao se depararem com indivíduos com dor no ombro. É crucial que todo paciente/cliente seja olhado como ser integral, principalmente para a compreensão e o acolhimento de suas queixas. Assim, uma avaliação cinético-funcional estruturada deve orientar o raciocínio clínico, que também deve explorar aspectos psicológicos, comportamentais e contextuais, especialmente ao se avaliar indivíduos com dor crônica. Com base em uma avaliação detalhada dos fatores que podem contribuir para as alterações de movimento, espera-se traçar um programa de intervenção mais efetivo. É importante não se esquecer que cada paciente é único, sendo sempre necessário entender os mecanismos relacionados ao processo doloroso, conduzir o tratamento baseado em evidências científicas sobre a condição apresentada pelo indivíduo e considerar as preferências do paciente/cliente desde o primeiro contato.

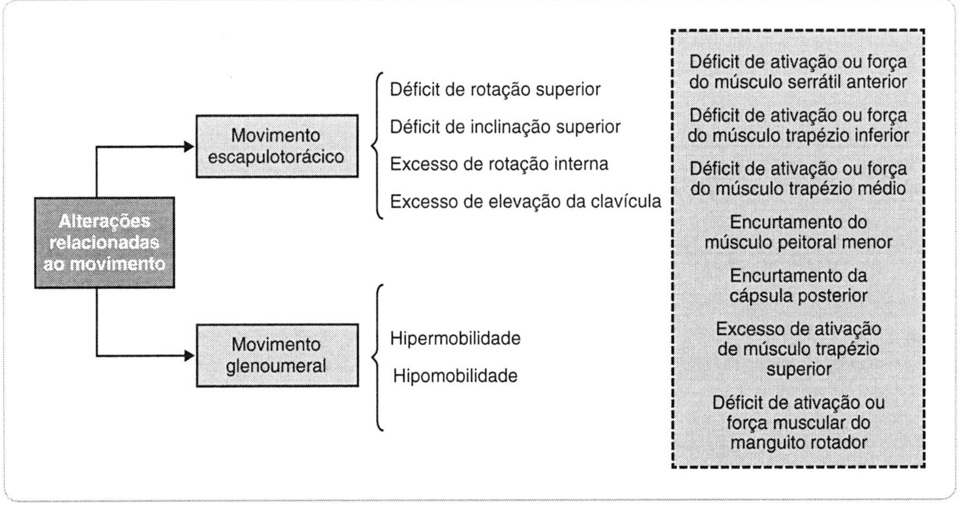

FIGURA 5 Sistema de classificação com base em alterações do movimento. O *box* tracejado indica possíveis contribuintes para as alterações.

Fonte: adaptada de Ludewig et al., 2017.[82]

REFERÊNCIAS

1. Ludewig PM, Borstead JD. The shoulder complex. In: Levangie PK, Norkin CC. Joint structure and function – a comprehensive analysis. 4. ed. Philadelphia: F.A. Davis Company; 2005.
2. Jobe CM, Phipatanakul WP, Coen MJ. Gross anatomy of the shoulder. In: Rockwood C, Matsen F, eds. The shoulder. 4. ed. Philadelphia: WB Saunders; 2009.
3. Culham E, Peat M. Functional anatomy of the shoulder complex. J Orthop Sports Phys Ther. 1993;18(1):342-50.
4. Magee DJ. Orthopedic physical assessment. 6. ed. St Louis: Elsevier-Sauders; 2014.
5. Ludewig PM, Cook TM. Alterations in shoulder kinematics and associated muscle activity in people with symptoms of shoulder impingement. Phys Ther. 2000;80(3):276-91.
6. Warner JJ, Micheli LJ, Arslanian LE, Kennedy J, Kennedy R. Scapulothoracic motion in normal shoulders and shoulders with glenohumeral instability and impingement syndrome: a study using Moire topographic analysis. Clin Orthop Relat Res 1992(285):191-9.
7. Ludewig PM, Reynolds JF. The association of scapular kinematics and glenohumeral joint pathologies. J Orthop Sports Phys Ther. 2009;39(2):90-104.
8. Vermeulen HM, Stokdijk M, Eilers PH, Meskers CG, Rozing PM, Vliet-Vlieland TP. Measurement of three dimensional shoulder movement patterns with an electromagnetic tracking device in patients with a frozen shoulder. Ann Rheum Dis. 2002;61(2):115-20.
9. Lin JJ, Hanten WP, Olson SL, Roddey TS, Sotoquijano DA, Lim HK et al. Functional activity characteristics of individuals with shoulder dysfunctions. J Electromyogr Kinesiol. 2005;15(6):576-86.
10. Lin JJ, Lim HK, Yang JL. Effect of shoulder tightness on glenohumeral translation, scapular kinematics, and scapulohumeral rhythm in subjects with stiff shoulders. J Orthop Res. 2006;24(5):1044-51.
11. Rundquist PJ. Alterations in scapular kinematics in subjects with idiopathic loss of shoulder range of motion. J Orthop Sports Phys Ther. 2007;37(1):19-25.
12. McClure PW, Michener LA. Staged approach for rehabilitation classification: shoulder disorders (STAR-Shoulder). Phys Ther. 2015;95(5):791-800.
13. Johnson G, Bogduk N, Nowitzke A, House D. Anatomy and actions of the trapezius muscle. Clin Biomech (Bristol, Avon). 1994;9(1):44-50.
14. Bullock MP, Foster NE, Wright CC. Shoulder impingement: the effect of sitting posture on shoulder pain and range of motion. Man Ther. 2005;10(1):28-37.
15. Phadke V, Camargo PR, Ludewig PM. Scapular and rotator cuff muscle activity during arm elevation: a review of normal function and alterations with shoulder impingement. Braz J Phys Ther. 2009;13(1).
16. Borstad J, Woeste C. The role of sensitization in musculoskeletal shoulder pain. Braz J Phys Ther. 2015;19(4):251-7.
17. Khazzam MS, Mulligan EP, Brunette-Christiansen M, Shirley Z. Sleep quality in patients with rotator cuff disease. J Am Acad Orthop Surg. 2018;26(6):215-22.
18. Pribicevic M. The epidemiology of shoulder pain: a narrative review of the literature. In: Ghosh S, edi. Pain in perspective [Internet]. London: IntechOpen; 2012. Disponível em: https://www.intechopen.com/chapters/40393 doi: 10.5772/52931. Acesso em: 06 dez. 2022.
19. Virta L, Joranger P, Brox J, Eriksson R. Costs of shoulder pain and resource use in primary health care: a cost-of-illness study in Sweden. BMC Musculoskeletal Disord. 2012;13:17.
20. von Knoch M, Enders D, Schlothauer NI, Klinger HM, Pigeot I. Duration of sick leave after shoulder arthroscopy in Germany: analysis of health care data. Arch Orthop Trauma Surg. 2016;136(6):843-8.
21. Luime JJ, Koes BW, Hendriksen IJ, Burdorf A, Verhagen AP, Miedema HS, et al. Prevalence and incidence of shoulder pain in the general population: a systematic review. Scand J Rheumatol. 2004;33(2):73-81.
22. Linsell L, Dawson J, Zondervan K, Rose P, Randall T, Fitzpatrick R, et al. Prevalence and incidence of adults consulting for shoulder conditions in UK primary care; patterns of diagnosis and referral. Rheumatology (Oxford). 2006;45(2):215-21.
23. McBeth J, Jones K. Epidemiology of chronic musculoskeletal pain. Best Pract Res Clin Rheumatol. 2007;21(3):403-25.
24. Feleus A, Bierma-Zeinstra SMA, Miedema HS, Bernsen RMD, Verhaar JAN, Koes BW. Incidence of non-traumatic complaints of arm, neck and shoulder in general practice. Man Ther. 2008;13(5):426-33.
25. Kuijpers T, van Tulder MW, van der Heijden GJ, Bouter LM, van der Windt DA. Costs of shoulder

pain in primary care consulters: a prospective cohort study in The Netherlands. BMC Musculoskeletal Disorders 2006;7:83.

26. Picavet HSJ, Schouten JSAG. Musculoskeletal pain in the Netherlands: prevalences, consequences and risk groups, the DMC3-study. Pain 2003;102 (1-2):167-78.
27. van der Windt DA, Koes BW, Jong BA, Bouter LM. Shoulder disorders in general practice: incidence, patient characteristics, and management. Ann Rheum Dis. 1995;54(12):959-64.
28. Winters JC, Sobel JS, Groenier KH, Arendzen JH, Meyboom-Jong B. The long-term course of shoulder complaints: a prospective study in general practice. Rheumatology (Oxford). 1999;38(2):160-3.
29. Bruls VE, Bastiaenen CH, Bie RA. Non-traumatic arm, neck and shoulder complaints: prevalence, course and prognosis in a Dutch university population. BMC Musculoskelet Disord. 2013;14:8.
30. Neer 2nd CS. Anterior acromioplasty for the chronic impingement syndrome in the shoulder: a preliminary report. J Bone Joint Surg Am. 1972;54(1):41-50.
31. van Der Windt DAWM, Koes BW, Jong BA, Bouter LM. Shoulder disorders in general practice: incidence, patient characteristics, and management. Ann Rheum Dis. 1995;54(12):959-64.
32. Roe Y, Soberg HL, Bautz-Holter E, Ostensjo S. A systematic review of measures of shoulder pain and functioning using the International Classification of Functioning, Disability and Health (ICF). BMC Musculoskelet Disord. 2013;14(1).
33. Greving K, Dorrestijn O, Winters JC, Groenhof F, van der Meer K, Stevens M, et al. Incidence, prevalence, and consultation rates of shoulder complaints in general practice. Scand J Rheumatol. 2012;41(2):150-5.
34. Fayão JG, Libardoni TC, Martins J, Souza CS, Oliveira AS. Queixas musculoesqueléticas no ombro: características dos usuários e dos atendimentos na atenção primária. Fisioter Pesqui. 2019;26(1):78-84.
35. Lewis A, Kitamura T, Bayley JIL. The classification of shoulder instability: new light through old windows! Curr Orthop. 2004;18(2):97-108.
36. Best MJ, Tanaka MJ. Multidirectional instability of the shoulder: treatment options and considerations. Sports Med Arthrosc Rev. 2018;26(3):113-9.
37. Owens BD, Duffey ML, Nelson BJ, DeBerardino TM, Taylor DC, Mountcastle SB. The incidence and characteristics of shoulder instability at the United States Military Academy. Am J Sports Med. 2007;35(7):1168-73.
38. Kraeutler MJ, McCarty EC, Belk JW, Wolf BR, Hettrich CM, Ortiz SF, et al. Descriptive epidemiology of the MOON Shoulder Instability Cohort. Am J Sports Med. 2018;46(5):1064-9.
39. An YH, Friedman RJ. Multidirectional instability of the glenohumeral joint. Orthop Clin North Am. 2000;31(2):275-85.
40. Pal B, Anderson J, Dick WC, Griffiths ID. Limitation of joint mobility and shoulder capsulitis in insulin-and non-insulin-dependent diabetes mellitus. Br J Rheumatol. 1986;25(2):147-51.
41. Aydeniz A, Gursoy S, Guney E. Which musculoskeletal complications are most frequently seen in type 2 diabetes mellitus? J Int Med Res. 2008;36(3):505-11.
42. Bridgman JF. Periarthritis of the shoulder and diabetes mellitus. Ann Rheum Dis. 1972;31(1):69-71.
43. Lundberg BJ. The frozen shoulder. Clinical and radiographical observations. The effect of manipulation under general anesthesia. Structure and glycosaminoglycan content of the joint capsule. Local bone metabolism. Acta Orthop Scand Suppl. 1969;119:1-59.
44. Milgrom C, Novack V, Weil Y, Jaber S, Radeva-Petrova DR, Finestone A. Risk factors for idiopathic frozen shoulder. Isr Med Assoc J. 2008;10(5):361-4.
45. Cohen C, Ejnisman B. Epidemiology of frozen shoulder. In: Itoi E, Arce G, Bain Guttmann D, Imhoff AB, Mazzocca AD, et al., ed. Shoulder stiffness: current concepts and concerns. Heidelberg: Springer; 2015.
46. Robinson CM, Seah KT, Chee YH, Hindle P, Murray IR. Frozen shoulder. J Bone Joint Surg Br. 2012;94(1):1-9.
47. Griggs SM, Ahn A, Green A. Idiopathic adhesive capsulitis: a prospective functional outcome study of nonoperative treatment. J Bone Joint Surg Am. 2000;82(10):1398-407.
48. Hand C, Clipsham K, Rees JL, Carr AJ. Long-term outcome of frozen shoulder. J Shoulder Elbow Surg. 2008;17(2):231-6.
49. Shaffer B, Tibone JE, Kerlan RK. Frozen shoulder: a long-term follow-up. J Bone Joint Surg Am. 1992;74(5):738-46.
50. Michener LA, Walsworth MK, Burnet EN. Effectiveness of rehabilitation for patients with subacromial impingement syndrome: a systematic review. J Hand Ther. 2004;17(2):152-64.
51. Brossmann J, Preidler KW, Pedowitz RA, White LM, Trudell D, Resnick D. Shoulder impingement syndrome: influence of shoulder position on rotator cuff impingement--an anatomic study. Am J Roentgenol. 1996;167(6):1511-5.

52. Rosa DP, Borstad JD, Ferreira JK, Camargo PR. The influence of glenohumeral joint posterior capsule tightness and impingement symptoms on shoulder impairments and kinematics. Phys Ther. 2019;99(7):870-81.
53. Alburquerque-Sendín F, Camargo PR, Vieira A, Salvini TF. Bilateral myofascial trigger points and pressure pain thresholds in the shoulder muscles in patients with unilateral shoulder impingement syndrome: a blinded, controlled study. Clin J Pain. 2013;29(6):478-86.
54. Burkhart SS, Morgan CD, Kibler WB. The disabled throwing shoulder: spectrum of pathology part I – pathoanatomy and biomechanics. Arthroscopy. 2003;19(4):404-20.
55. Marcondes FB, Jesus JF, Bryk FF, Vasconcelos RA, Fukuda TY. Posterior shoulder tightness and rotator cuff strength assessments in painful shoulders of amateur tennis players. Braz J Phys Ther. 2013;17(2):185-94.
56. Timmons MK, Thigpen CA, Seitz AL, Karduna AR, Arnold BL, Michener LA. Scapular kinematics and subacromial-impingement syndrome: a meta-analysis. J Sport Rehabil. 2012;21(4):354-70.
57. Hidalgo-Lozano A, Fernández-De-Las-Peñas C, Alonso-Blanco C, Ge HY, Arendt-Nielsen L, Arroyo-Morales M. Muscle trigger points and pressure pain hyperalgesia in the shoulder muscles in patients with unilateral shoulder impingement: a blinded, controlled study. Exp Brain Res. 2010;202(4):915-25.
58. Wilk KE, Reinold MM, Macrina LC, Porterfield R, Devine KM, Suarez K, et al. Glenohumeral internal rotation measurements differ depending on stabilization techniques. Sports Health. 2009;1(2):131-6.
59. Land H, Gordon S, Watt K. Isokinetic clinical assessment of rotator cuff strength in subacromial shoulder impingement. Musculoskelet Sci Pract. 2017;27:32-9.
60. Land H, Gordon S. Clinical assessment of factors associated with subacromial shoulder impingement: a systematic review. Phys Ther Rev. 2016;21(3-6).
61. Lewis J. Rotator cuff related shoulder pain: assessment, management and uncertainties. Man Ther. 2016;23:57-68.
62. Littlewood C, Bateman M, Connor C, Gibson J, Horsley I, Jaggi A, et al. Physiotherapists' recommendations for examination and treatment of rotator cuff related shoulder pain: a consensus exercise. Physiother Pract Res. 2019; 40(2):87-94.
63. Harte SE, Harris RE, Clauw DJ. The neurobiology of central sensitization. J Appl Biobehavioral Res. 2018;23(2).
64. Phillips K, Clauw DJ. Central pain mechanisms in chronic pain states: maybe it is all in their head. Best Pract Res Clin Rheumatol. 2011;25(2):141-54.
65. George SZ, Wu SS, Wallace MR, Moser MW, Wright TW, Farmer KW, et al. Biopsychosocial influence on shoulder pain: influence of genetic and psychological combinations on twelve-month postoperative pain and disability outcomes. Arthritis Care Rese (Hoboken). 2016;68(11):1671-80.
66. Martinez-Calderon J, Meeus M, Struyf F, Miguel Morales-Asencio J, Gijon-Nogueron G, et al. The role of psychological factors in the perpetuation of pain intensity and disability in people with chronic shoulder pain: a systematic review. BMJ Open. 2018;8(4).
67. Martinez-Calderon J, Struyf F, Meeus M, Luque-Suarez A. The association between pain beliefs and pain intensity and/or disability in people with shoulder pain: a systematic review. Musculoskelet Sci Pract. 2018;37:29-57.
68. Linaker CH, Walker-Bone K. Shoulder disorders and occupation. Best Pract Res Clin Rheumatol. 2015;29(3):405-23.
69. Karas V, Wang VM, Dhawan A, Cole BJ. Biomechanical factors in rotator cuff pathology. Sports Med Arthrosc Rev. 2011;19(3):202-6.
70. Struyf F, Lluch E, Falla D, Meeus M, Noten S, Nijs J. Influence of shoulder pain on muscle function: implications for the assessment and therapy of shoulder disorders. Eur J Appl Physiol. 2015;115(2):225-34.
71. Sanchis MN, Lluch E, Nijs J, Struyf F, Kangasperko M. The role of central sensitization in shoulder pain: a systematic literature review. Semin Arthritis Rheum. 2015;44(6):710-6.
72. Edwards RR, Dworkin RH, Sullivan MD, Turk DC, Wasan AD. The role of psychosocial processes in the development and maintenance of chronic pain. J Pain. 2016;17(9 Suppl):T70-92.
73. Basten-Günther J, Peters M, Lautenbacher S. Optimism and the experience of pain: a systematic review. Behav Med. 2019;45(4):323-39.
74. Jackson T, Wang Y, Wang Y, Fan H. Self-efficacy and chronic pain outcomes: a meta-analytic review. J Pain. 2014;15(8):800-14.
75. Finan PH, Garland EL. The role of positive affect in pain and its treatment. Clin J Pain. 2015;31(2): 177-87.

76. Ruiz-Santiago F, Martinez-Martinez A, Tomas-Munoz P, Pozo-Sanchez J, Zarza-Perez A. Imaging of shoulder instability. Quant Imaging Med Surg. 2017;7(4):422-33.
77. Itoi E, Arce G, Bain GI, Diercks RL, Guttmann D, Imhoff AB, et al. Shoulder stiffness: current concepts and concerns. Arthroscopy. 2016;32(7):1402-14.
78. Codman E. The shoulder: rupture of the supraspinatus tendon and other lesions in or about the subacromial bursa. Boston: Thomas Todd; 1934.
79. Kelley MJ, Shaffer MA, Kuhn JE, Michener LA, Seitz AL, Uhl TL, et al. Shoulder pain and mobility deficits: adhesive capsulitis. J Orthop Sports Phys Ther. 2013;43(5):A1-A31.
80. Hand GC, Athanasou NA, Matthews T, Carr AJ. The pathology of frozen shoulder. J Bone Joint Surg Br. 2007;89(7):928-32.
81. Ryan V, Brown H, Minns-Lowe CJ, Lewis JS. The pathophysiology associated with primary (idiopathic) frozen shoulder: a systematic review. BMC Musculoskelet Disord. 2016;17(1):340.
82. Ludewig PM, Kamonseki DH, Staker JL, Lawrence RL, Camargo PR, Braman JP. Changing our diagnostic paradigm: movement system diagnostic classification. Int J Sports Phys Ther. 2017;12(6):884-93.
83. Ludewig PM, Saini G, Hellem A, Kahnert EK, Rezvanifar SC, Braman JP, et al. Changing our diagnostic paradigm: part II - Movement System Diagnostic Classification. Int J Sports Phys Ther. 2022;17(1):7-17.
84. Sahrmann SA. Diagnosis by the physical therapist: a prerequisite for treatment - a special communication. Phys Ther. 1988;68(11):1703-6.
85. Ludewig PM, Lawrence RL, Braman JP. What's in a name? Using movement system diagnoses versus pathoanatomic diagnoses. J Orthop Sports Phys Ther. 2013;43(5):280-3.
86. Lentz TA, Beneciuk JM, Bialosky JE, Zeppieri G, Jr., Dai Y, Wu SS, et al. Development of a yellow flag assessment tool for orthopaedic physical therapists: results from the Optimal Screening for Prediction of Referral and Outcome (OSPRO) cohort. J Orthop Sports Phys Ther. 2016;46(5):327-43.
87. Keeley P, Creed F, Tomenson B, Todd C, Borglin G, Dickens C. Psychosocial predictors of health-related quality of life and health service utilisation in people with chronic low back pain. Pain. 2008;135 (1-2):142-50.
88. Jensen MP, Turner JA, Romano JM. Correlates of improvement in multidisciplinary treatment of chronic pain. J Consult Clin Psychol. 1994;62(1):172-9.
89. Overmeer T, Linton SJ, Holmquist L, Eriksson M, Engfeldt P. Do evidence-based guidelines have an impact in primary care? A cross-sectional study of Swedish physicians and physiotherapists. Spine. 2005;30(1):146-51.
90. Linton SJ, Halldén K. Can we screen for problematic back pain? A screening questionnaire for predicting outcome in acute and subacute back pain. Clin J Pain. 1998;14(3):209-15.
91. Hill JC, Dunn KM, Lewis M, Mullis R, Main CJ, Foster NE, et al. A primary care back pain screening tool: identifying patient subgroups for initial treatment. Arthritis Rheum. 2008;59(5):632-41.
92. Pilz B, Vasconcelos RA, Marcondes FB, Lodovichi SS, Mello W, Grossi DB. Versão brasileira do STarT Back Screening Tool: tradução, adaptação transcultural e confiabilidade. Braz J Phys Ther. 2014;18(5):453-61.
93. Castro MMC, Quarantini L, Batista-Neves S, Kraychete DC, Daltro C, Miranda-Scippa A. Validity of the hospital anxiety and depression scale in patients with chronic pain. Rev Bras Anestesiol. 2006;56(5):470-7.
94. Gomes-Oliveira MH, Gorenstein C, Neto FL, Andrade LH, Wang YP. Validação da versão brasileira em português do Inventário de Depressão de Beck-II numa amostra da comunidade. Braz J Psychiat. 2012;34(4):389-94.
95. Zreik NH, Malik RA, Charalambous CP. Adhesive capsulitis of the shoulder and diabetes: a meta-analysis of prevalence. Muscles Ligaments Tendons J. 2016;6(1):26-34.
96. Cohen C, Tortato S, Silva OBS, Leal MF, Ejnisman B, Faloppa F. Association between frozen shoulder and thyroid diseases: strengthening the evidences. Rev Bras Ortop. 2020;55(4):483-9.
97. Baumgarten KM, Gerlach D, Galatz LM, Teefey SA, Middleton WD, Ditsios K, et al. Cigarette smoking increases the risk for rotator cuff tears. Clin Orthop Relat Res. 2010;468(6):1534-41.
98. Huang SW, Lin JW, Wang WT, Wu CW, Liou TH, Lin HW. Hyperthyroidism is a risk factor for developing adhesive capsulitis of the shoulder: a nationwide longitudinal population-based study. Sci Rep. 2014;4.
99. Mosher ZA, Ewing MA, Collins CS, Young PG, Brabston EW, Momaya AM, et al. Usage trends

of patient-reported outcome measures in shoulder literature. J Am Acad Orthop Surg. 2020; 28(17):e774-e81.

100. Roe Y, Ostensjø S. Conceptualization and assessment of disability in shoulder-specific measures with reference to the International Classification of Functioning, Disability and Health. J Rehabil Med. 2016;48(4):325-32.

101. Chester R, Jerosch-Herold C, Lewis J, Shepstone L. Psychological factors are associated with the outcome of physiotherapy for people with shoulder pain: a multicentre longitudinal cohort study. Br J Sports Med. 2018;52(4):269-75.

102. Chester R, Khondoker M, Shepstone L, Lewis JS, Jerosch-Herold C. Self-efficacy and risk of persistent shoulder pain: Results of a Classification and Regression Tree (CART) analysis. Br J Sports Med. 2019;53(13):825-34.

103. Bonafé FSS, Marôco J, Campos JADB. Pain self-efficacy questionnaire and its use in samples with different pain duration time. Braz J Pain. 2018;1(1).

104. Chester R, Shepstone L, Lewis JS, Jerosch-Herold C. Predicting response to physiotherapy treatment for musculoskeletal shoulder pain: protocol for a longitudinal cohort study. BMC Musculoskelet Disord. 2013;14:192.

CAPÍTULO 14

Avaliação da dor no joelho

Pedro Olavo de Paula Lima, Carlos Augusto Silva Rodrigues,
Maria Larissa Azevedo Tavares, Gabriel Peixoto Leão Almeida

EPIDEMIOLOGIA

Estimativas apontam que cerca de 7 a 41% da população mundial apresenta dor no joelho,[2] e essa grande variação nas taxas de prevalência é decorrente das diferentes definições apresentadas para dor crônica de origem musculoesquelética, havendo discrepâncias com relação a tempo com dor, intensidade, frequência e mecanismos de dor envolvidos, além do impacto negativo da dor na funcionalidade do paciente. Mesmo diante dessa variabilidade, a dor crônica no joelho é apontada como a segunda condição de dor musculoesquelética mais prevalente na população mundial, perdendo apenas para a dor lombar.[1,2]

Os mecanismos nociceptivo, neuropático e nociplástico estão presentes em diversas condições que afetam essa articulação.[3-6] A dor de origem nociceptiva tem forte associação com a presença de lesão em alguma estrutura que compõe essa articulação, que promove a ativação de nociceptores. O mecanismo neuropático pode estar presente quando há comprometimento de estruturas somatossensoriais com a manifestação de anormalidades sensoriais, como dormência ou alodinia.[7] O mecanismo nociplástico tem forte associação com condições crônicas que geram desgaste articular e incapacidade progressiva; além disso, tem forte influência de aspectos psicológicos, como depressão e ansiedade, e outros sintomas gerais, como fadiga, problemas cognitivos, hipersensibilidade a estímulos auditivos e luminosos e baixa responsividade ao uso de analgésicos convencionais.[8]

FISIOPATOLOGIA

O complexo articular do joelho é formado pelas articulações tibiofemoral e patelofemoral, compostas pela junção de ossos, ligamentos, cartilagens e músculos. Cada uma dessas unidades se conecta para gerar, absorver e transmitir forças, conferindo mobilidade e estabilidade.[9]

A articulação tibiofemoral é formada pela junção dos ossos fêmur e tíbia. Os principais movimentos realizados por essa articulação são extensão (0°) e flexão (120°-150°), ocorrendo também rotação externa (30°-40°) e interna (10°) da tíbia em relação ao fêmur, mais evidente com o joelho fletido a 90°.[10] Essa articulação apresenta forte predisposição a lesões traumáticas por ser o ponto de ligação entre dois ossos longos, portanto, com extensos braços de alavanca, e por conta da incongruência existente entre as superfícies articulares, o que torna sua estabilidade mais dependente dos meniscos, ligamentos e músculos.

Os meniscos medial e lateral, formados por tecido fibrocartilaginoso, auxiliam na congruência articular, aumentando a superfície de contato da articulação tibiofemoral e dissipando a carga mecânica imposta.[11] Os principais ligamentos que compõem essa articulação são: colateral medial, colateral lateral, cruzado anterior e cruzado posterior.[12] Os ligamentos cruzados anterior e posterior restringem os movimentos excessivos de translação anterior e posterior da tíbia, respectivamente, enquanto os ligamentos colaterais estabilizam a articulação, resistindo a forças impostas nas direções lateromediais tensionando-se em movimentos que geram estresse em valgo ou varo do joelho.[13]

A articulação patelofemoral é uma articulação do tipo plana formada pelos ossos patela e fêmur que tem grande importância para a proteção e a eficiência do mecanismo extensor do joelho.[9] A patela, localizada entre os tendões do quadríceps e patelar, é um osso do tipo sesamoide que possui a camada cartilaginosa mais espessa do corpo e se articula com os côndilos femorais na fossa intercondilar, deslizando superiormente durante o movimento de extensão do joelho e inferiormente na flexão.[14] Esses movimentos patelares servem de guia para os tendões do quadríceps e patelar, pois diminuem o atrito entre o mecanismo extensor do joelho e a cápsula articular; melhoram a eficiência da extensão do joelho, mantendo o tendão do quadríceps distante do eixo de movimento; e protegem a superfície da fossa intercondilar durante a flexão.[14-16]

Os principais músculos que compõem a articulação do joelho são quadríceps femoral e isquiotibiais, responsáveis pela extensão e pela flexão, respectivamente. O quadríceps femoral é um dos maiores músculos do corpo,[17] formado pela junção de quatro músculos com origens distintas, mas que convergem para a formação do tendão quadricipital, conectando-se à patela, que se insere na tuberosidade anterior da tíbia através do tendão patelar.[15] O componente uniarticular que realiza apenas a extensão do joelho é constituído por: músculo vasto lateral, que se origina na linha áspera do trocânter maior do fêmur; músculo vasto medial, na linha intertrocantérica; e músculo vasto intermédio, no lado anterior do fêmur. O músculo reto femoral, com origem na espinha ilíaca anterior, realiza a extensão do joelho e também a flexão do quadril, sendo o único músculo biarticular entre aqueles que formam o quadríceps.[9]

Os músculos isquiossurais são assim denominados por possuírem uma origem em comum na pelve (tuberosidade isquiática) e se inserirem nos ossos da perna (tíbia ou fíbula), constituindo um grupamento de músculos biarticulares formado por três dos quatro músculos localizados na região posterior da coxa: semimembranoso, semitendinoso e a porção longa do bíceps femoral. Eles realizam a extensão do quadril e a flexão do joelho.[18] O músculo semimembranoso, em conjunto com o semitendinoso, ocupa o aspecto medial da região posterior da coxa e, com outros dois músculos (sartório e grácil), se insere na face medial da tíbia em sua região superior, formando uma estrutura denominada pata anserina,[10] que é um dos principais sítios doadores para a formação do enxerto nas cirurgias de reconstrução do ligamento cruzado anterior.[19] O músculo semitendinoso também se insere na região medial da tíbia (côndilo femoral), mas não participa dessa estrutura, pois seu tendão localiza-se mais profundamente e não se funde aos demais formando a pata anserina.[9] O músculo bíceps femoral é biarticular em sua porção longa e sua porção curta tem origem na linha áspera do fêmur; ambas convergem para a mesma inserção na cabeça da fíbula e no côndilo lateral da tíbia.[9]

Outros complexos musculares, mesmo que não atuantes diretamente nos movimentos de flexão-extensão do joelho, são de extrema importância para a funcionalidade dessa articulação. O fortalecimento do complexo posterolateral do quadril (rotadores externos, abdutores e extensores) é uma das condutas terapêuticas mais indicadas para o tratamento da dor patelofemoral.[20]

Entre as principais condições crônicas que afetam a articulação do joelho, osteoartrite,[21] dor patelofemoral[22] e tendinopatia patelar[23] são as mais prevalentes, cada uma com suas particularidades com relação às características de dor apresentadas, mecanismos de lesão, fatores de risco e prognóstico, prevalência e incidência.

Dor patelofemoral

A dor patelofemoral é uma condição musculoesquelética que tem como principal característica a ocorrência de dor na região anterior do joelho, localizada nas regiões periféricas e/ou na superfície articular da patela.[24] Estimativas apontam uma prevalência de aproximadamente 22,7% da população geral, porém essa condição é mais prevalente em mulheres, com taxas de 29,2% contra 15,5% em homens.[22] A dor patelofemoral tem altas taxas de persistência e recorrência: cerca de 50% dos adolescentes relatam persistência dos sintomas dolorosos após dois anos do diagnóstico;[25] além disso, a dor é recorrente em cerca de 70% das pessoas e aproximadamente 50% apresentam desfechos desfavoráveis após cinco anos de diagnóstico.[26] Grande parte dos indivíduos relata dor em atividades como agachar (93,7%), subir e descer escadas (91,2%) e correr (90,8%).[27]

Durante muito tempo, a dor patelofemoral foi associada à condromalácia patelar, caracterizada pelo desgaste da cartilagem patelar, com o diagnóstico baseado em exames de imagem como ressonância magnética. Atualmente, no entanto, recomenda-se o diagnóstico baseado em um conjunto de sinais e sintomas que usa como premissa a reprodução da dor retropatelar e/ou peripatelar em atividades como agachar, subir e descer escadas e ficar sentado por muito tempo com o joelho fletido.[28] Outras atividades funcionais que demandem carga no joelho em posição de flexão também podem ser utilizadas para analisar a reprodução da dor; além disso, é necessário descartar outras condições que causam dor na região anterior do joelho, como fraturas ou luxações da patela, artrite séptica, trombose venosa profunda, síndrome de Osgood-Schlatter e tendinopatia patelar.[24,29]

Sua etiologia é bastante complexa e diversos fatores, divididos didaticamente em locais, proximais e distais, estão presentes, interagindo para a ocorrência e a persistência da dor.[24] A força muscular do quadríceps é o principal fator preditivo;[30] indivíduos com menores índices de força de extensão do joelho, quando submetidos a cargas de trabalho intensas, têm maior incidência de dor patelofemoral. Outro fator local relacionado é a distância entre a tuberosidade anterior da tíbia e a fossa troclear do fêmur. Em uma pesquisa, foi demostrado que 33% dos indivíduos com dor patelofemoral apresentaram distâncias maiores que 15 mm, contra apenas 5% de pessoas assintomáticas.[31] A maior distância entre essas medidas pode gerar uma incongruência entre as facetas articulares da patela e a fossa troclear, resultando em concentração de pontos de pressão em pequenas áreas patelares e gerando maior desgaste das superfícies articulares com exposição de osso subcondral e dor durante o movimento. Maior desgaste da cartilagem patelar também está associado a maior gravidade da dor e menor função do joelho em pacientes com dor patelofemoral.[32]

Entre os fatores proximais, destaca-se a força das musculaturas do quadril. A fraqueza da musculatura do complexo posterolateral do quadril (abdutores, extensores e rotadores laterais) é apontada como fator para dor patelofemoral[33] e o fortalecimento dessas musculaturas, em conjunto com o fortalecimento do quadríceps, é o tratamento mais indicado na abordagem inicial dessa condição.[20] Recentemente, foi publicado um estudo brasileiro indicando que o fortalecimento do complexo anteromedial do quadril (flexores e adutores) também é efetivo para reduzir dor e incapacidade nessa população.[34] Entre os fatores distais, medidas de alinhamento estático dos pés (cavo ou plano), medidas dinâmicas durante a caminhada, como alinhamento do calcanhar, queda do navicular, descarga de peso na região plantar, deslocamento do centro de massa e picos de força nas regiões laterais e centrais dos metatarsos são descritos como alterações biomecânicas frequentes em indivíduos com dor patelofemoral e podem ser alvo de intervenções durante o processo de tratamento.[24,43] O mecanismo nociplástico é evidente nessa condição[4] e há associação entre fatores psicológicos, como ansiedade, depressão, medo do movimento e catastrofização da dor e maiores duração e intensidade dos sintomas, além de menor função do joelho.[35] A maior intensidade dos sintomas e a menor função do joelho no momento da avaliação são apontadas como fatores preditivos para desfechos negativos e recuperação desfavorável.[36]

Tendinopatia patelar

A tendinopatia patelar é caracterizada por uma degeneração do tendão patelar associada a dor que se apresenta durante a realização de atividades que demandam altas cargas do mecanismo extensor do joelho.[23] Sua prevalência é maior em atletas do sexo masculino e jovens praticantes de esportes que envolvem tarefas repetitivas de saltos, como vôlei, basquete e handebol (11,3-14,4%), e, por essa razão, essa condição é também denominada joelho do saltador.[37] Em outros esportes que envolvem demandas do mecanismo extensor com *sprints* e mudanças de direção, sua prevalência é menor, como 2,5% em jogadores de futebol.[38] Essa condição gera uma alta carga de limitação para o público de atletas: cerca de um terço dos indivíduos que realizam tratamento não retomam a prática esportiva em um tempo inferior a seis meses;[23] além disso, cerca de 50% dos atletas finalizam sua carreira em decorrência de incapacidade.[39]

A degeneração do tendão, inicialmente localizada na extremidade proximal em sua porção posterior logo abaixo do polo inferior da patela, é resultado da interação entre diversos fatores intrínsecos e extrínsecos que contribuem para degeneração tecidual, dor, incapacidade e evolução progressiva.[40] Mau alinhamento do membro inferior, patela alta, frouxidão patelar, rigidez e desequilíbrios musculares são fatores intrínsecos associados; o principal fator extrínseco é a sobrecarga do aparelho extensor, evidenciada pela demanda repetitiva de saltos em treinamentos e competições.[40,41]

A dor é o principal sintoma da tendinopatia patelar, e a fisiopatologia proposta para sua ocorrência está associada a um fenômeno de neovascularização do tendão e à presença de mediadores inflamatórios que ocorre simultaneamente à degeneração.[59,60]

O principal mecanismo de dor associado à tendinopatia patelar é nociceptivo. Características dos mecanismos neuropático e nociplástico, como hiperalgesia, alodinia e somação temporal, não são comuns nessa condição.[3]

O diagnóstico é clínico, baseado na localização da dor (polo inferior da patela) e na associação da dor com aumento da demanda do mecanismo extensor.[23] A classificação de gravidade, detalhada na Tabela 1, envolve quatro estágios que levam em consideração a dor e sua evolução durante e após atividades esportivas, sendo que o último estágio é caracterizado pela ruptura completa do tendão.[42] Outras condições que apresentam como característica a dor anterior no joelho devem ser observadas no diagnóstico diferencial, por exemplo, dor patelofemoral, condromalácia patelar e síndrome do coxim adiposo. A utilização de exames de imagem como ultrassonografia e ressonância magnética pode auxiliar no diagnóstico diferencial; além disso, deve-se considerar a coexistência de uma ou mais dessas condições.[40]

ASPECTOS DA AVALIAÇÃO

Para avaliar um paciente com dor no joelho, deve-se dar atenção especial à história clínica do paciente, pois a partir das informações coletadas nesse momento é possível gerar hipóteses sobre o mecanismo de lesão, analisar fatores de risco e prognóstico e definir os próximos passos da avaliação.[12] Também é necessário localizar e qualificar a dor, entendendo as características da experiência dolorosa, como intensidade, frequência, fatores estressantes e atenuantes. É primordial um bom conhecimento da estrutura articular e da integração entre seus componentes; bem como dos testes ortopédicos e suas finalidades diagnósticas e dos testes funcionais e construtos por eles avaliados. Além disso, é preciso analisar a percepção do paciente sobre sua dor e capacidade funcional, atividades e participação social, barreiras e facilitadores. Para isso, diversos questionários podem ser utilizados.

A caracterização da dor pode ser feita por meio da descrição qualitativa da experiência dolorosa, em que o paciente relata sensações como queimação, choque, peso, pontada, agulhada e outros adjetivos que podem ser atribuídos à experiência dolorosa. A caracterização da dor ajuda a entender os mecanismos envolvidos; por exemplo. A dor em choque se relaciona com lesões com comprometimento neural.[7] Outras características, como dor ao movimento ou em graus de movimento específicos e associação com outros sinais, como estalido, rigidez, instabilidade e falseio, devem fazer parte da caracterização inicial da dor, pois apontam o envolvimento de estruturas como tendões, ligamentos, meniscos e cartilagem articular.[12] A graduação da intensidade da dor pode

TABELA 1 Classificação de gravidade da tendinopatia patelar

Graduação	Descrição
Grau I	Dor somente após o esporte
Grau II	Dor ao início da prática esportiva, desaparecendo após o aquecimento, mas ressurgindo após fadiga
Grau III	Dor constante em atividades físicas ou descanso
Grau IV	Ruptura completa do tendão patelar

Fonte: adaptada de Blazina et al., 1973.[42]

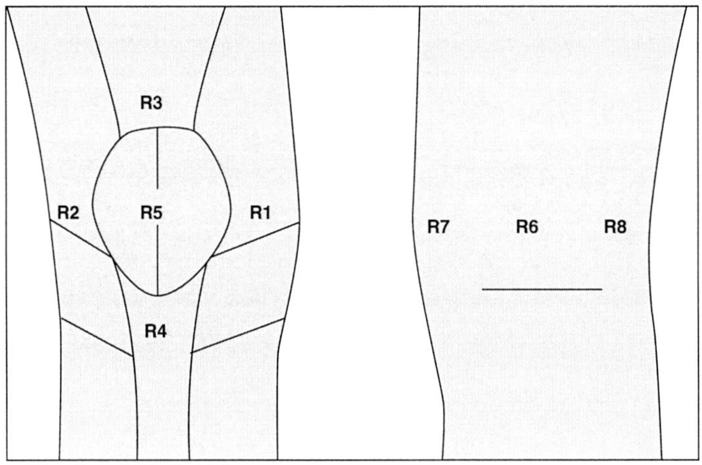

FIGURA 1 Mapa de dor. R1: complexo anteromedial; R2: complexo anterolateral; R3: complexo anterossuperior; R4: complexo anteroinferior; R5: região patelar; R6: região poplítea; R7: complexo posteromedial; R8: complexo posterolateral.

Fonte: adaptada de Saavedra et al., 2012.[10]

TABELA 2 Localização da dor e possíveis diagnósticos

Vista	Quadrantes	Prováveis diagnósticos
Anterior	R1 (complexo anteromedial)	Tendinite da pata anserina Lesões do menisco medial Síndrome da plica medial Bursite ou tendinite do semimembranoso Estiramento ou ruptura do ligamento colateral medial Osteoartrite medial
	R2 (complexo anterolateral)	Síndrome do trato iliotibial Lesões do menisco lateral Estiramento ou ruptura do ligamento colateral lateral
	R3 (complexo anterossuperior)	Tendinite do tendão do quadríceps Bursite suprapatelar
	R4 (complexo anteroinferior)	Tendinite patelar Síndrome de Osgood-Schlatter Inflamação da gordura de Hoffa Bursite infrapatelar
	R5 (região patelar)	Condromalácia patelar Dor patelofemoral Osteoartrite patelofemoral
Posterior	R6 (região poplítea)	Cisto de Baker
	R7 (complexo posteromedial)	Tendinite poplítea
	R8 (complexo posterolateral)	Tendinite do bíceps femoral

Fonte: adaptada de Saavedra et al., 2012.[10]

ser feita por escala visual ou numérica e a frequência da dor pode ser analisada com um diário de dor no qual o paciente pode anotar os períodos ao longo da semana em que há manifestação da dor e estratégias utilizadas para seu manejo.[43] A localização da dor pode ser feita em um mapa esquematizado do joelho (Figura 1), em que suas vistas anterior e posterior são divididas em zonas que o paciente pode marcar no mapa, correspondentes aos locais em que sente dor no joelho. Essa técnica ajuda a entender quais estruturas podem estar sendo afetadas.[44]

A palpação deve ser realizada em cada zona mapeada do joelho com o objetivo de confirmar o relato do paciente e identificar com mais precisão quais estruturas podem estar contribuindo para a queixa dolorosa. A Tabela 2 oferece informações sobre possíveis diagnósticos a partir da localização e da confirmação da dor nos quadrantes do mapa de dor.

A perda da amplitude de movimento (ADM) articular é um sinal comum nas condições que afetam o joelho, sendo um forte indicador de impacto negativo na funcionalidade do paciente. Essa diminuição pode ter origem na fraqueza, encurtamento ou aumento do tônus muscular; inibição artrogênica por dor ou consequência pós-operatória; edema; desgaste de superfícies articulares; e rigidez de componentes não contráteis, como cápsula, ligamentos e tendões. Esses fatores devem ser considerados ao se avaliar a amplitude de movimentos dos extensão e flexão do joelho.

A avaliação dos graus de movimento de extensão e flexão do joelho pode ser feita com goniômetro, inclinômetro ou aplicativos de celular, usando o membro contralateral como comparativo ou valores de referência preestabelecidos.[45] A flexão do joelho pode ser mensurada em decúbito ventral ou dorsal, aferindo-se o grau de flexão ou a distância do calcanhar para a prega glútea com fita métrica, e a extensão pode ser feita em decúbito dorsal aferindo o grau de flexão residual; pode-se observar também se a região poplítea toca ou fica próxima à superfície da maca e fazer uma análise comparativa com o outro membro. Em decúbito ventral, a avaliação da extensão do joelho pode ser aferida utilizando-se o Teste de Extensão do Joelho em Prono (KEPT, do inglês *Knee Extension Prone Test*), que mensura o ângulo de inclinação formado por uma reta tangente aos dois calcanhares do paciente (os membros devem estar suspensos fora da maca até a altura da base patelar).[46]

A avaliação de ADM das articulações do quadril e tornozelo também deve ser feita, pois essas estruturas trabalham em conjunto com o joelho na maioria das tarefas motoras funcionais e em grande parte das vezes a restrição de ADM de quadril ou tornozelo tem impactos na estabilidade e na ADM do joelho em tarefas motoras funcionais.[47,48]

TESTES ESPECÍFICOS

Testes ortopédicos podem ser utilizados para confirmar ou refutar a hipótese de lesão em estruturas articulares. Sua aplicação deve observar as características de sensibilidade e especificidade para diminuir a probabilidade de resultados falso-positivos ou falso-negativos, que podem ter impactos negativos sobre as condutas terapêuticas. Os principais testes ortopédicos para o joelho visam confirmar lesões de origem ligamentar e/ou meniscais. Os testes de Lachman, gaveta anterior e *pivot-shift* são utilizados para analisar a integridade estrutural do ligamento cruzado anterior. Os testes de estresse em varo e valgo, por sua vez, analisam a integridade dos ligamentos colateral lateral e colateral

TABELA 3 Principais testes ortopédicos

Teste ortopédico e descrição	Propriedades clinimétricas
Gaveta anterior	
O paciente é posicionado em decúbito dorsal, com o quadril flexionado a 45° e o joelho flexionado a 90°. O examinador senta-se no pé do sujeito, com as mãos atrás da tíbia proximal e os polegares no platô tibial. e aplica força anterior à tíbia proximal. Os tendões dos isquiossurais são palpados com os dedos indicadores para garantir o relaxamento. O deslocamento tibial aumentado em comparação com o lado oposto é indicativo de uma ruptura do LCA.	Sensibilidade: 33% em lesões agudas; 95% em lesões crônicas
Lachman	
O paciente se deita em decúbito dorsal com o joelho mantido entre extensão total e 15° de flexão. O fêmur é estabilizado com uma mão enquanto uma pressão firme é aplicada no aspecto posterior da tíbia proximal na tentativa de transladar anteriormente. O teste é positivo (indicando ruptura do LCA) quando há translação anterior da tíbia com sensação final macia.	Sensibilidade: 95% em lesões crônicas
Pivot-shift	
O paciente deve manter a perna testada estendida e levantada no tornozelo pela mão distal e o joelho é flexionado colocando as regiões tenar e hipotenar da mão proximal atrás da fíbula. À medida que o joelho é estendido, a tíbia é apoiada na lateral com uma leve tensão em valgo. Uma forte força em valgo é colocada no joelho pela mão proximal. Em aproximadamente 30° de flexão, a tíbia deslocada reduzirá repentinamente, indicando um teste de pivô positivo sugestivo de ruptura do LCA.	Sensibilidade: 95%
Gaveta posterior	
O paciente é posicionado em decúbito dorsal com o quadril de teste flexionado a 45°, e o joelho flexionado a 90° e o pé em posição neutra. O examinador se senta no pé do sujeito com ambas as mãos atrás de sua tíbia proximal e os polegares no platô tibial e aplica uma força posterior na tíbia proximal. O deslocamento tibial posterior aumentado em comparação com o lado não envolvido é indicativo de uma ruptura parcial ou completa do LCP.	Sensibilidade: 90%; especificidade: 99% em lesões crônicas
Estresse em varo	
Com o paciente em decúbito dorsal na mesa de exame, flexiona-se o joelho a 30° sobre a lateral da mesa, coloca-se uma mão sobre a face medial do joelho e segura-se o tornozelo com a outra mão. Aplica-se estresse de adução (varo) no joelho. O teste também deve ser realizado em extensão total. A reprodução de dor na região do ligamento colateral lateral ou uma maior excursão de movimento em comparação com o outro joelho são indicativos de lesão parcial ou total do ligamento colateral lateral.	Confiabilidade interexaminador: 68% a 0° de flexão e 56% a 30° de flexão

(*continua*)

TABELA 3 Principais testes ortopédicos (*continuação*)

Teste ortopédico e descrição	Propriedades clinimétricas
Estresse em valgo	
Com o paciente posicionado em decúbito dorsal na mesa de exame, flexiona-se o joelho a 30° sobre a lateral da mesa, coloca-se uma mão sobre a face lateral do joelho e segura-se o tornozelo com a outra mão. Aplica-se estresse de abdução (valgo) no joelho. O teste também deve ser realizado em extensão total. A reprodução de dor na região do ligamento colateral medial ou uma maior excursão de movimento em comparação com o outro joelho são indicativos de lesão parcial ou total do ligamento colateral medial.	Sensibilidade: 86%
McMurray	
Com o paciente deitado em posição supina, primeiro, o joelho é totalmente flexionado com o pé segurado pelo calcanhar. Em seguida, a perna é girada sobre a coxa com o joelho ainda em flexão total. A perna então é trazida de sua posição de flexão total para um ângulo de 90° enquanto o pé é mantido primeiro em rotação interna total e depois em rotação externa total. O teste é considerado positivo quando a sensação dolorosa percebida pelo paciente é semelhante à do momento da lesão, indicando a lesão meniscal.	Sensibilidade: 37%; especificidade: 77% em lesões crônicas
Apley	
Com o paciente em posição prona, o examinador segura o pé da perna a ser testada com uma mão, gira externamente o máximo possível e, em seguida, flexiona o joelho até o limite. O pé é então girado para dentro e o joelho, estendido. O avaliador então estabiliza o joelho avaliado na parte de trás da coxa do paciente. O pé é agarrado com as duas mãos, o joelho é dobrado em um ângulo de 90° e uma poderosa rotação externa é aplicada. Em seguida, a perna do paciente é fortemente puxada para cima, com o fêmur sendo impedido de se levantar da maca. Nessa posição de distração, a rotação externa é repetida. O avaliador inclina-se sobre o paciente e comprime a tíbia para baixo. Novamente, ele gira com força e, se a adição de compressão produzir um aumento na dor, esse teste é positivo e o dano meniscal é diagnosticado.	Sensibilidade: 13%; especificidade: 90% em lesões crônicas
Apreensão patelar	
Realizada pressionando-se a face medial da patela com o joelho flexionado a 30° com o quadríceps relaxado. Requer os polegares de ambas as mãos pressionando o lado medial da patela para exercer a pressão direcionada lateralmente. O teste é positivo quando o paciente fica desconfortável e apreensivo à medida que a patela atinge o ponto de deslocamento passivo máximo, com o resultado de que ele começa a resistir e tenta endireitar o joelho, puxando assim a patela afetada de volta a uma posição relativamente normal.	Sensibilidade: 39%

LCA: ligamento cruzado anterior; LCP: ligamento cruzado posterior.
Fonte: adaptada de Malanga et al., 2003.[68]

medial, respectivamente.[49] A Tabela 3 apresenta um resumo dos principais testes ortopédicos para joelho com uma breve descrição de sua execução e propriedades clinimétricas.

A força muscular do quadríceps e do complexo posterolateral do quadril deve ser mensurada em indivíduos com condições dolorosas no joelho. A fraqueza do quadríceps é fator de risco para o desenvolvimento de osteoartrite de joelho e síndrome da dor patelofemoral,[50,51] e a falha na ativação do quadríceps é comum em pacientes com lesão ou cirurgia de reconstrução do ligamento cruzado anterior e dor patelofemoral.[52] Além disso, a inibição muscular artrogênica é um importante fator subjacente na fraqueza persistente do músculo quadríceps após lesão ou cirurgia no joelho.[52] A fraqueza do complexo posterolateral do quadril é associada à dor patelofemoral e seu fortalecimento, em conjunto com o do quadríceps, é indicado para o tratamento de condições como a osteoartrite de joelho[53] e a dor patelofemoral,[20] portanto, um ponto importante a ser avaliado. O Teste Isométrico de Estabilidade do Quadril (HipSIT, do inglês *Hip Stability Isometric Test*) é um teste funcional cujo objetivo é avaliar as musculaturas do complexo posterolateral do quadril de forma conjunta. Essa característica confere economia de tempo sem perda de validade e confiabilidade nos resultados, permitindo a aplicação de outros testes para compor a avaliação.[54]

A estabilidade postural em indivíduos jovens e adultos pode ser avaliada pelo Teste de Equilíbrio em Y (do inglês, *Y Balance Test*), que avalia a capacidade do indivíduo de manter o equilíbrio dinâmico do membro inferior.[55] O desempenho nesse teste está associado com a força de extensão e flexão do joelho[56] e a amplitude de movimento de dorsiflexão do tornozelo, além da força de abdução do quadril;[57] dessa forma, essas associações podem ser consideradas quando os indivíduos apresentam déficits no *Y Balance Test*.

Alguns testes de desempenho físico são indicados para pacientes com dor patelofemoral, pois reproduzem a dor e avaliam a coordenação do movimento dos membros inferiores.[24] Testes como agachamento e descida de *step* unipodal podem ser utilizados; dessa forma, o Teste de Descida Lateral (do inglês *Lateral Step Down Test*) avalia o valgo dinâmico de joelho durante uma descida lateral do *step*[58] e, por meio dele, é possível diferenciar a cinemática de pacientes com e sem dor patelofemoral, o que pode melhorar a tomada de decisão clínica. A Tabela 4 apresenta os principais testes funcionais que podem ser aplicados, destacando sua descrição, público-alvo, o que é avaliado, sistema de pontuação e propriedades clinimétricas.

QUESTIONÁRIOS ESPECÍFICOS

Os questionários são formas de mensurar quantitativamente a função e a sintomatologia do paciente, além de proporcionar ao clínico entender a percepção do paciente sobre sua condição. Vários questionários traduzidos e validados para aplicação na população brasileira podem ser utilizados; além disso, muitos têm aplicações específicas para determinadas condições que afetam o joelho. Por exemplo, a Escala de Dor Anterior do Joelho (AKPS, do inglês *Anterior Knee Pain Scale*) foi desenvolvida especificamente para uso em pessoas com dor patelofemoral e voltada para a avaliação funcional do joelho. Além dela, há também a Escala de Severidade de Dor (PSS, do inglês *Pain Severity Scale*) específica para essa população,

TABELA 4 Principais testes funcionais aplicados ao joelho

Teste funcional e descrição	Público-alvo e construto avaliado	Pontuação e propriedades clinimétricas
Força isométrica de extensores e flexores do joelho Paciente em posição sentada com o membro inferior sem apoio, joelho em 90° de flexão e fossa poplítea a 2 dedos do assento. O dinamômetro manual é posicionado na região anterior da perna para medida de extensão e na região posterior para flexão, 2 dedos acima do maléolo lateral. Recomenda-se uma repetição para aperfeiçoar posicionamento e conforto do paciente.[59]	Avalia a força isométrica de quadríceps e isquiotibiais.[59]	Serão executadas 2 repetições de 5 segundos com intervalo de 30 segundos para definir a média, e o comando verbal deverá ser realizado para estímulo. Cálculo do índice de simetria entre membros: 100 – [(membro lesionado/membro não lesionado) × 100] Extensão de joelho[59] Confiabilidade: ▪ Intraexaminador: 0,90-0,98 ▪ Mínima mudança clinicamente importante: 1,67-1,79 kgf Flexão de joelho[60] Confiabilidade: ▪ Intraexaminador: 0,26-0,85
Teste Isométrico de Estabilidade do Quadril (HipSIT, do inglês *Hip Stability Isometric Test*) Em decúbito lateral, com ambas as pernas posicionadas a 45° de flexão do quadril e 90° de flexão do joelho, com o membro a ser testado superior ao membro oposto. O participante é instruído a levantar o joelho da perna superior mantendo os calcanhares em contato, de modo que o quadril fique em 20° de abdução. O centro do dinamômetro é posicionado lateralmente 5 cm acima da interlinha articular do joelho. Recomenda-se 1 repetição para aperfeiçoar posicionamento e conforto do paciente.[61]	Avalia a força isométrica do complexo posterolateral do quadril.[54]	Serão executadas 2 repetições de 5 segundos com intervalo de 30 segundos para definir a média, e o comando verbal deverá ser realizado para estímulo. Cálculo de índice de simetria entre membros: 100 – [(membro lesionado/membro não lesionado) × 100] Confiabilidade:[61] ▪ Intra e interexaminador: 0,97-0,99 ▪ Erro-padrão de medida: 013 kgf/kg ▪ Mínima mudança detectável: 036 kgf/kg

(continua)

TABELA 4 Principais testes funcionais aplicados ao joelho (*continuação*)

Teste funcional e descrição	Público-alvo e construto avaliado	Pontuação e propriedades clinimétricas
Teste de Equilíbrio em Y (do inglês, *Y Balance Test*) Três fitas métricas são posicionadas no chão, em formato de Y invertido, com um ângulo de 90° entre as fitas posteriores. Para o alcance anterior, o indivíduo posiciona o hálux na intersecção das fitas. Nas direções posteromedial e posterolateral será colocado o calcanhar. Para cada direção, o indivíduo realiza o maior alcance em apoio unipodal (perna a ser testada), sem tocar o pé na fita ou perder o equilíbrio, retornando à posição inicial.[62]	Avalia a estabilidade dinâmica unipodal em pacientes após cirurgias ligamentares e lesões de menisco.[62] Utilizado como ferramenta de predição de risco de lesão em atletas, pois apresenta forte associação com a fraqueza da musculatura dos isquiossurais, quadríceps e abdução de quadril, além de amplitude de movimento de dorsiflexão.[55]	Realizar 7 repetições em cada alcance, sendo a 7ª repetição a medida válida. Realizar um intervalo de 15 segundos entre cada tentativa.[62] Alcance composto:[55] [(alcance anterior + posterolateral + posteromedial)/3] Confiabilidade:[62] ▪ Interexaminador: 0,96-0,99, considerando os 3 alcances
Teste de Descida Lateral A borda medial do pé fica alinhada com a borda lateral do degrau (18 × 30 × 30 cm). O membro contralateral é mantido no ar imediatamente ao lado. O indivíduo realiza 3 agachamentos, tocando o solo ao longo de 2 segundos, e retorna à posição inicial, também ao longo de 2 segundos, mantendo o membro contralateral com o joelho estendido e o tornozelo em dorsiflexão.[58]	Avalia o controle motor do tronco e do membro inferior, em especial o valgo dinâmico do joelho, em pacientes com dor patelofemoral.[58]	O teste é pontuado com base em cinco critérios: ▪ +1 ponto se usou os braços na recuperação do equilíbrio. ▪ +1 ponto se inclinou o tronco para algum lado. ▪ +1 ponto se girou ou elevou a pelve de um lado em relação ao outro. ▪ +1 ponto se houve desvio medial do joelho com a tuberosidade da tíbia cruzando uma linha vertical imaginária sobre o 2º dedo do pé, +2 pontos, se o joelho cruzar a borda medial do pé. ▪ +1 ponto se desceu do degrau ou se o membro testado ficou instável. A pontuação final é obtida somando-se a pontuação de cada item. A pontuação total de 0 ou 1 é classificada como boa qualidade de movimento; 2 ou 3, como qualidade média; e 4 ou mais, como má qualidade de movimento.[63] Confiabilidade:[63] ▪ Interexaminador: 0,67-0,81

contendo 10 itens são voltados para a avaliação da intensidade da dor em diferentes atividades.[64]

A Avaliação Esportiva do Instituto Victorian - Patela (VISA-P, do inglês *Victorian Institute of Sport Assessment-Patella*) é outro questionário específico que quantifica a gravidade da dor e da incapacidade em pessoas com tendinopatia patelar.[65] O diagnóstico da tendinopatia patelar pode ser feito de forma clínica, com base na localização da dor (tendão patelar) e em sua ocorrência durante o aumento da demanda no mecanismo extensor. Assim, possui questões voltadas para a dor durante a realização do agachamento, do afundo e do salto unipodal, servindo como parâmetro de avaliação inicial desses pacientes, assim como de sua evolução clínica.

Existem, ainda, questionários que não são direcionados para um público com uma lesão específica no joelho, por exemplo a Escala do Comitê Internacional de Documentação do Joelho (IKDC, do inglês *International Knee Documentation Committee*), que detecta melhora ou deterioração nos sintomas, função e atividades esportivas em indivíduos com condições no joelho, incluindo lesões ligamentares, meniscais e da cartilagem articular, além de dor patelofemoral.[66] A versão brasileira desse questionário foi validada com uma amostra de pacientes com osteoartrite, lesão meniscal, lesão do ligamento cruzado anterior e lesão condral do joelho isolada ou combinada.[67] Já o Escore do Joelho de Lysholm (LKSS, do inglês *Lysholm Knee Scoring Scale*) contém oito questões voltadas para claudicação, suporte de peso, travamento, instabilidade, dor, inchaço, subir escadas e agachamento.[66] As questões abordam pontos importantes que precisam ser avaliados em pessoas com diferentes lesões no joelho. Esses instrumentos de medida permitem que o clínico classifique os pacientes quanto ao grau de capacidade/incapacidade funcional e analise aspectos da dor comuns a condições específicas. A Tabela 5 apresenta os principais questionários e escalas que podem ser aplicados, destacando descrição, público-alvo, construto avaliado, sistema de pontuação e propriedades clinimétricas.

CONSIDERAÇÕES FINAIS

A elevada prevalência das condições dolorosas no joelho justifica a necessidade de se discutir esse tema. O conhecimento acerca das principais condições que afetam a população, assim como as diversas formas de avaliação da dor no joelho, como localização, quantificação, intensidade, frequência, fatores estressantes e atenuantes, auxiliam na investigação e no tratamento das lesões no joelho. Entender sobre os testes ortopédicos e funcionais e a aplicação de questionários e escalas é de suma importância para a avaliação e o acompanhamento da evolução dos pacientes.

TABELA 5 Principais questionários e escalas funcionais aplicadas ao joelho

Questionário e domínios	Público-alvo e pontuação	Propriedades clinimétricas
Escala de Dor Anterior no Joelho (AKPS, do inglês *Anterior Knee Pain Scale*) Treze questões que avaliam o nível de função do joelho.[64,68]	Indicada para indivíduos com dor patelofemoral.[64,68] Cada opção de resposta dentro das questões apresenta uma pontuação que é somada, resultando em um índice global em que uma pontuação 100 representa "Sem déficit" e 0 representa "O maior déficit possível".[64]	Confiabilidade: ▪ Intraexaminador: 0,91-0,97 ▪ Erro-padrão de medida: 2,98 pontos[64]
Escala de Severidade da Dor (PSS, do inglês *Pain Severity Scale*) Dez questões que avaliam a intensidade da dor em diferentes atividades.[64]	Indicada para indivíduos com dor patelofemoral.[64] Para cada questão, uma escala numérica classifica a dor de 0 ("Sem dor") a 10 ("A pior dor possível"). O escore final é dado pela soma da escala numérica de cada questão e a pontuação máxima é 100. Quanto maior for a pontuação, maior é a intensidade da dor.[64]	Confiabilidade: ▪ Intraexaminador: 0,94-0,98 ▪ Erro-padrão de medida: 3,50 pontos[64]
Avaliação Esportiva do Instituto Victorian – Patela (VISA-P, do inglês *Victorian Institute of Sport Assessment-Patella*) Oito questões que se relacionam aos sintomas, a testes funcionais e à habilidade para praticar esportes.[65]	Indicado para indivíduos com tendinopatia patelar.[65] Seis questões são pontuadas em uma escala numérica de 0 a 10, com 10 representando a saúde ideal. Há duas questões relacionadas à participação esportiva.[69] É feita a soma da pontuação de cada questão e a pontuação total varia de 0 a 100 pontos (maior pontuação indica menor gravidade de sintomas e incapacidade).	Confiabilidade: ▪ Intraexaminador: 0,85-0,95 ▪ Erro-padrão de medida: 5,2 pontos ▪ Mínima mudança detectável: 12,2 pontos[65]
Escala do Comitê Internacional de Documentação do Joelho (IKDC, do inglês *International Knee Documentation Committee*) Composto por 10 itens subdivididos em três domínios: sintomas, função e atividade esportiva.[67]	Indicado para pacientes com lesão de ligamento cruzado anterior, menisco e distúrbios osteoartríticos.[67] A pontuação varia de 0 a 100, sendo que, quanto maior for a pontuação, melhor é a função relacionada ao joelho.[67]	Confiabilidade: ▪ Intra-examinador: 0,98-0,99 ▪ Erro-padrão de medida: 2,4 pontos ▪ Mínima mudança detectável: 6,7 pontos[67]
Escore do Joelho de Lysholm (do inglês *Lysholm Knee Scoring Scale*) Avalia sintomas e função. Contém 8 questões que possuem pontuação variada.[70]	Específica para avaliação do joelho.[70] Resultado é dado pela soma das pontuações das 8 questões, podendo ser expresso de forma ordinal ou nominal, sendo "Excelente" de 95 a 100 pontos, "Bom" de 84 a 94 pontos, "Regular" de 65 a 83 pontos e "Ruim" quando os valores forem iguais ou inferiores a 64 pontos.[70]	Confiabilidade:[70] ▪ Intraexaminador: 0,9-1 ▪ Interexaminador: 0,8-1

REFERÊNCIAS

1. Glare P, Aubrey KR, Myles PS. Transition from acute to chronic pain after surgery. Lancet. 2019;393(10180):1537-46.
2. Jackson T, Thomas S, Stabile V, Shotwell M, Han X, McQueen K. A systematic review and meta-analysis of the global burden of chronic pain without clear etiology in low-and middle-income countries: trends in heterogeneous data and a proposal for new assessment methods. Anesth Analg. 2016;123(3):739-48.
3. Oliveira-Silva D, Rathleff MS, Petersen K, Azevedo FM, Barton CJ. Manifestations of pain sensitization across different painful knee disorders: a systematic review including meta-analysis and metaregression. Pain Med (United States). 2019;20(2):335-58.
4. Bartholomew C, Lack S, Neal B. Altered pain processing and sensitisation is evident in adults with patellofemoral pain: a systematic review including meta-analysis and meta-regression. Scand J Pain. 2019;20(1):11-27.
5. French HP, Smart KM, Doyle F. Prevalence of neuropathic pain in knee or hip osteoarthritis: a systematic review and meta-analysis. Semin Arthritis Rheum. 2017;47(1):1-8.
6. Zolio L, Lim KY, McKenzie JE, Yan MK, Estee M, Hussain SM, et al. Systematic review and meta-analysis of the prevalence of neuropathic-like pain and/or pain sensitization in people with knee and hip osteoarthritis. Osteoarthr Cartil. 2021;29(8): 1096-116.
7. Cohen SP, Vase L, Hooten WM. Chronic pain: an update on burden, best practices, and new advances. Lancet. 2021;397(10289):2082-97.
8. Fitzcharles MA, Cohen SP, Clauw DJ, Littlejohn G, Usui C, Häuser W. Nociplastic pain: towards an understanding of prevalent pain conditions. Lancet. 2021;397(10289):2098-110.
9. Flandry F, Hommel G. Normal anatomy and biomechanics of the knee. Sports Med Arthrosc. 2011;19(2):82-92.
10. Saavedra MA, Navarro-Zarza JE, Villaseñor-Ovies P, Canoso JJ, Vargas A, Chiapas-Gasca K, et al. Clinical anatomy of the knee. Reumatol Clin. 2012;8(Suppl.2):39-45.
11. Markes AR, Hodax JD, Ma CB. Meniscus form and function. Clin Sports Med. 2020;39(1):1-12.
12. Schraeder TL, Terek RM, Smith CC. Clinical evaluation of the knee. N Engl J Med. 2010;363(4):e5.
13. Hassebrock JD, Gulbrandsen MT, Asprey WL, Makovicka JL, Chhabra A. Knee ligament anatomy and biomechanics. Sports Med Arthrosc. 2020;28(3):80-6.
14. Fox AJS, Wanivenhaus F, Rodeo SA. The basic science of the patella: structure, composition, and function. J Knee Surg. 2012;25(2):127-41.
15. Sherman SL, Plackis AC, Nuelle CW. Patellofemoral anatomy and biomechanics. Clin Sports Med. 2014;33(3):389-401.
16. Tecklenburg K, Dejour D, Hoser C, Fink C. Bony and cartilaginous anatomy of the patellofemoral joint. Knee Surg Sports Traumatol Arthrosc. 2006;14(3):235-40.
17. Charles JP, Suntaxi F, Anderst WJ. In vivo human lower limb muscle architecture dataset obtained using diffusion tensor imaging. PLoS One. 2019;14(10):1-18.
18. Goom TSH, Malliaras P, Reiman MP, Purdam CR. Proximal hamstring tendinopathy: clinical aspects of assessment and management. J Orthop Sports Phys Ther. 2016;46(6):483-93.
19. Chambat P, Guier C, Sonnery-Cottet B, Fayard JM, Thaunat M. The evolution of ACL reconstruction over the last fifty years. Int Orthop. 2013;37(2):181-6.
20. Nascimento LR, Teixeira-Salmela LF, Souza RB, Resende RA. Hip and knee strengthening is more effective than knee strengthening alone for reducing pain and improving activity in individuals with patellofemoral pain: a systematic review with meta-analysis. J Orthop Sport Phys Ther. 2018;48(1):19-31.
21. Hunter DJ, Bierma-Zeinstra S. Osteoarthritis. Lancet. 2019;393(10182):1745-59.
22. Smith BE, Selfe J, Thacker D, Hendrick P, Bateman M, Moffatt F, et al. Incidence and prevalence of patellofemoral pain: a systematic review and meta-analysis. PLoS One. 2018;13(1):e0190892.
23. Malliaras P, Cook J, Purdam C, Rio E. Patellar tendinopathy: clinical diagnosis, load management, and advice for challenging case presentations. J Orthop Sports Phys Ther. 2015;45(11):887-98.
24. Willy RW, Hoglund LT, Barton CJ, Bolgla LA, Scalzitti DA, Logerstedt DS, et al. Patellofemoral pain. J Orthop Sport Phys Ther. 2019;49(9):CPG1-95.
25. Rathleff MS, Rathleff CR, Olesen JL, Rasmussen S, Roos EM. Is knee pain during adolescence a self-limiting condition? Am J Sports Med. 2016;44(5):1165-71.
26. Nimon G, Murray D, Sandow M, Goodfellow J. Natural history of anterior knee pain: a 14-to 20-year follow-up of nonoperative management. J Pediatr Orthop. 18(1):118-22.

27. Collins NJ, Vicenzino B, Van Der Heijden RA, Van Middelkoop M. Pain during prolonged sitting is a common problem in persons with patellofemoral pain. J Orthop Sports Phys Ther. 2016;46(8): 658-63.
28. Papadopoulos K, Stasinopoulos D, Ganchev D. A systematic review of reviews in patellofemoral pain syndrome. Exploring the risk factors, diagnostic tests, outcome measurements and exercise treatment. Open Sport Med J. 2015;9(1):7-17.
29. Rothermich MA, Glaviano NR, Li J, Hart JM. Patellofemoral pain: epidemiology, pathophysiology, and treatment options. Clin Sports Med. 2015;34(2):313-27.
30. Pappas E, Wong-Tom WM. Prospective predictors of patellofemoral pain syndrome: a systematic review with meta-analysis. Sports Health. 2012;4(2):115-20.
31. Carlson VR, Boden BP, Shen A, Jackson JN, Yao L, Sheehan FT. The tibial tubercle-trochlear groove distance is greater in patients with patellofemoral pain: implications for the origin of pain and clinical interventions. Am J Sports Med. 2017;45(5): 1110-6.
32. Kurut-Aysin I, Askin A, Dirim-Mete B, Guvendi E, Aysin M, Kocyigit H. Investigation of the relationship between anterior knee pain and chondromalacia patellae and patellofemoral malalignment. Eurasian J Med. 2018;50(1):28-33.
33. Rathleff MS, Rathleff CR, Crossley KM, Barton CJ. Is hip strength a risk factor for patellofemoral pain? A systematic review and meta-analysis. Br J Sports Med. 2014;48(14):1088.
34. Almeida GPL, Rodrigues HLN, Coelho BAL, Rodrigues CAS, Lima POP. Anteromedial versus posterolateral hip musculature strengthening with dose-controlled in women with patellofemoral pain: a randomized controlled trial. Phys Ther Sport. 2021;49:149-56.
35. Maclachlan LR, Collins NJ, Matthews MLG, Hodges PW, Vicenzino B. The psychological features of patellofemoral pain: a systematic review. Br J Sports Med. 2017;51(9):732-42.
36. Lankhorst NE, Van Middelkoop MM, Crossley KM, Bierma-Zeinstra SMA, Oei EHG, Vicenzino B, et al. Factors that predict a poor outcome 5-8 years after the diagnosis of patellofemoral pain: a multicentre observational analysis. Br J Sports Med. 2016;50(14):881-6.
37. Zwerver J, Bredeweg SW, Van Den Akker-Scheek I. Prevalence of jumper's knee among nonelite athletes from different sports: a cross-sectional survey. Am J Sports Med. 2011;39(9):1984-8.
38. Hägglund M, Zwerver J, Ekstrand J. Epidemiology of patellar tendinopathy in elite male soccer players. Am J Sports Med. 2011;39(9):1906-11.
39. Kettunen JA, Kvist M, Alanen E, Kujala UM. Long-term prognosis for jumper's knee in male athletes: a prospective follow-up study. Am J Sports Med. 2002;30(5):689-92.
40. Figueroa D, Figueroa F, Calvo R. Patellar tendinopathy: diagnosis and treatment. J Am Acad Orthop Surg. 2016;24(12):e184-92.
41. Schwartz A, Watson JN, Hutchinson MR. Patellar tendinopathy. Sports Health. 2015;7(5):415-20.
42. Blazina ME, Kerlan RK, Jobe FW, Carter VS, Carlson GJ. Jumper's knee. Orthop Clin North Am. 1973;4(3):665-78.
43. Fillingim RB, Loeser JD, Baron R, Edwards RR. Assessment of chronic pain: domains, methods, and mechanisms. J Pain. 2016;17(9):T10-20.
44. Thompson LR, Boudreau R, Hannon MJ, Newman AB, Chu CR, Jansen M, et al. The knee pain map: reliability of a method to identify knee pain location and pattern. Arthritis Care Res. 2009;61(6):725-31.
45. Hancock GE, Hepworth T, Wembridge K. Accuracy and reliability of knee goniometry methods. J Exp Orthop. 2018;5(1):46.
46. Albano TR, Sousa EBV, Silva ALM, Almeida-Bezerra M, Ribeiro-de-Oliveira R, Peixoto-Leão-Almeida G, et al. Clinimetric properties of the knee extension prone test (KEPT): a new method to assess knee hyperextension deficit. J Bodyw Mov Ther. 2022;31:146-52.
47. Takano S, Iwamoto Y, Ozawa J, Kito N. Relationship between hip frontal dynamic joint stiffness and frontal and transverse plane hip kinematics during gait: sex differences. J Sport Rehabil. 2020;30(3):475-81.
48. Lima YL, Ferreira VMLM, Paula-Lima PO, Bezerra MA, Oliveira RR, Almeida GPL. The association of ankle dorsiflexion and dynamic knee valgus: a systematic review and meta-analysis. Phys Ther Sport. 2018;29:61-9.
49. Malanga GA, Andrus S, Nadler SF, McLean J. Physical examination of the knee: a review of the original test description and scientific validity of common orthopedic tests. Arch Phys Med Rehabil. 2003;84(4):592-603.
50. Øiestad BE, Juhl CB, Eitzen I, Thorlund JB. Knee extensor muscle weakness is a risk factor for development of knee osteoarthritis: a systematic review and meta-analysis. Osteoarthr Cartil. 2015;23(2):171-7.
51. Neal BS, Lack SD, Lankhorst NE, Raye A, Morrissey D, Van Middelkoop M. Risk factors

for patellofemoral pain: a systematic review and meta-analysis. Br J Sports Med. 2019;53(5):270-81.

52. Hart JM, Pietrosimone B, Hertel J, Ingersoll CD. Quadriceps activation following knee injuries: a systematic review. J Athl Train. 2010;45(1):87-97.
53. Bartholdy C, Juhl C, Christensen R, Lund H, Zhang W, Henriksen M. The role of muscle strengthening in exercise therapy for knee osteoarthritis: a systematic review and meta-regression analysis of randomized trials. Semin Arthritis Rheum. 2017;47(1):9-21.
54. Almeida GPL, Neves-Rodrigues HL, Freitas BW, Paula-Lima PO. Reliability and validity of the Hip Stability Isometric Test (HipSIT): a new method to assess hip posterolateral muscle strength. J Orthop Sport Phys Ther. 2017;47(12):906-13.
55. Gribble PA, Hertel J, Plisky P. Using the star excursion balance test to assess dynamic postural-control deficits and outcomes in lower extremity injury: a literature and systematic review. J Athl Train. 2012;47(3):339-57.
56. Myers H, Christopherson Z, Butler RJ. Relationship between the lower quarter Y-Balance Test scores and isokinetic strength testing in patients status post ACL reconstruction. Int J Sports Phys Ther. 2018;13(2):152-9.
57. Wilson BR, Robertson KE, Burnham JM, Yonz MC, Ireland ML, Noehren B. The relationship between hip strength and the Y Balance Test. J Sport Rehabil. 2018;27(5):445-50.
58. Lopes-Ferreira C, Barton G, Delgado-Borges L, Anjos-Rabelo ND, Politti F, Garcia-Lucareli PR. Step down tests are the tasks that most differentiate the kinematics of women with patellofemoral pain compared to asymptomatic controls. Gait Posture. 2019;72:129-34.
59. Arnold CM, Warkentin KD, Chilibeck PD, Magnus CRA. The reliability and validity of handheld dynamometry for the measurement of lower-extremity muscle strength in older adults. J Strength Cond Res. 2010;24(3):815-24.
60. Martins J, Silva JR, Silva MRB, Bevilaqua-Grossi D. Reliability and validity of the belt-stabilized handheld dynamometer in hip-and knee-strength tests. J Athl Train. 2017;52(9):809-19.
61. Almeida GPL, Albano TR, Melo AKP. Hand-held dynamometer identifies asymmetries in torque of the quadriceps muscle after anterior cruciate ligament reconstruction. Knee Surg Sports Traumatol Arthrosc. 2019;27(8):2494-501.
62. Almeida GPL, Monteiro IO, Marizeiro DF, Maia LB, Paula-Lima PO. Y balance test has no correlation with the Stability Index of the Biodex Balance System. Musculoskelet Sci Pract. 2017;27:1-6.
63. Piva SR, Fitzgerald K, Irrgang JJ, Jones S, Hando BR, Browder DA, et al. Reliability of measures of impairments associated with patellofemoral pain syndrome. BMC Musculoskelet Disord. 2006;7: 1-13.
64. Cunha RA, Pena-Costa LO, Hespanhol Jr LC, Pires RS, Kujala UM, Lopes AD. Translation, cross-cultural adaptation, and clinimetric testing of instruments used to assess patients with patellofemoral pain syndrome in the Brazilian population. J Orthop Sports Phys Ther. 2013;43(5): 332-9.
65. Wageck BB, Noronha MA, Lopes AD, Cunha RA, Takahashi RH, Costa LOP. Cross-cultural adaptation and measurement properties of the Brazilian Portuguese version of the Victorian Institute of Sport Assessment-Patella (VISA-P) scale. J Orthop Sports Phys Ther. 2013;43(3):163-71.
66. Collins NJ, Misra D, Felson DT, Crossley KM, Roos EM. Measures of knee function: International Knee Documentation Committee (IKDC) Subjective Knee Evaluation Form, Knee Injury and Osteoarthritis Outcome Score (KOOS), Knee Injury and Osteoarthritis Outcome Score Physical Function Short Form (KOOS-PS), Knee Outcome Survey Activities of Daily Living Scale (KOS-ADL), Lysholm Knee Scoring Scale, Oxford Knee Score (OKS), Western Ontario and McMaster Universities Osteoarthritis Index (WOMAC), Activity Rating Scale (ARS), and Tegner Activity Score (TAS). Arthritis Care Res (Hoboken). 2011; 63(S11): S208-28.
67. Metsavaht L, Leporace G, Riberto M, Mello Sposito MM, Batista LA. Translation and cross-cultural adaptation of the Brazilian version of the International Knee Documentation Committee Subjective Knee Form. Am J Sports Med. 2010;38(9): 1894-9.
68. Kujala UM, Jaakkola LH, Koskinen SK, Taimela S, Hurme M, Nelimarkka O. Scoring of patellofemoral disorders. Arthrosc J Arthrosc Relat Surg. 1993;9(2):159-63.
69. Visentini PJ, Khan KM, Cook JL, Kiss ZS, Harcourt PR, Wark JD. The VISA score: an index of severity of symptoms in patients with jumper's knee (patellar tendinosis). J Sci Med Sport. 1998;1(1):22-8.
70. Peccin MS, Ciconelli R, Cohen M. Questionário específico para sintomas do joelho "Lysholm Knee Scoring Scale": tradução e validação para a língua portuguesa. Acta Ortop Bras. 2006;14(5):268-72.

CAPÍTULO 15

Avaliação da dor relacionada à disfunção temporomandibular

Letícia Bojikian Calixtre, Luiz Felipe Tavares, Ana Beatriz de Oliveira

INTRODUÇÃO

As disfunções temporomandibulares (DTM) são definidas como um conjunto de distúrbios que envolvem os músculos mastigatórios, a articulação temporomandibular (ATM) e as estruturas associadas.[1] Os dados de prevalência mundial das DTM são inconsistentes, variando de 10 a 60%.[2-4] No Brasil, ao menos 40% da população relatou a presença de pelo menos um sintoma da DTM, sendo mais frequentes em mulheres do que em homens[5,6] e mais frequentes em adolescentes e adultos do que em idosos.[7] As DTM contribuem para boa parte dos gastos com saúde pública[8] e, além disso, são incapacitantes, comprometendo a qualidade de vida dos indivíduos afetados.[9]

Entre os sinais e sintomas causados pela DTM, a dor orofacial é muito incapacitante, com forte tendência à cronificação.[10,11] Além dos sintomas dolorosos, limitação na amplitude de movimento (ADM) mandibular associada à restrição de atividades relacionadas à função mandibular (fala, mastigação, bocejo, gargalhar), ruídos articulares (cliques, estalidos, crepitações), manifestações otológicas (zumbido, plenitude auricular e vertigem),[12] disfunção cervical e cefaleias de diversos tipos podem estar presentes.[13-20]

A etiologia da DTM é multifatorial e inclui aspectos não apenas biológicos, mas também sociais, comportamentais e emocionais,[21-23] demandando, portanto, uma abordagem biopsicossocial e multidisciplinar. A abordagem multidisciplinar permite que todos os profissionais envolvidos no tratamento (fisioterapeutas, dentistas, fonoaudiólogos, médicos, psicólogos, nutricionistas, entre outros) estejam em comunicação, definindo e planejando, em conjunto, o melhor curso de tratamento.

O clínico que avalia um paciente com DTM deve lembrar que esse é um grupo heterogêneo de distúrbios. Historicamente, existe uma variedade de abordagens diagnósticas para DTM e o processo não havia sido padronizado até o desenvolvimento dos Critérios Diagnósticos para Pesquisa em Disfunções Temporomandibulares (RDC/TMD, do inglês *Research Diagnostic Criteria for Temporomadibular Disorders*),[24] originalmente publicados em 1992 e revisados em 2010, com última versão revisada e publicada em 2014 como Critérios Diagnósticos para Disfunções Temporomandibulares (DC/TMD, do inglês

Diagnostic Criteria for Temporomandibular Disorders).[25] O DC/TMD teve sua versão brasileira publicada em 2020, disponível em www.rdc-tmdinternational.org. Esses critérios diagnósticos são compostos por uma anamnese, vários questionários e um exame físico da região orofacial, possibilitando classificar o paciente com DTM de acordo com a presença de disfunção dolorosa associada ao acometimento de estruturas que compõem a ATM (musculatura, articulação ou disco articular). Eles são amplamente utilizados pelos pesquisadores e clínicos, aproximando esses profissionais e promovendo a interdisciplinaridade e a prática baseada em evidências. Apesar dessas vantagens, o DC/TMD tem sido criticado por três principais motivos:[26]

1. Muitos pacientes não se encaixam em apenas uma categoria, e também podem não se encaixar em nenhuma.
2. Tanto o RDC/TMD como o DC/TMD não levam em conta o envolvimento da coluna cervical, que é crucial para avaliação e tratamento das DTM.
3. Esses critérios diagnósticos não levam em consideração o mecanismo da dor (nociplástica, neuropática ou nociceptiva).
4. Por conta dessas críticas, este capítulo não se baseará apenas nos critérios diagnósticos existentes na literatura, mas em um conjunto de informações baseadas nas evidências mais recentes sobre o estudo da dor e das DTM.

AVALIAÇÃO MULTIDIMENSIONAL

A avaliação do paciente com DTM deve ser abrangente, individualizada, centrada no paciente e baseada em evidências científicas, consistindo em uma importante fase para planejar o tratamento e estabelecer metas objetivas e alcançáveis. Além disso, deve ser baseada no modelo biopsicossocial, que considera que fatores psicológicos e sociais devem ser associados aos fatores biológicos para compreensão mais completa da condição de saúde do paciente. A Classificação Internacional de Funcionalidade, Incapacidade e Saúde (CIF) é um modelo biopsicossocial de classificação, com estrutura multidirecional, que prioriza a funcionalidade como um componente de saúde.[27]

Os componentes da CIF são igualmente importantes, interagem entre si e podem ser divididos em duas partes:

1. Funcionalidade e incapacidade: envolvem as estruturas do corpo (partes anatômicas) e suas funções fisiológicas (força muscular, ADM e equilíbrio), as atividades (vestir-se, lavar-se, subir um degrau) e a participação social (trabalhar, ir à igreja e brincar).
2. Fatores contextuais: podem atuar como facilitadores ou barreiras. Envolvem os fatores pessoais físicos (idade, sexo, comorbidades), fatores psicológicos (medo, depressão, ansiedade) e hábitos (tabagismo, alcoolismo, atividade física), e os fatores ambientais ou sociais (moradia, transporte, condição financeira, apoio familiar, acesso aos serviços de saúde e isolamento social).

Abordar o paciente com DTM a partir da CIF permite que o foco seja a recuperação de sua funcionalidade, auxiliando na determinação de objetivos funcionais e critérios para alta. É importante considerar que dois indivíduos diagnosticados com DTM apresentam o mesmo código na Classificação Internacional de Doenças (CID – K07.6), mas podem ter deficiências funcionais completamente diferentes, a depender não só da gravidade dos sintomas e das estruturas anatômicas envolvidas, mas também dos fatores ambientais e pessoais que permeiam essa disfunção. Por exemplo, a presença de desordens concomitantes, como a migrânea, é um fator pessoal que influencia negativamente o prognóstico do tratamento. O baixo acesso ao sistema de saúde e o baixo grau de instrução podem dificultar o correto diagnóstico e o tratamento efetivo, levando à cronificação da disfunção. Além disso, pessoas que exercem atividades ocupacionais que exigem atividades mandibulares repetidamente, como a fala, podem sofrer uma redução de sua produtividade em decorrência da dor, gerando impactos econômico e social. Esses fatores podem restringir a participação de pacientes com DTM em atividades relevantes para seu contexto social, não somente de trabalho, mas também de lazer, eventos familiares, entre outros. Portanto, esses e outros fatores biopsicossociais devem ser considerados na avaliação e, consequentemente, no plano de tratamento do paciente com DTM.

AVALIAÇÃO DOS SINTOMAS OROFACIAIS

A anamnese do paciente com DTM deve ser tão completa quanto a realizada com os demais pacientes com disfunções dolorosas crônicas. Questionar sobre a queixa principal, história da moléstia atual, história pregressa e familiar é importante, mas também é necessário questionar sobre histórico de travamento e luxação mandibular, bem como tratamentos prévios e atuais, com a utilização de recursos fisioterapêuticos, ortodontia, placa oclusal, medicamentos e cirurgias, entre outras intervenções. Saber se essas intervenções foram efetivas para o paciente pode trazer informações interessantes sobre o quadro clínico. Exemplos de perguntas importantes a serem feitas para pacientes com DTM estão descritos na Tabela 1.

A avaliação da dor orofacial deve ir além da intensidade, em geral mensurada a partir de Escala Numérica de Avaliação da Intensidade da Dor (END) ou Escala Visual Analógica (EVA). É fundamental investigar as características da dor, como localização (região dental, articular ou muscular), padrão (irradiada, pulsante ou tensão) e fatores que desencadeiam o início ou a piora dos sintomas dolorosos, bem como os fatores que os reduzem. É importante avaliar, ainda, a presença de dor ao repouso, palpação, movimento livre e função mandibular, bem como o momento do dia em que ela aparece, indicando possíveis hábitos parafuncionais que podem desencadear maiores tensão e dor. O Rastreio de Dor da Disfunção Temporomandibular (TMD Pain Screener, do inglês *Temporomandibular Disorders*),[28] ferramenta que compõe o DC/TMD,[25] é uma forma simples de indicar se a dor orofacial pode estar relacionada à DTM.

AVALIAÇÃO DOS SINTOMAS EM OUTRAS REGIÕES

Investiga-se também a presença de dor em outros lugares do corpo além da área orofacial, desde as regiões adjacentes (cabeça e pescoço) até regiões distantes, com o auxílio de um mapa corporal, trazendo informações relevantes sobre o espalhamento da dor. Em caso de dor difusa, a investigação mais detalhada da presença de sinais e sintomas de sensibilização central, a partir do Inventário de Sensibilização Central (CSI, do inglês *Central Sensitization Inventory*),[29] é recomendada por Nijs et al.[30] para classificar a dor em nociceptiva, neuropática ou nociplástica (central), direcionando o tratamento dessa e das demais disfunções dolorosas crônicas. As dores relacionadas à DTM podem ser do tipo nociceptiva quando há alguma alteração dos componentes do sistema estomatognático gerando um estímulo nociceptivo local, como um ponto-gatilho, inflamação

TABELA 1 Perguntas que compõem a anamnese do paciente com disfunção temporomandibular e informações que podem ser extraídas dessas perguntas para compor a definição do quadro clínico

Perguntas direcionadas ao paciente	Informações provenientes das respostas
Qual o local da dor? Está na face, mandíbula, têmporas ou à frente do ouvido? Quando a dor começou? A dor é constante, recorrente ou um problema pontual? Como você classificaria a intensidade da sua dor?	Essas perguntas darão ao examinador um panorama sobre a localização da dor e possíveis estruturas envolvidas no sintoma doloroso, além de tempo de dor, cronificação e características do sintoma, como recorrência e intensidade.
Você apresenta alguma dificuldade para mastigar, comer alimentos moles ou duros, sorrir ou rir, escovar os dentes, bocejar, engolir ou falar?	Essas perguntas darão ao examinador uma ideia das limitações funcionais que afetam o paciente.
Você sente dor ou restrição ao abrir ou fechar a boca? (Se houver dor) Em que região essa dor aparece e em qual amplitude de abertura da boca?	Sinais e sintomas de DTM podem estar associados ao movimento da mandíbula. A dor na posição de abertura máxima possivelmente é causada por um problema intra-articular. A abertura limitada da boca pode ser causada por deslocamento do disco anteriormente, rigidez do tecido inerte ou espasmo/tensão muscular, que podem ser indicados pela localização da dor.
Você sente dor durante a mastigação? Você mastiga apenas do lado direito ou esquerdo, ou mastiga dos dois lados igualmente?	A mastigação unilateral pode ser resultante de má oclusão. Porém, pode ser também um comportamento de evitação do lado mais dolorido, criando um padrão desigual de mastigação entre os lados.
Quais movimentos da mandíbula lhe causam dor?	O examinador deve solicitar a realização do movimento da mandíbula que provoca dor no paciente e observar o padrão de movimento, a amplitude total e a amplitude na qual a dor aparece.
Os sintomas mudam ao longo de um período de 24 horas?	É esperado que a dor oscile ao longo do dia. O momento do dia em que a dor aparece ou se intensifica pode estar relacionado às atividades desenvolvidas pelo paciente algumas horas antes do início da dor. Por exemplo, dor muscular pela manhã pode ser atribuída a hábitos parafuncionais durante o sono.

(continua)

TABELA 1 Perguntas que compõem a anamnese do paciente com disfunção temporomandibular e informações que podem ser extraídas dessas perguntas para compor a definição do quadro clínico (*continuação*)

Perguntas direcionadas ao paciente	Informações provenientes das respostas
Algumas destas ações lhe causam dor ou desconforto: bocejar, morder, mastigar, engolir, falar ou gritar? Se sim, onde causam dor?	Essas ações exigem ação, compressão e/ou alongamento dos tecidos moles das ATM, e a dor durante essas atividades pode indicar comprometimento desses tecidos.
Você respira pela boca ou pelo nariz?	A respiração ideal se dá através do nariz, com os lábios cerrados. Se o paciente respira pela boca, a língua não se ajusta na posição correta contra o palato. Nos jovens, se esse ajuste não ocorre, desenvolvimentos anormais podem ocorrer em decorrência da pressão interna da língua. É importante identificar o padrão respiratório e encaminhar para um profissional de fonoaudiologia se necessário.
Você se queixa de estalidos, cliques ou crepitação na articulação?	Os sons articulares podem ocorrer por ajuste inadequado do disco articular entre as superfícies ósseas, e ele pode estar deslocado com ou sem redução. Crepitações grosseiras podem indicar osteoartrose. Em todos os casos, os achados sonoros devem ser correlacionados com os achados clínicos, em especial os sintomas dolorosos.
Sua boca ou mandíbula já travou alguma vez? Esse travamento foi aberto ou fechado?	O travamento fechado da boca impede sua abertura total e muitas vezes está relacionado a problemas do disco ou espasmos dos músculos elevadores da mandíbula. O travamento aberto ou luxação da mandíbula está relacionado à frouxidão ligamentar (local ou sistêmica). Pode ser um evento único ou recorrente, que compromete as estruturas articulares.
Você tem algum hábito como fumar, usar piteira, apoiar no queixo, mascar chiclete, roer unhas, mastigar cabelo, franzir e mastigar os lábios, mexer a boca continuamente ou algum outro hábito nervoso?	Essas atividades colocam estresse adicional nas ATM e são caracterizadas como hábitos parafuncionais de vigília. É necessário educar o paciente com relação ao controle desses hábitos.
Você costuma ranger ou apertar os dentes com força? Você já fez ou faz uso de placa oclusal ou outro aparelho dentário? Em caso afirmativo, quando iniciou? Durante quanto tempo usou?	O bruxismo é o cerramento e ranger forçado dos dentes. Essa atividade pode acontecer durante o sono ou durante a vigília. Algumas pessoas desenvolvem dor orofacial relacionada ao bruxismo e outras, não. É importante identificar esse hábito e orientar o paciente quanto à necessidade de proteção dos dentes durante a noite (encaminhamento para o dentista para avaliar a necessidade de placa oclusal) e de reeducação dos hábitos durante a vigília, para reduzir o estresse empregado na ATM e nos dentes.
Você sofre com problemas psicossociais, como estresse, ansiedade e/ou depressão? Consegue perceber se esses problemas estão relacionados à sua dor de alguma forma?	A DTM é frequentemente acompanhada por questões psicossociais. O paciente às vezes percebe a existência desses fatores, mas nem sempre os relaciona com os sintomas. Esses fatores podem ser mais bem identificados por meio de questionários e pela avaliação de um profissional especializado em saúde mental.

(*continua*)

TABELA 1 Perguntas que compõem a anamnese do paciente com disfunção temporomandibular e informações que podem ser extraídas dessas perguntas para compor a definição do quadro clínico (*continuação*)

Perguntas direcionadas ao paciente	Informações provenientes das respostas
Você perdeu ou extraiu algum dente? Se sim, quais e quantos?	A ausência de dentes pode ter um efeito sobre as ATM e seus músculos. Se faltarem alguns dentes, outros podem desviar-se para preencher o espaço, alterando a oclusão e a mastigação. A avaliação por um profissional especializado é necessária para identificar se há influência da oclusão nos sintomas de DTM.
Você sente dor ou aumento da sensibilidade em algum dente?	A resposta positiva para essa pergunta pode indicar a presença de cáries ou abscessos dentários. As dores de dente podem gerar padrões inadequados de mastigação, que colocam tensões anormais sobre a ATM.
Você percebe problemas auditivos, como perda auditiva, zumbido nos ouvidos, ouvidos tampados, dor de ouvido, tonturas ou desmaios?	Sintomas como esses podem ser causados pelo ouvido interno, coluna cervical, disfunção vestibular ou problemas da ATM e precisam ser mais bem investigados.
Você costuma adotar posturas viciosas com a cabeça e o pescoço, como apoiar o queixo sobre a mão durante o trabalho ou segurar o telefone entre o ombro e a orelha por tempo prolongado?	O costume de apoiar o queixo sobre a mão durante a postura sentada pode indicar fraqueza e cansaço na musculatura que sustenta a coluna cervical e a cabeça. Segurar o telefone entre o ombro e a orelha por tempo prolongado pode gerar espasmo muscular e pontos-gatilho na musculatura que sustenta essa posição. O paciente precisa ser orientado quando essas atitudes parecem influenciar no quadro de sinais e sintomas de cervicalgia, DTM e cefaleia.
Você tem dores de cabeça? Em caso afirmativo, qual a região de dor? Qual a intensidade da dor? Quais sintomas estão associados à dor de cabeça? Apresenta náusea e vômito durante a crise? Já obteve algum diagnóstico por médico especialista?	A DTM está frequentemente associada a dores de cabeça de diversos tipos, em especial à do tipo migrânea. É importante identificar se a dor de cabeça é primária ou secundária e encaminhar o caso para um profissional especializado, caso o avaliador não tenha conhecimento sobre os tipos de dor de cabeça e os tratamentos mais indicados para cada tipo.
Você apresenta queixas de dor na coluna cervical? Você consegue relacionar essas queixas às suas queixas na região orofacial?	Os pacientes com DTM frequentemente apresentam sintomas relacionados à coluna cervical e vice-versa. A coluna cervical deve ser sempre avaliada em pacientes com DTM e, caso necessário, devem ser realizadas intervenções na região.

ATM: articulação temporomandibular; DTM: disfunção temporomandibular.

de algum tecido articular, degeneração da ATM. A dor neuropática pode estar presente nessa região quando há acometimento do nervo trigêmeo, gerando um quadro de trigeminalgia, composto por dor muito intensa com características de choques, agulhadas e alfinetadas e disfunções sensoriais e motoras das estruturas inervadas pelo trigêmeo, gerando sintomas diferentes dos comumente apresentados pelo paciente com DTM. Por fim, o quadro de dor nociplástica associada à DTM é o mais comum, com o paciente apresentando dores espalhadas pelo corpo, diagnóstico de outras disfunções musculoesqueléticas dolorosas, síndrome do intestino irritável, síndrome das pernas inquietas, disfunções geniturinárias e altos níveis de estresse, ansiedade e depressão. Esses casos são indicativos de tratamento interdisciplinar e intervenções que tragam redução dos sintomas a partir de mecanismos *top-down*, e não apenas *bottom-up*.[31]

Avaliação da cefaleia

A presença de dor de cabeça é muito comum em pacientes com DTM e precisa ser mais bem investigada, a fim de identificar se os sintomas são secundários à DTM ou se existe uma cefaleia primária concomitante à DTM, sendo mais comuns a migrânea e a cefaleia do tipo tensão. A cefaleia atribuída à DTM apresenta-se como dor na região das têmporas, bilateral ou unilateral, do mesmo lado da disfunção da ATM.[25] Essa dor familiar pode ser provocada pela palpação dos músculos temporais e pelos movimentos mandibulares durante abertura da boca, lateralização da mandíbula ou mastigação. É necessário que seja confirmado o diagnóstico de DTM para que a dor de cabeça seja atribuída a essa disfunção. Nesses casos, o uso de técnicas que se mostraram efetivas para o tratamento de DTM deve gerar melhora dos sintomas de cefaleia atribuída à DTM, a partir dos mesmos mecanismos de ação.

As cefaleias primárias compreendem uma doença à parte, e não apenas um sintoma secundário. Devem, portanto, ser tratadas paralelamente à DTM, por meio de medicação, por exemplo. Assim, um profissional da saúde não médico que identificar a presença de alguma cefaleia primária em um paciente que não recebeu diagnóstico e tratamento para essa doença, deve encaminhá-lo a um neurologista. A terceira edição da Classificação Internacional das Cefaleias (ICHD-3, do inglês *International Classification of Headache Disorders*) descreve a migrânea como uma cefaleia de intensidade de dor moderada a grave, com característica unilateral e pulsátil, podendo estar acompanhada de sintomas como fotofobia, fonofobia e náusea.[32] A migrânea pode ser classificada como episódica ou crônica, a depender do número de episódios que ocorrem no mês e da presença ou ausência de aura, que são sintomas unilaterais visuais, sensoriais ou que afetam sistemas oriundos do sistema nervoso central, como alterações de fala e linguagem.[32] Por outro lado, a cefaleia do tipo tensão manifesta-se na região pericraniana, e a dor familiar pode ser provocada por palpação e pressão firme dos músculos pericranianos (frontal, temporal, esplênio, trapézio, esternocleidomastóideo, masseter e pterigóideo). A dor varia de leve a moderada, é geralmente bilateral e dura de alguns minutos a alguns dias, descrita como dor em pressão ou aperto. Ela não é acompanhada por náusea, mas pode causar fonofobia ou fotofobia.[32] O Questionário de Rastreio da Dor de Cabeça (do inglês, *Headache Screening Questionnaire*)[33] foi traduzido para o português do Brasil[34] e conta com um algoritmo automatizado[35] para gerar sua pontuação, indicando a presença ou ausência de migrânea e cefaleia do tipo tensão. Para uma abordagem mais completa sobre avaliação da cefaleia, consultar o Capítulo 10 – "Cefaleias e migrânea".

Avaliação dos sintomas otológicos

Cerca de 75% dos indivíduos com DTM apresentam pelo menos um sintoma otológico associado, sendo plenitude auricular, otalgia, zumbido, vertigem e perda auditiva como os mais prevalentes.[12] Diversas teorias tentam explicar o surgimento desses sintomas, mas esse debate ainda está em andamento. Associações entre o nervo trigêmeo e as estruturas do ouvido têm sido propostas.[36] Além disso, alterações no *input* trigeminal podem alterar o núcleo coclear dorsal e a via auditiva, provocando a percepção do zumbido.[37] Parker e Chole[38] sugerem que a presença de sintomas otológicos pode estar relacionada à DTM pela proximidade anatômica e funcional dos músculos da região facial e da tuba auditiva, que, por sua vez, derivam da mesma cartilagem embrionária. Adicionalmente, danos ao nervo auriculotemporal podem levar ao bloqueio da tuba auditiva.[39] O zumbido pode ser resultado de disfunções na ATM e relacionado ao nível de gravidade da DTM.[40] Alterações na coluna cervical, como inflamações e tensões musculares, podem desenvolver papel importante no aparecimento do zumbido, e da vertigem de origem cervical.[41,42] A plenitude auricular pode ser resultado de alterações no ouvido médio em decorrência da DTM e relacionada a pontos-gatilho nos músculos faciais.[43,44]

A presença e a intensidade de sintomas otológicos podem ser avaliadas utilizando-se questionários e/ou escalas adequadas. Escalas numéricas ou analógicas (de 0 a 10) têm sido utilizadas na literatura para quantificar o quanto o sintoma incomoda o paciente, sendo 10 o maior incômodo possível. Em casos mais específicos, como para o zumbido[45,46] e a tontura, alguns questionários podem ser usados. O Índice Funcional de Zumbido (TFI, do inglês *Tinnitus Functional Index*) avalia a gravidade e os graus de mudança após o tratamento, o Questionário de Zumbido (TQ, do inglês *Tinnitus Questionnaire*) avalia aspectos psicológicos das queixas de zumbido e sua intensidade, e o Inventário de Deficiência do Zumbido (do inglês *Dizziness Handicap Inventory*) avalia a gravidade autopercebida e seu impacto na qualidade de vida. Já o Inventário de Deficiência da Tontura (DHI, do inglês *Dizziness Handicap Inventory*)[47] avalia o quanto o sintoma de tontura afeta a qualidade de vida dos sujeitos. Avaliações multiprofissionais com fonoaudiológicos e otorrinolaringologistas devem ser escolhidas sempre que necessário, ou quando o sintoma for de difícil mensuração, como no caso de perda auditiva, plenitude auricular, vertigem e outros.

BANDEIRAS VERMELHAS E AMARELAS

É importante verificar a presença de bandeiras vermelhas, ou seja, sinais que levantam suspeitas de que a dor que o paciente apresenta pode ser gerada por uma doença mais grave, necessitando de melhor investigação a partir de um exame de imagem, por exemplo, ou de encaminhamento para outro profissional. As suspeitas de que a dor orofacial seja de origem dental ou por uma disfunção do nervo trigêmeo são bandeiras vermelhas comuns aos olhos dos profissionais que atendem pacientes com DTM. Além disso, sinais que indicam a presença de infecção (calor local, febre, mal-estar), malignidade (dor contínua, dor noturna, perda ponderal), doenças reumáticas (rigidez matinal, dor em outras articulações, histórico familiar), fraturas (trauma recente na região, dor à palpação da mandíbula, perda de função) ou qualquer outra doença grave devem ser melhor investigados. Caso contrário, exames de imagem não são necessários para pacientes com DTM.

Bandeiras amarelas, por sua vez, são relacionadas a perfis psicológicos que podem influenciar negativamente o prognóstico do paciente, visto que o tratamento precisa ser mais global, determinando a necessidade de encaminhamento para profissionais especializados em saúde mental. A presença de sinais e sintomas depressivos, por exemplo, pode ser avaliada pela versão brasileira[48] do Questionário de Saúde do Paciente (PHQ-9, do inglês *Patient Health Questionnaire-9*).[49] Já a presença de sinais e sintomas de ansiedade pode ser avaliada pela versão brasileira[50] da Escala de Transtorno de Ansiedade Generalizada (GAD-7, do inglês *General Anxiety Disorder-7*).[51]

Outros aspectos psicológicos, como a catastrofização, a cinesiofobia e as crenças relacionadas ao medo e à evitação, podem ser avaliados por meio de escalas validadas Escala de Catastrofização da Dor (PCS, do inglês *Pain Catastrophizing Scale*), Escala de Transtorno de Ansiedade Generalizada (GAD-7, do inglês *General Anxiety Disorder*-7). Esses pensamentos advêm de crenças construídas pelo paciente e reforçadas por informações errôneas de fontes inadequadas, como profissionais de saúde desatualizados, *sites*, *blogs*, livros antigos e até mesmo crenças populares. É comum, por exemplo, os pacientes com DTM acreditarem que os estalidos podem gerar a degeneração de suas articulações e, por isso, acabarem reduzindo a amplitude e a frequência com que abrem a boca, para evitá-los. Essa crença não é corroborada pela literatura[52] e deve ser desconstruída pelo profissional da saúde, a fim de motivar o paciente a se movimentar e reduzir essa tendência ao medo do movimento (cinesiofobia).[53] Outro exemplo comum são as crenças relacionadas a alterações oclusais (mordida cruzada, prognatismo etc.). Uma orientação errônea, vinda de um profissional que não baseia sua prática clínica nas evidências científicas atuais, pode fortalecer a crença do paciente de que sua alteração oclusal é a causa da DTM. Isso acaba atrelando a permanência dos sintomas à ausência ou ineficácia do tratamento ortodôntico, quando, na verdade, a literatura atual não confirma uma relação causal entre oclusão e DTM,[54,55] bem como não corrobora a eficácia do tratamento de pacientes com DTM a partir da correção das alterações oclusais.[56] Dessa forma, é imprescindível que esse paciente seja educado de acordo com evidências científicas mais atualizadas, desconstruindo os padrões de medo de movimento, catastrofização, medo e evitação.

AVALIAÇÃO CINÉTICO-FUNCIONAL DA ARTICULAÇÃO TEMPOROMANDIBULAR

O diagnóstico cinético-funcional da ATM é composto pelos elementos comuns à prática do profissional e contempla a avaliação das estruturas anatômicas e funções fisiológicas, componentes importantes da CIF.

A inspeção da região orofacial tem o objetivo de identificar hipertrofia nos músculos mastigatórios, assimetrias de mandíbula, alterações de pele, presença de cicatrizes na região, hematomas, edemas e eritemas. Além disso, a inspeção da região cervical e a avaliação postural de cabeça e pescoço podem trazer indicativos de que essa região tem participação na composição do quadro clínico (ombros elevados, protrusão de cabeça, tensão muscular, hipertrofia e postura antálgica).

Mais importante do que a inspeção estática da postura e da mandíbula é a avaliação quantitativa e qualitativa dos movimentos da mandíbula e do pescoço. Os movimentos de abertura e fechamento da boca (depressão e elevação da mandíbula) podem ser observados em busca de desvios, dor ao movimento, presença de estalido, travamentos e redução da amplitude, que pode ser mensurada com a utilização de um paquímetro (Figura 1A) ou régua (Figura 1B). A abertura ativa funcional pode ser verificada a partir da tentativa do paciente de colocar os próprios

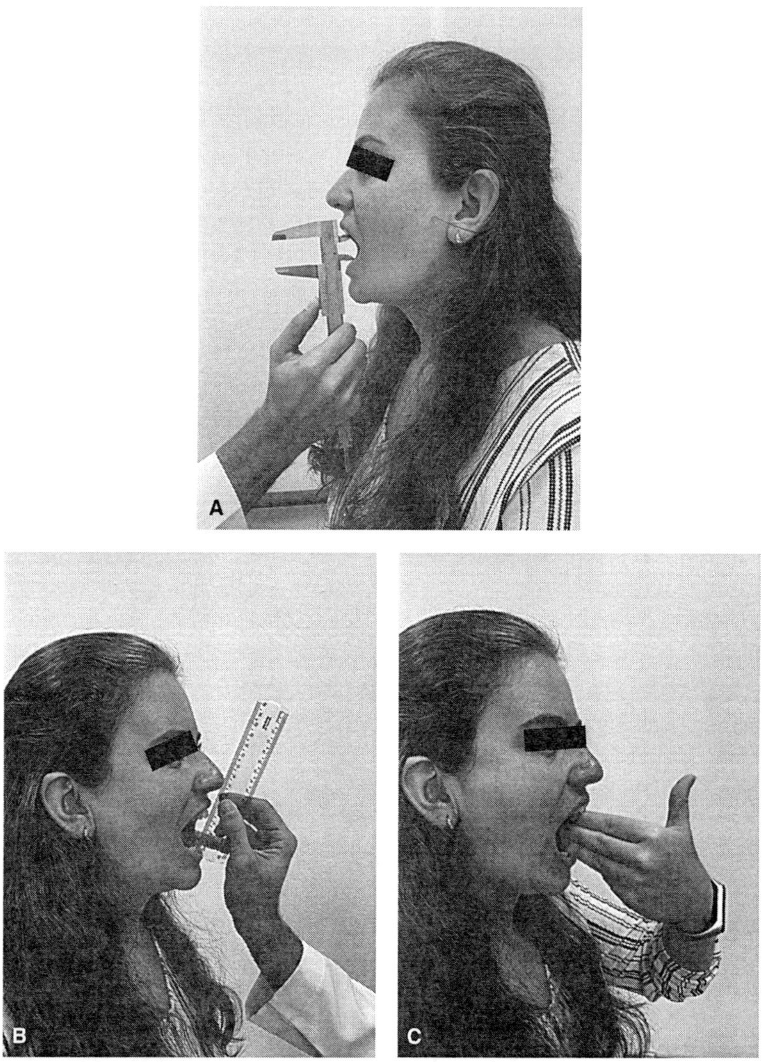

FIGURA 1 Medida de abertura da boca com o paquímetro (A), com a régua (B) ou utilizando três dedos (C).

Fonte: imagens fornecidas pelos autores.

três dedos (indicador, médio e anular) alinhados dentro da boca (Figura 1C). Essa abertura deve ser de aproximadamente 35 a 55 mm. Em geral, uma abertura de 25 a 35 mm já é suficiente para a realização das atividades mandibulares diárias, e uma abertura da boca menor que 25 mm será caracterizada como hipomobilidade da ATM. Kropmans et al.[57] apontaram que, para o tratamento de hipomobilidade da ATM ser efetivo, deve-se aumentar pelo menos 6 mm de abertura máxima da boca, sendo esse o valor de diferença mínima detectável. Em mulheres com DTM sem hipomobilidade da ATM, a mínima diferença clinicamente significativa da máxima abertura da boca livre de dor é de 2,5 mm.[58]

Os movimentos de lateralização e protrusão são menores e muitas vezes um déficit de coordenação impede o paciente de realizá-los, mesmo não existindo dor ou redução da ADM. Portanto, é importante orientar o paciente, demonstrar os movimentos e solicitar a execução em frente ao espelho antes de mensurá-lo. A pobre coordenação desses movimentos indica que sejam realizados exercícios de senso de posição articular e controle motor da mandíbula durante o tratamento fisioterapêutico. A presença de dor e estalidos durante esses movimentos compõe o algoritmo de decisão do DC/TMD, a fim de classificar o tipo de DTM.

A palpação da ATM pode ser feita em seu polo lateral, à frente do meato acústico externo, onde o terapeuta colocará um ou dois dedos enquanto solicita abertura e fechamento da boca, sentindo os movimentos do côndilo mandibular. Com a boca parada na posição fechada, o terapeuta pode palpar o polo lateral da ATM com 0,5 kg de pressão, perguntando ao paciente se ele sente dor nessa região e se um lado é mais sensível que o outro. A palpação posterior do côndilo mandibular também é possível com o dedo indicador, tomando-se cuidado por ser uma região bastante sensível nas pessoas que têm dor. Por fim, a palpação endoauricular, utilizando-se a falange distal do quinto dedo com luva de procedimento, permite palpar a superfície articular do côndilo mandibular (Figura 2).

Adicionalmente, a palpação da musculatura da mastigação pode ser iniciada a partir dos músculos masseteres, solicitando que o paciente aperte os dentes para que seja possível identificar as bordas dos masseteres direito e esquerdo. É ideal que a palpação seja feita em um lado de cada vez, primeiro de forma global, abrangendo a totalidade do músculo, e, em seguida, o músculo pode ser dividido em três porções horizontais (origem, corpo e inserção do masseter) (Figura 3A). Em cada ponto, uma força de 1 kg pode ser aplicada por 5 segundos, perguntando-se ao paciente se ele sente dor naquele ponto; se a dor é referida para algum outro lugar além do ponto palpado; e se a dor é familiar para o paciente, ou seja, se ele costuma sentir aquela sensação dolorosa no seu dia a dia.[25] Tensão muscular, pontos-gatilho e nódulos musculares podem ser identificados durante essa avaliação. A palpação dos músculos temporais se dá pela mesma sequência, porém na região das têmporas, que pode

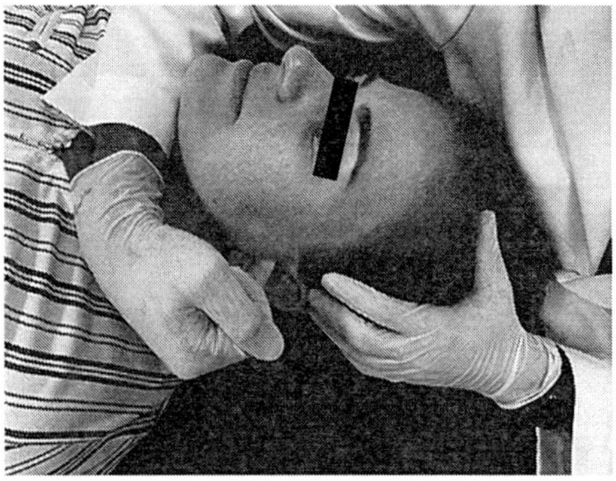

FIGURA 2 Palpação endoauricular do côndilo mandibular.

Fonte: imagem fornecida pelos autores.

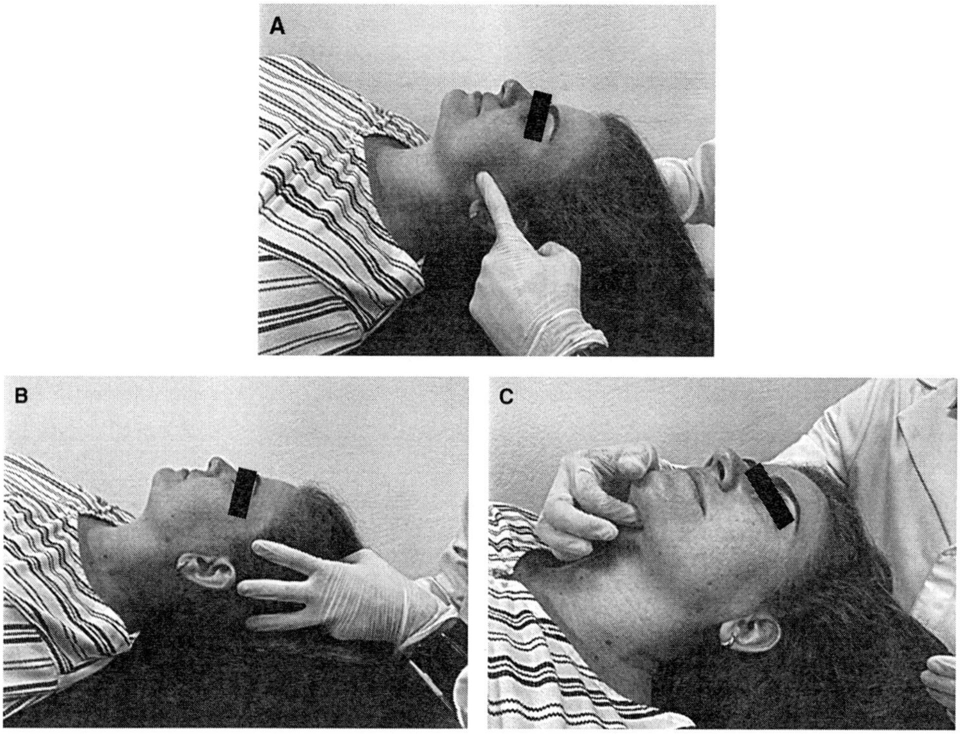

FIGURA 3 Palpação dos músculos masseter (A), temporal (B) e submandibulares (C).
Fonte: elaborada pelos autores.

ser dividida em três faixas verticais (anterior, média e posterior) para facilitar a abrangência de todo o músculo (Figura 3B). É importante estabilizar o lado contralateral durante a palpação do músculo. A palpação dos músculos submandibulares (Figura 3C) e dos pterigoides lateral e medial também pode ser realizada em busca de pontos de dor, dor referida e/ou familiar. Palpações intraorais, utilizando uma luva de procedimento, também são possíveis.

Alterações de sensibilidade na região orofacial são decorrentes não apenas de estímulos nociceptivos locais, mas também da sensibilização do sistema central. Uma maneira objetiva de mensurar essa hipersensibilidade local é por meio do uso de um algômetro para avaliar o limiar de dor à pressão em pontos específicos do rosto, como a musculatura mastigatória (masseteres e temporais). É comum que pontos distantes da região de dor também estejam hipersensíveis à pressão em pessoas com síndromes dolorosas crônicas de origem central, como a DTM.[59] A literatura atual aponta que pontos distantes, como tibial anterior, região tenar ou epicôndilo lateral, podem estar com o limiar de dor à pressão reduzido nos pacientes com DTM dolorosa com mecanismo de dor nociplástica. Outros testes quantitativos sensoriais têm sido descritos na literatura para avaliar a participação dos mecanismos centrais de dor em pessoas com DTM, como limiar de detecção mecânico, limiar doloroso mecânico, tolerância à dor isquêmica, sensibilidade dolorosa ao frio, sensação pós-estímulo e controle da modulação da dor.[59]

Durante a palpação da musculatura da mastigação, é possível encontrar pontos-gatilho miofasciais (PGM), que são áreas sensíveis à palpação presentes em uma faixa de músculo tenso.[60] A pressão manual sobre esses pontos reproduz um sintoma doloroso referido, ou seja, não somente local, mas também em outras regiões do corpo. Os PGM são classificados como ativos ou latentes: os ativos causam dor espontânea em repouso, durante atividade muscular e durante a palpação direta; enquanto os PGM latentes causam dor apenas sob compressão.[60] Outros sintomas, além da dor, podem estar presentes, como alteração do sistema nervoso autônomo (sudorese anormal, alterações vasomotoras e de temperatura) e redução da ADM, da força da resistência musculares. Os PGM em músculos cervicais podem causar dor referida em diversas áreas da cabeça e na região orofacial, bem como sintomas otológicos, incluindo tontura e zumbido.[61] Esses sintomas podem confundir o diagnóstico do tipo de cefaleia, ou de disfunções otológicas primárias. Pontos-gatilho miofasciais em músculos cervicais e músculos da mastigação são muito comuns em pacientes com DTM,[62] decorrentes da prática de hábitos parafuncionais, como bruxismo de vigília ou noturno, movimentos repetitivos involuntários com a boca, roer unhas, entre outros movimentos repetitivos durante a atividade mandibular.

AVALIAÇÃO DAS ATIVIDADES FUNCIONAIS E PARAFUNCIONAIS

A presença de hábitos parafuncionais pode ser identificada por meio do Lista de Comportamentos Orais (OBC, do inglês *Oral Behaviors Checklist*),[63] que reúne os principais hábitos durante o sono, como o apertar ou ranger de dentes; posições que geram pressão sobre a mandíbula; e os principais hábitos durante a vigília, como o apertar e ranger dos dentes acordado, tensão muscular, projeção da mandíbula para frente ou para os lados, uso de goma de mascar, prática de instrumentos musicais de sopro, mastigação unilateral, entre outros hábitos que geram sobrecarga na musculatura da mastigação.

A avaliação da função mandibular pode ser realizada a partir de questionários como a Escala de Limitação Funcional da Mandíbula (JFLS, do inglês *Jaw Functional Limitation Scale*)[64] e o Questionário de Impacto Funcional da Mandíbula (MFIQ, do inglês *Mandibular Functional Impact Questionnaire*).[65,66] Ambos foram traduzidos para o português e adaptados para os hábitos alimentares do Brasil, o que é muito importante, já que são características que podem variar para cada população. São avaliadas atividades relacionadas à mastigação de alimentos com diferentes texturas e deglutição, e atividades relacionadas à comunicação, como falar, sorrir e expressões faciais, entre outras atividades que exigem coordenação entre as estruturas anatômicas que compõem a ATM.

Avaliação da coluna cervical

A dor na região cervical é comum em indivíduos com DTM.[13-15,67-69] A sobreposição de sintomas é justificada pelo fato de que os estímulos nociceptivos dos tecidos craniofaciais e cervicais convergem para o núcleo trigeminocervical. Assim, a dor em uma região pode ser interpretada como dor na outra, gerando sintomas e incapacidade.[70] A intensidade da dor cervical pode ser avaliada por escalas numérica ou visual analógica de dor, e a incapacidade cervical pode ser avaliada por meio do questionário Índice de Incapacidade da Cervical (NDI, do inglês *Neck Disability Index*).[71,72]

Os movimentos globais do pescoço, bem como os movimentos específicos de rotação da coluna cervical alta, mostraram-se reduzidos em pessoas com DTM quando comparadas às pessoas sem DTM.[73,74] Os movimentos globais do pescoço em todas as direções (flexão, extensão, inclinações e rotações) podem ser avaliados com um goniômetro[75] ou com o Instrumento de Amplitude de Movimento Cervical (do inglês, *Cervical Range of Motion Instrument*), e a coluna cervical alta pode ser avaliada a partir do teste de flexão-rotação que indica a presença de dor e limitação na rotação da cervical alta para um ou ambos os lados[76] (Figura 4). Testes para verificar a mobilidade passiva entre as vértebras cervicais podem trazer informações sobre hipo/hipermobilidade e reprodução de sintomas que direcionam o tratamento para a escolha de técnicas de terapia manual e exercícios.

A hipersensibilidade na região cervical também pode ser encontrada em pacientes com DTM,[77] podendo ser avaliada através de palpação ou de algometria. Uma vez sensibilizado, o núcleo trigeminocervical pode modificar a atividade motora dos músculos mastigatórios e cervicais.[78] Indivíduos com DTM têm menor ativação e resistência dos músculos flexores profundos da coluna cervical quando comparados a indivíduos com DTM sem queixas otológicas associadas.[79] Esses músculos são responsáveis pela estabilização das vértebras durante os

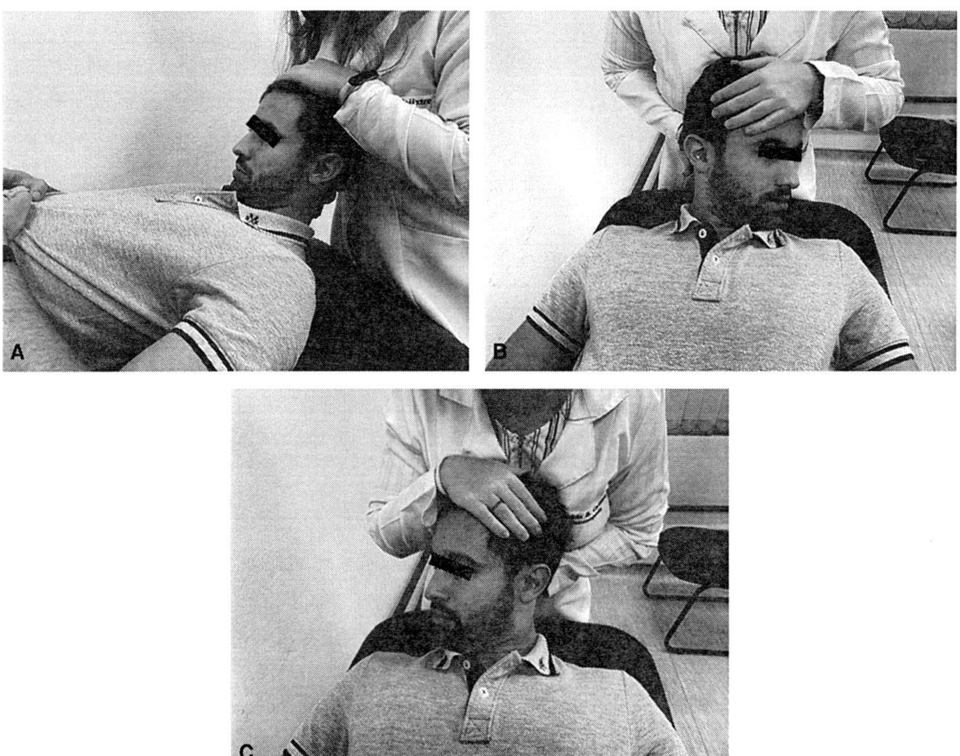

FIGURA 4 Teste de flexão-rotação: posição inicial (**A**), rotação para a esquerda (**B**) e rotação para a direita (**C**).

Fonte: imagens fornecidas pelos autores.

movimentos da coluna cervical.[80] Além da hipomobilidade cervical alta e global, citada anteriormente, há ainda forte evidência de que indivíduos com DTM têm maior incapacidade cervical e moderada evidência de que eles apresentam menor resistência dos músculos extensores profundos cervicais, quando comparados a indivíduos sem DTM.[74] A DTM pode estar relacionada à diminuição da força e resistência dos músculos cervicais.[77,81] Pacientes com dor no pescoço apresentam aumento da atividade eletromiográfica dos músculos esternocleidomastóideo e escalenos e ativação reduzida dos flexores cervicais profundos em comparação com indivíduos sem dor no pescoço.[82] Dessa forma, a avaliação da força dos músculos flexores e extensores superficiais da coluna cervical, bem como da performance nos músculos flexores profundos da coluna cervical, é relevante para essa população.

O teste de flexão craniocervical (TFCC) é um teste de carga baixa, comumente utilizado para avaliar a performance da musculatura profunda da coluna cervical.[83] A manobra consiste na realização de um movimento de flexão craniocervical (movimento de aceno com a cabeça), o qual combina a ação da flexão da coluna cervical alta e a retificação da lordose cervical (Figura 5). Esses movimentos são provocados quando há ativação bilateral do músculo longo do pescoço e do músculo reto anterior da cabeça. A pressão é medida por meio de um sensor de pressão (Stabilizer®) posicionado na região suboccipital do sujeito e inflado até a pressão de 20 mmHg. O medidor é conectado a um transdutor de pressão que registra as modificações de acordo com o movimento executado, utilizado como *feedback* visual durante o teste.[83] Para a realização do paciente é posicionado de forma relaxada em supino, com os joelhos flexionados e a cabeça e o pescoço, alinhados em posição neutra. O objetivo do teste é identificar quantas contrações de 10 segundos (sem compensação com a musculatura superficial) o paciente é capaz de realizar em cada nível de dificuldade. Sendo assim, ele será instruído a realizar 10 vezes o movimento com a cabeça aplicando inicialmente a menor pressão (20 a 22 mmHg). Caso o paciente consiga realizar o movimento sem compensações, ele passa para os níveis seguintes (24, 26, 28

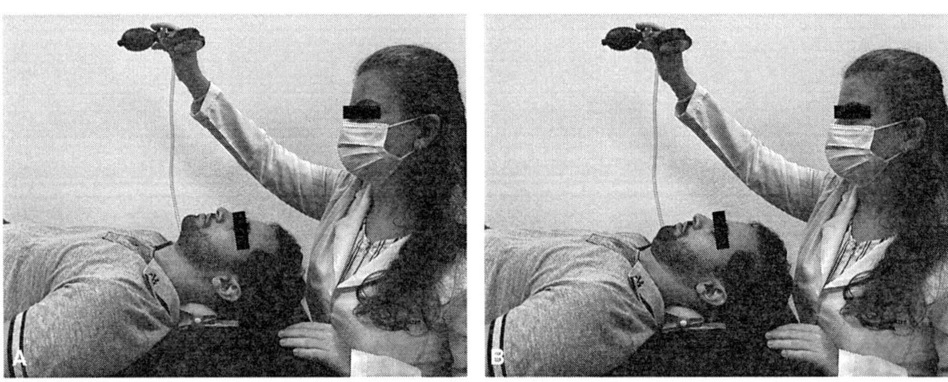

FIGURA 5 Posição inicial do teste de flexão craniocervical (A) e movimento a ser solicitado pelo terapeuta (B), envolvendo a ativação da musculatura flexora profunda da coluna cervical.
Fonte: imagens fornecidas pelos autores.

e 30 mmHg), sem tempo de repouso entre as repetições. Ao final do teste, o índice da performance pode ser calculado[83,84] com base no número de contrações de 10 segundos que o sujeito é capaz de manter em cada pressão. Por exemplo, se o sujeito realizou 10 contrações por 10 segundos levando o ponteiro de 20 a 22 mmHg e mais quatro contrações levando o ponteiro de 20 a 24 mmHg, seu índice será de $10 \times 2 + 4 \times 4$, ou seja, 36 pontos. Sendo assim, quanto maior for o índice, melhor é a performance da musculatura profunda do sujeito avaliado, considerando-se 300 pontos como índice máximo.[85] A diferença mínima clinicamente importante para esse teste é de 68 pontos para que a mudança após uma intervenção seja clinicamente relevante.[86]

CONSIDERAÇÕES FINAIS

As DTM podem gerar um grande impacto na vida de um paciente, causando limitações funcionais decorrentes da dor orofacial. Além dos aspectos biológicos amplamente citados (funções fisiológicas das estruturas anatômicas que compõem as ATM), aspectos psicológicos (sinais e sintomas de ansiedade, depressão e crenças infundadas que geram medo do movimento), bem como aspectos sociais (atividades de recreação, lazer e trabalho), devem ser avaliados e considerados na elaboração do plano de tratamento de pacientes com DTM.

O profissional de saúde tem um papel muito importante na avaliação e tratamento de indivíduos com DTM, atuando não apenas na redução da dor, mas também na promoção de funcionalidade e na capacitação do paciente para o automanejo da dor. Porém, por ser uma doença crônica dolorosa multifatorial, é importante que a abordagem seja interdisciplinar, para que os aspectos biopsicossociais sejam considerados de forma efetiva, compreendendo a condição de saúde do indivíduo de forma mais ampla. Além disso, a conduta deve ser centrada no paciente, individualizada de acordo com os achados da avaliação e baseada nas recomendações de guias de prática clínica, das sociedades científicas e nas evidências atuais, considerando o tripé da prática baseada em evidência científica (preferência do paciente, experiência do terapeuta e melhor evidência científica disponível).

REFERÊNCIAS

1. Leeuw R, Klasser GD, ed. Orofacial pain: guidelines for assessment, diagnosis and management. 6. ed. Chicago: Quintessence Publishing; 2018.
2. Chaves PJ, Oliveira FEM, Damázio LCM. Incidence of postural changes and temporomandibular disorders in students. Acta Ortop Bras. 2017;25(4):162-4.
3. Lomas J, Gurgenci T, Jackson C, Campbell D. Temporomandibular dysfunction. Aust J Gen Pract. 2018;47(4):198-214.
4. Valesan LF, Da-Cas CD, Réus JC, Denardin ACS, Garanhani RR, Bonotto D, et al. Prevalence of temporomandibular joint disorders: a systematic review and meta-analysis. Clin Oral Investig. 2021;25(2):441-53.
5. Gonçalves DADG, Dal Fabbro AL, Campos JADB, Bigal ME, Speciali JG. Symptoms of temporomandibular disorders in the population: an epidemiological study. J Orofac Pain. 2010;24(3): 270-8.
6. Ferreira CLP, Silva MAMR, Felício CM. Sinais e sintomas de desordem temporomandibular em mulheres e homens. CoDAS. 2016;28(1):17-21.
7. Pereira Jr FJ, Vieira AR, Prado RMJ. Visão geral das desordens temporomandibulares. RGO. 2004;52(2):117-21.
8. GBD 2016 Disease and Injury Incidence and Prevalence Collaborators. Global, regional, and national incidence, prevalence, and years lived with disability for 328 diseases and injuries for 195 countries, 1990-2016: a systematic analysis for the Global Burden of Disease Study 2016. Lancet. 2017;390(10100): 1211-59.
9. National Institute of Dental and Craniofacial Research. Facial pain. 2018. Disponível em: https://www.nidcr.nih.gov/research/data-statistics/facial-pain. Acesso em: 07 dez. 2022.

10. Ananthan S, Benoliel R. Chronic orofacial pain. J Neural Transm. 2020;127(4):575-88.
11. Crandall JA. An introduction to orofacial pain. Dent Clin North Am. 2018;62(4):511-23.
12. Toledo IP, Stefani FM, Porporatti AL, Mezzomo LA, Peres MA, Flores-mir C, et al. Prevalence of otologic signs and symptoms in adult patients with temporomandibular disorders: a systematic review and meta-analysis. Clin Oral Investig. 2017;21(2):597-605.
13. La Touche R, Fernández-de-las-Peñas C, Fernández-Carnero J, Escalante K, Angulo-Díaz-Parreño S, Paris-Alemany A, et al. The effects of manual therapy and exercise directed at the cervical spine on pain and pressure pain sensitivity in patients with myofascial temporomandibular disorders. J Oral Rehabil. 2009;36(9):644-52.
14. La Touche R, París-Alemany A, Mannheimer JS, Angulo-Díaz-Parreño S, Bishop MD, Lopéz-Valverde-Centeno A, et al. Does mobilization of the upper cervical spine affect pain sensitivity and autonomic nervous system function in patients with cervico-craniofacial pain?: a randomized-controlled trial. Clin J Pain. 2013;29(3):205-15.
15. La Touche R, Paris-Alemany A, Gil-Martínez A, Pardo-Montero J, Angulo-Díaz-Parreño S, Fernández-Carnero J. Masticatory sensory-motor changes after an experimental chewing test influenced by pain catastrophizing and neck-pain-related disability in patients with headache attributed to temporomandibular disorders. J Headache Pain. 2015;16(1):1-14.
16. Armijo-Olivo S, Fuentes JP, Costa BR, Major PW, Warren S, Thie NM, et al. Reduced endurance of the cervical flexor muscles in patients with concurrent temporomandibular disorders and neck disability. Man Ther. 2010;15(6):586-92.
17. Bevilaqua-Grossi D, Chaves TC, Oliveira AS. Cervical spine signs and symptoms: perpetuating rather than predisposing factors for temporomandibular disorders in women. J Appl Oral Sci. 2007;15(4):259-64.
18. Wijer A, Steenks MH, Leeuw JR, Bosman F, Helders PJ. Symptoms of the cervical spine in temporomandibular and cervical spine disorders. J Oral Rehabil. 1996;23(11):742-50.
19. Ciancaglini R, Testa M, Radaelli G. Association of neck pain with symptoms of temporomandibular dysfunction in the general adult population. Scand J Rehabil Med. 1999;31(1):17-22.
20. Lobbezoo F, Visscher CM, Naeije M. Impaired health status, sleep disorders, and pain in the craniomandibular and cervical spinal regions. Eur J Pain. 2004;8(1):23-30.
21. Gauer RL, Semidey MJ. Diagnosis and treatment of temporomandibular disorders. Am Fam Physician. 2015;91(6):378-86.
22. Poveda-Roda R, Bagan J V, Díaz-Fernández JM, Hernández-Bazán S, Jiménez-Soriano Y. Review of temporomandibular joint pathology: part I – classification, epidemiology and risk factors. Med Oral Patol Oral Cir Bucal. 2007;12(4):E292-8.
23. Farzin M, Taghva M, Babooie M. Comparison of temporomandibular disorders between menopausal and non-menopausal women. J Korean Assoc Oral Maxillofac Surg. 2018;44(5):232.
24. Dworkin SF, LeResche L. Research diagnostic criteria for temporomandibular disorders: review, criteria, examinations and specifications, critique. J Craniomandib Disord. 1992;6(4):301-55.
25. Schiffman E, Ohrbach R, Truelove E, Look, J, Anderson G, Goulet JP, et al. Diagnostic Criteria for Temporomandibular Disorders (DC/TMD) for Clinical and Research Applications: recommendations of the International RDC/TMD Consortium Network and Orofacial Pain Special Interest Group. J Oral Facial Pain Headache. 2014;28(1):6-27.
26. Shaffer SM, Brisme J, Sizer PS, Courtney CA. Temporomandibular disorders. part 1 – anatomy and examination/diagnosis. J Man Manip Ther. 2014;22(1):2-12.
27. World Health Organization. International Classification of Functioning, Disability and Health. Disponível em: http://www.who.int/classifications/icf/en. Acesso em: 07 dez. 2022.
28. Gonzales YM, Schiffman E, Gordon SM, Seago B. Development of a brief and effective temporomandibular disorder pain screening questionnaire. J Am Dent Assoc. 2011;142(10):1183-91.
29. Caumo W, Sipmann RB. The Central Sensitization Inventory validated and adapted for a Brazilian population: psychometric properties and its relationship with brain-derived neurotrophic factor. J Pain Res. 2017;10:2109-22.
30. Nijs J, Malfliet A, Ickmans K, Baert I, Meeus M. Treatment of central sensitization in patients with "unexplained" chronic pain: an update. Expert Opin Pharmacother. 2014;15(12):1671-83.
31. Hauck M, Domnick C, Lorenz J, Gerloff C, Engel AK. Top-down and bottom-up modulation of

pain-induced oscillations. Front Hum Neurosci. 2015;9:1-8.

32. Headache Classification Committee of the International Headache Society (IHS). The International Classification of Headache Disorders, 3rd edition. Cephalalgia. 2018;38(1):1-211.
33. Meer HA, Visscher CM, Engelbert RHH, Mulleners WM, Nijhuis-van der Sanden MWG, Speksnijder CM. Development and psychometric validation of the headache screening questionnaire: Dutch version. Musculoskelet Sci Pract. 2017;31: 52-61.
34. Lopes EP. Tradução, adaptação transcultural e confiabilidade do headache screening questionnaire para a língua portuguesa do Brasil. [dissertação de mestrado]. São Carlos: Universidade Federal de São Carlos; 2020. Disponível em: https://repositorio.ufscar.br/handle/ufscar/12404. Acesso em: 07 dez. 2022.
35. Meer HA, Brusaca LA, Oliveira AB, Speksnijder CM, Calixtre LB. Development of an automated tool to score the Headache Screening Questionnaire: agreement between automated and manual scoring. Musculoskelet Sci Pract. 2022;57:102497.
36. Felício CM, Melchior MDO, Ferreira CLP, Rodrigues-da-Silva MAM. Otologic symptoms of temporomandibular disorder and effect of orofacial myofunctional therapy. Cranio. 2008;26(2):118-25.
37. Vielsmeier V, Kleinjung T, Strutz J, Bürgers R, Kreuzer PM, Langguth B. Tinnitus with temporomandibular joint disorders: a specific entity of tinnitus patients? Otolaryngol Head Neck Surg. 2011;145(5):748-52.
38. Parker WS, Chole RA. Tinnitus, vertigo, and temporomandibular disorders. Am J Orthod Dentofac Orthop. 1995;107(2):153-8.
39. Costen JB. A syndrome of ear and sinus symptoms dependent upon disturbed function of the temporomandibular joint. 1934. Ann Otol Rhinol Laryngol. 1997;106(10):805-19.
40. Mottaghi A, Menéndez-Díaz I, Cobo JL, González-Serrano J, Cobo T. Is there a higher prevalence of tinnitus in patients with temporomandibular disorders? A systematic review and meta-analysis. J Oral Rehabil. 2018:1-11.
41. Sajadi S, Forogh B, ZoghAli M. Cervical trigger point acupuncture for treatment of somatic tinnitus. J Acupunct Meridian Stud. 2019;12(6):197-200.
42. Thompson-Harvey A, Hain TC. Symptoms in cervical vertigo. Laryngoscope Investig Otolaryngol. 2019;4(1):109-15.
43. Dalla-Bona D, Shackleton T, Clark G, Ram S. Unilateral ear fullness and temporary hearing loss diagnosed and successfully managed as a temporomandibular disorder: a case report. J Am Dent Assoc. 2015;146(3):192-4.
44. Hernández-Nuño de la Rosa MF, Keith DA, Siegel NS, Moreno-Hay I. Is there an association between otologic symptoms and temporomandibular disorders? J Am Dent Assoc. 2021;1-8.
45. National Institute for Health and Care Excellence (NICE). Tinnitus: assessment and management. London: NICE; 2020.
46. Fackrell K, Hall DA, Barry J, Hoare DJ. Tools for tinnitus measurement: development and validity of questionnaires to assess handicap and treatment effects. New York: Nova Science Publishers; 2014.
47. Sílvia A, Castro O, Gazzola JM, Natour J, Ganança FF. Brazilian version of the Dizziness Handicap Inventory. Pró-Fono R Atual Cient. 2007;19(1):97-104.
48. Santos IS, Tavares BF, Munhoz TN, Almeida LS, Silva NT, Tams BD, et al. Sensitivity and specificity of the Patient Health Questionnaire-9 (PHQ-9) among adults from the general population. Cad Saúde Pública. 2013;9(8):1533-43.
49. Kroenke K, Spitzer RL, Janet BW, Williams JBW. The PHQ-9. J Gen Intern Med. 2001;46202: 606-13.
50. Moreno AL, DeSousa DA, Souza AMFLP, Manfro GG, Salum Jr GA, Koller SH, et al. Factor structure, reliability, and item parameters of the Brazilian-Portuguese version of the GAD-7 Questionnaire. Trends Psychol. 2016;24(34):367-76.
51. Spitzer RL, Kroenke K, Williams JBW, Lowe B. A brief measure for assessing generalized anxiety disorder. Arch Intern Med. 2015;166:1092-7.
52. Manfredini D, Basso D, Salmaso L, Guarda-Nardini L. Temporomandibular joint click sound and magnetic resonance-depicted disk position: which relationship? J Dent. 2008;36:256-60.
53. Poluha RL, De-la-Torre-Canales G, Bonjardim LR, Conti PCR. Who is the individual that will complain about temporomandibular joint clicking? J Oral Rehabil. 2022;49(6):593-8.
54. Al-Ani Z. Occlusion and temporomandibular disorders: a long-standing controversy in dentistry. Prim Dent J. 2020;9(1):3-48.
55. Manfredini D, Lombardo L, Siciliani G. Temporomandibular disorders and dental occlusion. a systematic review of association studies: end of an era? J Oral Rehabil. 2017;44(11):908-23.

56. Shroff B. Malocclusion as a cause for temporomandibular disorders and orthodontics as a treatment. Oral Maxillofac Surg Clin NA. 2018;30(3): 299-302.
57. Kropmans TJ, Dijkstra PU, van Veen A, Stegenga B, Bont LG. The smallest detectable difference of mandibular function impairment in patients with a painfully restricted temporomandibular joint. J Dent Res. 1999;78(8):1445-9.
58. Calixtre L, Oliveira A, Visscher C, Armijo-Olivo S. Minimum important difference of the Headache Impact Test Questionnaire (HIT-6) in subjects with temporomandibular disorders and concomitant headache. Cephalagia. 2017;37(Sup 1):148.
59. Meng H, Dai J, Li Y. Quantitative sensory testing in patients with the muscle pain subtype of temporomandibular disorder: a systemic review and meta-analysis. Clin Oral Investig. 2021;25(12): 6547-59.
60. Simons DG, Travell JG, Simons LS. Myofascial pain and dysfunction: the trigger point manual, vol. 1. ed. Baltimore: Lippincott Williams & Wilkins; 1999.
61. Rocha CACB, Sanchez TG. Myofascial trigger points: another way of modulating tinnitus. Prog Brain Res. 2007;166(07):209-14.
62. Fernandez-de-las-Penas C, Galán-del-Rio F, Alonso-Blanco C, Jiménez-García R, Arendt-Nielsen L, Svensson P. Referred pain from muscle trigger points in the masticatory and neck-shoulder musculature in women with temporomandibular disorders. J Pain. 2010;11(12):1295-304.
63. Markiewicz MR, Ohrbach R, McCall WD. Oral Behaviors Checklist: reliability of performance in targeted waking-state behaviors. J Orofac Pain. 2006;20(4):306-16.
64. Ohrbach R, Larsson P. The Jaw Functional Limitation Scale: development, reliability, and validity of 8-item and 20-item versions. J Orofac Pain. 2008;22(3):219-30.
65. Stegenga B, Bont LG, Leeuw R, Boering G. Assessment of mandibular function impairment associated with temporomandibular joint osteoarthrosis and internal derangement. J Orofac Pain. 1993;7(2):183-95.
66. Campos JDB, Carrascosa C, Maroco J. Validity and reliability of the Portuguese version of Mandibular Function Impairment Questionnaire. J Oral Rehabil. 2012;39(5):377-83.
67. Armijo-Olivo S, Fuentes J, Major PW, Warren S, Thie NMR, Magee DJ. The association between neck disability and jaw disability. J Oral Rehabil. 2010;37(9):670-9.
68. Fougeront N, Fleiter B. Temporomandibular disorder and co-morbid neck pain: facts and hypotheses regarding pain-induced and rehabilitation-induced motor activity changes. Can J Physiol Pharmacol. 2018:1-39.
69. Tavares LF, Gadotti IC, Carvalho BG, Fernandes APM, Padilha-Silva J, Barbosa GAS, et al. Are neck pain, disability, and deep neck flexor performance the same for the different types of temporomandibular disorders? Cranio. 2022;00(00):1-9.
70. Kerr FWL. Central relationships of trigeminal and cervical primary afferents in the spinal cord and medulla. Brain Res. 1972;43(2):561-72.
71. Sterling M, Rebbeck T. The Neck Disability Index (NDI). Aust J Physiother. 2005;51(4):271.
72. Cook C, Richardson JK, Braga L, Menezes A, Soler X, Kume P, et al. Cross-cultural adaptation and validation of the Brazilian Portuguese version of the Neck Disability Index and Neck Pain and Disability Scale. Spine (Phila Pa 1976). 2006;31(14):1621-7.
73. Grondin F, Hall T, Laurentjoye M, Ella B. Upper cervical range of motion is impaired in patients with temporomandibular disorders. Cranio. 2015;33(2): 91-9.
74. Oliveira-Souza AIS, Ferro JKO, Barros MMMB, Oliveira DA. Cervical musculoskeletal disorders in patients with temporomandibular dysfunction: a systematic review and meta-analysis. J Bodyw Mov Ther. 2020;24(4):84-101.
75. Fletcher JP, Bandy WD. Intrarater reliability of CROM measurement of cervical spine active range of motion in persons with and without neck pain. J Orthop Sport Phys Ther. 2008;38(10):640-5.
76. Hall T, Briffa K, Hopper D, Robinson K. Long-term stability and minimal detectable change of the cervical flexion-rotation test. J Orthop Sports Phys Ther. 2010;40(4):225-9.
77. Cuenca-Martínez F, Herranz-Gómez A, Madroñero-Miguel B, Reina-Varona Á, La Touche R, Angulo-Díaz-Parreño S, et al. Craniocervical and cervical spine features of patients with temporomandibular disorders: a systematic review and meta-analysis of observational studies. J Clin Med. 2020;9(9):1-31.
78. Armijo-Olivo S, Magee D. Cervical musculoskeletal impairments and temporomandibular disorders. J Oral Maxillofac Res. 2012;3(4):e4.
79. Tavares LF. Dor, controle neuromotor e postura em indivíduos com disfunção temporomandibular com

e sem queixas otológicas: um estudo transversal [dissertação de mestrado]. Natal: Universidade Federal do Rio Grande do Norte; 2020.

80. Kelly M, Cardy N, Melvin E, Reddin C, Ward C, Wilson F. The craniocervical flexion test: an investigation of performance in young asymptomatic subjects. Man Ther. 2013;18(1):83-6.
81. Strimpakos N. The assessment of the cervical spine: part 2 - Strength and endurance/fatigue. J Bodyw Mov Ther. 2011;15(4):417-30.
82. Jull GA, Falla D, Vicenzino B, Hodges PW. The effect of therapeutic exercise on activation of the deep cervical flexor muscles in people with chronic neck pain. Man Ther. 2009;14(6):696-701.
83. Jull GA, O'Leary SP, Falla DL. Clinical assessment of the deep cervical flexor muscles: the craniocervical flexion test. J Manipulative Physiol Ther. 2008;31(7):525-33.
84. Jull G, Barrett C, Magee R, Ho P. Further clinical clarification of the muscle dysfunction in cervical headache. Cephalalgia. 1999;19(3):179-85.
85. Lange B, Toft P, Myburgh C, Sjøgaard G. Effect of targeted strength, endurance, and coordination exercise on neck and shoulder pain among fighter pilots: a randomized-controlled trial. Clin J Pain. 2013;29(1):50-9.
86. Calixtre LB, Oliveira AB, Alburquerque-Sendín F, Armijo-Olivo S. What is the minimal important difference of pain intensity, mandibular function, and headache impact in patients with temporomandibular disorders? Clinical significance analysis of a randomized controlled trial. Musculoskelet Sci Pract. 2020;46:102-8.

CAPÍTULO 16

Avaliação da pessoa com fibromialgia

André Pontes Silva, Mariana Arias Avila

INTRODUÇÃO

A fibromialgia é uma doença que se encontra dentro do espectro das síndromes de sensibilização central. Tornou-se mais conhecida do público a partir de 2010, quando houve um grande movimento de pesquisadores e da *International Association for the Study of Pain* (IASP) para trazer informações a respeito da doença. Esse mesmo ano (2010) foi considerado o Ano Mundial contra a Fibromialgia e a Dor Miofascial, título dado pela IASP, e foi o ano em que os critérios diagnósticos do *American College of Rheumatology* (ACR) foram atualizados pela primeira vez. Este capítulo visa trazer informações sobre a fibromialgia e como avaliar pessoas com essa doença.

EPIDEMIOLOGIA E FISIOPATOLOGIA

A fibromialgia é a segunda doença reumática mais prevalente no Brasil,[1] ficando atrás apenas da osteoartrite; no mundo, é a terceira condição de dor crônica, atrás da dor lombar e da osteoartrite.[2] Acomete cerca de 2,5% da população brasileira e pode ocorrer nos dois sexos e em qualquer idade, mas é mais comum em mulheres (na proporção de 3:1[3]) com idades entre 20 e 55 anos.[4]

No mundo, a prevalência da fibromialgia varia de acordo com o país do estudo. Por exemplo, a prevalência é de 3,3% no Canadá, 6,4% nos Estados Unidos, 9,3% na Tunísia e 0,7% na Dinamarca.[2] Além das questões culturais de cada país, é possível que a forma de diagnóstico, a depender do critério diagnóstico adotado, influencie esses números.

Ainda não se tem clareza sobre a causa da fibromialgia, mas sabe-se que ela afeta diversos sistemas, inclusive o sistema nervoso central. Possivelmente, uma combinação de interações entre neurotransmissores, estressores externos, hormônios, sistema nervoso autônomo, sistema oxidativo, anticorpos, citocinas e construtos comportamentais fazem parte de sua patogênese.[5,6] As teorias atuais apontam para uma forte evidência de anormalidades múltiplas no sistema nervoso tanto central quanto periférico.[5,7,8] Acredita-se que haja uma disfunção no sistema nervoso central para regular a sensibilidade dolorosa, com aumento de estímulos nociceptivos oriundos de músculos, ligamentos e articulações, causando uma alteração nos centros moduladores de dor em níveis medular e cerebral, traduzidos pela diminuição de serotonina e de noradrenalina e pelo aumento da substância P e de fatores de crescimento neurais.[7,9] Essas alterações de neuromediadores acarretariam um aumento da sensibilidade dolorosa, alteração do sono e fadiga.[10,11] Associa-se também a uma resposta anormal aos estressores, evidenciada por alterações no eixo hipotálamo-hipófise-adrenal.[12] Na fibromialgia, a secreção do hormônio de crescimento, o qual repara os microtraumas musculares repetidos durante o dia, está diminuída.[12] A liberação de corticotrofina para as respostas ao estresse fica enfraquecida, o que resulta em hiperalgesia, alodinia e disautonomia.[12]

ASPECTOS DA AVALIAÇÃO

Ao atender um paciente com fibromialgia, deve-se realizar uma avaliação abrangente da dor e dos aspectos a ela relacionados. Para isso, a literatura dispõe de instrumentos e testes validados para esses pacientes (descritos nos itens "Instrumentos de avaliação da fibromialgia" e "Testes específicos"). Alguns avaliam os construtos isoladamente, todavia, é importante entender que as peculiaridades da fibromialgia estão intimamente relacionadas entre si (Figura 1).

É fundamental compreender a necessidade de uma avaliação abrangente da dor para esses pacientes (Figura 2), já que a dor afeta muito fortemente a qualidade de vida deles. Vários aspectos devem estar contemplados na avaliação do paciente com fibromialgia, como mostra a Tabela 1.

Avaliar a dor de pacientes com fibromialgia é um imenso desafio, pois os construto se manifestam subjetivamente (crenças, emoções, experiências prévias etc.) e objetivamente (hipersensibilidade, disfunção autonômica, distúrbios do sono etc.) no organismo. Por isso, ainda são necessários instrumentos e testes que tentem quantificar de maneira mais objetiva a experiência de dor desses pacientes.[14]

A fadiga é outra importante variável a ser avaliada em pacientes com fibromialgia, em virtude de sua exacerbação nessa

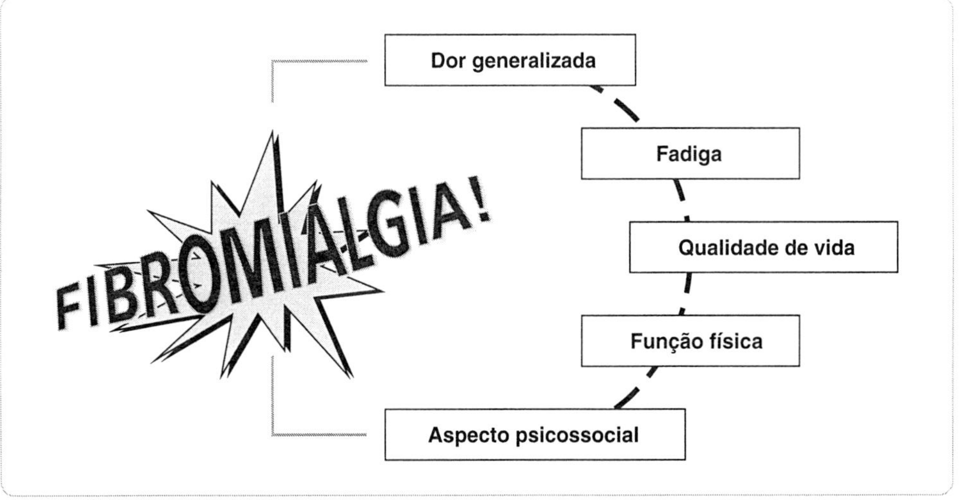

FIGURA 1 Construtos que devem ser considerados na avaliação do paciente com fibromialgia.
Fonte: elaborada pelos autores.

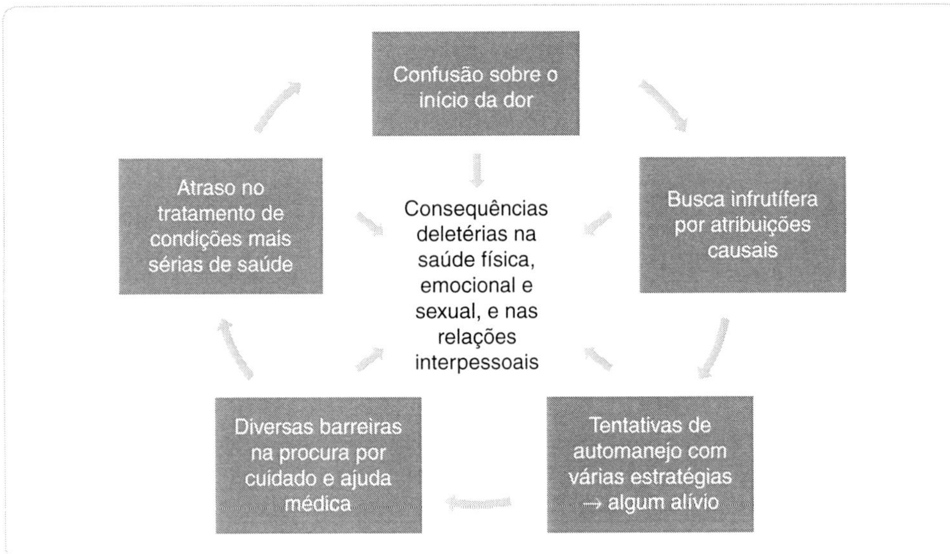

FIGURA 2 Impacto sobre a qualidade de vida de pacientes com condições dolorosas crônicas sobrepostas, entre as quais se destaca a fibromialgia.

Fonte: adaptada de Veasley, 2019.[13]

TABELA 1 Aspectos importantes da avaliação do paciente com fibromialgia[2]

Sinais cardinais	Dor	Dor generalizada Descrição da dor em termos semelhantes a parestesias e dores neuropáticas
	Fadiga	Física Mental
	Distúrbios de sono	Insônia Despertares frequentes Sono não reparador
Outros sinais comuns	Sintomas psiquiátricos	Ansiedade Depressão Transtorno de estresse pós-traumático
	Disfunções cognitivas	Dificuldades de concentração Déficits de memória
	Distúrbios autonômicos	Visão embaçada, fotofobia e xeroftalmia Sensação de instabilidade Xerostomia Variações em resposta ao frio nas extremidades (incluindo fenômeno de Raynaud) Hipotensão ortostática
	Rigidez	Rigidez matinal (de duração não superior a 60 minutos)
	Hipersensibilidade a estímulos externos	Hipersensibilidade a luz, odores e sons Sensibilidade química
	Síndromes de dor regional	Migrânea ou cefaleia Dor de estômago ou dispepsia Dor abdominal ou síndrome do cólon irritável Dismenorreia Vulvodinia Disúria

população e sua relação com dor, ansiedade, depressão e impacto negativo na qualidade de vida.[15] Existe também uma relação entre fadiga, fraqueza muscular e incapacidade em pacientes com fibromialgia, mas não se sabe exatamente qual sintoma desencadeia os outros.[16] Também é necessário avaliar a presença de distúrbios de sono, já que pacientes com fibromialgia costumam apresentar menores qualidade e eficiência do sono, sono de curta duração e sono leve.[17]

Avaliar a função física nessa população é como mergulhar em um mar de incertezas sobre testes e instrumentos pouco conhecidos. Esse desconhecimento ligado às propostas avaliativas em parte é explicado pela ausência de estudos específicos para fibromialgia e/ou controvérsia sobre o que se deve de fato avaliar (força ou resistência; tempo de exposição ao esforço físico ou repetições previamente estabelecidas; mobilidade, flexibilidade, elasticidade muscular ou capacidade cardiorrespiratória). Recomenda-se, então, melhor explica o desfecho de interesse.

Por sua vez, a avaliação da qualidade de vida, para alguns, é a soma das investigações sobre dor generalizada, fadiga excessiva, função física e os impactos nas atividades de vida diária desses pacientes.[16] Na verdade, assim como mostra a Figura 1, é impossível avaliar sintomas isolados, pois a dor se inter-relaciona com todos os outros construtos e variáveis sociodemográficas, clínicas, cognitivas, psiquiátricas e muitas outras – e o conjunto delas representa o contexto biopsicossocial.

Embora a literatura ofereça testes e instrumentos validados para pacientes com fibromialgia, isso não significa que as propostas avaliativas são suficientes e irrefutáveis. Em sentido contrário, todos os estudos destacam, na verdade, que há limitações importantes e a necessidade de pesquisas adicionais. Portanto, é possível apenas sugestões baseadas na ciência atual, que, por sua vez, traz perspectivas de avanços e todas as consequências contidas neles.

Sobre perspectivas de avanços, alguns pesquisadores acreditam que a combinação de uma triagem clínica utilizando testes, instrumentos e análise de biomarcadores (como ácido 4-guanidinobutanoico, dietiltiofosfato, galectina-7 etc.) poderia alcançar um diagnóstico mais preciso da fibromialgia, bem como a compreensão da dimensão de dor autorrelatada pelo paciente. Entretanto, esses *insights* e aplicações ainda devem ser testados com amostras representativas.[18]

INSTRUMENTOS DE AVALIAÇÃO DA FIBROMIALGIA

O atendimento ao paciente com fibromialgia se inicia na entrevista generalista ao recepcioná-lo (anamnese). A seguir, o profissional de saúde se concentra em questões específicas dessa doença – para esse propósito, é necessário utilizar instrumentos específicos.

A utilização de instrumentos (sejam eles questionários, escalas, formulários ou outras ferramentas) generalistas e específicos para fibromialgia é algo muito comum nos contextos clínico e científico (Tabela 2). Alguns desses instrumentos não foram validados exclusivamente para pacientes com fibromialgia (que é o recomendado), mas têm sido utilizados em virtude de sua acessibilidade.

Outras recomendações importantes (para instrumentos e testes) são a análise de confiabilidade (coeficiente de correlação intraclasse – CCI), consistência interna (alfa de Cronbach) e o estabelecimento de diferença mínima clinicamente importante para a população investigada; entretanto, a

TABELA 2 Instrumentos de avaliação da fibromialgia

Instrumento (sigla)	Objetivo
Instrumentos generalistas	
Escala Numérica de Avaliação da Intensidade da Dor (END)	Avaliar a intensidade de dor por meio de uma escala de 0 a 10 pontos (maior pontuação indica maior nível de dor).
Escala Visual Analógica (EVA)	Avaliar a intensidade de dor e/ou fadiga por meio de uma linha de 0 a 10 cm (maior gradação indica maior nível de dor/fadiga).
Escala Tampa de Cinesiofobia (TSK, do inglês *Tampa Scale for Kinesiophobia*)	Avaliar a cinesiofobia relacionada à dor crônica por meio de uma escala de 17 a 68 pontos (maior pontuação indica maior nível de cinesiofobia).
Escala Tampa de Cinesiofobia com 11 itens (TSK-11)	Avaliar a cinesiofobia relacionada à dor generalizada por meio de uma escala de 11 a 44 pontos (maior pontuação indica maior nível de cinesiofobia).
Escala Hospitalar de Ansiedade e Depressão (HADS, do inglês *Hospital Anxiety and Depression Scale*)	Avaliar sintomas de ansiedade e depressão por meio de duas escalas de 0 a 21 pontos cada (maior pontuação indica maior nível ansiedade e/ou depressão).
Índice de Qualidade do Sono de Pittsburgh (PSQI, do inglês *Pittsburgh Sleep Quality Index*)	Avaliar a qualidade do sono por meio de um escore de 0 a 21 (pontuações acima de 5 pontos indicam má qualidade do sono).
Instrumentos específicos	
Ferramenta de Rastreio Rápido da Fibromialgia (FiRST, do inglês *Fibromyalgia Rapid Screening Tool*)	Rastrear a fibromialgia (pontuações 5/6 ou 6/6 indicam possibilidade de fibromialgia).
Questionário de Impacto da Fibromialgia (FIQ, do inglês *Fibromyalgia Impact Questionnaire*)	Avaliar o impacto da fibromialgia na qualidade de vida dos pacientes por meio de um escore total de 0 a 100 pontos (maior pontuação indica maior impacto).
Questionário Revisado de Impacto da Fibromialgia (FIQ-R, do inglês *Fibromyalgia Impact Questionnaire-Revised*)	Avaliar o impacto da fibromialgia na qualidade de vida dos pacientes por meio de um escore total de 0 a 100 pontos (maior pontuação indica maior impacto).
Questionário de conhecimento da Fibromialgia (FKQ, do inglês *Fibromyalgia Knowledge Questionnaire*)	Avaliar o conhecimento dos pacientes acerca da fibromialgia por meio de um escore total de 0 a 18 pontos (maior pontuação indica maior conhecimento em relação à fibromialgia).
Questionário de Pesquisa da Fibromialgia (FSQ, do inglês *Fibromyalgia Survey Questionnaire*)	Diagnosticar a fibromialgia por meio de duas escalas que avaliam dor generalizada e gravidade dos sintomas: Índice de Dor Difusa (WPI, do inglês *Widespread Pain Index*) ≥ 7 e Escala de Severidade dos Sintomas (SSS do inglês *Symptom Severity Scale*) ≥ 5 (ou WPI ≥ 3 e SSS ≥ 9).

maioria deles ainda não possui esses valores preditivos para pacientes com fibromialgia.

A Escala Numérica de Avaliação da Intensidade da Dor (END) foi adaptada para o português por Ferreira-Valente et al.[19] É um instrumento utilizado para mensurar a intensidade de dor, cuja sequência de números (de 0 a 10) representa níveis desde a ausência de dor (valor = 0) até a pior dor que se pode imaginar (valor = 10). Em geral, a END é utilizada durante diferentes testes em pacientes com fibromialgia, permitindo a avaliação desse construto por meio do autorrelato do paciente. Uma redução de 2 pontos[20] na intensidade de dor é considerada diferença mínima clinicamente importante.[21]

A EVA também adaptada para o português por Ferreira-Valente et al.[19] é outra alternativa para o mesmo propósito avaliativo (e também utilizada para avaliar a fadiga). É composta por uma linha reta de

10 cm, cuja extensão representa os níveis gradativos, percorrendo desde a ausência de dor (extremidade à esquerda do respondente) até a pior dor que se pode imaginar (extremidade à direita do respondente). Embora seja confundida com a END, a EVA possui uma linha fixa de 10 cm, enquanto a END possui graduação numérica.

A Escala Tampa de Cinesiofobia (TSK, do inglês *Tampa Scale for Kinesiophobia*) foi adaptada para brasileiros por Siqueira et al.[22] Alguns pacientes com fibromialgia possuem cinesiofobia em virtude da gravidade dos sintomas e, para avaliá-la, esse instrumento contém 17 afirmações de autorrelato. Assim, por meio de quatro opções de resposta para cada item, a TSK gera uma pontuação que varia de 17 a 68 pontos. Recentemente, esse instrumento foi reduzido para 11 itens (TSK-11, com pontuação de 11 a 44) e adaptado para brasileiros com fibromialgia, com confiabilidade (CCI = 0,85) e consistência interna (alfa de Cronbach = 0,77) adequadamente estabelecidas[23] (maior pontuação indica maior nível de cinesiofobia).

A Escala Hospitalar de Ansiedade e Depressão (HADS, do inglês *Hospital Anxiety and Depression Scale*) foi adaptada para brasileiros por Castro et al.[24] e é uma alternativa para a avaliação de pacientes com fibromialgia, pois alguns possuem ansiedade e depressão em virtude da gravidade dos sintomas. Este instrumento é composto por 14 itens, divididos em dois domínios: ansiedade e depressão. O escore para cada item varia de 0 a 3 pontos e a pontuação total para cada domínio varia de 0 a 21 pontos (maior pontuação indica maior nível de ansiedade e/ou depressão).

O Índice de Qualidade do Sono de Pittsburgh (PSQI do inglês *Pittsburgh Sleep Quality Index*) foi adaptado para brasileiros por Bertolazi et al.[25] É um instrumento consistente (alfa de Cronbach = 0,82) que avalia sete aspectos do sono: qualidade subjetiva, latência do sono, duração do sono, eficiência do sono, distúrbios do sono, uso de medicamentos e disfunção diária. Em cada componente, o escore varia de 0 a 3 pontos, e o somatório gera um valor máximo de 21 pontos. Valores acima de 5 pontos indicam má qualidade do sono. Embora o PSQI não tenha sido validado, especificamente, para pacientes com fibromialgia, a combinação de informações quantitativas e qualitativas relacionadas aos aspectos do sono fundamenta sua ampla utilização na prática clínica para as mais diversas doenças que possam vir a comprometer a qualidade do sono.[25]

A Ferramenta de Rastreio Rápido da Fibromialgia (FiRST, do inglês *Fibromyalgia Rapid Screening Tool*), desenvolvido por Perrot et al.[26] e traduzido para o português por de Sousa et al.,[27] é amplamente utilizado na triagem da fibromialgia. É composto por seis itens com duas opções de respostas ("Sim" ou "Não") distribuídas nos construtos dor, fadiga e sono. A versão original descreve linha de corte de 5 pontos, indicando que pessoas com pontuação 5 ou 6 provavelmente têm fibromialgia. A versão brasileira *on-line* desse instrumento tem sensibilidade de 92,3% e especificidade de 61,6%, com linha de corte de 5, como no instrumento original. A área sob a curva ROC (do inglês *receiver operating characteristics*), o kappa de Fleiss, o AC1 de Gwet e a porcentagem de concordância são de 0,82, 0,38, 0,63 e 71,8%, respectivamente.[27]

O Questionário de Impacto da Fibromialgia (FIQ, do inglês *Fibromyalgia Impact Questionnaire*) foi proposto por Burckhardt et al.[28] e adaptado para brasileiros por Marques et al.[29] É um instrumento com o propósito de avaliar a qualidade de vida de pacientes com fibromialgia, cujas questões investigam capacidade funcional, situação profissional, distúrbios psicológicos e sintomas físicos. É composto por 19 questões organizadas em 10 itens cujo escore final varia de 0 a 100 (maior pontuação indica maior impacto da fibromialgia na qualidade de vida). Após a adaptação desse instrumento para a população brasileira,[29] alguns autores apontaram várias fragilidades durante o procedimento de validação, justificando a condução de mais estudos para respaldar o uso do instrumento em sua versão revisada.[30,31] Em vista disso, o Questionário Revisado de Impacto da Fibromialgia (FIQ-R, do inglês *Fibromyalgia Impact Questionnaire-Revised*) foi publicado por Paiva et al.[30] e atualizado por Lupi et al.[31] É um instrumento confiável (CCI > 0,75) e consistente (alfa de Cronbach > 0,70) composto por 21 itens para avaliar função (itens 1 a 9), impacto global (itens 10 e 11) e sintomas (itens 12 a 21) de fibromialgia. Todas as questões especificam experiências referentes aos últimos sete dias e são apresentadas em uma escala de classificação numérica de 11 pontos (de 0 a 10). Um fator de normalização é aplicado a cada uma das três pontuações dos domínios: a pontuação do domínio função deve ser dividida por 3; a do domínio impacto global deve ser dividida por 1; e a do domínio sintoma deve ser dividida por 2. O escore total varia de 0 a 100 (maior pontuação indica maior impacto da fibromialgia na qualidade de vida). Uma redução de 27 pontos é considerada a diferença mínima clinicamente importante.[32]

O Questionário de Conhecimento da Fibromialgia (FKQ, do inglês *Fibromyalgia Knowledge Questionnaire*) foi proposto por Suda et al. no Brasil.[33] É um instrumento confiável (CCI = 0,85) e consistente (alfa de Cronbach > 0,65), que utiliza o autorrelato para quantificar o conhecimento sobre fibromialgia. O paciente preenche o instrumento escolhendo alternativas que considera plausíveis/certas (cada questão pode ter mais de uma alternativa correta destacada em negrito), mas também há a opção de escolher "Não sei". O instrumento possui 18 itens distribuídos nos domínios: conhecimento geral sobre a fibromialgia (itens 1 a 5), medicamentos na fibromialgia (itens 6 a 9), exercícios na fibromialgia (itens 10 a 13) e proteção articular e conservação de energia (itens 14 a 18). A soma máxima de cada item é equivalente a 1 e o escore final varia entre 0 e 18 (maior pontuação indica maior conhecimento acerca da fibromialgia).

Por último, o Questionário de Pesquisa da Fibromialgia (FSQ, do inglês *Fibromyalgia Survey Questionnaire*) contém duas escalas Índice de Dor Difusa (WPI, do inglês *Widespread Pain Index*) e Escala de Severidade dos Sintomas (SSS, do inglês *Symptom Severity Scale*), propostas por Wolfe et al. em 2011,[34] atualizadas em 2016[35] e adaptadas para utilização em telemedicina na população brasileira,[36] cujas confiabilidade e consistência interna já foram testadas (kappa > 0,6; alfa de Cronbach > 0,73). A justificativa para essas atualizações aponta que as recomendações para o diagnóstico de fibromialgia apresentadas em classificações anteriores deveriam ter concentrado mais esforços no autorrelato do paciente utilizando três critérios,[34,35,37] conforme a descrição apresentada na Tabela 3.

TESTES ESPECÍFICOS

Após a entrevista (por meio da anamnese) e a investigação de questões específicas sobre o prognóstico da fibromialgia (por meio dos instrumentos supracitados), é necessário realizar testes para mensurar diversas características do paciente, como o limiar sensitivo cutâneo, o mecanismo *wind-up*, o controle inibitório nociceptivo difuso, a capacidade de caminhar, a força muscular etc.

TABELA 3 Critérios diagnósticos para a fibromialgia de acordo com o American College of Rheumatology (2016)

Um paciente satisfaz os critérios diagnósticos para fibromialgia se as 3 condições a seguir forem atendidas:

1) WPI ≥ 7 e SSS ≥ 5, ou WPI ≥ 3 e SSS ≥ 9.

2) Presença dos sintomas com gravidade semelhante há pelo menos 3 meses.

3) Ausência de condições crônicas e/ou doenças que justifiquem os sintomas.

Avaliação

1) WPI (escore de 0 a 19): observe as áreas afetadas pela dor na última semana. Em quantas áreas o paciente teve dor?

Lado direito	Lado esquerdo	Região axial anterior	Região axial posterior
Cintura escapular	Cintura escapular	Mandíbula (esquerda)	Coluna cervical
Braço superior	Braço superior	Mandíbula (direita)	Coluna torácica
Braço inferior	Braço inferior	Tórax	Coluna lombar
Quadril – glúteo/trocânter	Quadril – glúteo/trocânter	Abdome	
Coxa	Coxa		
Perna	Perna		

2) SSS (escore de 0 a 12): obtenha o escore por meio da soma dos 3 sintomas + extensão dos sintomas somáticos em geral.

Fadiga (0) (1) (2) (3)	Para cada um dos 3 sintomas, indique o nível de gravidade na última semana: 0: nenhum(a) 1: leve 2: moderado(a) (frequentemente presente) 3: grave/persistente
Indisposição ao acordar (0) (1) (2) (3)	
Problemas cognitivos (0) (1) (2) (3)	

*A respeito de sintomas somáticos em geral, indique se o paciente possui:

0: nenhum

1: poucos sintomas

2: um número moderado de sintomas

3: muitos sintomas

3) Após exames, identificaram-se condições crônicas e/ou doenças que justifiquem os sintomas? (Sim) (Não)

* Sintomas somáticos que podem ser considerados: dor muscular, síndrome do intestino irritável, fadiga/cansaço, problema de memória, fraqueza muscular, dor de cabeça, dor/cãibras no abdome, dormência/formigamento, tontura, insônia, depressão, constipação intestinal, náuseas ou vômitos, nervosismo, dor no peito, visão turva, febre, diarreia, boca seca, coceira, chiado no peito, síndrome de Raynaud, urticária/vergões, zumbido nos ouvidos, azia, úlceras orais, perda/alteração do paladar, convulsões, olhos secos, falta de ar, perda de apetite, erupção cutânea, sensibilidade ao sol, dificuldades auditivas, hematomas fáceis, perda de cabelo, micção frequente, micção dolorosa e espasmos da bexiga.

SSS: Symptom Severity Scale; WPI: Widespread Pain Index.

Embora a ciência da saúde tenha avançado significativamente, ainda não existem testes específicos para fibromialgia, contudo, podem-se utilizar testes generalistas em contextos clínico e científico para avaliar pacientes com dor crônica em geral. Serão abordados aqueles mais adequados do ponto de vista da acessibilidade em termos financeiros e de aplicabilidade (Tabela 4). Com relação à aplicabilidade desses testes, recomenda-se que os profissionais realizem um treinamento prévio com um especialista a fim de reduzir a margem de erro e aumentar o nível de segurança e/ou qualidade das avaliações.

O teste de estesiometria é utilizado para avaliar o limiar sensitivo cutâneo dos pacientes. Para isso, utiliza-se um conjunto de filamentos (validados) em áreas da superfície corporal de interesse; alguns autores sugerem os músculos trapézio, supraespinhal e esternocleidomastóideo.[38] Como os filamentos possuem valores crescentes de força de pressão (em mN), pode-se testá-los por meio de calibração em uma balança analítica de precisão validada. Durante o teste, o paciente deve ser vendado e cada filamento, em ordem crescente de força de pressão, deve ser posicionado perpendicularmente à pele, sendo pressionado suavemente até sua curvatura inicial e removido em seguida. Identifica-se o limiar sensitivo cutâneo no filamento em que o indivíduo relata ter percebido o estímulo; assim, registra-se o valor de força de pressão correspondente ao limiar relatado.[39]

O teste de somação temporal da dor é utilizado para avaliar o mecanismo *wind-up* dos pacientes. Para isso, utiliza-se um algômetro de pressão digital, cuja confiabilidade já foi testada (CCI = 0,815).[40] Nesse teste, é possível quantificar a facilitação progressiva e frequência-dependente das respostas de um neurônio, observadas durante a aplicação de estímulos repetitivos ou contínuos de intensidade constante.[41] Para o procedimento, uma pressão de 2,5 kg deve ser aplicada sobre a face anterior do antebraço dominante do indivíduo, a 7,5 cm da prega distal do punho. Mantém-se a pressão por 30 segundos enquanto se questiona o paciente sobre a intensidade de dor percebida no 1º, 10º, 20º e 30º segundos. Os valores de intensidade da dor podem ser obtidos utilizando a END (ver Tabela 2).[42,19]

O teste de modulação condicionada da dor é utilizado para avaliar o controle inibitório nociceptivo difuso dos pacientes.[43] Trata-se de um fenômeno no qual, em condições normais, a percepção da dor a um estímulo testado é reduzida em virtude da aplicação de outro estímulo doloroso (estímulo condicionado).[44] Esse teste é dividido em três etapas:

TABELA 4 Testes de avaliação propostos para pacientes com fibromialgia

Teste	Objetivo
Estesiometria	Avaliar o limiar sensitivo cutâneo utilizando um conjunto de filamentos com valores crescentes de força de pressão.
Somação temporal da dor	Avaliar o mecanismo *wind-up* utilizando um algômetro de pressão digital.
Modulação condicionada da dor	Avaliar o controle inibitório nociceptivo difuso utilizando um algômetro de pressão digital e um esfigmomanômetro.
Teste de caminhada de 6 minutos	Avaliar a funcionalidade em termos de capacidade de caminhar.
Teste de uma repetição máxima	Avaliar a funcionalidade em termos de força muscular.

1. Mensuração do limiar de dor à pressão na face anterior do antebraço dominante do indivíduo utilizando-se um algômetro de pressão.[40]
2. Compressão isquêmica (estímulo condicionado) no braço não dominante do indivíduo utilizando-se um esfigmomanômetro analógico. Ao atingir 200 mmHg de pressão, o paciente deverá relatar intensidade de dor = 4, então, reavalia-se o limiar de dor à pressão (em casos de dor < 4, solicitam-se os movimentos de abrir e fechar a mão para que a dor aumente até o nível desejado).
3. Após a mensuração do limiar de dor à pressão durante o estímulo isquêmico, retira-se a compressão e após cinco minutos mensura-se e registra-se o limiar de dor à pressão novamente.[45]

O teste de caminhada de seis minutos é uma avaliação confiável (CCI > 0,90)[46] utilizada para mensurar a funcionalidade em termos de capacidade de caminhar. O paciente deve ser motivado a caminhar durante os seis minutos na maior velocidade possível, interrompendo o teste caso sinta desconfortos. Antes e após a sessão, é interessante monitorar variáveis como pressão arterial sistêmica, frequência cardíaca, saturação de oxigênio periférica, frequência respiratória e percepção subjetiva de esforço.[47] Um aumento de 156 a 167 metros de distância percorrida é considerado diferença mínima clinicamente importante em indivíduos com fibromialgia.[48]

O teste de uma repetição máxima (1 RM) é utilizado para avaliar a força muscular dos pacientes.[49] Os resultados desse teste são confiáveis (CCI > 0,90)[50] e amplamente utilizados para ajustar a intensidade de exercícios de resistência (como o treinamento de força), com base na porcentagem da força máxima dos pacientes com fibromialgia.[51] O teste é dividido em três etapas:

1. Realizam-se 10 repetições do movimento de interesse sem adição de cargas (para finalidades de aquecimento musculoesquelético e compreensão da técnica).
2. Após um minuto de repouso, realizam-se 3 a 5 repetições máximas autorrelatadas.
3. Após três minutos de repouso, realiza-se o teste de 1 RM[52] (a carga deve ser proposta por um especialista). Uma alternativa para essa avaliação é a estimativa da força para 1 RM por meio da equação matemática:[53] 1 RM = carga submáxima em kg/(1,0278 – 0,0278 × número de repetições).

Existem diversos outros testes capazes de avaliar a função física dos pacientes (p. ex., dinamometria, *Timed-Up and Go* – TUG, sentar-levantar, Teste de Marcha Estacionário de 2 Minutos (do inglês *2-Minute Step Test*), teste do degrau etc.), mas é importante lembrar que: pacientes com fibromialgia possuem fragilidade musculoesquelética, portanto, utilizar uma ampla bateria de testes que exijam esforço físico só vai causar exaustão. Deve-se selecionar o teste mais adequado observando a individualidade biológica dos pacientes para se especializar nele!

CONSIDERAÇÕES FINAIS

Neste capítulo, foram apresentadas algumas possibilidades para avaliação do paciente com fibromialgia, além da epidemiologia dessa condição crônica, sua fisiopatologia, o que considerar no momento da avaliação, os instrumentos avaliativos e alguns testes de fácil aplicabilidade clínica e científica.

REFERÊNCIAS

1. Senna ER, Barros ALP, Silva EO, Costa IF, Pereira LV, Ciconelli RM, et al. Prevalence of rheumatic diseases in Brazil: a study using the COPCORD approach. J Rheumatol. 2004;31(3): 594-7.
2. Sarzi-Puttini P, Giorgi V, Marotto D, Atzeni F. Fibromyalgia: an update on clinical characteristics, aetiopathogenesis and treatment. Nat Rev Rheumatol. 2020;16(11):645-60.
3. Wolfe F, Walitt B, Perrot S, Rasker JJ, Häuser W. Fibromyalgia diagnosis and biased assessment: sex, prevalence and bias. PLoS One. 2018;13(9):e0203755.
4. Marques AP, Santo ASE, Berssaneti AA, Matsutani LA, Yuan SLK. Prevalence of fibromyalgia: literature review update. Rev Bras Reumatol (English Ed.). 2017;57(4):356-63.
5. Iannuccelli C, Di Franco M, Alessandri C, Guzzo MP, Croia C, Di Sabato F, et al. Pathophysiology of fibromyalgia: a comparison with the tension-type headache, a localized pain syndrome. 2010;1193: 78-83.
6. Di Franco M, Iannuccelli C, Valesini G. Neuroendocrine immunology of fibromyalgia. Ann N Y Acad Sci. 2010;1193:84-90.
7. Bradley LA. Pathophysiology of fibromyalgia. Am J Med. 2009;122(12 Suppl.):S22-S30.
8. Clauw DJ. Fibromyalgia. JAMA. 2014;311(15):1547.
9. Haas L, Portela LV, Böhmer AE, Oses JP, Lara DR. Increased plasma levels of brain derived neurotrophic factor (BDNF) in patients with fibromyalgia. Neurochem Res. 2010;35(5):830-4.
10. Heymann RE, Paiva ES, Helfenstein Jr M, Pollak DF, Martinez JE, Provenza JR, et al. Consenso brasileiro do tratamento da fibromialgia. Rev Bras Reumatol. 2010;50(1):56-66.
11. Silverman S, Sadosky A, Evans C, Yeh Y, Alvir JMJ, Zlateva G. Toward characterization and definition of fibromyalgia severity. BMC Musculoskelet Disord. 2010;11:66.
12. Wallace DJ. Is there a role for cytokine based therapies in fibromyalgia. Curr Pharm Des. 2006; 12(1):17-22.
13. Veasley C. Chronic overlapping pain conditions. In: Häuser W, Perrot S, eds. Fibromyalgia syndrome and widespread pain: from construction to relevant recognition. Philadelphia: Wolters Kluwer Health; 2019. p. 87-111.
14. Whibley D, Williams DA, Clauw DJ, Sliwinski MJ, Kratz AL. Within-day rhythms of pain and cognitive function in people with and without fibromyalgia: synchronous or syncopated? Pain. 2022;163(3): 474-82.
15. Alvarez MC, Albuquerque MLL, Neiva HP, Cid L, Rodrigues F, Teixeira DS, et al. Exploring the relationship between fibromyalgia-related fatigue, physical activity, and quality of life. Int J Environ Res Public Health. 2022;19(8).
16. Cigarán-Méndez M, Úbeda-D'Ocasar E, Arias-Buría JL, Fernández-de-Las-Peñas C, Gallego-Sendarrubias GM, Valera-Calero JA. The hand grip force test as a measure of physical function in women with fibromyalgia. Sci Rep. 2022;12(1):3414.
17. Wu YL, Chang LY, Lee HC, Fang SC, Tsai PS. Sleep disturbances in fibromyalgia: a meta-analysis of case-control studies. J Psychosom Res. 2017;96: 89-97.
18. Hsu WH, Han DS, Ku WC, Chao YM, Chen CC, Lin YL. Metabolomic and proteomic characterization of sng and pain phenotypes in fibromyalgia. Eur J Pain. 2022;26(2):445-62.
19. Ferreira-Valente MA, Pais-Ribeiro JL, Jensen MP. Validity of four pain intensity rating scales. Pain. 2011;152(10):2399-404.
20. Farrar JT, Pritchett YL, Robinson M, Prakash A, Chappell A. The clinical importance of changes in the 0 to 10 numeric rating scale for worst, least, and average pain intensity: analyses of data from clinical trials of duloxetine in pain disorders. J Pain. 2010;11(2):109-18.
21. Farrar JT, Young JP, LaMoreaux L, Werth JL, Poole RM. Clinical importance of changes in chronic pain intensity measured on an 11-point numerical pain rating scale. Pain. 2001;94(2):149-58.
22. Siqueira FB, Teixeira-Salmela LF, Magalhães LDC. Analysis of the psychometric properties of the Brazilian version of the Tampa Scale For Kinesiophobia. Acta Ortop Bras. 2007;15(1):19-24.
23. Salvador EMES, Franco KFM, Miyamoto GC, Franco YRDS, Cabral CMN. Analysis of the measurement properties of the Brazilian-Portuguese version of the Tampa Scale for Kinesiophobia-11 in patients with fibromyalgia. Braz J Phys Ther. 2021;25(2):168-74.
24. Castro MMC, Quarantini L, Batista-Neves S, Kraychete DC, Daltro C, Miranda-Scippa A. Validade da escala hospitalar de ansiedade e depressão em pacientes com dor crônica. Rev Bras Anestesiol. 2006;56(5):470-7.
25. Bertolazi AN, Fagondes SC, Hoff LS, Dartora EG, Miozzo IC, Barba ME, et al. Validation of the

Brazilian Portuguese version of the Pittsburgh Sleep Quality Index. Sleep Med. 2011;12(1):70-5.

26. Perrot S, Bouhassira D, Fermanian J. Development and validation of the Fibromyalgia Rapid Screening Tool (FiRST). Pain. 2010;150(2):250-6.
27. Sousa AP, Arruda GT, Pontes-Silva A, Souza MC, Driusso P, Avila MA. Measurement properties of the Brazilian online version of the Fibromyalgia Rapid Screening Tool (FiRST). Adv Rheumatol. 2022;62(1):39.
28. Burckhardt CS, Clark SR, Bennett RM. The Fibromyalgia Impact Questionnaire: development and validation. J Rheumatol. 1991;18(5):728-33.
29. Marques AP, Santos AMB, Assumpção A. Validation of the Brazilian Version of the Fibromyalgia Impact Questionnaire (FIQ). Medicina (B Aires). 2006;(11):24-31.
30. Paiva ES, Heymann RE, Rezende MC, Helfenstein M Jr, Martinez JE, Provenza JR, et al. A Brazilian Portuguese version of the Revised Fibromyalgia Impact Questionnaire (FIQR): a validation study. Clin Rheumatol. 2013;32(8):1199-206.
31. Lupi JB, Carvalho-de-Abreu DC, Ferreira MC, Oliveira RDR, Chaves TC. Brazilian Portuguese version of the Revised Fibromyalgia Impact Questionnaire (FIQR-Br): cross-cultural validation, reliability, and construct and structural validation. Disabil Rehabil. 2017;39(16):1650-63.
32. Surendran S, Mithun C. FRI0647 Estimation of minimum clinically important difference in fibromyalgia for fiqr using bpi as the anchor measure. Ann Rheum Dis. 2018;77:845.
33. Suda AL, Jennings F, Bueno VC, Natour J. Development and validation of Fibromyalgia Knowledge Questionnaire: FKQ. Rheumatol Int. 2012;32(3):655-62.
34. Wolfe F, Clauw DJ, Fitzcharles MA, Goldenberg DL, Häuser W, Katz RS, et al. Fibromyalgia criteria and severity scales for clinical and epidemiological studies: a modification of the ACR Preliminary Diagnostic Criteria for Fibromyalgia. J Rheumatol. 2011;38(6):1113-22.
35. Wolfe F, Clauw DJ, Fitzcharles MA, Goldenberg DL, Häuser W, Katz RL, et al. 2016 Revisions to the 2010/2011 fibromyalgia diagnostic criteria. Semin Arthritis Rheum. 2016;46(3):319-29.
36. Daltrozo JB, Paupitz JA, Neves FS. Validity of fibromyalgia Survey Questionnaire (2016) assessed by telephone interview and cross-cultural adaptation to Brazilian Portuguese language. Adv Rheumatol (London, England). 2020;60(1):37.
37. Wolfe F, Clauw DJ, Fitzcharles MA, Goldenberg DL, Katz RS, Mease P, et al. The American College of Rheumatology preliminary diagnostic criteria for fibromyalgia and measurement of symptom severity. Arthritis Care Res (Hoboken). 2010;62(5):600-10.
38. Castro-Sánchez AM, García-López H, Fernández-Sánchez M, Pérez-Mármol JM, Aguilar-Ferrándiz ME, Luque-Suárez A, et al. Improvement in clinical outcomes after dry needling versus myofascial release on pain pressure thresholds, quality of life, fatigue, pain intensity, quality of sleep, anxiety, and depression in patients with fibromyalgia syndrome. Disabil Rehabil. 2019;41(19):2235-46.
39. Wylde V, Palmer S, Learmonth ID, Dieppe P. Test-retest reliability of Quantitative Sensory Testing in knee osteoarthritis and healthy participants. Osteoarthr Cartil. 2011;19(6):655-8.
40. Knapstad MK, Nordahl SHG, Naterstad IF, Ask T, Skouen JS, Goplen FK. Measuring pressure pain threshold in the cervical region of dizzy patients–the reliability of a pressure algometer. Physiother Res Int. 2018;23(4):1-6.
41. Herrero JF, Laird JM, López-García JA. Wind-up of spinal cord neurones and pain sensation: much ado about something? Prog Neurobiol. 2000;61(2):169-203.
42. Vase L, Nikolajsen L, Christensen B, Egsgaard LL, Arendt-Nielsen L, Svensson P et al. Cognitive-emotional sensitization contributes to wind-up-like pain in phantom limb pain patients. Pain. 2011;152(1):157-62.
43. van Wijk G, Veldhuijzen DS. Perspective on diffuse noxious inhibitory controls as a model of endogenous pain modulation in clinical pain syndromes. J Pain. 2010;11(5):408-19.
44. Yarnitsky D. Conditioned pain modulation (the diffuse noxious inhibitory control-like effect): its relevance for acute and chronic pain states. Curr Opin Anaesthesiol. 2010;23(5):611-5.
45. Arendt-Nielsen L, Nie H, Laursen MB, Laursen BS, Madeleine P, Simonsen OH, Graven-Nielsen T. Sensitization in patients with painful knee osteoarthritis. Pain. 2010;149(3):573-81.
46. Pankoff BA, Overend TJ, Lucy SD, White KP. Reliability of the six-minute walk test in people with fibromyalgia. Arthritis Rheum. 2000;13(5):291-5.
47. Enright PL. The six-minute walk test. Respir Care. 2003;48(8):783-5.

48. Kaleth AS, Slaven JE, Ang DC. Determining the minimal clinically important difference for 6-minute walk distance in fibromyalgia. Am J Phys Med Rehabil. 2016;95(10):738-45.
49. Naugle KM, Fillingim RB, Riley JL. A meta-analytic review of the hypoalgesic effects of exercise. J Pain. 2012;13(12):1139-50.
50. Grgic J, Lazinica B, Schoenfeld BJ, Pedisic Z. Test–retest reliability of the one-repetition maximum (1RM) strength assessment: a systematic review. Sports Med Open. 2020;6(1).
51. Busch AJ, Webber SC, Richards RS, Bidonde J, Schachter CL, Schafer LA, et al. Resistance exercise training for fibromyalgia. Cochrane Database Syst Rev. 2013;2013(12).
52. Ribeiro RP C, Franco TC, Pinto AJ, Pontes Filho MAG, Domiciano DS, Sá-Pinto AL, et al. Prescribed versus preferred intensity resistance exercise in fibromyalgia pain. Front Physiol. 2018;9:1-8.
53. Brzycki M. Strength testing: predicting a one-rep max from reps-to-fatigue. J Phys Educ Recreat Danc. 1993;64(1):88-90.

CAPÍTULO 17

Avaliação da dor oncológica

Vinício dos Santos Barros, Amanda Estevão da Silva, Nájala Borges de Sousa

INTRODUÇÃO E DEFINIÇÃO

Dor costuma ser é um fenômeno complexo.[1] A dor oncológica é uma das complicações complexas em pacientes com câncer. Cerca de 50 a 90% dos pacientes diagnosticados com câncer relatam dor, como um dos fatores que mais afetam a qualidade de vida, tornando-a um fator crucial em todo o tratamento.[1,2] A complexidade da dor no câncer é decorrente da interação entre células cancerosas, células periféricas, sistema imune e sistema nervoso central, podendo ser desencadeada também pela doença em si ou pelo tratamento.[3]

A dor oncológica está associada ao aumento de morbidades e à diminuição da qualidade de vida.[4] A *Joint Commission* descreveu a dor com controle inadequado como antiética e clinicamente insalubre, e afirmou que a dor deve ser considerada o quinto sinal vital.[5] Além disso, a dor relacionada ao câncer tem impacto negativo sobre a qualidade de vida dos pacientes e afeta seus familiares e cuidadores, sendo associada a insônia, fadiga, dependência e alterações nas atividades de vida diária,[6] podendo levar, ainda, a diminuição da interação com os familiares, sensação de isolamento e sofrimento emocional.[7] A dor aumenta o risco para o desenvolvimento de ansiedade e depressão, podendo piorar algum quadro de depressão já existente e diminuindo ainda mais a qualidade de vida. Vários estudos têm demostrado que o manejo adequado da dor oncológica resulta em melhorias clinicamente relevantes na qualidade de vida relacionada à saúde.[8] Metade dos pacientes que realizam tratamento para o câncer relatam que a dor não é abordada como uma prioridade, apesar de seu impacto na qualidade de vida.[9]

O gerenciamento da dor oncológica continua sendo um grande desafio clínico, e é importante esclarecer alguns conceitos como "dor total" e *breakthrough*, bastante abordados nos estudos sobre dor no câncer. Dor total se caracteriza pela natureza multidimensional da experiência de dor do paciente, abrangendo os domínios físico, psicológico, espiritual e social. A intensidade de cada domínio pode variar de forma individualizada para cada paciente, sendo imprescindível uma abordagem biopsicossocial em seu manejo.[9] *Breakthrough*, por sua vez, é descrito como um episódio de dor grave que ultrapassa a dor persistente e crônica controlada, caracterizada por início rápido, alta intensidade e curta duração, podendo estar relacionada a neoplasia com destruição óssea, de vísceras ou de tecido nervoso.[10,11]

PREVALÊNCIA E INFORMAÇÕES RELACIONADAS À DOR ONCOLÓGICA

A prevalência de câncer cresceu nos últimos anos. Em 2020, estima-se que houve 19,3 milhões de novos diagnósticos de câncer no mundo, com cerca de 10 milhões de mortes.[58] Dor e câncer não são sinônimos, porém a dor é o sintoma mais comum da doença em todos os seus momentos, principalmente no estágio avançado. Entre 33 e 40% dos pacientes que se curam do câncer têm dor crônica. Em pacientes com a doença em fase terminal, pelo menos 55% terão dor de intensidade moderada a grave.[12]

A dor oncológica afetou um número importante de pacientes ao redor do mundo nos últimos 30 anos. Sua prevalência varia de 30 a 40% nos pacientes que estão em tratamento ativo da doença e 70 a 90% nos pacientes com câncer avançado.[13] Na Alemanha, a prevalência de dor em pacientes oncológicos é de 37,9%.[14] No Brasil, estima-se que 62 a 90% dos doentes com câncer apresentam algum tipo de dor.[15]

As dores oncológicas podem ser estimadas quanto à sua prevalência em diversas situações: internação, tratamento, pós-tratamento, gênero, entidade tumoral e extensão da doença. Em geral, 92,5% dos pacientes apresentam dor diretamente relacionada ao câncer, cerca de 20,8% apresentam dor em decorrência do tratamento e 2,3% apresentam outras dores não diretamente relacionadas.[16]

Com base em uma revisão sistemática sobre dor em pacientes oncológicos, as taxas de prevalência foram de 39,3% após tratamento curativo; 55%, durante o tratamento antineoplásico; 66,4%, em doença avançada, metastática ou terminal; e 50,7%, em todos os estágios do câncer.[17]

Aproximadamente 78% dos pacientes internados apresentam dor, dos quais 24% relatam dor moderada e 28%, dor intensa.[18] Os pacientes oncológicos são internados em razão de diversos sinais e sintomas, entre eles dispneia, distúrbios metabólicos, lise tumoral, vômito, diarreia, obstrução tumoral, síndrome da veia cava e dor.[19] Um quarto dos indivíduos apresentou duas ou mais dores, sendo que a média de duração da dor foi de 5,9 meses e a intensidade frequentemente foi alta (66,7% relataram dor intensa, maior que 7, pela Escala Numérica de Avaliação da Intensidade da Dor – END).[20]

Com relação às entidades tumorais, existem menores taxas de prevalência de dor e gravidade da dor no câncer de próstata (26%) em comparação ao câncer de cabeça e pescoço (48,7%) e ao câncer dos órgãos genitais femininos (46,0%). A dor parece estar mais presente nos seguintes diagnósticos: pulmão (18,1%); mama (13,4%); cabeça e pescoço (10,2%); estômago, esôfago ou pâncreas (9,6%); colorretal (9,5%); útero (6,6%); próstata (6%); leucemia e linfomas (3,9%); e outros (22,7%).[21]

A gravidade do câncer e a extensão da doença têm uma influência direta na dor em razão da presença de metástases, compressão e cronificação da dor.[22] As taxas de prevalência e gravidade da dor foram maiores em pacientes, ainda, com estadiamento IV que não estavam em remissão e que receberam tratamento hospitalar.[23] Existe um grupo de pacientes, ainda, que apresenta piora da dor em longo prazo. Isso mostra de forma clara a cronificação da dor em pacientes com câncer. A dor crônica no câncer foi associada a ansiedade, depressão, angústia e baixa qualidade de vida.[23-25]

Doentes com câncer avançado em cuidados paliativos apresentam como principal queixa a dor, que pode não estar associada a nenhum tipo de câncer específico.[26] Sua prevalência é de mais de 75% dos doentes, e por meio dos protocolos da Organização Mundial da Saúde (OMS) é possível controlá-la em mais de 90% dos casos.[27]

Os mecanismos de dor são diferentes entre os pacientes que afirmam ter dor, porém é importante saber que pode haver semelhanças entre os mecanismos fisiopatológicos nesses pacientes.[20]

CAUSAS DA DOR ONCOLÓGICA

A dor no paciente oncológico é multidimensional e advém de vários fatores, com destaque para doença de base, procedimentos diagnósticos e tratamentos. Um estudo prospectivo realizado em uma grande amostra com pacientes com câncer mostrou que 17% da dor percebida é causada pelo tratamento antineoplásico e 10% é relacionada a outras etiologias.[21] Portanto, para fornecer um tratamento mais adequado, é muito importante identificar se a dor é causada pelo tumor, relacionada ao tratamento ou a outras comorbidades.

Vários mecanismos são responsáveis pela dor no câncer, podendo variar entre a localização e o tipo de tumor. Os mecanismos fisiológicos exatos para dor oncológica ainda não foram totalmente elucidados.[28] Segundo estudo realizado por Magee et al. no ano de 2019, a dor no câncer está relacionada a quatro pilares:[29]

1. **Efeitos do tumor:**
   - Local do tumor.
   - Doença metastática.
   - Dor óssea induzida pelo câncer.
   - Efeitos paraneoplásicos.
   - Sensibilização central.
2. **Relacionada ao tratamento:**
   - Cirurgia.
   - Quimioterapia.
   - Radioterapia.
   - Outros tratamentos (esteroides, hormononioterapia ou imunoterapia).
3. **Condições associadas:**
   - Hipercalcemia.
   - Osteoporose.
   - Imobilidade prolongada.
   - Imunossupressão.
4. **Dor não relacionada ao câncer:**
   - Condições musculoesqueléticas.

Sabe-se, ainda, que a dor oncológica afeta vários componentes da função humana, incluindo personalidade, humor, comportamento, relações e capacidade de trabalho. Destaca-se a importância de uma abordagem biopsicossocial para avaliação, gestão e manejo da dor no câncer. Isso requer uma gestão com equipe multidisciplinar composta por médicos, enfermeiros, fisioterapeutas, farmacêuticos e psicólogos.[30] Os principais procedimentos terapêuticos relacionados à dor no câncer descritos na literatura são anti-inflamatórios não esteroides, opioides, quimioterapia, terapia hormonal, radioterapia, tratamentos cirúrgicos, fisioterapia e terapias complementares.[29]

As dores no paciente oncológico podem ser divididas quanto ao tempo em: aguda (de curta duração) e crônica (de longa duração). Quanto à localização, pode ser nociceptiva (somática e visceral) e neuropática (sistema nervoso periférico, central e simpaticomimética). A dor aguda no câncer está relacionada a uma lesão tecidual de resposta imediata, como pós-operatório, fraturas ósseas, derrame pleural, síndrome da veia cava, queimadura pós-radioterapia e outras.[31] Tem início súbito, de alta intensidade, é incapacitante, normalmente desaparece após intervenção na causa e não é recorrente. É possível observar, ainda, respostas neurovegetativas, como aumento da pressão arterial, taquicardia, taquipneia, agitação psicomotora e ansiedade.[32]

A dor oncológica crônica é definida como uma dor contínua ou recorrente de duração mínima de três meses. Trata-se das dores causadas pelo tumor primário ou por metástases e pelos tratamentos da doença, como cirurgias, quimioterapia e radioterapia. A expansão dos tumores causa lesão tecidual e a liberação de mediadores inflamatórios. Além disso, o câncer também pode comprimir ou destruir algum nervo, resultando em alterações neuropáticas. A dor pode se iniciar durante o tratamento e perdurar por meses ou até anos. A Classificação Internacional de Doenças (CID) é usada para codificar diferentes diagnósticos no sistema de saúde de muitos países do mundo, mas uma nova força-tarefa da *International Association for the Study of Pain* (IASP) foi criada para elaborar um sistema de classificação para dor oncológica crônica, resultando no desenvolvimento de uma nova classificação para a 11ª revisão da CID. Nessa nova categoria da CID para "Dor crônica", sete grupos foram identificados, incluindo a dor crônica do câncer, que é subdividida, com base na localização, em visceral, óssea (ou musculoesquelética) e somatossensorial (neuropática), e descrita como contínua (dor de fundo) ou intermitente (dor episódica)[33] (Figura 1).

A dor oncológica crônica visceral usualmente é causada por compressão, distensão, inflamação ou isquemia de um ou mais órgãos viscerais ou até mesmo por metástases, sendo mal delimitada no tempo e no espaço. Sem respostas neurovegetativas, está associada a respostas emocionais de ansiedade, depressão e alteração de qualidade de vida.[34]

Já a dor crônica oncológica óssea é um dos tipos mais prevalentes no paciente com câncer. É causada por lesões em um ou mais ossos, que podem estar relacionadas aos tumores (osteossarcomas) ou a metástases.

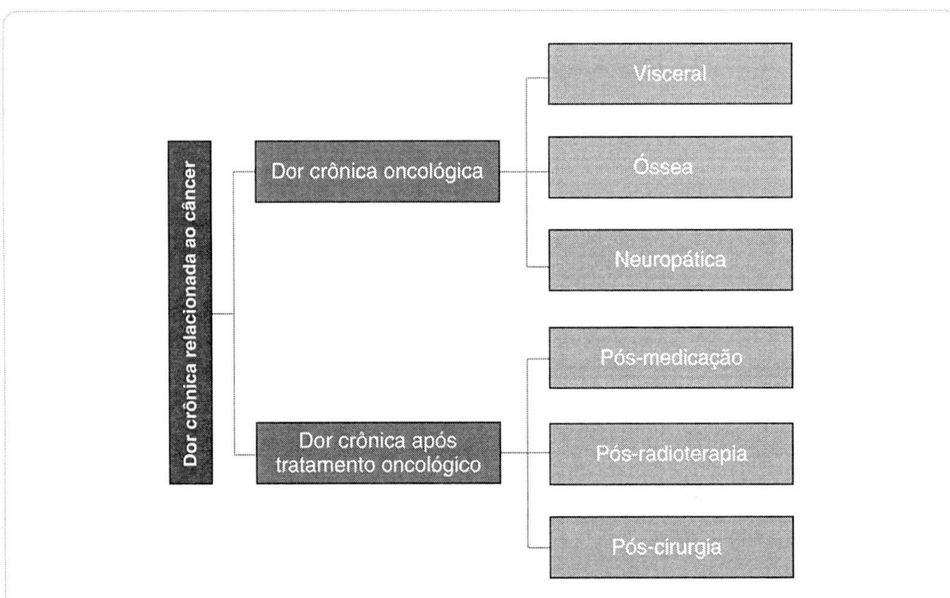

FIGURA 1 Classificação da dor crônica segundo a CID-11.

Fonte: adaptada do *site* www.singular.med.br.

Pode ocorrer por compressão do tumor ou por fraturas. O tecido ósseo, quando atingido pelo tumor de forma primária ou secundária, pode afetar a cortical, o que gera enfraquecimento e vulnerabilidade às forças cinéticas do movimento humano. O mínimo movimento pode causar fraturas espontâneas que geram muita dor.[35]

A dor crônica neuropática é definida como uma dor que ocorre como consequência direta de uma lesão ou de doenças que afetam o sistema somatossensitivo.[36] A dor neuropática tem prevalência aproximada de 7 a 8% na população oncológica[37,38] e usualmente está relacionada à compressão do sistema nervoso periférico ou central causada por tumor primário ou metástase. Um exemplo frequente é a compressão da medula causada por uma metástase. A dor geralmente é percebida na distribuição dos nervos afetados. Dores neuropáticas estão associadas a piores resultados no tratamento da dor oncológica.

A quimioterapia também é um dos fatores causais da dor neuropática e pode gerar polineuropatias sensitiva e motora periférica por alterações metabólicas, estruturais e autoimunes, que causam lesão axonal nos nervos periféricos, principalmente os mais distais, acarretando dor e alteração da sensibilidade e da capacidade funcional.[39,40]

Existe também no paciente oncológico a dor do tipo *breakthrough* (também conhecida como dor irruptiva oncológica ou episódica), definida como uma exacerbação transitória da dor, como discutido anteriormente. É uma condição que afeta até 95% dos pacientes com doença oncológica avançada, afetando negativamente sua qualidade de vida. Pode ocorrer com maior frequência em pacientes com tumores gastrointestinal, geniturinário, de pulmão, de mama, de pâncreas, de cabeça e pescoço, colorretal, mieloma múltiplo de próstata.[41]

INSTRUMENTOS DE AVALIAÇÃO DA DOR ONCOLÓGICA

A estratificação da dor pode ser dividida em descritores de quantificação e de sensação.[42] Os descritores de quantificação estão relacionados a intensidade e gravidade da dor.[1] Alguns exemplos de mensuração quantitativas são os seguintes:

- **Escala Verbal Descritiva (EVD):** escala categórica com a qual os pacientes selecionam sua intensidade de dor a partir de um descritor ("Nenhum", "Leve", "Moderado" ou "Grave").[43]
- **Escala Numérica de Avaliação da Intensidade da Dor (END):** consiste nos números de 0 a 10 para medir a intensidade da dor, com 0 representando "Sem dor" e 10 representando "Pior dor" durante um período definido. A resposta do indivíduo é classificada de forma que de 0 a 4 seja considerada "Dor leve"; de 5 a 6; "Dor moderada"; e de 7 a 10, "Dor intensa"[43] (Figura 2A).
- **Escala Visual Analógica (EVA):** utiliza uma linha reta, com 10 cm de comprimento, com uma extremidade da linha marcada como "Sem dor", enquanto a extremidade oposta da linha é ancorada por "Pior dor". Os pacientes são solicitados a marcar um ponto na linha que melhor mede seus níveis de intensidade de dor[44] (Figura 2B).

Apesar de se recomendar o uso desses instrumentos, a dor oncológica é uma experiência multidimensional e, portanto, sua intensidade/gravidade, por si só, muitas vezes não é suficiente para medir e descrever a experiência. Fazem-se necessários, portanto, os descritores de sensação. Os principais descritores de sensação são: tipo de dor (ardência, choque, pontada, queimação, entre outros), localização/radiação,

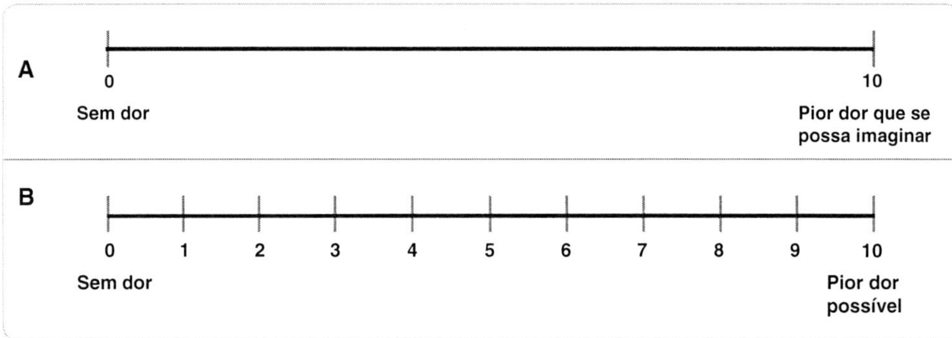

FIGURA 2 A: Escala Visual Analógica; B: Escala Numérica de Avaliação da Intensidade da Dor.
Fonte: elaborada pelos autores.

padrão temporal e fatores atenuantes/exacerbadores.[43]

Alguns instrumentos de avaliação para dor são brevemente citados em estudos que incluem a população oncológica; dentre eles, destacam-se: Questionário de Dor de McGill (MPQ, do inglês *McGill Pain Questionnaire*), Inventário Breve de Dor (BPI, do inglês *Brief Pain Inventory*), Inventário de Sintomas do MD Anderson (MDASI, do inglês *MD Anderson Symptom Inventory*), Escala de Avaliação de Sintomas de Edmonton (ESAS, do inglês *Edmonton Symptom Assessment System*), Escala de Dor de Avaliação de Sintomas e Sinais Neuropáticos de Leeds (LANSS, do inglês *Leeds Assessment of Neuropathic Symptoms and Signs*) e Escala de Faces (FPS, do inglês *Faces Pain Scale*),[1] descritos a seguir.

Questionário de dor de McGill

Amplamente citado em revisões sistemáticas[42,45] que objetivavam apresentar e descrever os principais instrumentos utilizados para avaliação da dor oncológica, o MPQ foi criado em 1987[46] e traduzido para o português em 2006.[47]

Trata-se de uma ferramenta rápida para medir a experiência subjetiva de dor e que permite a avaliação de qualidades sensoriais, afetivas e avaliativas relacionadas ao processo doloroso, também podendo ser utilizada para monitorar a dor ao longo do tempo e determinar a eficácia de qualquer intervenção.[47]

Em sua forma original, o questionário é composto por 78 descritores de dor, distribuídos em 20 grupos de palavras divididas em quatro categorias (sensorial, afetiva, avaliativa e diversa). Cada subclasse contém de 2 a 6 descritores que têm valor atribuído de 1 a 6, refletindo o nível de intensidade nessa subclasse (Figura 3).[47]

A pontuação dessa escala é realizada a partir da soma dos valores associados a cada palavra e os escores variam de 0 a 78 (0 = "Sem dor" e 78 = "Dor intensa"). É composto por 78 palavras, das quais o respondente escolhe aquelas que mais descrevem sua experiência de dor, e posteriormente sete palavras são selecionadas das seguintes categorias: dimensão sensorial (descritores de 1 a 10), dimensão afetiva (descritores de 11 a 15), dimensão avaliativa (descritor 16) e dimensão mista (descritores de 17 a 20).[47]

Esse questionário contém ainda uma escala de intensidade de 0 a 5 e um diagrama corporal para representação do local da dor e caracterização de aspectos como periodicidade e duração da queixa álgica.[47]

Nome______ Data______ Hora______

1 Espasmódica, Tremor, Pulsátil, Latejante, Martelante	11 Cansativa, Exaustiva	Intensidade atual de dor (IAD) ______ Comentários:
2 Crescente, Repentina, Provocada	12 Enjoativa, Sufocante	
3 Picada, Agulhada, Perfurante, Punhalada, Lancinante	13 Amedrontadora, Apavorante, Aterrorizante	
4 Aguda, Cortante, Dilacerante	14 Castigante, Debilitante, Cruel, Perversa, Mortal	
5 Beliscante, Pressionante, Pinçante, Cãibra, Esmagamento	15 Desgraçada, Enlouquecedora	
6 Fisgada, Puxão, Distensão	16 Incômoda, Perturbadora, Desconforto, Intensa, Insuportável	
7 Quente, Queimação, Escaldante, Queimadura	17 Difusa, Irradiante, Penetrante, Que transpassa	
8 Formigamento, Coceira, Ardência, Ferroada	18 Aperto, Dormente, Estirante, Esmagadora, Demolidora	
9 Insensibilidade, Sensibilidade, Que machuca, Dolorida, Forte	19 Fresca, Fria, Congelante	
10 Suave, Tensão, Esfolante, Rompimento	20 Importunante, Nauseante, Angustiante, Desagradável, Torturante	
	IAD: 0 Sem dor, 1 Leve, 2 Desconfortante, 3 Angustiante, 4 Horrível, 5 Excruciante	

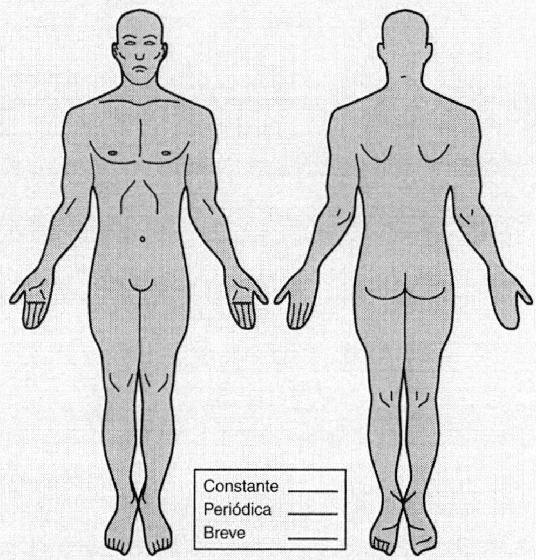

Constante ___
Periódica ___
Breve ___

Sintomas que acompanham:	Sono:	Ingestão de alimentos:
Náusea, Dor de cabeça, Tontura, Sonolência, Constipação, Diarreia	Bom, Descontínuo, Insônia	Boa, Alguma, Pouca, Nenhuma
	Comentários:	Comentários:
Comentários:	Atividades: Boa, Alguma, Pouca, Nenhuma	Comentários:

FIGURA 3 Versão brasileira do Questionário de dor de McGill.

Fonte: adaptada de Varoli et al, 2006[54].

Inventário Breve de Dor

O grupo de trabalho especializado da *European Association of Palliative Care* (EAPC)[48] recomenda o uso de ferramentas multidimensionais, como o BPI, (Figura 4),[49] para a avaliação da dor em pacientes oncológicos em cuidados paliativos (Figura 4).

Trata-se de uma escala destinada à avaliação da intensidade da dor e do impacto da dor na função diária. O BPI inclui diagramas do corpo anterior e posterior para o paciente marcar o local de sua dor. Quatro itens são respondidos sobre a intensidade da dor (usando-se uma escala numérica que varia de 0 a 10) e sete itens sobre a interferência da dor na função diária (usando-se

1. Durante a vida, a maioria das pessoas apresenta dor de vez em quando (dor de cabeça, dor de dente etc.). Você teve, hoje, dor diferente dessas?

1. Sim ☐ 2. Não ☐

2. Marque sobre o diagrama, com um X, as áreas onde você sente dor, e onde a dor é mais intensa.

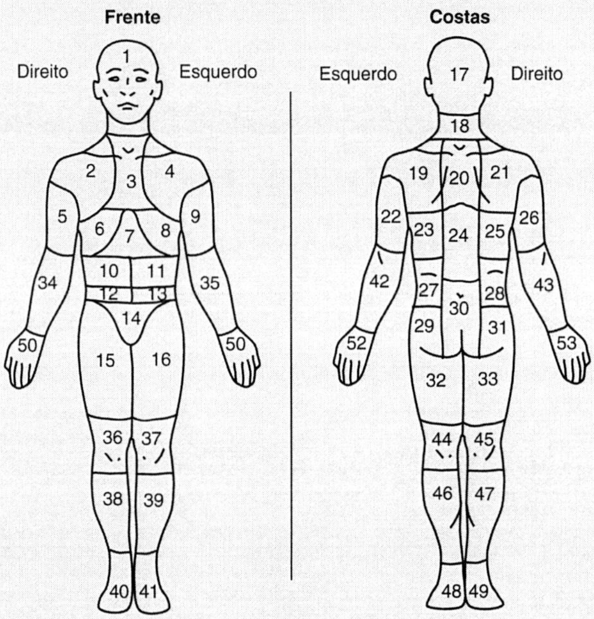

3. Circule o número que melhor descreve a pior dor que você sentiu nas últimas 24 horas.

Sem dor 0 1 2 3 4 5 6 7 8 9 10 Pior possível

4. Circule o número que descreve a dor mais fraca que você sentiu nas últimas 24 horas.

Sem dor 0 1 2 3 4 5 6 7 8 9 10 Pior possível

5. Circule o número que melhor descreve a média da sua dor.

Sem dor 0 1 2 3 4 5 6 7 8 9 10 Pior possível

6. Circule o número que mostra quanta dor você está sentindo agora (neste momento).

Sem dor 0 1 2 3 4 5 6 7 8 9 10 Pior possível

FIGURA 4 Inventário Breve de Dor (BPI) (*continua*).

Fonte: adaptado de Ferreira et al., 2011[56].

7. Quais tratamentos ou medicações você está recebendo para dor?

Nome	Dose/frequência	Data de início

8. Nas últimas 24 horas, qual a intensidade da melhora proporcionada pelos tratamentos ou medicações que você está usando?

Sem alívio 0% 10% 20% 30% 40% 50% 60% 70% 80% 90% 100% Alívio completo

9. Circule o número que melhor descreve como, nas últimas 24 horas, a dor interferiu na sua:

Atividade geral

Não interferiu 0 1 2 3 4 5 6 7 8 9 10 Interferiu completamente

Humor

Não interferiu 0 1 2 3 4 5 6 7 8 9 10 Interferiu completamente

Habilidade de caminhar

Não interferiu 0 1 2 3 4 5 6 7 8 9 10 Interferiu completamente

Trabalho

Não interferiu 0 1 2 3 4 5 6 7 8 9 10 Interferiu completamente

Relacionamento com outras pessoas

Não interferiu 0 1 2 3 4 5 6 7 8 9 10 Interferiu completamente

Sono

Não interferiu 0 1 2 3 4 5 6 7 8 9 10 Interferiu completamente

Habilidade de apreciar a vida

Não interferiu 0 1 2 3 4 5 6 7 8 9 10 Interferiu completamente

FIGURA 4 Inventário Breve de Dor (BPI) (*Continuação*).

escala numérica que varia de 0 a 10, sendo 0 "Sem interferência" e 10, "Interferência completa", para atividade geral, trabalho, humor, caminhada, prazer com a vida, relações com os outros e sono, além de uma questão relacionada à resposta da dor aos analgésicos.[49]

Inventário de Sintomas do MD Anderson

O MDASI foi desenvolvido com base no BPI. Como vários sintomas coexistem na população de pacientes com câncer, foi considerado necessário avaliar esses vários sintomas juntos, em vez de usar ferramentas separadas para cada sintoma.[42] Como resultado, este instrumento é utilizado para mensurar vários sintomas relacionados ao câncer, incluindo a dor.

Este instrumento é composto por 13 itens centrais que são considerados as queixas mais frequentemente vivenciadas pelos pacientes com câncer, como dor, fadiga, náusea, sono perturbado, sofrimento emocional, falta de ar, falta de apetite, sonolência, boca seca, tristeza, vômito, dificuldades de memória e dormência/formigamento.[50] A avaliação considera as últimas 24 horas (Figura 5).

Na parte I do MDSAI, cada sintoma é classificado com uma escala de classificação numérica de 0 a 10 (na qual 0 significa "Sem sintoma" e 10 significa "Tão forte quanto você possa imaginar"). Na parte II desse instrumento, relaciona-se a interferência e cada aspecto é avaliado por uma classificação numérica de 0 a 10 (na qual 0 significa "Não interferiu" e 10 significa "Interferiu completamente").[50] O MDASI é um instrumento específico para pacientes oncológicos, desenvolvido em 2000[10] e validado para a língua portuguesa em 2014.[51]

Sistema de Avaliação de Sintomas de Edmonton

A ESAS[52] é um instrumento elaborado para avaliar nove sintomas comumente presentes no paciente com câncer avançado: dor, náusea, cansaço, depressão, ansiedade, sonolência, falta de apetite, mal-estar e dispneia, e tem a opção de adicionar um décimo sintoma específico do paciente. Cada sintoma é classificado usando-se uma escala de classificação numérica de 0 a 10, com 0 significando "Não experimentado" e 10 indicando o pior nível do sintoma (Figura 6). O instrumento passou por tradução e adaptação transcultural para uso em cuidados paliativos no Brasil em 2013.[53]

Escala de dor de Avaliação de Sintomas e Sinais Neuropáticos de Leeds

A LANSS é um instrumento projetado para identificar a dor especificamente de origem neuropática, dividido em duas partes.[54] A primeira parte consiste em um questionário de avaliação da dor com cinco itens que solicita ao respondente que selecione "Sim" ou "Não" em relação a: presença de sensações de "ardor, formigamento, alfinetes e agulhas"; alterações na pele como rubor ou manchas; sensibilidade ao toque; sensações espontâneas, como choques elétricos, saltos e rebentamentos; e mudanças percebidas na temperatura da pele, como calor e queimação (Figura 7).

A segunda parte da avaliação da LANSS é um componente de teste sensorial pelo qual o clínico testa alodinia. A resposta para todos os itens é ponderada e pontuada, e uma pontuação maior que 12 indica um provável desajuste neuropático para o

Data: ___/___/___ Instituição: ___

Nome: ___ Número de registro: ___

Inventário de sintomas do MD Anderson (MDASI) cabeça e pescoço

Parte I. Qual a **intensidade** dos seus sintomas?

Pessoas com câncer frequentemente têm sintomas que são causados pela sua doença ou pelo seu tratamento. Pedimos que você indique qual a intensidade mais forte que você sentiu com relação aos seguintes sintomas, **nas últimas 24 horas**. Por favor, para cada sintoma abaixo marque um número de 0 (se você não teve o sintoma) a 10 (seu sintoma foi tão forte ou intenso quanto você possa imaginar que poderia ser).

	Sem sintoma										Tão forte quanto você possa imaginar
	0	1	2	3	4	5	6	7	8	9	10
1. Sua **dor** em pior estado?	O	O	O	O	O	O	O	O	O	O	O
2. Seu **cansaço** (fadiga) no seu pior estado?	O	O	O	O	O	O	O	O	O	O	O
3. Seu **enjoo** (náusea) no seu pior estado?	O	O	O	O	O	O	O	O	O	O	O
4. Seus **problemas de sono** no seu pior estado?	O	O	O	O	O	O	O	O	O	O	O
5. Suas **preocupações** (aborrecimentos) no seu pior estado?	O	O	O	O	O	O	O	O	O	O	O
6. Sua **falta de ar** no seu pior estado?	O	O	O	O	O	O	O	O	O	O	O
7. Sua **dificuldade para lembrar** das coisas no seu pior estado?	O	O	O	O	O	O	O	O	O	O	O
8. Sua **falta de apetite** no seu pior estado?	O	O	O	O	O	O	O	O	O	O	O
9. Sua **sonolência** no seu pior estado?	O	O	O	O	O	O	O	O	O	O	O
10. Sua sensação de **boca seca** no seu pior estado?	O	O	O	O	O	O	O	O	O	O	O
11. Seu **sentimento de tristeza** no seu pior estado?	O	O	O	O	O	O	O	O	O	O	O
12. Seus **vômitos** no seu pior estado?	O	O	O	O	O	O	O	O	O	O	O
13. Sua sensação de **dormência ou formigamento** no seu pior estado?	O	O	O	O	O	O	O	O	O	O	O
14. Seus problemas com **catarro na boca ou na garganta** no seu pior estado?	O	O	O	O	O	O	O	O	O	O	O
15. Sua **dificuldade para engolir/mastigar** no seu pior estado?	O	O	O	O	O	O	O	O	O	O	O
16. Seus problemas com **engasgamento** (quando comida/bebida descem pela via errada) no seu pior estado?	O	O	O	O	O	O	O	O	O	O	O
17. Seus **problemas com sua voz/para falar** no seu pior estado?	O	O	O	O	O	O	O	O	O	O	O
18. Seus problemas com **dor/queimação ou irritação na pele** no seu pior estado?	O	O	O	O	O	O	O	O	O	O	O
19. Sua **constipação** no seu pior estado?	O	O	O	O	O	O	O	O	O	O	O
20. Sua **dificuldade para sentir o gosto da comida** no seu pior estado?	O	O	O	O	O	O	O	O	O	O	O
21. Seus problemas com **feridas na boca/garganta** no seu pior estado?	O	O	O	O	O	O	O	O	O	O	O
22. Seus **problemas com seus dentes/gengiva** no seu pior estado?	O	O	O	O	O	O	O	O	O	O	O

Parte II. Quanto os sintomas têm interferido na sua vida

Os sintomas frequentemente interferem no modo como nos sentimos e agimos. Nas últimas 24 horas, seus sintomas interferiram nos seguintes aspectos da sua vida?

Para cada um dos seguintes aspectos marque 0 se os sintomas não interferiram e 10 se os sintomas interferiram completamente.

	Não interferiu										Interferiu completamente
	0	1	2	3	4	5	6	7	8	9	10
23. Atividades em geral?	O	O	O	O	O	O	O	O	O	O	O
24. Humor?	O	O	O	O	O	O	O	O	O	O	O
25. Trabalho (incluindo tarefas domésticas)?	O	O	O	O	O	O	O	O	O	O	O
26. Relacionamento com outras pessoas?	O	O	O	O	O	O	O	O	O	O	O
27. Caminhar?	O	O	O	O	O	O	O	O	O	O	O
28. Prazer de viver?	O	O	O	O	O	O	O	O	O	O	O

FIGURA 5 Inventário de Sintomas do MD Anderson (MDASI).
Fonte: adaptada de Kolankiewicz et al., 2014[58].

Por favor, circule o número que melhor descreve como você está se sentindo agora

Sem dor	0	1	2	3	4	5	6	7	8	9	10	Pior dor possível
Sem cansaço Cansaço = falta de energia	0	1	2	3	4	5	6	7	8	9	10	Pior cansaço possível
Sem sonolência Sonolência = sentir-se com sono	0	1	2	3	4	5	6	7	8	9	10	Pior sonolência possível
Sem náusea	0	1	2	3	4	5	6	7	8	9	10	Pior náusea possível
Com apetite	0	1	2	3	4	5	6	7	8	9	10	Pior falta de apetite possível
Sem falta de ar	0	1	2	3	4	5	6	7	8	9	10	Pior falta de ar possível
Sem depressão Depressão = sentir-se triste	0	1	2	3	4	5	6	7	8	9	10	Pior depressão possível
Sem ansiedade Ansiedade = sentir-se nervoso	0	1	2	3	4	5	6	7	8	9	10	Pior ansiedade possível
Com bem-estar Bem-estar/mal-estar = como você se sente em geral	0	1	2	3	4	5	6	7	8	9	10	Pior mal-estar possível
Sem ___ Outro problema (p. ex., prisão de ventre)	0	1	2	3	4	5	6	7	8	9	10	Pior ___ possível

FIGURA 6 Sistema de Avaliação de Sintomas de Edmonton (ESAS).

Fonte: adaptada de Monteiro et al., 2013[60].

Nome: .... Data: ....

Esta escala de dor ajuda a determinar como os nervos que carregam a informação de dor estão funcionando. É importante obter este tipo de informação, pois ela pode ajudar na escolha de um tratamento específico para o seu tipo de dor.

A. Questionário de dor

- Pense na dor que você vem sentindo na última semana.
- Por favor, diga se qualquer uma das características abaixo se aplica à sua dor.

Responda apenas "Sim" ou "Não".

1. Sua dor se parece com uma sensação estranha desagradável na pele? Palavras como "agulhadas", "choques elétricos" e "formigamento" são as que melhor descrevem estas sensações.
   a) NÃO – minha dor não se parece com isso .... (0)
   b) SIM – eu tenho este tipo de sensação com frequência .... (5)
2. Sua dor faz com que a cor da pele mude? Palavras como "manchada", "avermelhada" ou "rosada" descrevem a aparência na sua pele.
   a) NÃO – minha dor não afeta a cor da minha pele .... (0)
   b) SIM – eu percebi que a dor faz com que minha pele mude de cor .... (5)
3. Sua dor faz com que a pele afetada fique sensível ao toque? A ocorrência de sensações desagradáveis ou dolorosas ao toque leve ou mesmo ao toque da roupa ao vestir-se descrevem esta sensibilidade anormal.
   a) NÃO – minha dor não faz com que minha pele fique mais sensível .... (0)
   b) SIM – minha pele é mais sensível ao toque nesta área .... (3)
4. Sua dor inicia de repente ou em crises, sem nenhuma razão aparente, quando você está parado, sem fazer nenhum movimento? Palavras como "choques elétricos", "dor em pontada" ou "dor explosiva" descrevem essas sensações.
   a) NÃO – minha dor não se comporta dessa forma .... (0)
   b) SIM – eu tenho estas sensações com muita frequência .... (2)
5. Sua dor faz com que a temperatura da sua pele na área dolorida mude? Palavras como "calor" e "queimação" descrevem essas sensações.
   a) NÃO – eu não tenho esse tipo de sensação .... (0)
   b) SIM – eu tenho essas sensações com frequência .... (1)

B. Exame da sensibilidade

A sensibilidade da pele pode ser examinada comparando-se a área dolorida com a área contralateral ou nas áreas adjacentes não doloridas avaliando a presença de alodinia à alteração do limiar de sensação ao estímulo da agulha (LSA).

6. Alodinia
   Examine a resposta ao toque leve com algodão sobre a área não dolorida e, a seguir, ao toque da área dolorida. Casos sensações normais forem percebidas no lado não dolorido e, ao contrário, se dor ou sensações desagradáveis (sensação tipo "picada" ou "latejante") forem percebidas na área afetada, então a alodinia está presente.
   a) NÃO – sensação normal em ambas as áreas........ (0)
   b) SIM – alodinia somente na área dolorida........ (5)
7. Alteração do limiar por estímulo de agulha
   - Determine o limiar por estímulo de agulha pela comparação da resposta a uma agulha de espessura 23 (cor azul) conectada a uma seringa de 2 mL – sem a parte interna – suavemente colocada nas áreas doloridas da pele e depois nas não doloridas.
   - Caso uma sensação de agulhada normal seja sentida na área da pele não dolorida, mas uma sensação diferente for sentida na área dolorida, como "nenhuma sensação" ou "somente sensação de toque" (LSA aumentado) ou "dor muito intensa" (LSA diminuído), isso significa que há um LSA alterado.
   - Caso a sensação de agulhada não seja percebida em nenhuma área, conecte a parte interna da seringa à agulha para aumentar o peso e repita a manobra.

   a) NÃO – sensação igual em ambas as áreas........ (0)
   b) SIM – limiar por estímulo de agulha alterado no lado dolorido........ (3)

Escore:

Some os valores entre parênteses nos achados descritivos e de exame da sensibilidade para obter um escore global.

Escore total (máximo 24) ....

FIGURA 7 Escala de Dor de Avaliação de Sintomas e Sinais Neuropáticos de Leeds (LANSS).
Fonte: adaptada de Schestatsky et al., 2011.[62]

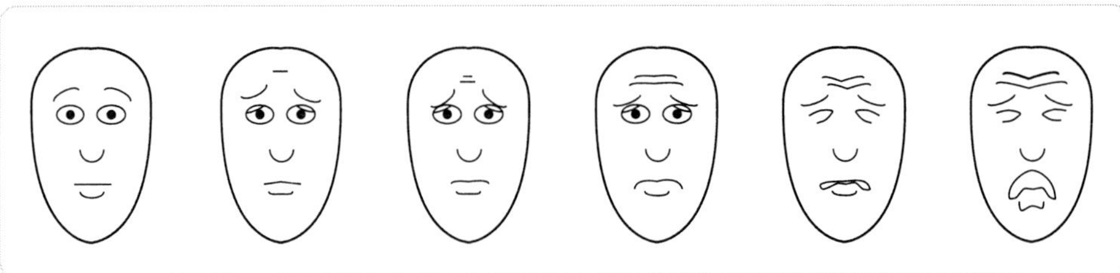

FIGURA 8 Escala de Faces (FPS).
Fonte: adaptada do *site* https://wongbakerfaces.org.[57]

estado de dor do paciente.[54] A validação da LANSS para a língua portuguesa ocorreu em 2011.[55]

Escala de Faces

Considerando-se o contexto da oncologia pediátrica, a Escala de Faces (FPS, do inglês *Faces Pain Scale*) é uma medida de autorrelato utilizada para avaliar a intensidade da dor em crianças.[56] Trata-se de uma escala amplamente utilizada com pessoas de três anos de idade ou mais. Essa ferramenta de autoavaliação deve ser compreendida pelo paciente, para que ele possa escolher a face que melhor ilustra a dor física que está sentindo (Figura 8).[57]

Determinar a melhor maneira de medir a dor em crianças é difícil, pois muitas vezes a avaliação da dor em crianças pode apresentar dificuldades específicas do desenvolvimento em razão de habilidades potencialmente limitadas na comunicação verbal e no pensamento associativo.[56]

As medidas validadas de dor não são comumente usadas em cuidados pediátricos, entretanto, sem avaliação regular da dor, esta é muitas vezes subtratada nessa população.[56]

CONSIDERAÇÕES FINAIS

Muitas ferramentas de avaliação unidimensional e multidimensional têm sido usadas na avaliação da dor oncológica. Existe um interesse crescente no desenvolvimento de um sistema de classificação de dor oncológica padrão reconhecido internacionalmente para prever o curso da dor e a resposta ao tratamento.

Em virtude da heterogeneidade de perfil dos pacientes oncológicos, a utilização de um único instrumento específico, que seja adaptável a variabilidades dos tipos de câncer, estadiamentos e performance do doente, se torna difícil. Entretanto, com o avanço tecnológico, o cenário é de evolução positiva, com facilidade de uso, armazenamento e cálculo facilitado.

REFERÊNCIAS

1. Raja SN, Carr DB, Cohen M, Finnerup NB, Flor H, Gibson S, et al. The revised International Association for the Study of Pain definition of pain: concepts, challenges, and compromises. Pain. 2020;161(9):1976-82.
2. Haumann J, Joosten EBA, Everdingen MHJVDB. Pain prevalence in cancer patients: status quo or opportunities for improvement? Curr Opin Support Palliat Care. 2017;11(2):99-104.
3. Leppert W, Zajaczkowska R, Wordliczek J, Dobrogowski J, Woron J, Krzakowski M. Pathophysiology and clinical characteristics of pain in most common locations in cancer patients. J Physiol Pharmacol. 2016;67(6):787-99.
4. Greenlee H, DuPont-Reyes MJ, Balneaves LG, Carlson LE, Cohen MR, Deng G, et al. Diretrizes de prática clínica sobre o uso baseado em evidências de terapias integrativas durante e após o tratamento

do câncer de mama. CA Câncer J Clin. 2017;67(3): 194-232.
5. Phillips DM. JCAHO pain management standards are unveiled. Joint Commission on Accreditation of Healthcare Organizations. JAMA. 2000;284(4): 428-9.
6. Marshall JL, Cartwright TH, Berry CA, Stowell SA, Miller SC. Implementation of a performance improvement initiative in colorectal cancer care. J Oncol Pract. 2012;8(5):309-14.
7. Pergolizzi JV, Gharibo C, Ho KY. Treatment considerations for cancer pain: a global perspective. Pain Pract. 2015;15(8):778-92.
8. Kroenke K, Theobald D, Wu J, Loza JK, Carpenter JS, Tu W. The association of depression and pain with health-related quality of life, disability, and health care use in cancer patients. J Pain Symptom Manage. 2010;40(3):327-41.
9. Breivik H, Cherny N, Collett B, Conno F, Filbet M, Foubert AJ, et al. Cancer-related pain: a pan-European survey of prevalence, treatment, and patient attitudes. Ann Oncol. 2009;20(8):1420-33.
10. Mercadante S, Portenoy RK. Breakthrough cancer pain: twenty-five years of study. Pain. 2016;157(12): 2657-63.
11. Løhre ET, Thronæs M, Klepstad P. Breakthrough cancer pain in 2020. Curr Opin Support Palliat Care. 2020;14(2):94-9.
12. Ferreira KASL, Kimura M, Teixeira MJ, Nobrega JCM, ed. Preditores de controle inadequado da dor entre pacientes com dor oncológica. 7º Congresso Brasileiro de Dor, Gramado; 2006.
13. Stjernswärd J, Stanley K, Henderson C. Cancer control: introduction to a series of reports on strategies and approaches. Bull World Health Org. 1986;64(1):69-71.
14. Broemer L, Hinz A, Koch U, Mehnert-Theuerkauf A. Prevalence and severity of pain in cancer patients in Germany. Front Pain Res. 2021;2:703165.
15. O'Mahony S, Goulet J, Kornblith A, Abbatiello G, Clarke B, Kless-Siegel S, et al. Desire for hastened death, cancer pain and depression: report of a longitudinal observational study. J Pain Symptom Manage. 2005;29(5):446-57.
16. Caraceni A, Portenoy R; working group of the IASP Task Force on Cancer Pain. An international survey of cancer pain characteristics and syndromes. IASP Task Force on Cancer Pain. International Association for the Study of Pain. Pain. 1999;82(3):263-74.
17. van den Beuken-van Everdingen MH, Hochstenbach LM, Joosten EA, Tjan-Heijnen VC, Janssen DJ. Update on prevalence of pain in patients with cancer: systematic review and meta-analysis. J Pain Symptom Manage. 2016;51(6): 1070-1090.e9.
18. Dalal S, Reddy AS, Arthur J, Haider A, Dev R, Williams JL, et al. Frequency and severity of pain in hospitalized cancer patients at a tertiary cancer center. J Clin Oncol. 2019;37(31):103.
19. Vieira WS, Diniz MBC, Comel JC. Perfil dos atendimentos de pacientes oncológicos da unidade de emergência de um hospital referência regional no interior do Rio Grande do Sul. Brasil Mundo da Saúde. 2020;44:193-206. 2062019.
20. Lema MJ, Foley KM, Hausheer FH. Types and epidemiology of cancer-related neuropathic pain: the intersection of cancer pain and neuropathic pain. Oncologist. 2010;15(suppl2):3-8.
21. Rond S, Zech D, Diefenbach C, Radbruch L, Lehmann KA. Assessment of cancer pain: a prospective evaluation in 2266 cancer patients referred to a pain service. Pain. 1996;64(1):107-14.
22. Freynhagen R, Bennett MI. Diagnosis and management of neuropathic pain. BMJ. 2009; 339: b3002.
23. Fishbain DA, Cutler R, Rosomoff HL, Rosomoff RS. Chronic pain-associated depression: antecedent or consequence of chronic pain? A review. Clin J Pain. 1997;13:116-37.
24. Cox-Martin E, Anderson-Mellies A, Borges V, Bradley C. Chronic pain, health-related quality of life, and employment in working-age cancer survivors. J Can Surv Res Prac. 2020;14:179-82.
25. Lee J, Franz L, Goforth HW. Serotonin syndrome in a chronic-pain patient receiving concurrent methadone, ciprofloxacin, and venlafaxine. Psychosomatics. 2009;50:321-30.
26. Sandgren A, Fridlund B, Nyberg P, Strang P, Petersson K, Thulesius H. Symptoms, care needs and diagnosis in palliative cancer patients in acute care hospitals: a 5-year follow-up survey. Acta Oncol. 2010;49(4):460-6.
27. Jeba J, George R, Thangakunam B, Christopher DJ. Pain assessment and analgesic prescription for cancer patients in a medical ward: the influence of an educational intervention. Natl Med J India. 2009;22(4):177-80.
28. Schmidt BL. The neurobiology of cancer pain. J Oral Maxillofac Surg. 2015;73(12 Suppl):S132-S135.

29. Magee D, Bachtold S, Brown M, Farquhar-Smith P. Cancer pain: where are we now? Pain Manag. 2019;9(1):63-79.
30. Caraceni A, Shkodra M. Cancer pain assessment and classification. Cancers (Basel). 2019;11(4):510.
31. Costa A, Chaves M. Dor em pacientes oncológicos sob tratamento quimioterápico. Rev Dor São Paulo. 2012;13(1):45-9.
32. Caraceni A, Portenoy R. An international survey of cancer pain characteristics and syndromes. IASP Task Force on Cancer Pain. International Association for the Study of Pain. Pain. 1999;82(3):263-74.
33. Bennett MI, Kaasa S, Barke A, Korwisi B, Rief W, Treede RD; IASP Taskforce for the Classification of Chronic Pain. The IASP Classification of Chronic Pain for ICD-11: chronic cancer-related pain. Pain. 2019;160:38-44.
34. Zakka TM, Teixeira MJ, Yeng LT. Dor visceral abdominal: aspectos clínicos. Rev Dor São Paulo. 2013;14(4):311-4.
35. Wiermann EG, Diz MDP, Caponero R, Lages PSM, Araujo CZ, Bettega RTC, et al. Consenso Brasileiro sobre Manejo da Dor Relacionada ao Câncer. Rev Bras Oncol Clín. 2014;10(38).
36. Treede RD, Jensen TS, Campbell JN, Cruccu G, Dostrovsky JO, Griffin JW, et al. Neuropathic pain: redefinition and a grading system for clinical and research purposes. Neurology. 2008;70(18): 1630-5.
37. Miranda CC, Seda Jr LF, Pelloso LR. New physiological classification of pains: current concept of neuropathic pain. Rev Dor. 2016;17(Suppl 1):17-9.
38. Posso IP, Palmeira CC, Vieira ER. Epidemiology of neuropathic pain. Rev Dor. 2016;17(Suppl1):11-4.
39. Pain PP. Persistent pain in cancer survivors: pathogenesis and treatment options. Pain Clin: Up Dates. 2016;XXIV(4):1-8.
40. Portenoy RK, Dhingra LK. Overview of cancer pain syndromes. UptoDate; 2017.
41. Davies A, Kleeberg UR, Jarosz J, Mercadante S, Poulain P, O'Brien T, et al. Improved patient functioning after treatment of breakthrough cancer pain: an open-label study of fentanyl buccal tablet in patients with cancer pain. Support Care Cancer. 2015;23(7):2135-43.
42. Burton AW, Chai T, Smith LS. Cancer pain assessment. Curr Opin Support Palliat Care. 2014; 8(2):112-6.
43. Oldenmenger WH, Raaf PJ, Klerk C, van der Rijt CC. Cut points on 0-10 numeric rating scales for symptoms included in the Edmonton Symptom Assessment Scale in cancer patients: a systematic review. J Pain Symptom Manage. 2013;45(6): 1083-93.
44. Martinez JE, Grassi DC, Marques LG. Análise da aplicabilidade de três instrumentos de avaliação de dor em distintas unidades de atendimento: ambulatório, enfermaria e urgência. Rev Bras Reumatol. 2011;51(4):299-308.
45. Hjermstad MJ, Gibbins J, Haugen DF, Caraceni A, Loge JH, Kaasa S; EPCRC, European Palliative Care Research Collaborative. Pain assessment tools in palliative care: an urgent need for consensus. Palliat Med. 2008;22(8):895-903.
46. Melzack R. The short-form McGill Pain Questionnaire. Pain. 1987;30(2):191-7.
47. Varoli FK, Pedrazzi V. Adapted version of the McGill Pain Questionnaire to Brazilian Portuguese. Braz Dent J. 2006;17(4):328-35.
48. Caraceni A, Cherny N, Fainsinger R, Kaasa S, Poulain P, Radbruch L, et al. Pain measurement tools and methods in clinical research in palliative care: recommendations of an Expert Working Group of the European Association of Palliative Care. J Pain Symptom Manage. 2002;23:239-255.
49. Cleeland CS, Ryan KM. Pain assessment: global use of the Brief Pain Inventory. Ann Acad Med Singap. 1994;23(2):129-38.
50. Cleeland CS, Mendoza TR, Wang XS, Chou C, Harle MT, Morrissey M, et al. Assessing symptom distress in cancer patients: the MD. Anderson Symptom Inventory. Cancer. 2000;89:1634-46.
51. Kolankiewicz ACB, Domenico EBL, Lopes LFD, Magnago TSBS. Validação do Inventário de Sintomas do MD. Anderson Cancer Center para a língua portuguesa. Rev Esc Enferm USP. 2014;48(6):999-1005.
52. Chang VT, Hwang SS, Feuerman M. Validation of the Edmonton Symptom Assessment Scale. Cancer. 2000;88(9):2164-71.
53. Monteiro DR, Almeida MA, Kruse MHL. Tradução e adaptação transcultural do instrumento Edmonton Symptom Assessment System para uso em cuidados paliativos. Rev Gaúcha Enferm. 2013;34(2):163-71.
54. Bennett M. The LANSS Pain Scale: the Leeds assessment of neuropathic symptoms and signs. Pain. 2001;92(1-2):147-57.

55. Schestatsky P, Felix-Torres V, Chaves ML, Câmara-Ehlers B, Mucenic T, Caumo W, et al. Brazilian Portuguese validation of the Leeds Assessment of Neuropathic Symptoms and Signs for patients with chronic pain. Pain Med. 2011;12(10):1544-50.
56. Hicks CL, von Baeyer CL, Spafford PA, van Korlaar I, Goodenough B. The Faces Pain Scale-Revised: toward a common metric in pediatric pain measurement. Pain. 2001;93(2):173-83.
57. Wong-Baker FACES Foundation. Oklahoma City. 2016. Disponível em: https://wongbakerfaces.org/. Acesso em: 08 dez. 2022.
58. Sung, H, Ferlay, J, Siegel, RL, Laversanne, M, Soerjomataram, I, Jemal, A, Bray, F. Global cancer statistics 2020: GLOBOCAN estimates of incidence and mortality worldwide for 36 cancers in 185 countries. CA Cancer J Clin. 2021: 71: 209- 249. https://doi.org/10.3322/caac.21660).

CAPÍTULO 18

Avaliação da dor no atleta

Mariana Arias Avila, Raul Frederico Traete, Rafael Krasic Alaiti, Leandro Fukusawa

INTRODUÇÃO

Profissionais de saúde que trabalham com atletas sabem o quão desafiadora é uma queixa de dor, especialmente se ela é persistente. O contexto de vida do atleta difere muito das outras populações que chegam aos consultórios em busca de tratamento para sua dor. A "cultura de dor" inerente ao esporte (e principalmente incutida no alto rendimento) e a busca de suas inter-relações que causam incapacidade no atleta lesionado tornam o assunto mais complexo e instigante. Embora não haja diretrizes padrão-ouro para a avaliação de dor no esporte, seguir preceitos fundamentais da propedêutica ortopédica, aliados aos fatores únicos e exclusivos do esporte, é de suma importância para o sucesso da abordagem e da busca pelo melhor entendimento da dor do atleta.

Afinal, como o corpo de atletas recreacionais e profissionais é recorrentemente submetido a demandas elevadas de cargas, faz sentido pensar que queixas de dor relacionadas ao esporte tenham maior relação com a sobrecarga tecidual e a biomecânica do gesto esportivo, apesar da forte influência de fatores biopsicossociais, emocionais, ambientais, nutricionais e de outros elementos que permeiam a vida do atleta.

ASPECTOS INTRÍNSECOS DO ATLETA

Alguns fatores devem ser levados em consideração ao se avaliar um praticante de um esporte recreacional e/ou profissional que procura por atendimento, como descrito na Tabela 1.

Um elemento indispensável a ser levado em consideração antes da avaliação do atleta e que diz respeito à classificação da dor, mais especificamente ao prazo de dor, é a presença da chamada dor mista. Trata-se de uma dor que seria classificada como crônica pelo tempo que acomete o atleta, mas que tem características de dor aguda, já que traz dano tecidual evidente. Isso ocorre principalmente em virtude da reativação do quadro agudo, seja pela falta de tempo hábil para cicatrização, por um calendário conturbado de competições e treinamentos, ou por estar exposta a recorrências pela sequência de estímulos nocivos a um tecido não preparado para recebê-los. Todo esse mecanismo acaba funcionando como fator de perpetuação de dor.

Especificamente com relação à dor, sabe-se que esse fenômeno ganha diversos significados no contexto esportivo (Figura 1). A dor no ambiente esportivo está relacionada ao prazer da prática, aos objetivos

TABELA 1 Fatores que devem ser avaliados quando atleta procura atendimento

Fatores	Explicação/exemplos
Esporte	Futebol, basquete, atletismo, natação etc.
Nível de prática	Amador recreacional, amador competitivo, alto rendimento, profissional.
Intensidade da atividade	Deve ser considerada de acordo com o nível de prática.
Mecanismo de lesão	O gesto esportivo inerente à prática estará afetado de diferentes maneiras, a depender de como a lesão ocorreu.
Função/posição no esporte	No caso de esportes coletivos, a posição ou função do atleta pode ser afetada de maneiras distintas, a depender da lesão; p. ex., um líbero e um levantador movimentam-se de maneira diferente durante uma partida de vôlei.
Tipo de dor	Classificar a dor: de acordo com prazo (aguda ou crônica); mecanismo de início (traumática ou atraumática); manifestação (repentina ou gradual) e mecanismo (nociceptiva, neuropática ou nociplástica).[1]

com a prática e aos limites que a dor impõe para esse atleta.[2] O prazer pode ser considerado um agente fundamental na manutenção da prática, trazendo a ideia de superação de desafios (mesmo que não haja vitória associada). Já o objetivo da prática é atingir o nível máximo de desempenho, o que muitas vezes pode levar o atleta a ter experiências de dor importantes e, com isso, promover o reconhecimento dos limites do corpo, o que está atrelado à experiência de dor do indivíduo.

Assim, quando um atleta chega até a clínica com uma queixa de dor, um dos mais marcantes a ser avaliado diz respeito a uma frase muito famosa e utilizada por atletas recreacionais e/ou profissionais: "Sem dor, sem ganho" (em inglês: *"No pain, no gain"*). Como existe uma cultura inerente ao esporte de que sem dor não haverá melhora do desempenho (a chamada "cultura de dor"), a percepção de dor modulada pelo sistema nervoso central (SNC) encontra-se alterada, acarretando assim um desequilíbrio de capacidade *versus* demanda, gerando lesões por sobrecarga, afastando atletas de treinos e competições. Dessa forma, identificar e avaliar a dor do atleta e fundamental para que o desempenho seja o menos afetado possível.

Como resultado, a distinção entre lesão e dor é de fundamental importância para quem trabalha com atletas recreacionais e/ou profissionais, já que a dor sem relação com lesão tecidual em atletas é comum.[3] A Tabela 2 traz alguns aspectos importantes que devem ser levados em consideração para essa distinção.

EPIDEMIOLOGIA

Encontrar dados epidemiológicos sobre a dor em atletas é bastante complexo, em especial porque existem especificidades relacionadas à modalidade esportiva, ao nível de prática e a fatores como sexo e ocorrência de lesão. A Tabela 3 traz alguns dados epidemiológicos que constam na literatura.

A dor é um elemento muito comum na vida de atletas recreacionais ou profissionais; assim, deve-se ter um olhar cuidadoso, com base nos conceitos mais atuais sobre o que é a dor e como deve ser a avaliação dessa experiência no âmbito do esporte. No ano de 2020, a *International Association for the Study of Pain* (IASP) atualizou sua definição de dor e passou a descrevê-la como "uma experiência sensitiva e emocional desagradável associada com, ou que

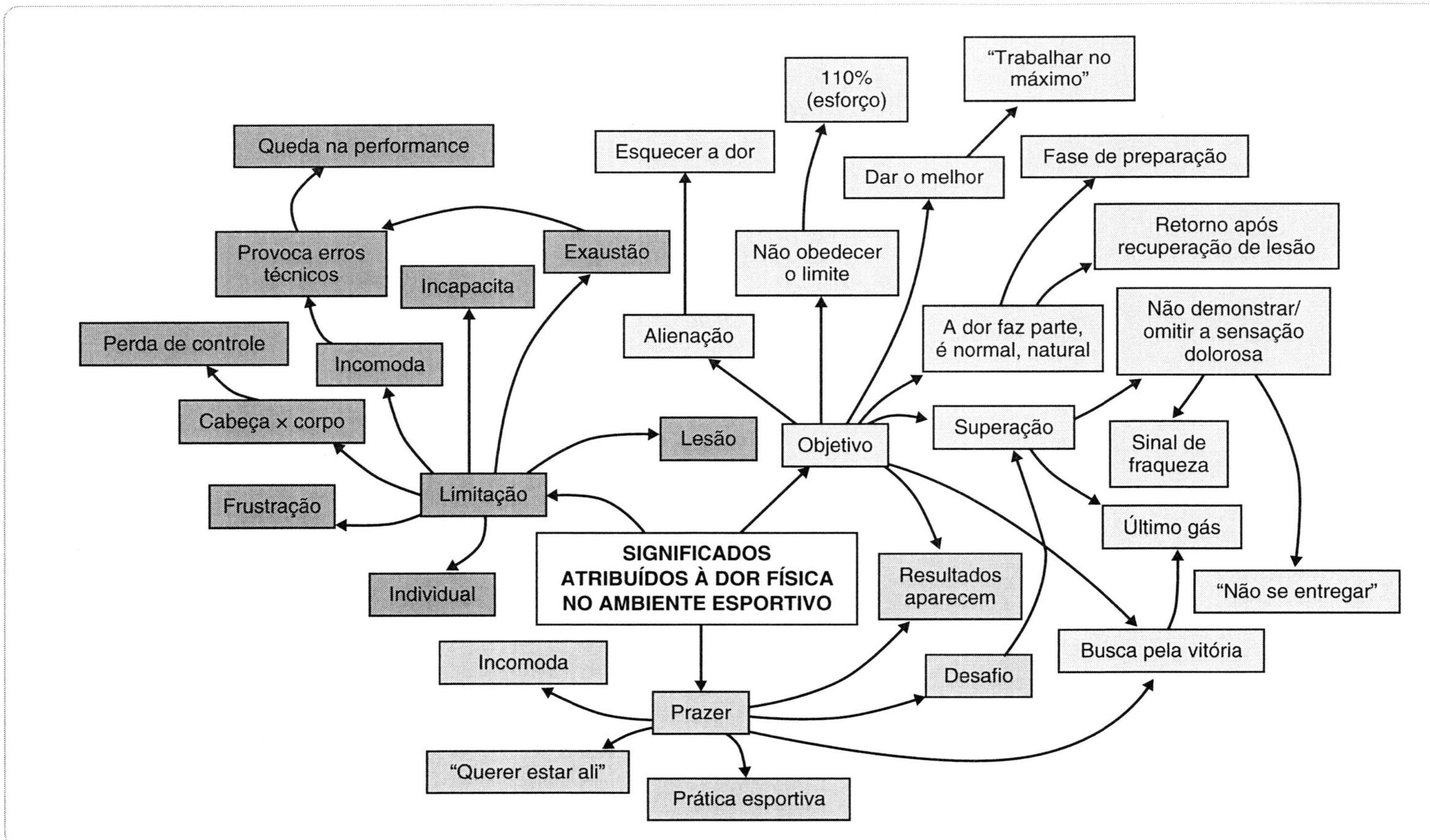

FIGURA 1 Diferentes significados atribuídos à dor no ambiente esportivo.

Fonte: adaptada de Moura et al., 2013.[2]

TABELA 2 Diferenças entre lesão e dor relacionada ao esporte

Aspecto	Lesão relacionada ao esporte	Dor relacionada ao esporte
Definição	Suspeita clínica de lesão a estruturas corporais.	Dor (musculoesquelética) que causa incapacidade no contexto de atividades relacionadas ao esporte.
Observação clínica	Há prejuízo físico observável e é possível distinguir mecanismo de lesão claro e relevante; há sinais de inflamação (dor, rubor, tumor, calor e perda de função).	Clinicamente, é sempre relatada pelo paciente, e pode existir na ausência de uma lesão claramente identificada.
É influenciada por contexto, expectativas, crenças e cognição?	Não há influência nos achados objetivos (testes e questionários).	A dor é sempre influenciada por contexto, expectativa, crenças e cognição.
É objetivamente observável?	Sim.	Não.
Terminologia clínica	Lesão na (estrutura anatômica).	Presença de dor na (parte do corpo).
Trajetória de cura	Segue as fases de cura de acordo com o tecido atingido.	Não é aplicável: a dor e sua gravidade podem e vão ocorrer de maneira semi-independente da fase de reparação tecidual.
Prognóstico	O potencial de cura dos tecidos envolvidos está associado a fatores individuais.	A maioria dos quadros de dor será episódica ou flutuante.
Foco do tratamento	Cura tecidual e prevenção de recidiva da lesão.	Redução da incapacidade e melhora das estratégias de automanejo da dor.
Desfechos	Biomarcadores relacionados à cura (p. ex., radiografia no caso de fraturas) e carga/função adaptada à fase do processo de reparação tecidual.	Retorno ao esporte com controle percebido da dor.
Retorno ao esporte	Guiado pela tolerância tecidual e prontidão percebida.	Guiado pelo controle sobre a dor e prontidão percebida.
A carga é essencial em algumas fases?	O incremento de carga gradual é um elemento essencial para a reabilitação ou manejo até a cura tecidual completa.	A carga é um dos muitos fatores, mas pode não ser relevante para todos os casos.
Foco educacional	Compreensão dos fatores contribuintes para cura e redução da dor (sono, carga e recuperação ativa) sob medida para o indivíduo.	Compreensão dos fatores contribuintes para a redução da dor e apoio para a autonomia sob medida para o indivíduo.

Fonte: adaptada de Hoegh et al., 2022.[4]

TABELA 3 Dados epidemiológicos da dor relacionada ao esporte

Autor, tipo de estudo	Localização	Esporte	Prevalência de dor
Trompeter et al.,[5] revisão sistemática	Lombar	16 modalidades olímpicas,* Sobrecarga axial, rotação	18% (basquete) a 65% (remo)
	Torácica e cervical	16 modalidades olímpicas,* Sustentação de posição, isometria	6-17%
Wilson et al.,[6] revisão sistemática**	Lombar (prevalência pontual)	59 modalidades esportivas	Futebol = 46% Beisebol = 18% Basquete = 6% Canoagem = 49% Ciclismo = 30% Ginástica = 49% Jiu-jítsu = 81% Judô = 41% Futebol americano = 14% Natação = 45%
Farahbakhsh et al.,[7] estudo transversal	Cervical e lombar (prevalência ao longo da vida)	Futebol, vôlei, luta livre, basquete e outros esportes	Futebol: cervical = 30%; lombar = 38% Vôlei: cervical = 51%; lombar = 69% Luta livre: cervical = 19%; lombar = 10% Basquete: cervical = 58%; lombar = 63%
Kannus et al.,[8] estudo transversal	Joelho	Vários esportes; corrida, saltos, sobrecarga axial	Dor patelofemoral: 10%
Feijen et al.,[9] revisão sistemática	Ombro	Natação	Adolescentes: 93% Outras faixas etárias: 19,4-70,3%
McHardy et al.,[10] estudo transversal	Ombro	Golfe amador	12%
Clarsen et al.,[11] estudo de coorte prospectivo	Ombro	Vôlei	16%
Abrams et al.,[12] revisão narrativa	Ombro	Tênis (alto rendimento)	Adolescentes: 24% Meia-idade: 50%

* Modalidades incluídas: basquete, ciclismo, dança, hóquei, *orienteering*, remo, rúgbi, futebol, natação, tênis, atletismo, vôlei, levantamento de peso, luta livre.

** O artigo traz diversas abordagens para a verificação da prevalência em 59 modalidades esportivas diferentes.

seja semelhante a, uma lesão tecidual real ou potencial".[13] Apesar de a própria definição deixar clara a incerteza relacionada à relação entre dor e lesão tecidual, a atualização trouxe consigo alguns pontos que descrevem o entendimento científico atual sobre a dor. Entre eles, merece destaque as menções de que "a dor é uma experiência pessoal que é influenciada em diferentes níveis por fatores biológicos, psicológicos e sociais" e "dor e nocicepção são fenômenos diferentes".

Enquanto a nocicepção relaciona-se ao processo neurofisiológico da transmissão dos impulsos nervosos da periferia para os centros superiores (descritos no Capítulo 1, "O que é dor e por que se deve avaliá-la") a experiência de dor é uma percepção consciente que pode (ou não) ocorrer mediante o processamento dessa nocicepção em um dado contexto.[13,14]

Diversos fatores cognitivos (p. ex., expectativas, crenças sobre a fragilidade do corpo) e emocionais (p. ex., medo da dor relacionada ao movimento ou de se lesionar) podem alterar a forma como a nocicepção é processada e modulada em um contexto, aumentando ou diminuindo a chance de o indivíduo sentir dor. Nesse sentido, catastrofização, cinesiofobia e dor persistente fazem parte do processo de sensibilização central e são elementos observados em atletas com dor crônica, pois alteram também as partes cognitiva e emocional. Assim, acabam tendo uma influência maior na atividade cerebral com relação a: antecipação da dor, atenção à dor, aspectos emocionais da dor e controle motor, o que prediz a modulação endógena da dor. Além disso, processos de sensibilização periférica e/ou central podem ser facilitados pela presença de fatores como incremento abrupto da carga de treino, privação de sono, estresse crônico e tipo de dieta, produzindo sensibilidade tecidual ou local relacionada à alodinia mecânica e à hiperalgesia tecidual que nada tem a ver com o estado atual do tecido.[15] A interação entre esses diversos fatores multidimensionais em modalidades esportivas específicas pode fazer com que determinada região do corpo seja mais propensa a apresentar queixas, visto que são as regiões nas quais ocorrem maiores estimulação sensorial e nociceptiva, sem que lesões teciduais precisem necessariamente ocorrer.

Ainda sobre os fatores contextuais, uma mesma lesão tecidual que ocorre em diferentes momentos de uma temporada esportiva pode ter diferentes significados. De maneira similar, uma lesão física idêntica pode ter influência completamente diferente em momentos distintos da temporada. Por exemplo, uma lesão do ligamento talofibular anterior na pré-temporada, na metade da temporada ou na véspera de um jogo importante pode significar mais ou menos sofrimento e incapacidade, a depender do significado de cada fase para o atleta. O mesmo ocorre com a dor, e atenção especial deve ser dada à dor que não se relaciona com alguma lesão, já que isso pode gerar mais ansiedade, insegurança e interferir negativamente, aumentando a experiência de dor do atleta.

AVALIAÇÃO

Inicialmente, a avaliação deve contemplar a anamnese, com perguntas que poderão guiar o profissional no entendimento da dor do atleta:

- **Característica da dor:** área, profundidade e sensação, bem como coleta de descritores (em pontada, em queimação) que poderão dar pistas dos possíveis mecanismos que podem estar associados à dor percebida (nociceptivo, neuropático, nociplástico, misto).

- **Comportamento da dor:** como ela aparece, o que a piora, o que a alivia. Sempre deve ser acompanhado da avaliação da intensidade da dor (usualmente realizada pela Escala Visual Analógica ou pela Escala Numérica de Avaliação da Intensidade da Dor). Em caso de atletas de alto rendimento ou profissionais, é possível entender se a dor percebida pode ser atribuída a uma etapa da preparação física (p. ex., periodização do treinamento) ou se é uma dor com características mais patológicas (que também pode estar associada à execução de um gesto esportivo que é indispensável e que é o fator de perpetuação da dor).
- **Histórico:** início da dor, se a pessoa atribui esse início a algum momento ou fato específico ou se a dor foi sendo percebida de maneira gradual; se a dor é "nova" ou se a pessoa já teve outros episódios; nos pacientes em que já houve outros episódios, que tratamentos foram realizados e qual o resultado deles (remissão, melhora ou não alteração do quadro de dor).
- **Fatores de risco:** algumas dores podem apresentar fatores de risco para sua presença ou cronificação; por exemplo, episódios prévios, alto volume de treino, períodos de aumento de carga e anos de exposição ao esporte são fatores de risco para dor lombar.[6]

Em seguida, a avaliação física deve contemplar palpação, testes especiais e de mobilidade, além de testes funcionais que tenham relação com a modalidade esportiva praticada e a região do corpo afetada. No caso de dor anterior no joelho, por exemplo, testes relacionados à força de extensores de joelho, abdutores e rotadores externos de quadril, bem como à flexibilidade do músculo quadríceps femoral, devem ser incluídos.[16]

Avaliações biomecânicas também podem ser incluídas na avaliação do atleta profissional ou de alto rendimento, como avaliação cinemática, baropodometria e dinamometria isocinética. O Capítulo 7, "Avaliação biomecânica e dor", traz informações sobre os métodos de avaliação biomecânica da dor.

A avaliação de aspectos biopsicossociais é fundamental para a compreensão do fenômeno doloroso no esporte, em especial considerando-se que a dor musculoesquelética é modulada pela interação de diferentes fatores biopsicossociais, como carga de treino, níveis de condicionamento físico, fadiga, qualidade do sono, saúde mental e obesidade. O uso de ferramentas para avaliação psicossocial contribui para entender o quanto cada um dos fatores (qualidade do sono, depressão, ansiedade, medo do movimento, catastrofização, crenças, entre outros) está afetando a percepção da dor atual[17] e o quanto eles podem interferir no prognóstico do quadro.[18] Os Capítulos 4, 5 e 6 trazem informações sobre todos esses aspectos e podem ajudar na decisão sobre construtos a serem avaliados e os instrumentos utilizados para cada um dos casos.

CONSIDERAÇÕES FINAIS

A compreensão do fenômeno da dor mudou muito nos últimos anos e a forma como a dor pode afetar a vida de atletas recreacionais e/ou profissionais passou a ser vista com outros olhos. O modelo biopsicossocial trouxe grandes contribuições para a forma de avaliar os atletas, mostrando o quanto fatores psicossociais e contextuais interferem na dor percebida por um atleta. Incluir a avaliação de aspectos como o sono, a presença de transtornos de humor, o contexto competitivo e a catastrofização, entre outros, ajuda no desenho de um plano terapêutico sob medida para o atleta.

REFERÊNCIAS

1. Alaiti RK, Reis FJJ. Pain in athletes: current knowledge and challenges. Int J Sports Phys Ther. 2022;17(6).
2. Moura PV, Silva EAPC, Silva PPC, Freitas CMSM, Caminha I O. O significado da dor física na prática do esporte de rendimento. Rev Bras Ciênc Esporte. 2013;35(4):1005-19.
3. Thornton JS, Caneiro JP, Hartvigsen J, Ardern CL, Vinther A, Wilkie K, et al. Treating low back pain in athletes: a systematic review with meta-analysis. Br J Sports Med. 2021;55(12):656-62.
4. Hoegh M, Stanton T, George S, Lyng KD, Vistrup S, Rathleff MS. Infographic: pain or injury? Why differentiation matters in exercise and sports medicine. Br J Sports Med. 2022;56(5):299-300.
5. Trompeter K, Fett D, Platen P. Prevalence of back pain in sports: a systematic review of the literature. Sport Med. 2017;47(6):1183-207.
6. Wilson F, Ardern CL, Hartvigsen J, Dane K, Trompeter K, Trease L, et al. Prevalence and risk factors for back pain in sports: a systematic review with meta-analysis. Br J Sports Med. 2021;55(11):601-7.
7. Farahbakhsh F, Akbari-Fakhrabadi M, Shariat A, Cleland JA, Farahbakhsh F, Seif-Barghi T, et al. Neck pain and low back pain in relation to functional disability in different sport activities. J Exerc Rehabil. 2018;14(3):509-15.
8. Kannus P, Aho H, Järvinen M, Nttymäki S. Computerized recording of visits to an outpatient sports clinic. Am J Sports Med. 1987;15(1):79-85.
9. Feijen S, Tate A, Kuppens K, Claes A, Struyf F. Swim-training volume and shoulder pain across the life span of the competitive swimmer: a systematic review. J Athl Train. 2020;55(1):32-41.
10. McHardy A, Pollard H, Luo K. One-year follow-up study on golf injuries in Australian amateur golfers. Am J Sports Med. 2007;35(8):1354-60.
11. Clarsen B, Bahr R, Heymans MW, Engedahl M, Midtsundstad G, Rosenlund L, et al. The prevalence and impact of overuse injuries in five Norwegian sports: application of a new surveillance method. Scand J Med Sci Sports. 2015;25(3):323-30.
12. Abrams GD, Renstrom PA, Safran MR. Epidemiology of musculoskeletal injury in the tennis player. Br J Sports Med. 2012;46(7):492-8.
13. Raja SN, Carr DB, Cohen M, Finnerup NB, Flor H, Gibson S, et al. The revised International Association for the Study of Pain definition of pain: concepts, challenges, and compromises. Pain. 2020; 161(9):1976-82.
14. DeSantana JM, Perissinotti DMN, Oliveira Jr JO, Correia LMF, Oliveira CM, Fonseca PRB. Definition of pain revised after four decades. Braz J Pain. 2020;3(3).
15. Akinci A, Al Shaker M, Chang MH, Cheung CW, Danilov A, José Dueñas H, et al. Predictive factors and clinical biomarkers for treatment in patients with chronic pain caused by osteoarthritis with a central sensitisation component. Int J Clin Pract. 2016;70(1):31-44.
16. Hiemstra LA, Kerslake S, Irving C. Anterior knee pain in the athlete. Clin Sports Med. 2014;33(3):437-59.
17. Caneiro JP, Alaiti RK, Fukusawa L, Hespanhol L, Brukner P, O'Sullivan PP. There is more to pain than tissue damage: eight principles to guide care of acute non-traumatic pain in sport. Br J Sports Med. 2021;55(2):75-7.
18. Forsdyke D, Smith A, Jones M, Gledhill A. Psychosocial factors associated with outcomes of sports injury rehabilitation in competitive athletes: a mixed studies systematic review. Br J Sports Med. 2016;50(9):537-44.

CAPÍTULO 19

Avaliação da dor neuropática

Marcela Cacere, Elisa Viana Santa Cecília

INTRODUÇÃO

A dor crônica pode ser categorizada em quatro grupos: decorrente de dano tecidual (nociceptiva), decorrente de dano no sistema somatossensitivo (dor neuropática) e dor que advém do aumento da sensibilidade do sistema nervoso central (SNC), ou seja, quando os receptores da dor são estimulados sem causa evidente (dor nociplástica); além da coexistência de dor nociceptiva, nociplástica e neuropática (dor mista).

A dor crônica no geral traz um grande impacto para qualidade de vida, aspectos sociais, profissionais e para a rede de assistência à saúde, sendo fundamental sua abordagem multidisciplinar precoce.

A dor neuropática é um processo que ocorre após uma lesão primária ou doença que acomete o sistema somatossensorial. A desordem na modulação da dor pode ser de origem central ou periférica, e a fisiopatologia e suas manifestações clínicas são altamente variáveis entre os indivíduos, geralmente descritas com base na localização anatômica ou etiologia.

DEFINIÇÃO

A dor neuropática pode ser considerada uma entidade diferente, um estado de dor ou uma síndrome na qual mecanismos de nocicepção altamente potencializados geram sintomas extremamente desagradáveis, muitas vezes refratários às terapias existentes.[1]

Em 1994, a *International Association for the Study of Pain* (IASP) definiu dor neuropática como "dor iniciada ou causada por uma lesão primária ou disfunção no sistema nervoso". Essa definição permaneceu por muitos anos como a oficial, porém muitos autores a criticavam por ser vaga ou imprecisa do ponto vista anatômico e por conta da necessidade de se distinguir a dor neuropática da dor nociceptiva decorrente indiretamente de distúrbios neurológicos e condições de dor com alterações neuroplásticas secundárias ocorrendo no sistema nociceptivo. Uma força-tarefa iniciada pelo grupo de interesse especial da IASP em dor neuropática (NeuPSIG), em 2008, propôs uma nova definição: "dor que surge como uma consequência direta de uma lesão ou doença que afeta o sistema somatossensorial". Uma versão ligeiramente modificada dessa definição foi proposta pelo comitê de taxonomia da IASP e aceita em 2011: "dor neuropática é aquela decorrente de uma lesão ou doença que acomete diretamente o sistema somatossensitivo", sendo essa definição a utilizada atualmente.[2,3] A Figura 1 ilustra alguns dos possíveis locais de acometimento no sistema somatossensorial.

Essa definição é clínica e não um diagnóstico no qual se requer a demonstração da lesão por meio de exames neurofisiológicos, laboratoriais, de imagem, biópsia ou algum trauma evidente. A dor pode estar relacionada a alguma doença como acidente vascular cerebral (AVC), vasculite, diabetes e herpes-zóster.[1]

Vale ressaltar que a presença isolada de sintomas como dor evocada por toque não justifica o uso do termo dor neuropática. Assim, como nem todo paciente com lesão ou doença do sistema somatossensorial terá dor neuropática, são necessárias alterações adicionais periféricas e/ou centrais de nociceptores para sua caracterização.

A dor neuropática apresenta uma característica paradoxal, com a combinação de fenômenos negativos (inclui déficits sensoriais neurológicos, motores, cognitivos, dentre outros), geralmente em território de nervos, segmento medular ou cerebral, danificados direta ou indiretamente por uma lesão ou doença, com fenômenos positivos (sensações anormais não dolorosas).[3,4]

Embora o acometimento possa ocorrer por um estímulo periférico ou central, as manifestações clínicas são similares.[5] As associações mais comuns de sintomas são:[6]

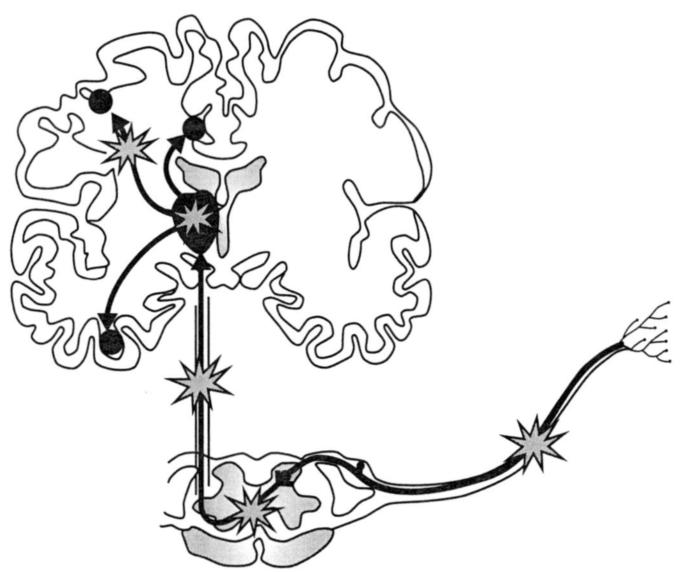

FIGURA 1 Esquema ilustrativo de lesões no sistema somatossensitivo, incluindo o sistema nervoso periférico (nervos e neurônios) e o sistema nervoso central (medula espinhal, tronco encefálico e cérebro).

Fonte: elaborada pelos autores.

- **Alodinia:** dor causada por um estímulo que normalmente não provoca dor.
- **Disestesia:** sensação anormal desagradável, espontânea ou evocada.
- **Hiperalgesia:** resposta anormalmente aumentada a um estímulo que normalmente provoca pouca dor.
- **Hiperestesia:** aumento da sensibilidade ao estímulo.
- **Hiperpatia:** síndrome dolorosa caracterizada por uma reação anormalmente dolorosa a um estímulo, especialmente repetitivo, bem como um limite elevado e persistente após o estímulo.
- **Hipoalgesia:** diminuição da dor em resposta a um estímulo normalmente doloroso.
- **Hipoestesia:** diminuição da sensibilidade à estimulação.
- **Parestesia:** sensação anormal, espontânea ou evocada, nem dolorosa nem desagradável, frequentemente de formigamento ou dormência.

EPIDEMIOLOGIA

As pessoas com dor neuropática têm uma qualidade de vida semelhante à de pacientes com doença cardíaca e/ou doença mental grave,[7] sendo classificada em alguns casos como "pior que a morte".[8]

Estimativas populacionais de sua prevalência são importantes para determinar os requisitos de recursos clínicos, financeiros e educacionais, assim como estratégias de tratamento e prevenção.[9]

Os estudos epidemiológicos nessa área são restritos em razão da subjetividade da dor e da dificuldade de se separar a dor neuropática de outras síndromes dolorosas, assim como pela falta de uma ferramenta padrão-ouro para identificação. Geralmente, os estudos são baseados em instrumentos de rastreio validados, como o Dor Neuropática 4 (DN4, do francês *Douleur Neuropathique-4*) ou a versão autoaplicável da Escala de Dor de Avaliação de Sintomas e Sinais Neuropáticos de Leeds (LANSS, do inglês *Leeds Assessment of Neuropathic Symptoms and Signs*).[1,10]

A prevalência na população em geral é de cerca de 7 a 8%, representando 20 a 25% dos indivíduos com dor crônica e uma incidência de 8,2: 1.000 habitantes.[1,4,10] A dor neuropática também está presenta na população pediátrica, chegando a uma prevalência de até 6%.[11]

De acordo com a condição ou doença, a prevalência de dor neuropática é de 8 a 10% pós-herpética, de 14 a 26% decorrente de neuropatia diabética, de 10 a 50% pós-cirúrgica, de 20 a 30% causada por esclerose múltipla, de 30 a 40% por lesão medular, de 5 a 11% causada por AVC e de 17 a 19% causada por câncer. É também relatada em casos de neuralgia trigeminal, glossofaríngea e facial, membro fantasma e radiculopatias lombares.[4,10]

A dor neuropática é mais frequente em pessoas com mais de 60 anos de idade, do sexo feminino e com baixos níveis educacional e socioeconômico. Pode ter associações com obesidade, alcoolismo e tabagismo. Comumente, as partes do corpo mais afetadas, são costas e pernas.[1,4,12]

No Brasil, um estudo realizado em 2019 com 2.118 pacientes com dor crônica recrutados em hospitais de São Paulo, Ceará e Bahia encontrou prevalência de 14,5% de dor neuropática, sendo 18,7% de neuropatia diabética dolorosa, 17,7% de dor neuropática central, 17,2% de dor neuropática pós-traumática, 13,4% de dor neuropática pós-cirúrgica e 3,3% de neuralgia pós-herpética.[13]

FISIOPATOLOGIA

A dor neuropática possui etiologias variadas (infecção, lesão, distúrbio metabólico ou mesmo desconhecida), no qual ocorre uma má adaptação da plasticidade neural. O circuito neuronal envolvido no processamento da dor consiste em um equilíbrio complexo entre as vias sinalizadoras e moduladoras desse estímulo, que conectam o sistema nervoso periférico (SNP) e o sistema nervoso central (SNC).[1]

Apesar dos recentes avanços, a compreensão acerca dos mecanismos da dor neuropática ainda é limitada e os critérios necessários para traduzir os sintomas clínicos em mecanismos fisiopatológicos distintos permanecem ambíguos.[14]

A transmissão do estímulo nociceptivo a partir do local de lesão tecidual constitui uma resposta biológica importante que visa proteger o organismo de lesão adicional. A transdução da dor envolve a detecção de estímulos nocivos mecânicos, inflamatórios e térmicos nos nociceptores periféricos e sua conversão em um impulso elétrico. Esses impulsos são posteriormente transmitidos para o corno dorsal da medula espinhal, através de fibras Aδ e fibras C.[14]

Existem, assim, duas vias distintas de transmissão do estímulo nociceptivo: as fibras Aδ, finamente mielinizadas, que transmitem esses estímulos a uma maior velocidade utilizando o glutamato como neurotransmissor; e as fibras C, não mielinizadas, que conduzem os estímulos mais lentamente, havendo liberação de substância P. Há uma outra classe de fibras aferentes, Aβ, muito mielinizadas, que normalmente não conduzem estímulos nociceptivos, mas estímulos mecânicos.[14]

Em seguida, neurônios da medula espinhal projetam-se para o tálamo somatossensorial (núcleos ventrais postero lateral e postero medial) e medial, além de enviarem informação para núcleos do tronco cerebral (núcleos pontinos, substância cinzenta periaquedutal e formação reticular). A informação relativa a localização, qualidade e intensidade da dor converge do tálamo somatossensorial para o córtex sensitivo primário. Projeções do tálamo medial e dos núcleos do tronco cerebral são responsáveis pela ativação límbica e autonômica. A chegada da informação ao córtex torna o impulso nociceptivo perceptível. Por sua vez, o córtex ativa vias de controle da dor descendentes com liberação de várias substâncias neuromoduladoras (noradrenalina, serotonina, opioides e ácido gama-hidroxibutírico – GABA), que desencadeiam uma cascata complexa de interações que culmina na inibição (parcial/total) da transmissão excitatória gerada nos nociceptores.[14]

Contrastando com a dor aguda, a dor crônica não tem qualquer função biológica. É considerada um estado de má adaptação provocado por alterações funcionais e estruturais das vias sensitivas periféricas e centrais, conduzindo a evidentes transformações no processamento da dor, ou seja, é um processo no qual se perde a congruência estímulo-resposta, desencadeando dor persistente.[14]

Sensibilização periférica

Nociceptores sensibilizados têm o limiar reduzido para ativação, apresentando maior capacidade e facilidade de gerar estímulos com uma frequência aumentada. Alguns nociceptores C, quando sensibilizados, são responsáveis pela liberação no tecido periférico de mediadores e neurotransmissores pró-nociceptivos. Essa intensa atividade nociceptiva periférica pode ser amplificada pela sensibilização das fibras aferentes Aβ, que passam a transmitir impulsos nociceptivos. Assim, a sensibilização periférica envolve a hiperexcitabilidade de aferentes C e Aδ, e o agrupamento de fibras Aβ, somados ao processo nociceptivo.[3,5,14]

Sensibilização central

O processo de sensibilização central se inicia a partir de uma estimulação periférica intensa e crescente, proveniente das fibras aferentes C ou de fibras nervosas diretamente lesadas. Essa estimulação é responsável pela ativação dos receptores N-metil D-aspartato (NMDA) pós-sinápticos, presentes nas fibras de segunda ordem. Em razão da somação temporal de estímulos vinda da periferia pelas fibras C, há liberação de grande quantidade de glutamato nas sinapses do corno posterior da medula espinhal, removendo a molécula de magnésio bloqueadora do receptor NMDA, ativando-o. A esse fenômeno dá-se o nome de *wind-up*. Após esse fenômeno, ocorrem alterações plásticas pré e pós-sinápticas que serão responsáveis por uma transmissão amplificada de estímulos nociceptivos do corpo posterior da medula espinhal às áreas supramedulares.[3,5,14]

Ocorre, então, o aumento de cálcio intracelular, ativando quinases cálcio-dependentes. Essas quinases são responsáveis pelo aumento de óxido nítrico intracelular e pela degradação de ácido araquidônico em subprodutos como prostaglandinas, que potencializam o processo inflamatório e nociceptivo. O óxido nítrico estimula a liberação sináptica de substância P, que se liga aos receptores NK1, ampliando o processo de sensibilização. Ocorrem ainda alterações na expressão de genes que serão responsáveis pelas mudanças fenotípicas nervosas observadas, como a forforilação de novos canais de sódio e de receptores NMDA com incremento no número e tipo de receptores, neurotransmissores e mediadores inflamatórios nas terminações nervosas pré e pós-sinápticas.[3,14]

Decorre a hiperexcitabilidade dos neurônios de segunda ordem, que passam a responder a qualquer estímulo ou até espontaneamente, transmitindo informação nociceptiva aos centros neurológicos superiores de forma ampliada.[3,14]

A intensa ativação de receptores, aliada à liberação substancialmente maior de neurotransmissores, propicia um meio capaz de envolver fibras nervosas adjacentes que estavam adormecidas e que passam a participar do processo, sendo esse fenômeno denominado neuroplasticidade, que exemplifica a amplificação da área dolorosa para limites além daqueles envolvidos na lesão inicial, com alterações na percepção dolorosa discriminativa e sobretudo subjetiva, associada a desconforto, cognição e afeto.[3,14]

Desinibição

O incremento da atividade nociceptiva, com liberação intensa de prostaglandinas, óxido nítrico e outros mediadores nociceptivos no corno posterior da medula espinhal, estimula a apoptose de interneurônios, diminuindo a capacidade inibitória gabaérgica no corno posterior na medula espinhal. A intensa estimulação ascendente é responsável, por meio de mecanismos sinápticos medulares e supramedulares centrais, por uma menor atuação da via descendente inibitória de modulação dolorosa. A modulação dolorosa por inibição competitiva entre as fibras sensoriais desaparece, pois as fibras Aβ passam a transmitir impulsos nociceptivos. Assim, ocorre perda da capacidade de inibição da transmissão ascendente nociceptiva, fenômeno denominado desinibição.[14]

A fisiopatologia da dor neuropática envolve então, resumidamente, o desequilíbrio entre essas vias, com aumento da transmissão ascendente e redução do controle inibitório realizado pela via descendente.

O sistema nervoso simpático (SNS) também parece exercer influências no nível da transmissão desse estímulo. Assim, a dor mantida pelo SNS pode ser explicada pelo desenvolvimento de neurônios simpáticos no gânglio da raiz dorsal dos neurônios lesados e pelo crescimento de fibras simpáticas pós-lesão para a derme. O componente genético provavelmente também contribui para os diversos fenótipos de indivíduos com lesões semelhantes.[14]

DIAGNÓSTICO

Não há ferramenta padrão-ouro, técnicas ou biomarcadores que possam diagnosticar a dor neuropática. Em condições mistas, há maior dificuldade de distingui-la da não neuropática.[4]

Os sintomas podem apresentar-se em várias combinações, como dor espontânea, contínua, paroxística ou evocada. A maioria dos pacientes com dor neuropática queixa-se de dor espontânea contínua ou intermitente. Frequentemente, a dor é descrita, em termos de qualidade, como uma sensação de queimadura, tiro, picada, alfinetada e agulhada, dor em aperto ou congelamento. No caso da dor evocada, geralmente é desencadeada por estímulo mecânico (dinâmico ou estático) ou térmico (mais pelo frio do que pelo calor).[2-4]

A avaliação clínica de um paciente com dor neuropática se inicia com anamnese detalhada, incluindo duração e características da dor, associação com outros fatores, sintomas acompanhados e resposta ao tratamento.[4]

No exame físico, devem ser realizados avaliação geral e exame neurológico focado em particularidades do sistema somatossensorial. O exame deve incluir a sensação de toque (monofilamento ou pincel), dor (alfinetada), temperatura (calor e frio) e vibração, assim como orientação temporal-espacial. Deve haver comparações com o lado oposto, sendo o objetivo principal identificar sintomas negativos (perda de função) e positivos (hiperalgesia e/ou alodinia).[4]

Diferentes instrumentos têm sido desenvolvidos e validados ao longo dos anos para discriminar estados de dor neuropática e não neuropática. De maneira geral, são questionários simples e práticos, que utilizam descritores verbais da dor (queimação, choques elétricos, formigamento, picadas, alfinetadas e agulhadas, dormência, coceira, dor evocada pela escovação) e exame físico.

Cinco questionários para rastreamento dessa condição já foram validados para diversas línguas: LANSS, Questionário de Dor Neuropática (NPQ, do inglês *Neuropathic Pain Questionnaire*), DN4, *painDETECT* e *ID Pain*. No Brasil, os mais utilizados são LANSS, DN4 e *painDETECT*.[3,4,] Além desses, foi recentemente validado o Instrumento de Avaliação da Dor para Lesões na Medula Espinhal (SCIPI, do inglês *Spinal Cord Injury Pain Instrument*) para pessoas com sequelas de lesão medular.

O LANSS possui cinco grupos de sintomas, nos quais são investigadas disestesia, alodinia, dor paroxística, alterações autonômicas e sensação de queimação no local da dor. Há dois itens relacionados ao exame físico, sendo eles a presença de alodinia e a alteração do limiar de dor ao exame com agulha. Sua aplicação dura, em média, 30 minutos e necessita de treinamento.[9,15]

O DN4 é composto por sete itens que se referem a sintomas e três relacionados ao exame físico. Pode ser usado por especialistas ou não especialistas.[15,16]

O *painDETECT* é composto por perguntas relacionadas a intensidade, curso e irradiação da dor, além da presença e da gravidade percebida em sete sintomas de dor neuropática, classificada em uma escala de Likert de seis pontuações.[15,17]

O SCIPI é composto por quatro itens, sendo três relacionados aos descritores mais comuns associados à dor neuropática e um item sobre dores em regiões anestésicas.[18,19]

A Tabela 1 apresenta as principais características dos instrumentos mais utilizados, incluindo informações da versão original e da versão validada para o português brasileiro.

Existem também instrumentos que qualificam a dor neuropática nas dimensões dor, desconforto, qualidade, padrão temporal e tratamento, como a Escala de Dor Neuropática (NPSI, do inglês *Neurophatic Pain Scale*) e a Escala de Avaliação da Qualidade da Dor (PQAS, do inglês *Pain Quality Assessment Scale*), porém não são validados para o português brasileiro.[15]

Os exames complementares não mensuram a dor e, em muitas situações, não podem confirmar a relação causal entre lesão identificada e dor. Portanto, quando solicitados, é fundamental a correta interpretação dos resultados. São eles:[3,4,23-25]

- **Eletroneuromiografia:** objetiva avaliar neuropatias motoras (corno anterior), radiculopatias (hérnias discais, estenose foraminal, lesões isquêmicas), plexoplatias (compressiva, traumática, isquêmica, inflamatória), polineuropatias e mononeuropatias (desmielinizantes, axonais).
- **Potencial evocado:** avalia as respostas do cérebro e da medula espinhal por meio de estímulos sensoriais. Os locais de estimulação comumente usados são os dermátomos específicos.
- **Testes sensoriais quantitativos:** ferramentas psicofisiológicas que medem a percepção de estímulos mecânicos, térmicos e dolorosos (intensidade de estímulo controlada), sendo usados para diagnóstico precoce e acompanhamento de neuropatia de fibras finas. Podem ser úteis no diagnóstico precoce de neuropatia diabética, mas dependem da participação do paciente, de fatores psicológicos, de viés de resposta e de simulação.
- Imagem do cérebro ou da medula espinhal.
- **Exames laboratoriais:** para a pesquisa de causas *versus* diagnósticos diferenciais mais comuns de dor neuropática, como glicemia em jejum, hemoglobina glicada, vitamina B12, ácido fólico, função renal, função da tireoide, autoanticorpos (FAN, ANCA), provas inflamatórias, eletroforese de proteínas, sorologias virais (hepatite B, hepatite C, HIV, HTLV), pesquisas específicas (p. ex., dosagens enzimáticas) e estudo molecular.
- **Biópsias nervosas ou cutâneas:** utilizadas principalmente para o diagnóstico de vasculite, amiloidose, sarcoidose e causas inflamatórias, hereditárias e infecciosas.

Reconhecendo-se as peculiaridades de se determinar a presença de dor neuropática, assim como uma forma de orientar a tomada de decisão para diagnóstico, foi criado o sistema de classificação para dor neuropática, que se baseia na história neurológica, na distribuição da dor, na presença e na localização de sinais sensoriais e em um teste confirmatório.[2]

De forma hierárquica, a dor neuropática pode ser graduada em três classes:

1. **Possível dor neuropática:** na qual se tem um histórico relevante de lesão ou doença neurológica (incluindo descritores de dor, presença de sintomas sensoriais não dolorosos compatíveis com uma lesão no sistema nervoso e não com processo inflamatório) e distribuição da dor neuroanatomicamente plausível com a lesão ou doença suspeita.
2. **Provável dor neuropática:** quando a dor está associada a sinais sensoriais na mesma distribuição neuroanatômica plausível no exame clínico.

TABELA 1 Instrumentos para avaliação de dor neuropática e suas propriedades de medida

Ferramentas	LANSS	DN4	*painDETECT*	SCIPI
Autores	Bennet[9]	Bouhassira et al.[16]	Freynhagen et al.[17]	Bryce e Richards[18]
Forma de administração	Avaliação pelo clínico	Avaliação pelo clínico	Questionário autoadministrado	Entrevista ou autoadministrado
Escore total	24	10	38	4
Escore para provável dor neuropática	≥ 12	≥ 4	≥ 19	≥ 2
Sensibilidade	83%	83%	85%	72%
Especificidade	87%	90%	80%	78%
Acurácia (ROC)	Não relatada	ROC 0,92	ROC 0,91	ROC 0,76
Condições validadas com o instrumento	Câncer Neuropatia diabética	Neuropatia diabética Lesão medular Hanseníase Pós-cirúrgico (câncer de pulmão) Dor lombar	Neuropatia diabética Neuralgia pós-herpética Lesão medular Dor lombar	Lesão medular
Validação para o português brasileiro	Schestatsky et al.[20]	Santos et al.[21]	Rio et al.[22]	Cacere et al.[19]
Consistência interna (alfa de Cronbach)	0,67	0,71	0,83	0,78
Confiabilidade (CCI)	0,97	0,62	0,74	0,89
Sensibilidade	Não relatada	100%	Não relatada	98,8%
Especificidade	Não relatada	93,2%	Não relatada	65%
Acurácia (ROC)	Não relatada	ROC 0,96	Não relatada	ROC 0,86

Fonte: elaborada pelos autores.

3. **Dor neuropática confirmada:** quando há um teste de diagnóstico confirmando uma lesão ou doença do sistema nervoso somatossensorial explicando a dor (também requer que outros tipos de dor ou improváveis causadores da dor sejam excluídos).[2,3]

A dor neuropática tradicionalmente é classificada com base na doença e em sua distribuição neuroanatômica.[3,5] Na Figura 2 e na Tabela 2, é possível observar a classificação da dor neuropática baseada na doença e na anatomia.

CONSIDERAÇÕES FINAIS

A dor neuropática é uma condição complexa, com diferentes manifestações, difícil controle ou tratamento eficaz e que ainda não possui uma avaliação padrão-ouro para seu diagnóstico. Apesar disso, já existem instrumentos e exames que auxiliam em seu rastreio e pesquisas voltadas ao conhecimento sobre os mecanismos neuroquímicos, inflamatórios e estruturais associados às apresentações clínicas dessa dor, que poderão contribuir para o manejo dessa condição e proporcionar melhor qualidade de vida.

TABELA 2 Classificação da dor neuropática com base na doença e na anatomia

Neuropatias periféricas	Polineuropatias	Síndromes centrais	Síndromes mistas
Membro fantasma (amputados)	*Metabólicas* – Diabetes – Alcoolismo – Hipotireoidismo – Amiloidose	Acidente vascular cerebral	Dor lombar crônica com radiculopatia
Lesão parcial ou completa de nervo	*Medicamentosas* – Antirretrovirais – Cisplatina – Oxaliplatina	Lesão medular traumática Mielites Siringomielia	Câncer maligno com invasão de plexo
Neuroma ou neuralgia pós-traumática ou pós-cirúrgica	*Relacionadas a toxinas* – Arsênico – Óxido de etileno	Esclerose múltipla	
Síndromes de encarceramento	*Hereditárias* – Neuropatia amiloide – Doença de Fabry – Charcot Marie-Tooth	Tumor Abscesso	
Síndromes compressivas vasculares	*Imunes* – Guillain-Barré – HIV	Parkinson	
Herpes-zóster	*Malignas* – Neuropatia periférica paraneoplásica associada a carcinoma		
Neuralgia do trigêmeo ou glossofaríngeo	*Outras* – Pé de trincheira (lesão por frio) – Eritromegalia		
Pós-mastectomia			

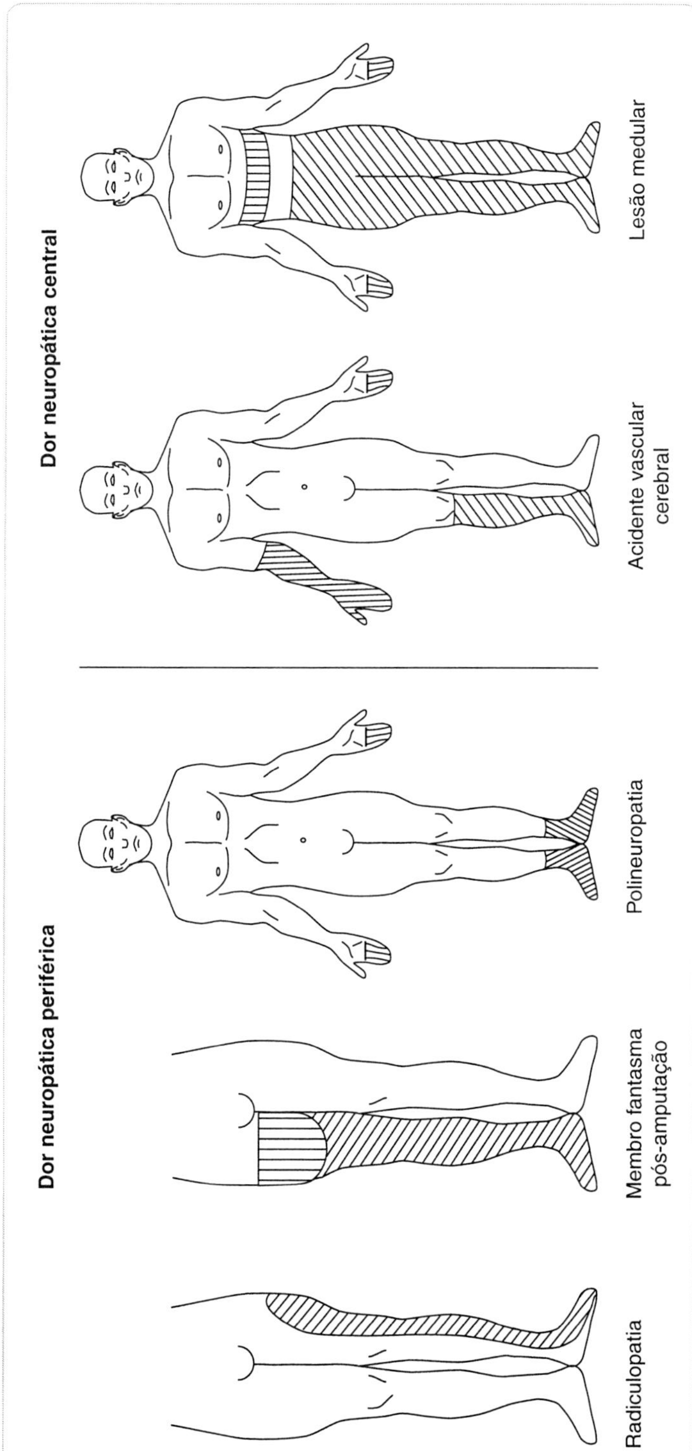

FIGURA 2 Classificação da dor neuropática com base na doença e em sua distribuição anatômica.

Fonte: elaborada pelos autores.

REFERÊNCIAS

1. Szczudlik A, Dobrogowski J, Wordliczek J, Stępień A, Krajnik M, Leppert W, et al. Diagnosis and management of neuropathic pain: review of literature and recommendations of the Polish Association for the Study of Pain and the Polish Neurological Society – part one. Neurol Neurochir Pol. 2014;48(4):262-71.
2. Finnerup NB, Haroutounian S, Kamerman P, Baron R, Bennett DLH, Bouhassira D, et al. Neuropathic pain: an updated grading system for research and clinical practice. Pain. 2016;157(8):1599-606.
3. Finnerup NB, Kuner R, Jensen TS. Neuropathic pain: from mechanisms to treatment. Physiol Rev. 2021;101:259-301.
4. Bouhassira D. Neuropathic pain: definition, assessment and epidemiology. Rev Neurol (Paris). 2019;175(1-2):16-25.
5. Baron R, Binder A, Wasner G. Neuropathic pain: diagnosis, pathophysiological mechanisms, and treatment Lancet Neurol. 2010;9:807-19.
6. Calmels P, Mick G, Perrouin-Verbe B, Ventura M, SOFMER (French Society for Physical Medicine and Rehabilitation). Neuropathic pain in spinal cord injury: identification, classification, evaluation. Ann Phys Rehabil Med. 2009;52(2):83-102.
7. Morgan KJ, Anghelescu DL. A review of adult and pediatric neuropathic pain assessment tools. Clin J Pain. 2017;33(9):844-52.
8. Jones RCW, Backonja MM. Review of neuropathic pain screening and assessment tools. Curr Pain Headache Rep. 2013;17(9):363.
9. Bennet M. The LANSS Pain Scale: the Leeds assessment of neuropathic symptoms and signs. Pain. 2001;92(1-2):147-57.
10. Hecke OV, Austin SK, Khan RA, Smith BH, Torrance N. Neuropathic pain in the general population: a systematic review of epidemiological studies. Pain. 2014;155:654-62.
11. Bhatia A, Brenan L, Abraão M, Gilder F. Chronic pain in children in the UK: a survey of pain clinicians and general practitioners. Paediatr Anaesth. 2008;18(10):957-66.
12. Vieira EBM, Garcia JBS, Silva AAM, Araújo RLTM, Jansen RCS. Prevalence, characteristics, and factors associated with chronic pain with and without neuropathic characteristics in São Luís, Brazil. J Pain Symptom Manage. 2012;44(2):239-51.
13. Udall M, Kudel I, Cappelleri JC, Sadosky A, King-Concialdi K, Parsons B, et al. Epidemiology of physician-diagnosed neuropathic pain in Brazil. J Pain Res. 2019;12:243-53.
14. Ranzolin A, Chiuchetta FA, Heymann RE. Dores musculoesqueleticas localizadas e difusas. 2. ed. São Paulo: Planmark; 2017.
15. Eckeli FD, Teixeira RA, Gouvêa AL. Neuropathic pain evaluation tools. Rev Dor São Paulo. 2016;17(1):S20-2.
16. Bouhassira D, Attal N, Alchaar H, Boureau F, Brochet B, Bruxelle J, et al. Comparison of pain syndromes associated with nervous or somatic lesions and development of a new neuropathic pain diagnostic questionnaire (DN4). Pain. 2005;114:29-36.
17. Freynhagen R, Baron R, Gockel U, Tölle TR. painDETECT: a new screening questionnaire to identify neuropathic components in patients with back pain. Curr Med Res Opin. 2006;22:1911-20.
18. Bryce TN, Richards JS, Bombardier CH. Screening for neuropathic pain after spinal cord injury with the Spinal Cord Injury Pain Instrument (SCIPI): a preliminary validation study. Spinal Cord. 2014;52:407-12.
19. Cacere M, Silva AP, Gomes CAFP, Dibai DB, Dibai-Filh AV. Translation, cross-cultural adaptation, and analysis of the measurement properties of the Brazilian Portuguese version of the spinal cord injury pain instrument. Spinal Cord. 2022;60(9):820-5.
20. Schestatsky P, Félix-Torres V, Chaves ML, Câmara-Ehlers B, Mucenic T, Caumo W, et al. Brazilian Portuguese validation of the Leeds Assessment of Neuropathic Symptoms and Signs for patients with chronic pain. Pain Med. 2011;12(10):1544-50.
21. Santos JG, Brito JO, Andrade DC, Kaziyama VM, Ferreira KF, Souza I, et al.Translation to Portuguese and validation of the Douleur Neuropathique 4 Questionnaire. J Pain. 2010;11(5):484-90.
22. Rio JPM, Bittencourt JV, Corrêa LA, Freynhagen R, Reis FJJ, Melo TB, et al. Cross-cultural adaptation of the painDETECT questionnaire into Brazilian Portuguese. Braz J Anesthesiol. 2022;72(1):44-8.
23. Colloca L, Ludman T, Bouhassira D, Barão R, Dickenson AH, Yarnitsky D, et al. Neuropathic. Primers Nat Rev Dis. 2017;3:17002.
24. Garcia-Larrea L, Hagiwara K. Electrophysiology in diagnosis and management of neuropathic pain. Rev Neurol (Paris). 2019;175(1-2):26-37.
25. Avellanal M, Riquelme I, Díaz-Regañón. Quantitative Sensory Testing in pain assesment and treatment. Brief review and algorithmic management proposal. Rev Esp Anestesiol Reanim (Engl Ed). 2020;67(4):187-94

CAPÍTULO 20

Avaliação da dor musculoesquelética em crianças e adolescentes

Tiê Parma Yamato, Verônica Souza Santos, Mariana Nascimento Leite

INTRODUÇÃO

A dor musculoesquelética atinge cerca de 20% da população ao redor do mundo.[1] Apesar de ser a condição dolorosa mais investigada e conhecida por afetar a população adulta, também parece afetar crianças e adolescentes em grande escala, porém com menores evidências disponíveis.[2-4]

EPIDEMIOLOGIA

De forma geral, a dor é uma condição comum e prevalente na população de crianças e adolescentes. Desde 2010, condições não fatais, porém incapacitantes, como a dor musculoesquelética em crianças e adolescentes, vêm chamando a atenção pelo crescente número de casos relatados.[5] Além disso, cerca de 25 a 33% das crianças relatam dor persistente (ou seja, dor com duração maior que três meses)[6] e até 10% apresentam algum grau de incapacidade.[7-9]

Países de alta renda apresentam uma taxa de prevalência para dor musculoesquelética em crianças e adolescentes que varia entre 4 e 40%.[10] Já países de baixa e média renda, como o Brasil, apesar de terem menos dados disponíveis, parecem apresentar uma taxa de prevalência para dor musculoesquelética que pode variar de 4 a 29%.[1] O Brasil, especificamente, lidera o *ranking* de países de baixa e média renda responsáveis por altos índices de anos vividos com incapacidade decorrente de dor musculoesquelética em crianças e adolescentes de 5 a 14 anos.[11]

As taxas de prevalência parecem aumentar com a idade.[12,13] Entre 3 e 14 anos de idade, as taxas de prevalência aumentam de 3 para 30%[14] e, entre 9 e 18 anos de idade, aumentam de 4 para 40%.[10] Entretanto, a diferença das taxas de prevalência de acordo com o sexo parece não ser tão bem definida. Apesar de alguns estudos indicarem que as taxas de prevalência da dor musculoesquelética são maiores em meninas do que meninos,[10] outros estudos relatam que a prevalência entre os sexos é semelhante[10] e que não há associação entre sexo e o relato de dor musculoesquelética.[15]

Ao analisar as taxas de prevalência por região corporal, também é possível observar um crescente aumento em paralelo ao aumento da idade. Entre 11 e 14 anos de idade, a taxa de prevalência de dor nas costas parece aumentar de 2,7 para 9,3%; a dor nos membros superiores parece aumentar de 4,6 para 7,7%; e a dor em membros inferiores parece aumentar de 11,9 para 14,7%.[13] De modo geral, dor em membros superiores apresenta uma prevalência de aproximadamente 7%[16] e dor em membros inferiores varia de 5 a 31,9%.[17] Com relação às condições dolorosas específicas, a taxa de prevalência de dor nas costas em crianças e adolescentes é de 3 a 46,8%,[7,16,18] a de escoliose idiopática varia de 0,47 a 5,20%,[19,20] a de dor generalizada varia de 4 a 49%[1,10] e a de fibromialgia varia de 1 a 7%.[1,16]

Destaca-se, entretanto, que a taxa de incidência (novos casos) da dor musculoesquelética em crianças e adolescentes ainda é pouco conhecida. A taxa de incidência anual para a dor nas costas em crianças e adolescentes parece variar de 18 a 33%,[7,21] e para a dor cervical é de aproximadamente 28%.[21] A ausência de dados sobre as taxas de incidência e a escassez de estudos nesse contexto contribui para uma lacuna no conhecimento sobre como a dor musculoesquelética em crianças e adolescentes vem surgindo nos últimos anos, além de dificultar o rastreamento do impacto da dor musculoesquelética na vida desde o período da infância.

FISIOPATOLOGIA

De acordo com a *International Association for the Study of Pain* (IASP), as condições dolorosas podem ser classificadas de acordo com a duração de sintomas, sendo dores agudas aquelas com tempo inferior a três meses e as dores crônicas, as com duração superior a três meses.[22] A IASP ainda difere a dor musculoesquelética crônica em dois domínios: dor crônica musculoesquelética primária e dor crônica musculoesquelética secundária,[23] conforme mostrado na Tabela 1.

Dor nas costas, escoliose, dor generalizada e fibromialgia são as principais condições de dor crônica musculoesquelética primária que atingem crianças e adolescentes.

Dor nas costas

Apesar de a grande maioria dos casos de dor nas costas ser classificada como não específica, tanto em adultos como em crianças e adolescentes,[24] em alguns casos é possível identificar uma causa anatômica associada.[25,26] As dores nas costas específicas relacionadas a estruturas anatômicas mais prevalentes em crianças e adolescentes são provenientes da doença de Scheuermann (ou osteocondrose juvenil), que pode apresentar dor associada, mas geralmente é caracterizada por uma cifose indolor de etiologia desconhecida,[26] e das fraturas interarticulares por estresse.[25,26] Outras causas menos comuns incluem espondilite anquilosante, doença do disco intervertebral, tumores e discite (infecção do espaço do disco vertebral).[25,26] Como citado anteriormente,

TABELA 1 Domínios da dor musculoesquelética crônica

Domínio	Definição
Dor crônica musculoesquelética primária	Caracterizada por afetar músculos, ossos, articulações ou tendões, pode estar acompanhada de aspectos emocionais (como ansiedade, raiva, frustração ou sentimentos depressivos) ou de incapacidade funcional. Não pode ser atribuída diretamente a uma doença ou dano conhecido.
Dor crônica musculoesquelética secundária	Caracterizada por estar relacionada a uma doença ou condição subjacente, como osteoartrite e artrite inflamatória.

nem sempre é possível associar a dor a uma causa específica, resultando em uma dor nas costas de origem inespecífica, semelhante à relatada com frequência na literatura a respeito de adultos.[27]

Escoliose

A escoliose idiopática infantil é uma deformidade tridimensional da coluna, mais comum em períodos de estirão de crescimento - entre as idades de 6 e 24 meses, 5 e 8 anos e 11 e 14 anos.[28] Apesar de comum entre crianças e adolescentes, ainda não se sabe ao certo sua causa. Existem diversas hipóteses e teorias a respeito do assunto. As teorias mais comumente investigadas são de desordens congênitas ou adquiridas da coluna vertebral, fatores genéticos, alteração no sistema musculoesquelético, alteração na biomecânica da coluna, fatores neurológicos, fatores hormonais e bioquímicos, influência do meio ambiente e estilo de vida.[19,28] Em razão da grande complexidade de fatores que podem estar envolvidos no conceito da escoliose idiopática infantil, a definição mais usual é que a escoliose pode ser classificada como uma desordem multifatorial.[28]

Dor generalizada

A dor generalizada é caracterizada por uma dor musculoesquelética difusa em pelo menos quatro das cinco regiões corporais, em pelo menos três ou mais quadrantes corporais (superior, inferior, direito e esquerdo) e no esqueleto axial. Geralmente, é caracterizada por dor persistente (por mais de três meses) e está associada a estresse emocional e incapacidade funcional. É frequentemente associada com comorbidades como distúrbios do sono, obesidade, hipertensão e diabetes.[29-31]

Fibromialgia

A fibromialgia também é caracterizada como uma desordem musculoesquelética multifatorial.[32] Em adultos, é classificada como um subtipo da dor generalizada (dor em pelo menos quatro das cinco regiões corporais e em pelo menos três quadrantes corporais).[29] Não se sabe ao certo a causa da fibromialgia, mas algumas hipóteses são investigadas na literatura. A primeira delas é uma alteração da percepção dolorosa, também conhecida como sensibilização central (hiperexcitabilidade dos circuitos nociceptivos do sistema nervoso central); As outras hipóteses consideram: desregulação neuroendócrina, desregulação do sistema imune, microtrauma muscular, hipermobilidade articular, inatividade física, distúrbios emocionais e distúrbios do sono, além de influências genéticas e ambientais.[32-34] A fibromialgia é marcada por sintomas presentes há pelo menos três meses e que não podem ser explicados por outros diagnósticos médicos.[29]

ASPECTOS DA AVALIAÇÃO

A dor na criança, assim como na população adulta, pode ser vista dentro do modelo biopsicossocial, mas devem-se levar em consideração as peculiaridades da população pediátrica.[35] O sistema biológico na infância está em constante mudança e amadurecimento. O maior exemplo são as epífises de crescimento, que podem dar origem a condições dolorosas específicas da infância, como doenças de Osgood-Schlatter e de Sever.[36,37] Os sistemas cognitivo e emocional também estão em amadurecimento e dando novos significados ao contexto em que a criança está inserida (p. ex., escolar, amizades).[35] Estudos mostram que sintomas emocionais negativos na infância são comuns e parecem apresentar uma via de mão dupla com relação à dor na infância, favorecendo o desenvolvimento e a persistência da dor.[15] O domínio social, apesar de pouco investigado na vida adulta e na infância, parece exercer uma função importante no contexto e na avaliação da dor. O suporte social e familiar que a criança recebe parece influenciar o curso da dor.[38] Tendo em vista a abrangência da dor na infância, a avaliação também deve ser rica o suficiente para possibilitar uma avaliação de todos (ou da grande maioria) os aspectos envolvidos no modelo biopsicossocial.

Uma avaliação estruturada com uma sequência lógica guiará o diagnóstico e, consequentemente, o plano de tratamento.[39] A avaliação da dor se inicia desde o contato inicial com o paciente; por exemplo, na recepção em ambiente clínico, faz-se necessário observar a presença de marcha antálgica, além de comportamentos de proteção do local doloroso.[39] Esses pontos já podem indicar, desde o momento inicial, o nível de intensidade de como essa dor parece afetar a função da criança. Uma avaliação adequada também envolve uma estrutura bem desenhada de anamnese (perguntas iniciais para direcionar os passos seguintes) e um exame físico completo (incluindo observação, palpação e exame do movimento).

Anamnese

A anamnese é o momento de investigar os relatos da criança e de responsável (ou acompanhante) para que que o clínico possa visualizar o diagnóstico e/ou indicar o que deve ser investigado na avaliação física.[35,39] A avaliação na criança é um processo cuidadoso e complexo, visto que o relato de dor é subjetivo.[40] É comum, durante o processo da anamnese, o relato dos pais (ou responsável) ser hipervalorizado ou, às vezes, até ser o único levado em consideração. Estudos recentes apontam, no entanto, uma divergência significativa entre o relato de presença de dor por parte de crianças e adolescentes e o relato de seus respectivos pais e/ou responsáveis.[41,42] Assim, é importante levar em consideração perguntas que também possam ser feitas diretamente para as crianças, em linguagem adequada para o entendimento delas.

No momento da anamnese, algumas questões podem direcionar até mesmo o prognóstico da dor. Entre as questões a serem feitas, é importante saber há quanto tempo a criança sente essa dor. O tempo pode ajudar a compreender se essa dor tem características crônicas ou agudas. As dores crônicas geralmente têm um prognóstico (chance de recuperação) menos favorável que as dores agudas.[43,44] É possível também questionar sobre a distribuição da dor, ou seja, se é uma dor local ou se a criança apresenta dores em outras partes do corpo.[44] Para questionar sobre a distribuição da dor, é possível, por exemplo, utilizar um mapa corporal, levando em consideração a idade, para que a criança reconheça os pontos de dor. O uso do mapa corporal pode indicar também as regiões dolorosas e os quadrantes para um possível reconhecimento de dor generalizada ou fibromialgia. A presença de dores em várias regiões corporais parece estar associada com um prognóstico menos favorável da dor.[22]

Outro ponto importante a ser investigado é o nível de atividade física da criança e a prática esportiva. A Organização Mundial da Saúde (OMS) indica que, durante a infância, o nível de atividade física deve ser de pelo menos 60 minutos por dia de atividade moderada a vigorosa.[45] Alguns estudos apontam que crianças com baixo nível de atividade física (sedentarismo) estão mais suscetíveis ao surgimento da dor.[46,47] Por outro lado, o excesso de atividade física, especialmente quando relacionado a um único esporte, também pode estar associado à presença de dor em crianças.[47,48] Algumas condições específicas da infância, como doenças de Osgood-Schlatter e de Sever, são condições associadas ao excesso de atividade física, especialmente as atividades que envolvem saltos.[37,49]

Durante a anamnese, também é possível questionar o quanto essa dor tem impactos na vida da criança. Investigar o uso de medicamentos (p. ex., analgésicos e anti-inflamatórios não esteroides[6,50-52]) e o absenteísmo escolar[52] são formas de avaliar o impacto causado pela dor na vida da criança. O impacto na infância pode ainda estar relacionado às atividades de vida diária e atividades físicas recreacionais.[52] Neste ponto, é importante questionar sobre atividades usuais na infância, como restrição para brincar e interagir com outras crianças.

A anamnese também permite investigar a presença de doenças/condições graves (bandeiras vermelhas) e condições que podem influenciar o curso do tratamento, como sinais de ansiedade e depressão (bandeiras amarelas).[24,39] Durante a avaliação de bandeiras vermelhas, é possível questionar sobre a presença de dor contínua intensa, dor noturna, dor não relacionada ao movimento, incapacidade de urinar ou incontinência urinária, dor intensa local após trauma e febre.[39] Diante da presença de algum desses sinais ou sintomas, uma avaliação médica torna-se indispensável para descartar a presença de neoplasias, infecções e até mesmo fraturas.[24,39] A avaliação de bandeiras amarelas, por sua vez, está relacionada à triagem de possíveis sinais e sintomas de distúrbios emocionais negativos.[39,53] Algumas questões podem ser direcionadas para a investigação das bandeiras amarelas, como perda da vontade de realização de atividades habituais, presença de dor abdominal sem causa aparente, entre outras.[53,54] No entanto, para a triagem de bandeiras amarelas o uso de ferramentas estruturadas e válidas parece ser a melhor opção. Essas ferramentas serão discutidas no tópico seguinte "Questionários específicos".

Exame físico

Após finalizar a anamnese detalhada da criança, deve-se seguir para o exame físico. O exame físico pode ser dividido duas partes: observação e teste do movimento (passivo, ativo ou resistido).[39] O ideal parece ser iniciar o exame físico pela observação da criança como um todo. Como descrito anteriormente, essa avaliação se inicia desde o contato inicial com o paciente. Após a anamnese, no entanto, a avaliação é direcionada aos aspectos específicos. A depender do local a ser avaliado, o paciente deve estar adequadamente despido, como para o exame de coluna lombar e quadril.[39] É possível e importante orientar antes da consulta que o responsável leve a criança com vestimenta adequada. A observação durante o processo de avaliação deve ser direcionada principalmente para o local da queixa da criança, mas também deve incluir as demais regiões corporais. É importante observar a coloração da pele e a presença de pontos edemaciados, pois a presença desses sinais pode indicar processos inflamatórios.

Também é importante observar a posição em que o paciente parece ficar mais confortável, incluindo-se a percepção de sinais de proteção do membro, por exemplo, durante a marcha, evitar que o membro acometido sustente o peso.[39] Além disso, deve-se observar alterações posturais significativas, como a posição da pelve,[39] que pode indicar alterações posturais do comprimento dos membros, ou alterações na coluna vertebral, que consequentemente podem exigir uma avaliação mais minuciosa. O alinhamento da coluna vertebral é outro ponto importante a ser observado.[39] Durante a infância e a adolescência, o surgimento de escoliose idiopática é relativamente comum[20,55] e o diagnóstico e a intervenção precoce podem evitar a progressão da condição.

O avaliador deve estar atento também a sinais incomuns durante o exame físico. Sinais que possam indicar abuso infantil,[56] lesões inconsistentes com as habilidades físicas da criança e mecanismos inconsistentes de lesão devem ser sempre observados; muitas vezes, esses mecanismos são descritos pelo responsável.[56] É importante ficar atento à presença de contusões em locais como tronco, ouvidos e pescoço, especialmente em crianças com idade inferior a 4 anos.[56] As atitudes do responsável também devem ser observadas durante a avaliação, como busca por atendimento tardio sem explicação, inconsistências no relato da história, baixa preocupação com as lesões ou uma preocupação desproporcional.[56] Nessas situações, é importante discutir com a equipe e, em casos emergenciais, acionar autoridades responsáveis.

A avaliação física deve também incluir palpações estruturais e teste dos movimentos. Durante a palpação, é possível avaliar presença e nível de edema,[39] por meio de uma pressão na região edemaciada, além da observação do quanto o tecido deprime e a velocidade com a qual ele demora para retornar.[39] É possível, ainda, realizar a palpação do local doloroso para entender se há uma dor localizada ou mais generalizada.[39] A dor localizada pode indicar a estrutura acometida, como é o caso das tendinopatias.[57,58] As dores com características generalizadas (p. ex., em torno da região anterior do joelho) dificultam a identificação da estrutura acometida.[59] Entretanto, vale ressaltar que nem sempre a identificação da estrutura trará respostas direcionadas. Em condições como dor lombar inespecífica, a identificação da estrutura causadora de dor provavelmente não mudará o curso do tratamento e os resultados clínicos.[60,61]

O teste dos movimentos inclui avaliação de movimentos ativo, passivo e resistido. Apesar de não haver uma regra, uma sequência interessante pode iniciar pelo movimento ativo, seguido de passivo e resistido. O movimento ativo será capaz de identificar movimentos específicos que reproduzem os sintomas dolorosos do paciente, possibilitando entender o padrão de alívio e melhora dos sintomas.[39] Durante o exame físico, é possível identificar limitações da amplitude de movimento (ADM), que podem levantar hipóteses diagnósticas que auxiliam na tomada de decisão clínica. A limitação da ADM durante a avaliação do movimento ativo pode ser decorrente da dor, de restrição articular ou de fraqueza muscular.[39] Na avaliação do movimento passivo, o terapeuta realiza o movimento pelo paciente. Durante o movimento passivo, é possível identificar se a restrição da ADM se dá por barreiras estruturais, como restrições articulares, ou até mesmo se há uma restrição por reprodução dos movimentos dolorosos.[39] Por fim, o teste do movimento resistido permite identificar a reprodução dos sintomas e a possibilidade de fraqueza muscular. O teste de movimento resistido é, na maioria das vezes, realizado utilizando-se a resistência do próprio terapeuta, podendo, dessa forma, reproduzir os sintomas do paciente, por exemplo, se a dor for de origem muscular.[39] Ao finalizar a avaliação física, é possível confirmar as hipóteses ou, ainda, entender a necessidade do uso de questionários ou testes específicos.

QUESTIONÁRIOS ESPECÍFICOS

O uso de questionários específicos para mensurar construtos de interesse (p. ex., dor, incapacidade) permite adotar medidas válidas e fazer comparações entre medidas repetidas da mesma criança ou entre diferentes crianças. Com o intuito de direcionar os construtos mais importantes a serem avaliados na infância, foi realizada uma iniciativa chamada Iniciativa Pediátrica sobre Métodos, Mensuração e Avaliação da Dor em Ensaios Clínicos (PED-IMMPACT, do inglês *Pediatric Initiative on Methods, Measurement, and Pain Assessment in Clinical Trials*).[62] A PED-IMMPACT sugere que, em crianças com dor aguda, sejam avaliados os seguintes construtos: intensidade da dor, satisfação global com o tratamento, recuperação física e resposta emocional.[62] Crianças com dor persistente devem ter os seguintes construtos avaliados: intensidade da dor, satisfação global com o tratamento, função física, função emocional e sono.[62]

Embora existam instrumentos desenvolvidos especificamente para a população de crianças e adolescentes com o intuito de avaliar esses construtos, poucos deles estão validados e disponíveis para serem utilizados no português brasileiro.[63] Além disso, é comum na literatura encontrar estudos que utilizam questionários direcionados para a população adulta na população pediátrica. Esse uso deve ser evitado.[64] Questionários desenvolvidos para a população adulta foram criados e testados pensando no contexto da vida adulta e, por isso, podem trazer falsas interpretações de um contexto diferenciado, que é o contexto de crianças e adolescentes. Além disso, deve-se evitar também a tradução literal de questionários em outro idioma para uso no português brasileiro, sem que o processo de tradução e adaptação transcultural seja feito de forma adequada.[64]

A avaliação da intensidade da dor pode ser feita com instrumentos visuais ou verbais.[65] Embora existam instrumentos para avaliação da intensidade da dor por meio de personagens com faces ilustrativas, é necessário cautela em seu uso. Esse tipo de instrumento parece ser mais intuitivo, mas pode gerar confusão do construto que se pretende avaliar, uma vez que as ilustrações podem ser interpretadas como reflexo das emoções. Uma revisão sistemática avaliando escalas de dor para crianças e adolescentes traz forte recomendação para o uso da Escala Numérica de Avaliação da Intensidade da Dor (END) de 11 pontos em condições de dor aguda a partir dos 6 anos de idade e uma fraca recomendação para condições de dor crônica em crianças a partir de 7 anos de idade. A END é uma escala que varia de 0 ("Nenhuma dor") a 10 ("A pior dor imaginável"), na qual a criança deve estimar a intensidade de sua dor.[65] Esse instrumento também pode ser utilizado como a média da dor no último mês, semana, dia ou no momento da avaliação, ou ainda se pode solicitar que a criança marque a pior dor nesses mesmos períodos.

Para a avaliação da presença e do impacto da dor, existe o questionário Presença e Impacto da Dor em Crianças (PIP-Kids, do inglês *Presence and Impact of Pain in Kids*).[52,66] O questionário está disponível em português brasileiro e avalia a presença de dor nas costas, pescoço, braços e/ou pernas, além da frequência, do nível de persistência da dor e da presença de lesões esportivas. Com relação ao impacto da dor, o questionário avalia a procura por orientação ou tratamento de profissionais da saúde, o uso de medicamentos, ausência escolar, interferência em atividades do dia a dia e interferência nas atividades físicas recreacionais (p. ex., esporte, caminhada, ciclismo).[52,66] Cada item do instrumento pode ser respondido com "Sim" ou "Não", exceto o item que determina o local da dor.[52,66]

Sintomas emocionais podem ser avaliados no português brasileiro por meio de dois instrumentos:[54,67,68] Escala de Ansiedade das Crianças de Spence (SCAS, do inglês *Spence Chil- dren's Anxiety Scale*)[67,68] e Questionário de Sintomas Psicossomáticos em Crianças e Adolescentes.[69] A SCAS avalia especificamente sinais e sintomas de ansiedade por meio de 38 itens. Cada pergunta pode ser marcada como 0 ("Nunca"), 1 ("Às vezes"), 2 ("Frequentemente") ou 3 ("Sempre"), com um escore total que varia de 0 a 114 pontos. Maiores escores indicam maiores níveis de ansiedade.[67,68] Uma limitação que deve ser levada em conta com relação ao uso da SCAS é que esse instrumento tem muitos itens (para crianças e adolescentes responderem) e avalia apenas sinais e sintomas relacionados especificamente à ansiedade. Já o Questionário de Sintomas Psicossomáticos em Crianças e Adolescentes[69] avalia sinais e sintomas relacionados a manifestações físicas provenientes e/ou influenciadas pela mente e pelas emoções, em vez de uma causa orgânica específica.[70] Cada item do questionário pode ser respondido como 2 ("Frequentemente"), 1 ("Às vezes") ou 0 ("Nunca"). O escore total do questionário varia de 0 a 18 pontos, e escores maiores indicam mais sintomas psicossomáticos negativos presentes.[54]

Para avaliar a qualidade de sono de crianças e adolescentes no português brasileiro, não há (até o momento) nenhum instrumento disponível; entretanto, o Questionário Pediátrico de Sono[71] está disponível no português de Portugal. Esse instrumento possui 22 itens relacionados a ronco, apneia, dificuldade respiratória durante o sono, sonolência diurna e comportamento desatento ou hiperativo.[71] Cada resposta positiva vale 1 ponto e uma pontuação final igual ou superior a 8 indica má qualidade do sono e, ainda, apneia obstrutiva do sono.[71] Também é necessário ter cautela no uso desse instrumento. Embora esteja disponível no idioma português, o instrumento foi testado apenas dentro do contexto, cultura e variantes linguísticas de Portugal.

Outro construto que pode ser levado em consideração na avaliação da criança e do adolescente com dor musculoesquelética é a qualidade de vida. Esse construto não foi descrito pelo PED-IMMPACT, mas pode trazer informações relevantes sobre o impacto da dor. Existem instrumentos curtos e longos para mensurar a qualidade de vida em crianças e adolescentes no português brasileiro.[72] Talvez o instrumento mais comum dentro da categoria de instrumentos curtos seja o EQ-5D-Y-3L, do grupo EuroQol Research Foundation.[72] Esse instrumento avalia qualidade de vida por meio de cinco domínios: capacidade de andar, autocuidado, atividades do dia a dia, dor/desconforto e preocupação, tristeza ou infelicidade.[72] Cada domínio pode ser respondido com níveis de gravidade como: "Nenhum problema", "Alguns problemas" e "Muitos problemas".[72] Além disso, o instrumento inclui uma escala de autoavaliação do estado de saúde que varia de 0 a 100, em que 0 significa "A pior saúde que você possa imaginar" e 100, "A melhor saúde que você possa imaginar". Já com relação aos instrumentos mais abrangentes e longos, pode-se destacar o Inventário Pediátrico de Qualidade de Vida (PedsQL, do inglês *Pediatric Quality of Life Inventory*™).[73] Esse instrumento possui 23 itens, divididos em cinco dimensões: aspectos físicos (oito itens), aspectos emocionais (cinco itens), aspectos sociais (cinco itens) e aspectos escolares (cinco itens). Cada item pode ser pontuado como 100 ("Nunca"), 75 ("Quase nunca"), 50 ("Algumas vezes"), 25 ("Muitas vezes") e 0 ("Quase sempre").[73] O escore total é calculado pela média de itens respondidos e varia de 0 a 100 pontos. Escores próximos de 100 indicam uma melhor qualidade de vida.[73] Uma limitação desses instrumentos descritos é que todos necessitam de autorização para uso.

É importante levar em consideração que os resultados e os dados coletados provenientes de instrumentos específicos devem ser armazenados de maneira adequada, incluindo o método de aplicação utilizado. Dessa forma, será possível avaliar de forma sistemática a mesma criança ao longo do tempo com o intuito de entender as alterações durante o período de acompanhamento. A padronização nos dados e métodos de aplicação permite, ainda, comparações entre crianças de um mesmo ambiente clínico ou setor de atendimento e até com crianças atendidas em outros locais que utilizam o mesmo instrumento para avaliação.

TESTES ESPECÍFICOS

Os testes específicos para condições dolorosas em crianças e adolescentes são escassos. A maioria dos testes está associada a fases do desenvolvimento neuromotor ou condições específicas (p. ex., displasia do desenvolvimento do quadril) e não à dor propriamente dita.[74-76] Para escoliose, o teste mais difundido é o teste de Adam, que avalia a presença de gibosidade na vista posterior da coluna vertebral.[77] O teste é realizado com a criança ou adolescente realizando uma inclinação de tronco e quadril para a frente e o avaliador observa a presença ou não da gibosidade.[77] A gibosidade formada decorre da rotação das vértebras que ocorre na escoliose, as quais rodam também as costelas. O teste de Adam apresenta uma boa sensibilidade (92%; intervalo de confiança 85-100%), indicando que ele é bom para descartar a presença de escoliose na coluna torácica;[77] entretanto, seus valores de especificidade são menores (60%; intervalo de confiança 47-74%), indicando que ele tem uma qualidade inferior para detectar a presença de escoliose na coluna torácica.[77] Dessa forma, é importante complementar a avaliação com outros testes ou exames. É possível, por exemplo, utilizar o escoliômetro,[77] que avalia assimetrias da coluna com a criança ou adolescente realizando uma inclinação do tronco e do quadril para a frente. Se o examinador identificar uma inclinação igual ou superior a 5°, é necessária a realização de uma radiografia para fechar o diagnóstico de escoliose.[77,78]

CONSIDERAÇÕES FINAIS

Entre as diversas condições dolorosas, a dor musculoesquelética atinge cerca de um quarto das crianças e adolescentes ao redor do mundo e uma a cada 20 crianças apresenta índices moderados a graves de incapacidade relacionada à dor musculoesquelética.[6-9] É importante investigar e entender esse tipo de dor de forma precoce na população de crianças e adolescentes, uma vez que dores musculoesqueléticas persistentes parecem apresentar pior prognóstico.[43,44] A dor musculoesquelética parece ser multifatorial e, portanto, uma avaliação detalhada, incluindo aspectos físicos, psicológicos e sociais, deve ser realizada.[35] É importante que a percepção dos pais sobre a dor musculoesquelética de seus filhos também seja investigada para complementar a avaliação, mas é preciso lembrar que o relato da criança e do adolescente precisa ser o foco. Uma avaliação inicial bem conduzida permitirá o levantamento de hipóteses a serem testadas no exame físico e na avaliação com o uso dos instrumentos específicos desenvolvidos para crianças e adolescentes. A utilização de testes especiais para avaliar condições de dor musculoesquelética em crianças e adolescentes não é muito comum, muito provavelmente por conta da escassez de testes para essa população. Assim, o foco na avaliação global, considerando aspectos do dia a dia e da condição dolorosa da criança e do adolescente, parece ser a melhor escolha. Para auxiliar no processo e na sequência da avaliação musculoesquelética na criança e no adolescente, a Figura 1 traz um fluxograma de cada etapa da avaliação com os pontos principais a serem avaliados.

REFERÊNCIAS

1. Liao ZW, Le C, Kynes JM, Niconchuk JA, Pinto E, Laferriere HE, et al. Paediatric chronic pain prevalence in low- and middle-income countries: a systematic review and meta-analysis. EClinicalMedicine. 2022;45:101296.
2. Global Burden of Disease Study 2013 Collaborators. Global, regional, and national incidence, prevalence, and years lived with disability for 301 acute and chronic diseases and injuries in 188 countries, 1990-2013: a systematic analysis for the Global Burden of Disease Study 2013. Lancet. 2015;386(9995):743-800.
3. James SL, Abate D, Abate KH, Abay SM, Abbafati C, Abbasi N, et al. Global, regional, and national incidence, prevalence, and years lived with disability for 354 diseases and injuries for 195 countries and territories, 1990–2017: a systematic analysis for

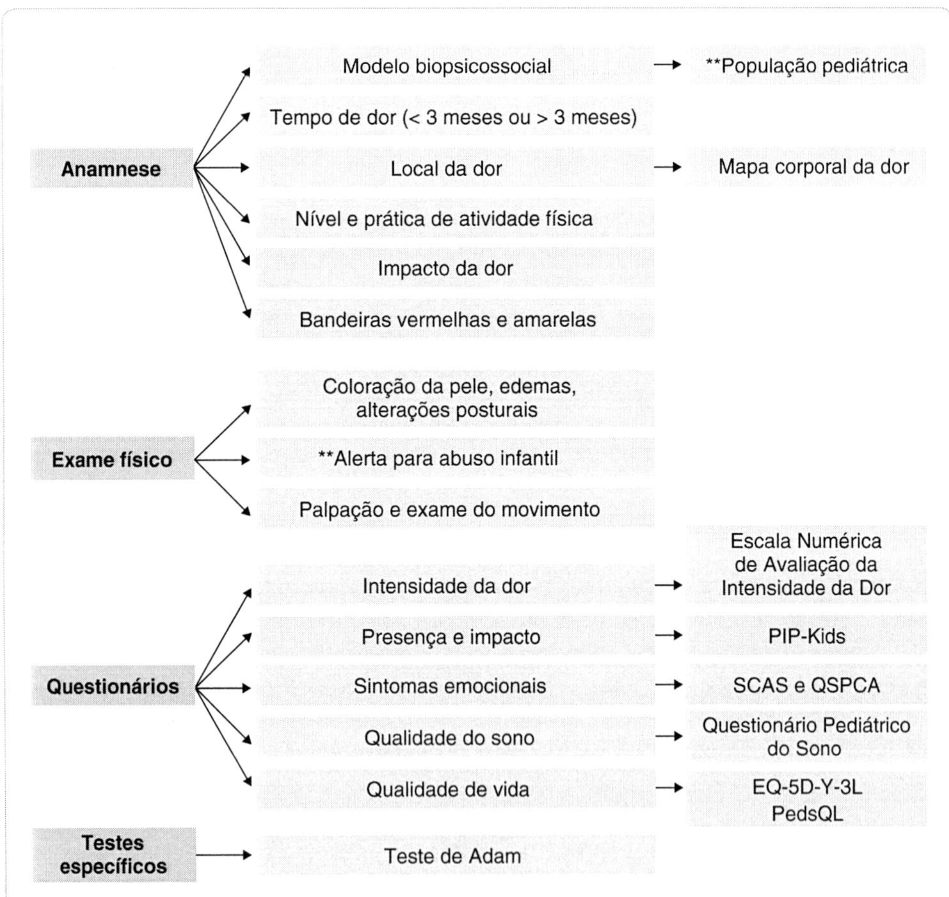

FIGURA 1 Fluxograma da avaliação da dor musculoesquelética em crianças e adolescentes. Preência e Impacto da Dor em Crianças (PIP-Kids, do inglês *Presence and Impact of Pain in Kids*); Escala de Ansiedade das Crianças de Spence (SCAS, do inglês *Spence Children's Anxiety Scale*). QSPCA: Questionário de Sintomas Psicossomáticos em Crianças e Adolescentes.

Fonte: elaborada pelos autores.

the Global Burden of Disease Study 2017. Lancet. 2018;392(10159):1789-858.

4. Rathleff MS, Graven-Nielsen T. Transition from acute to chronic pain in children: novel pieces of the puzzle. Pain. 2017;158(5):767-8.
5. Global Burden of Disease Pediatrics Collaboration; Kyu HH, Pinho C, Wagner JA, Brown JC, Bertozzi-Villa A, et al. Global and national burden of diseases and injuries among children and adolescents between 1990 and 2013: findings from the Global Burden of Disease 2013 study. JAMA Pediatr. 2016;170(3):267-87.
6. World Health Organization (WHO). Guidelines on the management of chronic pain in children. Geneva: WHO; 2020.
7. Kamper SJ, Yamato TP, Williams CM. The prevalence, risk factors, prognosis and treatment for back pain in children and adolescents: an overview of systematic reviews. Best Pract Res Clin Rheumatol. 2016;30(6):1021-36.
8. Miro J, Huguet A, Nieto R. Predictive factors of chronic pediatric pain and disability: a Delphi poll. J Pain. 2007;8(10):774-92.
9. Watson KD, Papageorgiou AC, Jones GT, Taylor S, Symmons DP, Silman AJ, et al. Low back pain in schoolchildren: occurrence and characteristics. Pain. 2002;97(1-2):87-92.
10. King S, Chambers CT, Huguet A, MacNevin RC, McGrath PJ, Parker L, et al. The epidemiology of chronic pain in children and adolescents revisited: a systematic review. Pain. 2011;152(12): 2729-38.
11. Global Burden of Disease Study C. Data visualization 2021. Disponível em: https://vizhub.healthdata.org/gbd-compare. Acesso em: 09 dez. 2022.
12. Kamper SJ, Henschke N, Hestbaek L, Dunn KM, Williams CM. Musculoskeletal pain in children and adolescents. Braz J Phys Ther. 2016;20:275-84.
13. Picavet HS, Berentzen N, Scheuer N, Ostelo RW, Brunekreef B, Smit HA, et al. Musculoskeletal complaints while growing up from age 11 to age 14: the PIAMA birth cohort study. Pain. 2016;157(12): 2826-33.
14. Inocencio J. Epidemiology of musculoskeletal pain in primary care. Arch Dis Child. 2004; 89(5): 431-4.
15. Huguet A, Tougas ME, Hayden J, McGrath PJ, Stinson JN, Chambers CT. Systematic review with meta-analysis of childhood and adolescent risk and prognostic factors for musculoskeletal pain. Pain. 2016;157(12):2640-56.
16. Zapata AL, Moraes AJ, Leone C, Doria-Filho U, Silva CA. Pain and musculoskeletal pain syndromes in adolescents. J Adolesc Health. 2006;38(6):769-71.
17. Fuglkjaer S, Dissing KB, Hestbaek L. Prevalence and incidence of musculoskeletal extremity complaints in children and adolescents. A systematic review. BMC Musculoskelet Disord. 2017;18(1):418.
18. Meziat-Filho N, Coutinho ES, Azevedo-e-Silva G. Association between home posture habits and low back pain in high school adolescents. Eur Spine J. 2015;24(3):425-33.
19. Peng Y, Wang SR, Qiu GX, Zhang JG, Zhuang QY. Research progress on the etiology and pathogenesis of adolescent idiopathic scoliosis. Chin Med J (Engl). 2020;133(4):483-93.
20. Konieczny MR, Senyurt H, Krauspe R. Epidemiology of adolescent idiopathic scoliosis. J Child Orthop. 2013;7(1):3-9.
21. Jeffries LJ, Milanese SF, Grimmer-Somers KA. Epidemiology of adolescent spinal pain: a systematic overview of the research literature. Spine (Phila Pa 1976). 2007;32(23):2630-7.
22. Raja SN, Carr DB, Cohen M, Finnerup NB, Flor H, Gibson S, et al. The revised International Association for the Study of Pain definition of pain: concepts, challenges, and compromises. Pain. 2020;161(9):1976-82.
23. Perrot S, Cohen M, Barke A, Korwisi B, Rief W, Treede RD, et al. The IASP classification of chronic pain for ICD-11: chronic secondary musculoskeletal pain. Pain. 2019;160(1):77-82.
24. O'Sullivan K, O'Keeffe M, Forster BB, Qamar SR, van der Westhuizen A, O'Sullivan PB. Managing low back pain in active adolescents. Best Pract Res Clin Rheumatol. 2019;33(1):102-21.
25. Davis PJ, Williams HJ. The investigation and management of back pain in children. Arch Dis Child Educ Pract Ed. 2008;93(3):73-83.
26. Harvey BS, Brooks G, Hergenroeder A. Lumbar injuries of the pediatric population. Prim Care. 2013;40(2):289-311.
27. Michaleff ZA, Kamper SJ, Maher CG, Evans R, Broderick C, Henschke N. Low back pain in children and adolescents: a systematic review and meta-analysis evaluating the effectiveness of conservative interventions. Eur Spine J. 2014;23(10):2046-58.
28. Negrini S, Aulisa AG, Aulisa L, Circo AB Mauroy JC, Durmala J, et al. 2011 SOSORT guidelines: orthopaedic and rehabilitation treatment of idiopathic scoliosis during growth. Scoliosis. 2012;7(1):3.
29. Nicholas M, Vlaeyen JWS, Rief W, Barke A, Aziz Q, Benoliel R, et al. The IASP classification of chronic

pain for ICD-11: chronic primary pain. Pain. 2019;160(1):28-37.
30. Butler S, Landmark T, Glette M, Borchgrevink P, Woodhouse A. Chronic widespread pain-the need for a standard definition. Pain. 2016;157(3):541-3.
31. Morales-Espinoza EM, Kostov B, Salami DC, Perez ZH, Rosalen AP, Molina JO, et al. Complexity, comorbidity, and health care costs associated with chronic widespread pain in primary care. Pain. 2016;157(4):818-26.
32. Coles ML, Weissmann R, Uziel Y. Juvenile primary Fibromyalgia Syndrome: epidemiology, etiology, pathogenesis, clinical manifestations and diagnosis. Pediatr Rheumatol Online J. 2021;19(1):22.
33. Simms RW. Fibromyalgia syndrome: current concepts in pathophysiology, clinical features, and management. Arthritis Care Res. 1996;9(4): 315-28.
34. Kato K, Sullivan PF, Evengard B, Pedersen NL. A population-based twin study of functional somatic syndromes. Psychol Med. 2009;39(3):497-505.
35. Liossi C, Howard RF. Pediatric chronic pain: biopsychosocial assessment and formulation. Pediatrics. 2016;138(5).
36. Ladenhauf HN, Seitlinger G, Green DW. Osgood-Schlatter disease: a 2020 update of a common knee condition in children. Curr Opin Pediatr. 2020;32(1):107-12.
37. Hussain S, Hussain K, Hussain S, Hussain S. Sever's disease: a common cause of paediatric heel pain. BMJ Case Rep. 2013;2013:bcr2013009758.
38. Koechlin H, Locher C, Prchal A. Talking to children and families about chronic pain: the importance of pain education-an introduction for pediatricians and other health care providers. Children (Basel). 2020;7(10):179.
39. Magee DJ. Avaliação musculoesquelética. 5. ed. Barueri: Manole; 2010.
40. Raja SN, Carr DB, Cohen M, Finnerup NB, Flor H, Gibson S, et al. The revised International Association for the Study of Pain definition of pain: concepts, challenges, and compromises. Pain. 2020;161(9):1976-82.
41. Mathews L. Pain in children: neglected, unaddressed and mismanaged. Indian J Palliat Care. 2011; 17(Suppl):S70-S3.
42. Goubert L, Vervoort T, Cano A, Crombez G. Catastrophizing about their children's pain is related to higher parent-child congruency in pain ratings: an experimental investigation. Eur J Pain. 2009;13(2):196-201.
43. Costa LCM, Maher CG, McAuley JH, Hancock MJ, Herbert RD, Refshauge KM, et al. Prognosis for patients with chronic low back pain: inception cohort study. BMJ. 2009;339:b3829.
44. Pourbordbari N, Riis A, Jensen MB, Olesen JL, Rathleff MS. Poor prognosis of child and adolescent musculoskeletal pain: a systematic literature review. BMJ Open. 2019;9(7):e024921-e.
45. Bull FC, Al-Ansari SS, Biddle S, Borodulin K, Buman MP, Cardon G, et al. World Health Organization 2020 guidelines on physical activity and sedentary behaviour. Br J Sports Med. 2020;54(24):1451-62.
46. Baradaran-Mahdavi S, Riahi R, Vahdatpour B, Kelishadi R. Association between sedentary behavior and low back pain: a systematic review and meta-analysis. Health Promot Perspect. 2021;11(4):393-410.
47. Kędra A, Plandowska M, Kędra P, Czaprowski D. Physical activity and low back pain in children and adolescents: a systematic review. Eur Spine J. 2021;30(4):946-56.
48. Aguiar-Greca JP, Korff T, Ryan J. Associations between children's physical activity, pain and injuries. Percept Mot Skills. 2021;128(5):1959-74.
49. Rathleff MS, Winiarski L, Krommes K, Graven-Nielsen T, Hölmich P, Olesen JL, et al. Activity modification and knee strengthening for Osgood-Schlatter disease: a prospective cohort study. Orthop J Sports Med. 2020;8(4):2325967120911106.
50. Caes L, Fisher E, Clinch J, Eccleston C. Current evidence-based interdisciplinary treatment options for pediatric musculoskeletal pain. Curr Treatm Opt Rheumatol. 2018;4(3):223-34.
51. Clinch J, Eccleston C. Chronic musculoskeletal pain in children: assessment and management. Rheumatology (Oxford). 2009;48(5):466-74.
52. O'Sullivan PB, Beales DJ, Smith AJ, Straker LM. Low back pain in 17 year olds has substantial impact and represents an important public health disorder: a cross-sectional study. BMC Public Health. 2012;12:100.
53. Stearns ZR, Carvalho ML, Beneciuk JM, Lentz TA. Screening for yellow flags in orthopaedic physical therapy: a clinical framework. J Orthop Sports Phys Ther. 2021;51(9):459-69.
54. Santos VS, Kamper, Camargo BIA, Leite MN, Saragiotto B, Costa LC, et al. Translation, cross-cultural adaptation and measurement properties of the Psychosomatic Questionnaire for Children and Adolescents with Musculoskeletal Pain into Brazilian-Portuguese [accepted to publication]. Braz J Phys Ther. 2022.

55. Sung S, Chae HW, Lee HS, Kim S, Kwon JW, Lee SB, et al. Incidence and surgery rate of idiopathic scoliosis: a nationwide database study. Int J Environ Res Public Health. 2021;18(15):8152.
56. Gonzalez D, Mirabal AB, McCall JD. Child abuse and neglect. Treasure Island (FL): StatPearls; 2021. Disponível em: https://www.ncbi.nlm.nih.gov/books/NBK459146. Acesso em: 09 dez. 2022.
57. Maffulli N, Kenward MG, Testa V, Capasso G, Regine R, King JB. Clinical diagnosis of Achilles tendinopathy with tendinosis. Clin J Sport Med. 2003;13(1):11-5.
58. Matthews W, Ellis R, Furness J, Hing WA. The clinical diagnosis of Achilles tendinopathy: a scoping review. PeerJ. 2021;9:e12166.
59. Ohnesorge N, Heinl C, Lewejohann L. Current methods to investigate nociception and pain in zebrafish. Front Neurosci. 2021;15:632634.
60. Andersen JC. Is immediate imaging important in managing low back pain? J Athl Train. 2011; 46(1):99-102.
61. Jensen RK, Kent P, Hancock M. Do MRI findings identify patients with chronic low back pain and Modic changes who respond best to rest or exercise: a subgroup analysis of a randomised controlled trial. Chiropr Man Ther. 2015;23:26.
62. McGrath PJ, Walco GA, Turk DC, Dworkin RH, Brown MT, Davidson K, et al. Core outcome domains and measures for pediatric acute and chronic/recurrent pain clinical trials: PedIMMPACT recommendations. J Pain. 2008;9(9):771-83.
63. Michaleff ZA, Kamper SJ, Stinson JN, Hestbaek L, Williams CM, Campbell P, et al. Measuring musculoskeletal pain in infants, children, and adolescents. J Orthop Sports Phys Ther. 2017;47(10):712-30.
64. Beaton DE, Bombardier C, Guillemin F, Ferraz MB. Guidelines for the process of cross-cultural adaptation of self-report measures. Spine. 2000;25(24):3186-91.
65. Birnie KA, Hundert AS, Lalloo C, Nguyen C, Stinson JN. Recommendations for selection of self-report pain intensity measures in children and adolescents: a systematic review and quality assessment of measurement properties. Pain. 2019;160(1):5-18.
66. Santos VS, Yamato TP. Translation, cross-cultural adaptation and measurement properties of the Presence and Impact of Pain in Kids (PIP-Kids) Questionnaire for Children and Adolescents into Brazilian-Portuguese [unpublished results]. 2022.
67. DeSousa DA, Petersen CS, Behs R, Manfro GG, Koller SH. Brazilian Portuguese version of the Spence Children's Anxiety Scale (SCAS-Brasil). Trends Psychiatry Psychother. 2012;34:147-53.
68. DeSousa DA, Pereira AS, Petersen CS, Manfro GG, Salum GA, Koller SH. Psychometric properties of the Brazilian-Portuguese version of the Spence Children's Anxiety Scale (SCAS): self- and parent-report versions. J Anxiety Disord. 2014;28(5): 427-36.
69. Santos VS, Kamper SJ, Camargo BIA, Leite MN, Saragiotto BT, Costa LOP, et al. Translation, cross-cultural adaptation, and measurement properties of the psychosomatic questionnaire for children and adolescents with musculoskeletal pain into Brazilian-Portuguese. Braz J Phys Ther. 2022:100399.
70. Figueira ML, Ouakinin S. From psychosomatic to psychological medicine: what's the future? Curr Opin Psychiatry. 2008;21(4):412-6.
71. Chervin R, Hedger K, Dillon J, Pituch K. Pediatric Sleep Questionnaire (PSQ): validity and reliability of scales for sleep-disordered breathing, snoring, sleepiness, and behavioral problems. Sleep Med. 2000;1:21-32.
72. Foundation ER. EQ-5D-Y User Guide 2020. Disponível em: https://euroqol.org/publications/user-guides. Acesso em: 09 dez. 2022.
73. Klatchoian DA, Len CA, Terreri MTRA, Silva M, Itamoto C, Ciconelli RM, et al. Qualidade de vida de crianças e adolescentes de São Paulo: confiabilidade e validade da versão brasileira do questionário genérico Pediatric Quality of Life InventoryTM versão 4.0. J Pediatria. 2008;84:308-15.
74. Cooperstein R, Haneline M, Young M. Mathematical modeling of the socalled Allis test: a field study in orthopedic confusion. Chiropr Osteopat. 2007;15:3.
75. Samelis PV. Instability testing for congenital hip dislocation: knee extension provokes hip dislocation. Cureus. 2020;12(5):e8107-e.
76. Sabanathan S, Wills B, Gladstone M. Child development assessment tools in low-income and middle-income countries: how can we use them more appropriately? Arch Dis Child. 2015;100(5): 482-8.
77. Côté P, Kreitz BG, Cassidy JD, Dzus AK, Martel J. A study of the diagnostic accuracy and reliability of the Scoliometer and Adam's forward bend test. Spine. 1998;23(7):796-802; discussion 3.
78. Corona J, Sanders JO, Luhmann SJ, Diab M, Vitale MG. Reliability of radiographic measures for infantile idiopathic scoliosis. J Bone Joint Surg Am. 2012;94(12):e86.

CAPÍTULO 21

Avaliação da dor no paciente neurológico

Josimari Melo DeSantana, Maria Ivone Oliveira Dantas

INTRODUÇÃO

Neste capítulo, é apresentada uma abordagem baseada na avaliação da dor por meio do conhecimento sobre mecanismos de dor, considerando o modelo biopsicossocial. O foco será nas principais doenças neurológicas que acometem a população e que ocasionam anos vividos com incapacidade (doença de Parkinson, acidente vascular cerebral – AVC, lesão da medula espinhal, neuropatias e doença de Alzheimer). Será explorado, resumidamente, como a fisiopatologia da dor pode contribuir para o direcionamento da avaliação, contextualizando as principais condições neurológicas presentes nesse perfil de paciente. Pacientes com distúrbios neurológicos necessitam de uma avaliação clínica especializada e, por isso, serão descritos questionários e testes sensoriais quantitativos e funcionais que podem auxiliar em sua tomada de decisão clínica.

DEFINIÇÕES E EPIDEMIOLOGIA

A dor é considerada um problema global e um fardo socioeconômico mundial.[1] Em 2020, seu conceito foi reformulado e, atualmente, a dor é considerada como uma experiência sensitiva e emocional desagradável associada, ou semelhante àquela associada, a uma lesão tecidual real ou potencial, sendo válida tanto para dor aguda como crônica.[2,3] De acordo com a 11ª revisão da Classificação Internacional de Doenças (CID-11), a dor se subdivide em sete subcategorias, sendo uma primária e seis secundárias.[2]

Levando-se em consideração sua relação temporal, a dor pode ser classificada em aguda, que corresponde ao sinal fisiológico, desagradável, dinâmico e transitório, ocasionado por respostas a lesões teciduais e/ou processos inflamatórios relacionados;[4] ou crônica, que condiz com uma condição patológica de dor que se estende além do tempo normal de cicatrização e persiste por mais de três meses, sendo considerada uma doença, que afeta uma a cada cinco pessoas no mundo.[3,5] No Brasil, a prevalência de dor crônica corresponde a 39%, com maior prevalência no sexo feminino e indivíduos com média de idade de 41 anos.[6]

Dor crônica pode ser ocasionada por fatores neurais e não neurais, pode interferir na qualidade de vida e na capacidade de trabalho e afetando relacionamentos e autoestima, além de ser associada a maiores taxas de divórcios e suicídios.[4] O desenvolvimento da dor crônica pode estar associado a fatores demográficos (idade, gênero, origem étnica e cultural, antecedentes socioeconômicos, situação de emprego e fatores ocupacionais), fatores relacionados ao estilo de vida (tabagismo, alcoolismo, nível de atividade física), fatores clínicos (dor, multimorbidade e mortalidade, saúde mental, intervenções cirúrgicas e médicas, peso corporal, qualidade do sono e questões genéticas), além de fatores relacionados a crenças e percepções de dor.[7,8]

Em pacientes neurológicos, alguns fatores de risco para dor crônica também são reconhecidos, como inatividade física, depressão prévia, imobilidade prolongada, gravidade dos sintomas neurológicos (espasticidade, rigidez), idade de início da doença, nível de disfunção, complicações motoras, presença de comorbidades e longa duração da doença.[9-11] Entre os mecanismos de dor reconhecidos na atualidade, em pacientes neurológicos com dor crônica existe predominância de dor neuropática e/ou nociceptiva, que dependem do tipo de disfunção neurológica e das repercussões nos sistemas corporais.

Com relação aos mecanismos de dor, há na atualidade três tipos que podem se sobrepor nos pacientes: dores nociceptiva, nociplástica e neuropática.[8] A dor nociceptiva decorre da ativação do nociceptor causada por de um dano real ou ameaça ao tecido não neural, resultando geralmente em dor localizada aguda.[12] A dor nociplástica surge da nocicepção alterada, apesar de não haver evidência clara de dano tecidual real ou ameaça causando a ativação de nociceptores periféricos ou evidência de doença ou lesão do sistema somatossensorial que causa a dor, sendo tipicamente crônica. Já a dor neuropática resulta de lesões ou doenças no sistema somatossensorial, podendo ser ocasionada por lesões diretas ou indiretas.[12,13]

Estudos epidemiológicos relatam que 68 a 95% dos pacientes com doença de Parkinson (DP) relatam dor como sintoma não motor, frequentemente de origem nociceptiva, mas que também pode ser atribuída a fontes neuropáticas (radiculares ou centrais) ou diversas.[14-16] Em pacientes com acidente vascular cerebral (AVC), a prevalência de dor crônica corresponde a 40 a 65% dos indivíduos além da fase aguda pós-AVC.[11] A prevalência relatada de dor crônica em pacientes com doença de Alzheimer (DA) corresponde a 45,8%.[17]

Em indivíduos com lesão da medula espinhal (LME), a prevalência de dor crônica compreende 68%,[18] com prevalência de dor neuropática estimada em 60 a 80%.[19] Outras condições neurológicas, como esclerose múltipla, apresentam alta variabilidade e estima-se que de 42 a 90% das pessoas experimentam dor crônica, com predominância de dor neuropática.[20] Em neuropatias periféricas, o mecanismo de dor predominante é neuropático e afeta cerca de 6,9 a 10% da população geral.[5,21]Esses dados podem ser subestimados pois essa população se caracteriza por afecções neurológicas.

No Brasil, a carga de doença entre idosos de ambos os sexos no período compreendido entre 2000 e 2017 se associou a maior mortalidade, relacionadas a cardiopatia isquêmica, AVC, doença pulmonar obstrutiva crônica (DPOC) e diabetes. A DA e outras demências também ocasionam números significativos de morte entre os idosos.[22]

Com relação aos anos vividos com incapacidade, é notório que as cinco principais causas entre os idosos consistem em dor lombar, perda auditiva relacionada à idade, diabetes, deficiência visual e distúrbios orais. Além disso, DA e quedas aumentaram os índices de incapacidade entre idosos no período de 2000 a 2017.[22]

Em indivíduos com 65 anos ou mais, a presença de dor crônica é responsável por custos de saúde de magnitude 11% maior quando comparados com o custo médio daqueles sem dor crônica.[22]

FISIOPATOLOGIA

Dor é uma queixa comum nos centros de saúde e na assistência ao paciente. A dor crônica apresenta uma fisiopatologia complexa e multifatorial, sendo necessário levar em consideração o contexto de fatores sociais, biológicos, psicológicos e físico.[12,23]

Entre os sintomas não motores da DP, a dor é frequentemente relatada com características heterogêneas, compreendendo mecanismos nociceptivos (dor musculoesquelética relacionada ou não à DP), neuropáticos (periférico e/ou central) ou mistos.[14,15,24] Etiológica e fenotipicamente, a dor em pacientes com DP é complexa e multifatorial, podendo estar relacionada à própria doença e/ou a outras comorbidades, resultando do surgimento de alterações no processamento e na percepção da dor em vias ascendentes e descendentes.[14] Clinicamente, a dor na DP é classificada em musculoesquelética, radicular/neuropática, relacionada à distonia, desconforto e dor central.

Em pacientes pós-AVC, a dor é um fenômeno que engloba mecanismos tanto nociceptivos quanto neuropáticos em sua gênese.[11] Os distúrbios de dor conhecidos em pacientes pós-AVC compreendem dor central pós-AVC, síndrome da dor regional complexa, dor decorrente de espasticidade e dor no ombro hemiplégico.[11,25]

A ligação entre dor e DA apresenta uma via de mão dupla na qual déficits cognitivos podem estar relacionados à presença de dor crônica e a dor também está relacionada à presença de demências. Não existem mecanismos elucidados sobre essa relação, mas alguns estudos apontam que uma disfunção do sistema noradrenérgico no *locus coeruleus* e alterações na síntese de norepinefrina podem desencadear a ativação pró-inflamatória da microglia na dor crônica e essa pode ser uma das pontes entre dor crônica e agravamento da DA.[17]

Lesão da medula espinhal é um distúrbio neurológico que afeta milhões de pessoas no mundo.[18] Os moduladores da dor conhecidos nas lesões da medula espinhal são células neuronais, gliais (astrócitos, microglia) e imunes (linfócitos T) ativadas após uma lesão.[10] Existe predominância da dor neuropática por lesão direta da medula espinhal, seja ela completa ou incompleta. Em muitos casos, ocorre o desenvolvimento de síndromes dolorosas e alguns transtornos psicoemocionais. Ainda não existe ampla compreensão de como ocorre a cronificação da dor nos pacientes com LME, mas sabe-se que envolve hiperexcitabilidade dos neurônios sensoriais do corno dorsal da medula, além da ativação do eixo hipotálamo-hipófise-adrenal.[26]

De acordo com a *International Association for the Study of Pain* (IASP), as dores neuropáticas são subclassificadas em neuropatias periféricas crônicas (a exemplo de neuralgia do trigêmeo, dor neuropática crônica após lesão de nervo periférico, polineuropatia dolorosa, neuralgia pós-herpética e radiculopatia dolorosa) e neuropatias crônicas centrais (dor neuropática central crônica associada a lesão medular, dor neuropática central crônica associada a lesão cerebral, dor crônica central pós-AVC e dor neuropática central crônica associada à esclerose múltipla).[5,27] A Tabela 1 apresenta alguns exemplos.

ASPECTOS DA AVALIAÇÃO

Em virtude da complexidade e da multidimensionalidade da dor, avaliações

TABELA 1 Características das dores nociceptiva, nociplástica e neuropática

	Dor nociceptiva	Dor nociplástica	Dor neuropática
Etiologia	Tecido ou dano tecidual potencial	Surge da nocicepção alterada, apesar de não haver evidência clara de dano tecidual real ou potencial	Doença ou lesão que afeta o sistema nervoso somatossensorial
Exemplos	Doença de Parkinson, dor pós-Acidente Vascular Cerebral, síndrome da dor regional complexa, dor decorrente de espasticidade e dor no ombro hemiplégico	Doença de Parkinson	Lesões na medula espinhal, pós-Acidente Vascular Cerebral, esclerose múltipla, Doença de Parkinson, neuropatias periféricas e centrais

confiáveis e validadas desses fenômenos dolorosos fornecem subsídios para sua classificação, gerenciamento adequado e informam sobre o prognóstico.[23] A dor é constituída por dimensões, e o conhecimento sobre ferramentas e instrumentos que avaliem essas dimensões é de extrema importância para profissionais que desejam avaliar de forma adequada pacientes neurológicos com dor crônica. As dimensões da dor estão relacionadas aos aspectos da magnitude geral da experiência relatada pelo paciente em situações distintas, levando em consideração as dimensões sensório-discriminativas e afetivo-motivacionais.[23,28]

Avaliação subjetiva

A dor é subjetiva e individual, relacionada a experiências prévias do indivíduo. Assim, o autorrelato é considerado padrão-ouro na avaliação da dor.[23] Vale frisar que o autorrelato pode ser ineficaz, dependendo do nível de comprometimento neurológico do paciente.[29] Na avaliação subjetiva, destacam-se quatro pontos importantes: escuta ativa; sinais de alerta (bandeiras vermelhas, ou, em inglês, *red flags*); entrevista; e comunicação assertiva com pacientes, familiares e/ou prestadores de serviços de saúde.

Independentemente da população em estudo, a escuta ativa auxilia no diagnóstico adequado das condições de saúde. Estudos apontam que profissionais de saúde desenvolvem a tendência de interromper seus pacientes durante a condução das avaliações.[30] Inerentemente a isso, fica claro que é necessário diminuir interrupções e realizar a escuta ativa, em que as narrativas dos pacientes auxiliam na avaliação dos aspectos subjetivos da dor.[30]

Para o reconhecimento das bandeiras vermelhas no início da avaliação, é importante considerar o espectro da condição de saúde apresentada pelo paciente. Por exemplo, pacientes com DP apresentam bandeiras reconhecidas na condução do diagnóstico clínico: progressão rápida do comprometimento da marcha; ausência completa de progressão dos sintomas ou sinais motores; disfunção bulbar precoce; disfunção respiratória inspiratória; insuficiência autonômica grave; quedas recorrentes; sinais do trato piramidal inexplicáveis; ou ausência de qualquer uma das características não motoras comuns da doença, apesar de cinco anos de duração da doença.[31] Além dos itens mencionados, a presença de anterocolo (cabeça desviada para frente) desproporcional (distônico) ou contraturas de mãos ou pés nos primeiros 10 anos também são sinais de alerta.[31] Todos esses sinais e/ou sintomas podem implicar relatos de dor.

Para se estruturar uma entrevista, deve-se levar em consideração perguntas direcionadas às respectivas ou prováveis características da dor. Por meio do autorrelato, podem ser avaliados os aspectos temporais da dor (cronicidade, padrão temporal, duração e variabilidade) e a intensidade pode ser mensurada com a aplicação de escalas, diários ou relatórios para acompanhamento da sintomatologia.[23]

A intensidade constitui o principal aspecto mensurado em estudos clínicos sobre dor.[32] Diz respeito a quanto dói e está relacionada às dimensões sensoriais e afetivas da dor.[28] Existem escalas validadas e disponíveis para uso nas populações neurológicas, as quais podem se apresentar de forma categórica, numérica, analógica visual ou por meio de descritores verbais.[23] Entre as escalas utilizadas para avaliar a intensidade de dor, as mais citadas e validadas na literatura são: Escala Numérica de Avaliação da Intensidade da Dor (END), Escala Visual Analógica (EVA), Escala de Avaliação Verbal (EAV) e Escala de Faces (FPS, do inglês *Faces Pain Scale*). A indicação do tipo de escala depende dos objetivos da avaliação e do perfil do paciente.[27,28]

A localização da dor e a distribuição corporal geralmente são mensuradas por meio de desenhos da dor,[23] os quais capturam a distribuição da dor expressa por área (extensão) e localização, sendo uma ferramenta barata e prática para o diagnóstico diferencial da fonte de dor.[21,33] Assim, por meio do desenho da dor o paciente pode comunicar ao profissional a localização e a gravidade de sua dor.[33]

Questionários são instrumentos de fácil aplicabilidade, baixo custo e auxiliam na identificação das características relacionadas à complexidade da dor e suas dimensões. Alguns instrumentos são gerais e inespecíficos, podendo ser utilizados para avaliação da dor em diversas situações dolorosas, inclusive em condições neurológicas diversas (Tabela 2), a exemplo dos seguintes questionários:

- **Questionário de Dor McGill (MPQ, do inglês *McGill Pain Questionnaire*):** mensura os componentes multidimensionais da dor, como sensorial-discriminativo, afetivo-motivacional e cognitivo-avaliativo, por meio de palavras (descritores).[34] Com a aplicação desse questionário, encontram-se o número de descritores escolhidos e o índice de dor. Esses índices podem ser obtidos no total e para cada um dos quatro componentes do questionário: padrão sensitivo, afetivo, avaliativo e subgrupo de miscelânea, sendo que o valor máximo possível para o escore é de 78 pontos.[34]
- **Inventário Breve de Dor (BPI, do inglês *Brief Pain Inventory*):** consiste na avaliação multidimensional da dor e faz uso de uma escala de 0 a 10 para graduar: intensidade/gravidade da dor (dimensão sensorial); interferência da dor (impacto) na habilidade para caminhar e nas atividades diárias do paciente (dimensão reativa) e no trabalho; atividades sociais, humor e sono.[35]
- **Lista de Verificação de Sintomas de Alodinia com 12 itens (ASC-12, do inglês *12 Item Allodynia Symptom Checklist*):**[36] avalia sintomas alodínicos e os classifica em graus de gravidade. Composto por 12 perguntas em que cada questão pontua em uma variação de 0 a 2 pontos. O escore final varia de 0 a 24 pontos, sendo que quanto maior for a pontuação, maior é a gravidade dos sintomas.[36]
- **Inventário de Sensibilização Central (CSI, do inglês *Central Sensitization Inventory*):** avalia a presença de sintomas da sensibilização central em pacientes com dor crônica. É constituído por duas partes: a primeira contém 25 itens, que geram um escore final de 0 a 100 pontos, e a segunda está relacionada a diagnósticos preexistentes.[37] Quanto

TABELA 2 Instrumentos validados em português brasileiro, finalidades de medida e autoria

Instrumentos gerais	**Finalidade de medida**	**Autores (validação no Brasil)**
Questionário de Dor McGill (MPQ, do inglês *McGill Pain Questionnaire*)	Avalia componentes multidimensionais da dor	Pimenta et al., 1996[34]
Inventário Breve de Dor (BPI, do inglês *Brief Pain Inventory*)	Avalia intensidade e interferência da dor	Ferreira et al., 2011[35]
Lista de Verificação de Sintomas de Alodinia com 12 Itens (ASC-12, do inglês *12 Item Allodynia Symptom Checklist*)	Avalia os sintomas e classifica em graus de gravidade	Florencio et al., 2012[36]
Inventário Central de Sensibilização (CSI, do inglês *Central Sensitization Inventory*)	Identifica a presença de sintomas de sensibilização central	Caumo et al., 2017[37]
Questionário de Aceitação da Dor Crônica (CPAQ, do inglês *Chronic pain acceptance Questionnaire*)	Mensura a aceitação da dor em pacientes com dor crônica	Costa et al., 2009[38]
Questionário de Incapacidade de Dor (PDQ, do inglês *Pain Disability Questionnaire*)	Mensura dor e incapacidade	Giordano et al., 2012[39]
Instrumentos específicos	**Finalidade de medida**	**Autores (validação no Brasil)**
Dor Neuropática 4 (DN4, do francês *Douleur Neuropathique 4*)	Distingue a dor nociceptiva da neuropática	Santos et al., 2010[40]
Inventário de Sintomas de Dor Neuropática (NPSI, do inglês *Neuropathic Pain Symptom Inventory*)	Detecta grupos distintos de sintomas de dor neuropática	Andrade et al., 2011[41]
Escala de Dor de Avaliação de Sintomas e Sinais Neuropáticos de Leeds (LANSS, do inglês *Leeds Assessment of Neuropathic Symptoms and Signs*)	Identifica mecanismos neuropáticos que dominam a experiência de dor	Schestatsky et al., 2011[42]
painDETECT	Detecta os componentes de dor neuropática em pacientes com dor crônica	Rio et al., 2022[44]
Escala Unificada de Avaliação da Doença de Parkinson (UPDRS, do inglês *Unified Parkinson's Disease Rating Scale*)	Avalia os sinais, sintomas e determinadas atividades dos pacientes por meio do autorrelato e da observação clínica	Movement Disorder Society Task Force on Rating Scales for Parkinson's Disease, 2003[45]
Questionário de King de Dor da Doença de Parkinson (KPPQ, do inglês *The King's Parkinson's Disease Pain Questionnaire*)	Identifica e gradua a dor em pacientes com doença de Parkinson	Sartori et al., 2021[46]
Lista de Avaliação da Dor para Idosos com Capacidade de Comunicação Limitada (PACSLAC, do inglês *Pain Assessment Checklist for Seniors with Limited Ability to Communicate*)	Avalia dor em pacientes idosos com habilidades de comunicação limitadas	Thé et al., 2016[49]
Avaliação da Dor na Demência Avançada (PAINAD, do inglês *Pain Assessment in Advanced Dementia*)	Avalia dor por meio do estado fisiológico e dos comportamentos	Valera et al., 2014[50]

Fonte: elaborada pelos autores.

maior for o escore final, maiores são as chances do envolvimento desses mecanismos de sensibilização central.

- **Questionário de Aceitação da Dor Crônica (CPAQ, do inglês *Chronic Pain Acceptance Questionnaire*):** mensura a aceitação da dor em pessoas com dor crônica. Possui duas subdivisões: disponibilidade à experiência da dor (disposição) e disponibilidade para a realização de atividades (engajamento).[38]
- **Questionário de Incapacidade de Dor (PDQ, do inglês *Pain Disability Questionnaire*):** mensura dor e incapacidade por meio das dimensões aspectos aspectos físicos e psicossociais. É composto por 15 itens, divididos de acordo com suas dimensões. O escore máximo do componente de condição funcional é 90 pontos, enquanto no componente psicossocial o máximo é de 60. A pontuação total varia entre 0 e 150 pontos. A partir dessa pontuação, o indivíduo é classificado em graus de incapacidade.[39]

Existem também instrumentos específicos a serem usados de acordo com o tipo de mecanismo de dor predominante: neuropática, nociceptiva e nociplástica. Nesses casos, é de responsabilidade do profissional selecionar o questionário mais adequado de acordo com o perfil do paciente. São alguns exemplos de questionários que avaliam características específicas:

- **Dor Neuropática 4 (Dn4, do francês *Douleur Neuropathique 4*):** tem como finalidade distinguir a dor nociceptiva da dor neuropática. É composto por uma série de quatro grupos de questões compostas por sete descritores sensoriais e três sinais relacionados ao exame sensorial.[40]
- **Inventário de Sintomas de Dor Neuropática (NPSI, *Neuropathic Pain Symptom Inventory*):** avalia os efeitos do tratamento nas síndromes de dor neuropática, sendo o único instrumento validado em pacientes com dor neuropática de origem central e periférica.[41]
- **Escala de Dor de Avaliação de Sinais e Sintomas Neuropáticos de Leeds (LANSS, do inglês *Leeds Assessment of Neuropathic Symptoms and Signs*):** utilizada para diferenciar casos de dor neuropática de casos de dor não neuropática. Engloba a investigação de um grupo de cinco sintomas: disestesia, alodinia, dor paroxística, alterações autonômicas e sensação de queimação no local da dor. O escore varia de 0 a 24, sendo que pontuações menores que 12 indicam que é improvável que a dor tenha origem em mecanismos neuropáticos.[42,43]
- ***painDETECT*:** rastreia características da dor neuropática nos domínios intensidade da dor, padrão do curso da dor, mapa corporal e descritores sensoriais da dor. Cada questão apresenta seis possíveis respostas diferentes com pontuação de 0 ("Nunca") a 5 ("Muito forte"), e o escore final varia de –1 até 38 pontos.[44]

A dor na DP pode ser avaliada por diferentes métodos, incluindo entrevista clínica e uso de escalas, questionários e inventários. Além dos questionários gerais comentados anteriormente, existem duas escalas específicas validadas no Brasil para avaliar dor na DP: Escala Unificada de Avaliação da Doença de Parkinson (UPDRS, do inglês *Unified Parkinson's Disease rating Scale*)[45] e Questionário de King de Dor da Doença de Parkinson (KPPQ, do inglês *The King's Parkinson's Disease Pain Questionnaire*).[47]

Em pacientes com DA, é notória a escassez de estudos que avaliem a dor, uma vez que esse sintoma é negligenciado e subtratado nesse perfil de paciente. Deficiências cognitivas agravam ainda mais a complexidade da avaliação dos aspectos relacionados à dor em decorrência do declínio cognitivo e, consequentemente, da perda das memórias sobre as experiências prévias de dor.[29]

Nesses casos, a utilização de instrumentos de avaliação depende do nível de participação do paciente. Não existe um padrão-ouro para o diagnóstico da dor em pessoas que não possuem a capacidade de comunicar sua dor, como nos casos graves de demências,[47] mas os seguintes questionários podem ser utilizados na avaliação de pacientes com DA e outras demências:

- **Escala de Dor Colorida (em inglês, *Scale Colored Pain Scale*):** medida unidimensional que utiliza cores e áreas para quantificar a intensidade da dor.
- **Escala de Faces (FPS, do inglês *Faces Pain Scale*):** medida unidimensional que avalia a intensidade de dor de acordo com desenhos, pontuando de 0 a 10 de acordo com a face escolhida.
- **Escala Visual Analógica da Dor (EVA):** instrumento utilizado na medição de características ou atitudes que podem variar em um *continuum* de valores, não sendo facilmente medidas diretamente.[32,47,48] Esta e outras escalas podem ser utilizadas como forma de avaliar a intensidade de dor por meios não verbais, através da expressão facial da dor, sendo inicialmente validadas em estudos com crianças e adolescentes, mas também possuem aplicabilidade em indivíduos com demências.[47]
- **Lista de Verificação de Avaliação da Dor para Idosos com Habilidade de Comunicação Limitada (PACSLAC, do inglês *Pain Assessment Checklist for Seniors with Limited Ability to Communicate*):** avalia dor em pacientes idosos com habilidade comunicativa limitada. É composta por 60 itens observacionais, divididos em quatro subescalas diferentes: expressões faciais, movimentos corporais, vocalizações e outros.[49]
- **Avaliação da Dor na Demência Avançada (PAINAD, do inglês *Pain Assessment in Advanced Dementia*):** realiza a avaliação da dor por meio do estado fisiológico e dos comportamentos. A pontuação varia de 0 a 2 para cada área (respiração, vocalização, expressão facial, linguagem corporal e consolabilidade), podendo totalizar de 0 a 10 pontos.[50]

Nos casos de LME, a dor crônica surge em decorrência da neuroplasticidade mal adaptativa e afeta cerca de 50% dos indivíduos ao longo do primeiro ano pós-lesão, sendo de difícil tratamento.[51,52] Classicamente, os mecanismos conhecidos de dor crônica em pacientes com LME são: nociceptiva, neuropática ou outra/desconhecida.[10,52] Como consequência, os questionários que avaliam essas características podem ser utilizados, visto que não existem questionários específicos e validados para avaliar a dor nesse perfil de paciente.

As principais neuropatias periféricas correspondem a neuropatia periférica diabética, infecção por herpes-zóster, AVC, esclerose múltipla e LME.[5] Todas essas condições podem apresentar dor neuropática, geralmente subdiagnosticada e de difícil tratamento. Os questionários mencionados anteriormente podem ser utilizados para avaliação e triagem desses pacientes. Também não são reconhecidos instrumentos que avaliem propriamente a dor em pacientes com neuropatias.

Além da utilização desses questionários específicos para dor, nesses pacientes com dor crônica podem-se utilizar outros questionários que avaliem os aspectos gerais por meio do modelo biopsicossocial, levando-se em consideração a complexa interação entre dor crônica e fatores biológicos, psicológicos e sociais. Como exemplo, existem questionários para rastreamento de sintomas de ansiedade e depressão, qualidade de vida, incapacidades, sintomas de cinesiofobia, e presença ou ausência de catastrofização da dor.

Avaliação objetiva

Testes sensoriais quantitativos constituem um conjunto de métodos psicofísicos que mensuram as respostas dos pacientes a estímulos sensoriais quantificáveis, sendo utilizados para caracterizar a função ou disfunção somatossensorial.[23] Entre os testes individuais que formam uma bateria padronizada, merecem destaque: limiar de dor mecânica (hiperalgesia), funções de estímulo/resposta (alodinia), modulação condicionada da dor (vias endógenas da dor), somação temporal (fenômeno *wind-up*) e limiar de detecção mecânica (somação espacial).

Hiperalgesia corresponde ao aumento da dor a partir de um estímulo que normalmente é doloroso, representando uma medida referente ao limiar de dor mecânica. Sua mensuração pode ser realizada utilizando-se um algômetro de pressão manual e/ou digital por meio do limiar de dor por pressão (LDP), podendo identificar a presença de hiperalgesia mecânica profunda. Essa mensuração tem como objetivo avaliar mecanismos associados a sensibilização central e/ou periférica da dor, sendo uma medida validada em diversos perfis de pacientes.

De acordo com a IASP, hiperalgesia primária corresponde ao aumento da dor nos tecidos lesionados (afecções periféricas) e hiperalgesia secundária está relacionada ao aumento da dor em zona circundante (afecções periféricas e centrais). Além dessas, alguns estudos apontam para o envolvimento da hiperalgesia terciária, referente ao aumento da dor em regiões corporais distantes (afecções periféricas e centrais). Um protocolo para avaliar hiperalgesia pode ser aplicado utilizando-se os LDP fornecidos pelo algômetro de pressão digital, no qual os indivíduos são instruídos a informar quando o estímulo pressórico claramente se tornou um estímulo doloroso, sendo então esse valor registrado (Figura 1).[53]

Alodinia refere-se à dor decorrente de um estímulo que normalmente não provoca dor. Existem diversos protocolos na literatura que utilizam desde estímulos táteis leves até estímulos não dolorosos (escovamento da pele ou aplicação de outras texturas gradativamente). Geralmente, a alodinia é mensurada pela aplicação dos monofilamentos de von Frey, que são aplicados perpendicularmente à pele do indivíduo com força calibrada e graduada. O paciente permanece com os olhos fechados, sendo instruído a avaliar a percepção do estímulo percebido.[54]

Modulação condicionada da dor (MCD) é uma medida de avaliação dos mecanismos da via inibitória descendente endógena da dor.[55] Esse fenômeno descreve que percepções da dor a um estímulo-teste podem ser modificadas pela aplicação de outro estímulo doloroso condicionado, baseado no estímulo inibitório central de "dor inibindo dor".[55] Para investigar esse fenômeno, utiliza-se o algômetro de pressão digital em três etapas. Primeiro, o LDP é mensurado com o uso do algômetro de pressão digital, que deve ser posicionado na face anterior do antebraço direito, 7,5 cm proximalmente à prega distal do punho (etapa 1 – estímulo-teste). Em seguida, é realizada uma compressão isquêmica no braço

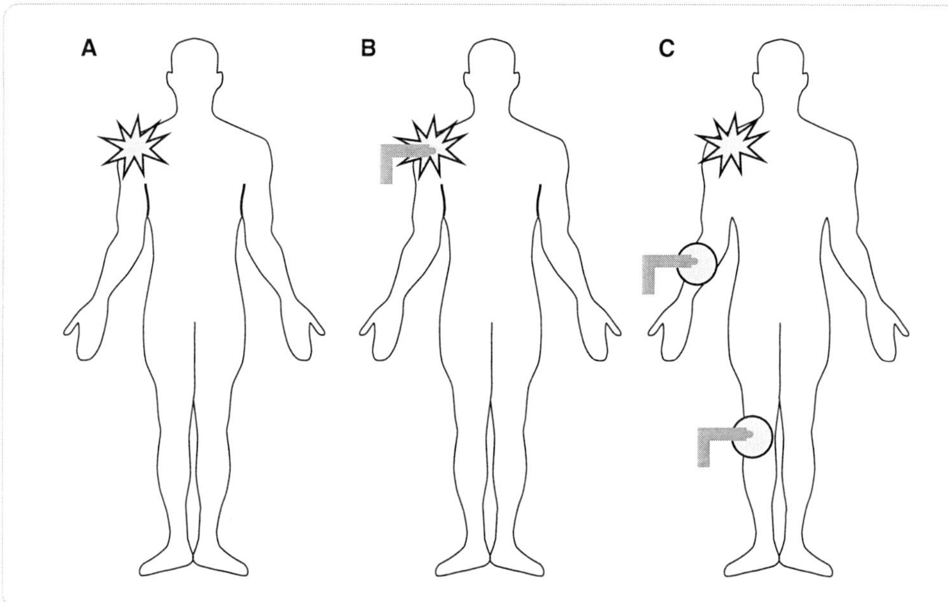

FIGURA 1 Representação da mensuração do limiar de dor por pressão (LDP) por meio de algometria. **A**: dor na região anterior do ombro; **B**: mensuração do LDP no local da dor (hiperalgesia primária – profunda). **C**: mensuração do LDP fora do local da dor, na região anterior de antebraço (hiperalgesia secundária – profunda), ou na região do platô tibial (hiperalgesia terciária – profunda).

Fonte: elaborada pelos autores.

esquerdo do indivíduo (etapa 2 – estímulo condicionante), por meio de um esfigmomanômetro. A borda inferior do aparelho deve ser posicionada a 3 cm proximalmente à fossa cubital e uma pressão de 270 mmHg será mantida. Depois que a pressão é atingida, o sujeito é instruído a contrair 10 vezes ou mais a mão esquerda. Então, o indivíduo é questionado sobre a dor sentida em uma escala numérica de 11 pontos. Quando o sujeito relata dor 4/10, é realizada uma nova mensuração do LDP no antebraço direito e, em seguida, a compressão é retirada. Após cinco minutos do término do procedimento, o LDP precisa ser mensurado novamente (etapa 3 – reteste) (Figura 2).

Somação temporal da dor representa a mensuração do mecanismo de *wind-up*, em que ocorre aumento da percepção da dor à estimulação repetitiva na mesma intensidade. Um protocolo simples e de fácil aplicabilidade para avaliação da somação temporal pode ser realizado utilizando-se algômetro de pressão digital, no qual uma pressão de 2,5 kg é aplicada sobre a face anterior do antebraço dominante do paciente, 7,5 cm proximalmente à prega distal do punho, em uma sequência contínua de 30 segundos, em que são feitas quatro medições no 1º segundo, 10º segundo, 20º segundo e 30º segundo, e os valores de intensidade de dor são registrados na escala numérica de 11 pontos (Figura 3).

Por sua vez, somação espacial da dor é a capacidade de integrar a entrada nociceptiva de grandes áreas em neurônios de segunda e terceira ordens.[56] Para avaliar a somação espacial, podem ser utilizados

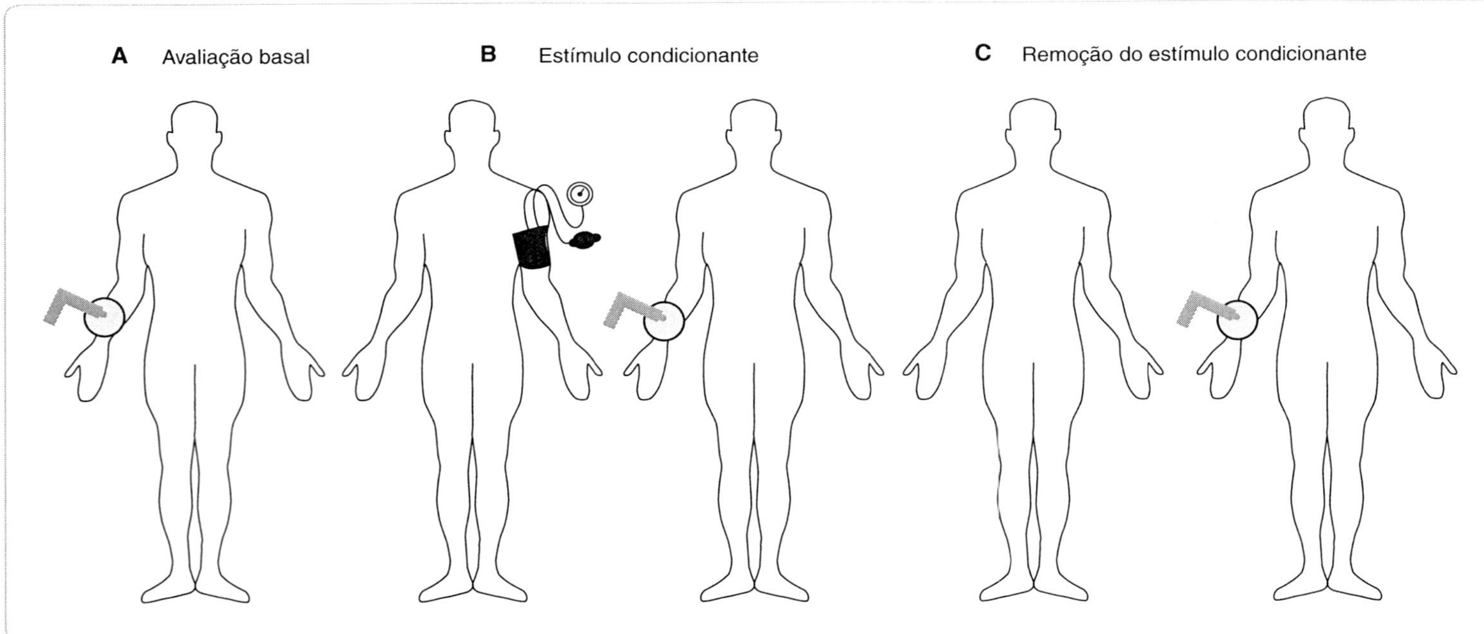

FIGURA 2 Procedimento para realização do teste de modulação condicionada da dor. **A**: na avaliação basal, é feita a mensuração do limiar de dor por pressão (LDP), na região anterior do antebraço, a uma distância de 7,5 cm da prega do punho. **B**: estímulo condicionante de compressão isquêmica é aplicado no braço esquerdo do indivíduo, por meio de um esfigmomanômetro; quando o sujeito relata dor 4/10 ou superior, realiza-se uma nova mensuração do LDP no antebraço direito. **C**: remove-se o estímulo condicionante e, após 5 minutos da retirada, realiza-se uma nova aferição do LDP.

Fonte: elaborada pelos autores.

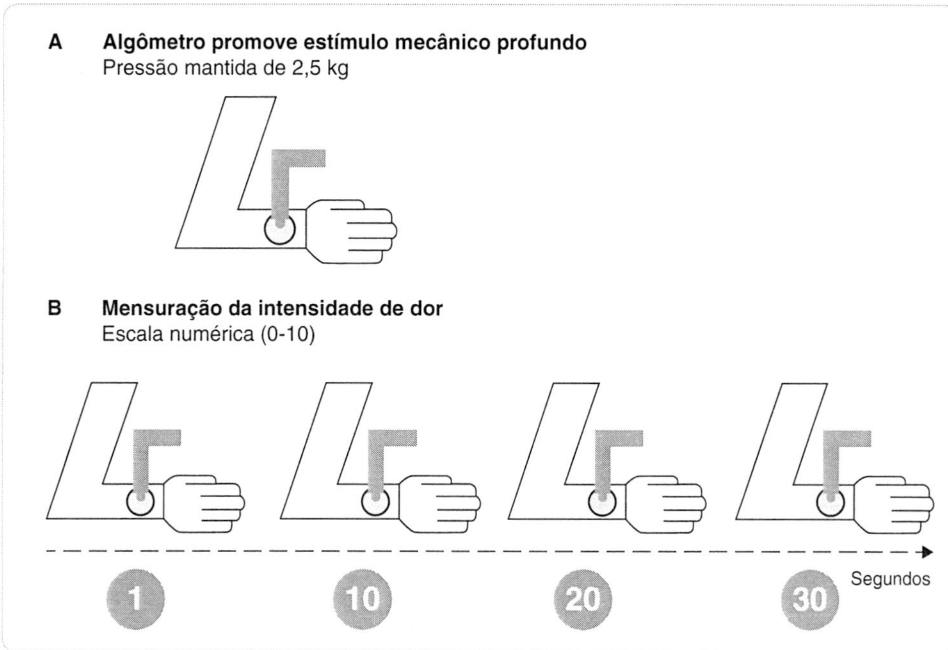

FIGURA 3 Procedimento para teste de somação temporal. **A**: aplicação de estímulo mecânico pressórico por meio de algômetro de pressão, com pressão mantida a 2,5 kg, na região anterior do antebraço, a uma distância de 7,5 cm da prega do punho; **B**: mensuração da intensidade da dor, por meio da escala numérica de 11 pontos (0-10), nos tempos 1, 10, 20 e 30 segundos, durante manutenção do estímulo de pressão.

Fonte: elaborada pelos autores.

estímulos de calor, frio ou filamentos de von Frey aplicados em grandes ou pequenas áreas de estimulação. Um protocolo que pode ser adicionado à avaliação consiste em aplicar diferentes diâmetros de monofilamentos; a aplicação do monofilamento deve ser perpendicular à área que se pretende avaliar e uma aplicação leve é aplicada até que o filamento se curve em formato de U[53] (Figura 4).

Avaliação de funcionalidade e dor

Testes funcionais são úteis na avaliação da funcionalidade em pacientes com condições dolorosas, sejam elas agudas ou crônicas.[23,57] É importante medir a dor não somente em repouso, mas também considerar a dor durante o movimento, e alguns instrumentos podem auxiliar nesse quesito de avaliação de dor e funcionalidade dos pacientes neurológicos. São exemplos: *Timed Up And Go* (TUG), teste de caminhada de seis minutos (TC6), teste do alcance funcional (TAF) e teste de sentar-levantar (TSL).

O TUG, originalmente criado com a finalidade de avaliar risco de quedas em pacientes idosos, fornece dados sobre limitações de atividades englobando a capacidade do indivíduo de deambular e realizar transferências. O protocolo é simples e de fácil aplicabilidade: o indivíduo senta-se em uma cadeira com braços e recebe ordem de se levantar e caminhar para a frente até uma marca no piso, girar de volta e sentar-se novamente na cadeira.[58]

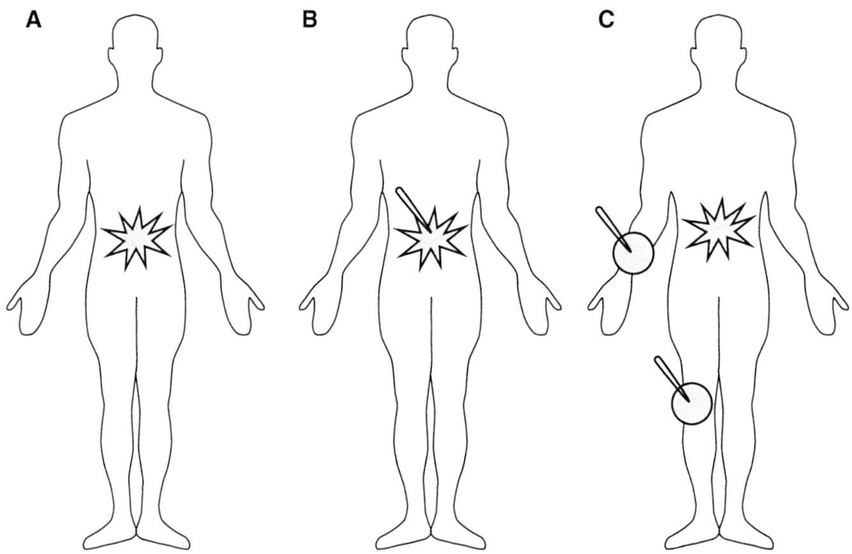

FIGURA 4 Representação da mensuração da sensibilidade cutânea por meio da estesiometria. **A**: dor na região abdominal; **B**: mensuração no local da dor (hiperalgesia primária – cutânea). **C**: mensuração fora do local da dor (hiperalgesia secundária – cutânea), na região anterior de antebraço e na região do platô tibial. O protocolo é semelhante ao utilizado para avaliar a alodinia cutânea: o paciente permanece com os olhos fechados em ambos.

Fonte: elaborada pelos autores.

O teste de caminhada de seis minutos (TC6) foi originalmente criado para avaliar a capacidade funcional de pacientes com doenças respiratórias,[59] mas tem sido utilizado para avaliar tanto a capacidade funcional pulmonar quanto a mobilidade, em indivíduos saudáveis ou na presença de condições clínicas. Diretrizes instruem que o teste seja realizado da seguinte forma: o paciente é orientado a caminhar o máximo possível durante seis minutos, sem poder correr e, em momentos específicos, o avaliador pode fornecer comandos verbais.[60] Outros testes semelhantes também poderiam ser utilizados, como o teste de caminhada de dois minutos ou o teste de caminhada de 10 metros; a escolha vai depender das condições do paciente.

O teste do alcance funcional (TAF) avalia a capacidade de o indivíduo se deslocar dentro do limite de estabilidade anterior. Nesse procedimento, solicita-se que o indivíduo fique em posição ortostática, com os membros inferiores abduzidos, descalço, com a coluna o mais ereta possível, olhando para o horizonte, com os braços em flexão de 90° e hemicorpo direito próximo à parede. A partir dessa posição, solicita-se ao indivíduo que se estique o máximo possível para a frente.[61]

O teste de sentar-levantar (TSL) quantifica quantos apoios (mãos e/ou joelhos ou, ainda, as mãos sobre os joelhos ou pernas) o indivíduo utiliza para se sentar e se levantar. Existem protocolos em que o indivíduo se levanta do chão e também existem protocolos em que o indivíduo se levanta da cadeira. Independentemente do ponto inicial (chão ou cadeira), a orientação é "procurar sentar e levantar, sem se desequilibrar, e utilizando o menor número de apoios que você consiga".[62]

Avaliar a amplitude de movimento (ADM) articular pode ser uma tarefa complicada em parte dos pacientes neurológicos; no entanto, quando possível, sua aplicação pode fornecer informações importantes aos profissionais de saúde sobre limitações ou restrições dos indivíduos.[63] A ADM ativa é a amplitude que uma articulação moveu de e para os limites do movimento; já a ADM estática corresponde à amplitude de uma articulação mantida imóvel em qualquer um de seus limites de movimento.[63] Essa mensuração é clinicamente relevante, visto que a presença de déficit pode estar associada à predisposição de fatores de risco para dor crônica, mas esses déficits de ADM têm utilidade limitada na predição do estado funcional ou qualidade de vida geral desses pacientes. Apesar disso, muitas vezes fatores relacionados ao quadro funcional e até mesmo ao tempo disponível impossibilitam a utilização dessa medida.

A presença de dor pode repercutir na força muscular, que pode ser avaliada por meio do teste de força manual ou utilizando-se o dinamômetro. Em pacientes neurológicos, a diminuição da força muscular pode ocorrer pela diminuição do impulso descendente e por desuso, que pode levar a atrofia e fraqueza muscular, podendo favorecer a cronificação da dor.

CONSIDERAÇÕES FINAIS

A dor é algo complexo, consequentemente sua avaliação não poderia ser simples. Por isso, é necessário levar em consideração os mecanismos envolvidos e a abordagem biopsicossocial, além de avaliação e da triagem de sinais e sintomas da dor, compreendendo sua multidimensionalidade.

REFERÊNCIAS

1. GBD 2017 Disease and Injury Incidence and Prevalence Collaborators. Global, regional, and national incidence, prevalence, and years lived with disability for 354 diseases and injuries for 195 countries and territories, 1990-2017: a systematic analysis for the Global Burden of Disease Study 2017. Lancet. 2018;392(10159):1789-858.
2. DeSantana JM, Perissinotti DMN, Oliveira Jr JO, Correia LMF, Oliveira CM, Fonseca PRB. Definição de dor revisada após quatro décadas. BrJP. 2020;3:197-8.
3. Raja SN, Carr DB, Cohen M, Finnerup NB, Flor H, Gibson S, et al. The revised International Association for the Study of Pain definition of pain: concepts, challenges, and compromises. Pain. 2020;161(9):1976-82.
4. Tinnirello A, Mazzoleni S, Santi C. Chronic pain in the elderly: mechanisms and distinctive features. Biomolecules. 2021;11(8).
5. Scholz J, Finnerup NB, Attal N, Aziz Q, Baron R, Bennett MI, et al. The IASP classification of chronic pain for ICD-11: chronic neuropathic pain. Pain. 2019;160(1):53.
6. Souza JB, Grossmann E, Perissinotti DMN, Oliveira Jr JO, Fonseca PRB, Posso IP. Prevalence of chronic pain, treatments, perception, and interference on life activities: Brazilian population-based survey. Pain Res Manag. 2017;2017:4643830.
7. Mills SEE, Nicolson KP, Smith BH. Chronic pain: a review of its epidemiology and associated factors in population-based studies. BJA Br J Anaesth. 2019;123(2):e273.
8. Cohen SP, Vase L, Hooten WW. Chronic pain: an update on burden, best practices, and new advances. Lancet. 2021;397(10289):2082-97.
9. Tai YC, Lin CH. An overview of pain in Parkinson's disease. Clin Park Relat Disord. 2020;2:1-8.
10. Chambel SS, Tavares I, Cruz CD. Chronic pain after spinal cord injury: is there a role for neuron-immune dysregulation? Front Physiol. 2020;11.
11. Haslam BS, Butler DS, Kim AS, Carey LM. Chronic pain following stroke: current treatment and perceived effect. Disabil Health J. 2021;14(1): 100971.
12. Chimenti RL, Frey-Law LA, Sluka KA. A mechanism-based approach to physical therapist management of pain. Phys Ther. 2018;98(5):302.
13. Kosek E, Cohen M, Baron R, Gebhart GF, Mico JA, Rice ASC, et al. Do we need a third

mechanistic descriptor for chronic pain states? Pain. 2016;157(7):1382-6.
14. Buhmann C, Kassubek J, Jost WH. Management of pain in Parkinson's disease. J Park Dis. 2020;10(Suppl 1):S37.
15. Antonini A, Tinazzi M, Abbruzzese G, Berardelli A, Chaudhuri KR, Defazio G, et al. Pain in Parkinson's disease: facts and uncertainties. Eur J Neurol. 2018;25(7):917.e69.
16. Chronic pain and pain processing in Parkinson's disease. Prog Neuropsychopharmacol Biol Psychiatry. 2018;87:200-6.
17. Cao S, Fisher DW, Yu T, Dong H. The link between chronic pain and Alzheimer's disease. J Neuroinflammation. 2019;16.
18. Hunt C, Moman R, Peterson A, Wilson R, Covington S, Mustafa R, et al. Prevalence of chronic pain after spinal cord injury: a systematic review and meta-analysis. Reg Anesth Pain Med. 2021;46(4):328-36.
19. Kang J, Cho SS, Kim HY, Lee BH, Cho HJ, Gwak YS. Regional hyperexcitability and chronic neuropathic pain following spinal cord injury. Cell Mol Neurobiol. 2020;40(6):861-78.
20. Urits I, Adamian L, Fiocchi J, Hoyt D, Ernst C, Kaye AD, et al. Advances in the understanding and management of chronic pain in multiple sclerosis: a comprehensive review. Curr Pain Headache Rep. 2019;23(8):59.
21. Mayoral V, Pérez-Hernández C, Muro I, Leal A, Villoria J, Esquivias A. Diagnostic accuracy of an identification tool for localized neuropathic pain based on the IASP criteria. Curr Med Res Opin. 2018;34(8):1465-73.
22. Passos VMA, Champs APS, Teixeira R, Lima-Costa MFF, Kirkwood R, Veras R, et al. The burden of disease among Brazilian older adults and the challenge for health policies: results of the Global Burden of Disease Study 2017. Popul Health Metr. 2020;18(Suppl 1).
23. Fillingim RB, Loeser JD, Baron R, Edwards RR. Assessment of chronic pain: domains, methods, and mechanisms. J Pain Off J Am Pain Soc. 2016;17(9 Suppl):T10.
24. Blanchet PJ, Brefel-Courbon C. Chronic pain and pain processing in Parkinson's disease. Prog Neuropsychopharmacol Biol Psychiatry. 2018; 87:200-6.
25. Treister AK, Hatch MN, Cramer SC, Chang EY. Demystifying post-stroke pain: from etiology to treatment. PM R. 2017;9(1):63.
26. Silva NA, Sousa N, Reis RL, Salgado AJ. From basics to clinical: a comprehensive review on spinal cord injury. Prog Neurobiol. 2014;114:25-57.
27. Szok D, Tajti J, Nyári A, Vécsei L. Therapeutic approaches for peripheral and central neuropathic pain. Behav Neurol. 2019;2019.
28. Talbot K, Madden VJ, Jones SL, Moseley GL. The sensory and affective components of pain: are they differentially modifiable dimensions or inseparable aspects of a unitary experience? A systematic review. Br J Anaesth. 2019;123(2):e263.
29. Anderson AR, Hyden K, Failla MD, Carter MA. Policy implications for pain in advanced Alzheimer's disease. Pain Manag Nurs. 2021;22(1):3.
30. Rosàs-Tosas M. Interrupting patients in healthcare settings: what is being interrupted? Cult Med Psychiatry. 2022;46(4):827-45.
31. Postuma RB, Berg D, Stern M, Poewe W, Olanow CW, Oertel W, et al. MDS clinical diagnostic criteria for Parkinson's disease. Mov Disord. 2015; 30(12):1591-601.
32. Atisook R, Euasobhon P, Saengsanon A, Jensen MP. Validity and utility of four pain intensity measures for use in international research. J Pain Res. 2021;14:1129.
33. Villa MG, Palsson TS, Royo AC, Bjarkam CR, Boudreau SA. Digital pain mapping and tracking in patients with chronic pain: longitudinal study. J Med Internet Res. 2020;22(10).
34. Pimenta CAM, Teixeira MJ. Questionário de dor McGill: proposta de adaptação para a língua portuguesa. Rev Assoc Médica Bras. 1996;30(3).
35. Ferreira KA, Teixeira MJ, Mendonza TR, Cleeland CS. Validation of brief pain inventory to Brazilian patients with pain. Support Care Cancer. 2011; 19(4):505-11.
36. Florencio LL, Chaves TC, Branisso LB, Gonçalves MC, Dach F, Speciali JG, et al. 12-item Allodynia Symptom Checklist/Brasil: cross-cultural adaptation, internal consistency and reproducibility. Arq Neuropsiquiatr. 2012;70:852-6.
37. Caumo W, Antunes LC, Elkfury JL, Herbstrith EG, Busanello-Sipmann R, Souza A, et al. The Central Sensitization Inventory validated and adapted for a Brazilian population: psychometric properties and its relationship with brain-derived neurotrophic factor. J Pain Res. 2017;10:2109-22.
38. Costa J, Gouveia JP. Aceitação da dor: abordagem psicométrica do Chronic Pain Acceptance Questionnaire numa amostra portuguesa com dor crónica. Psicologia. 2009;23(1):103-26.
39. Giordano PCM, Alexandre NMC, Rodrigues RCM, Coluci MZO. The Pain Disability Questionnaire: a reliability and validity study. Rev Latino-Am Enfermagem. 2012;20:76-83.

40. Santos JG, Brito JO, Andrade DC, Kaziyama VM, Ferreira KA, Souza I, et al. Translation to Portuguese and validation of the Douleur Neuropathique 4 Questionnaire. J Pain. 2010;11(5):484-90.
41. Andrade DC, Ferreira KA, Nishimura CM, Yeng LT, Batista AF, Sá K, et al. Psychometric validation of the Portuguese version of the Neuropathic Pain Symptoms Inventory. Health Qual Life Outcomes. 2011;9:107.
42. Schestatsky P, Félix-Torres V, Fagundes-Chaves ML, Câmara-Ehlers B, Mucenic T, Caumo W, et al. Brazilian Portuguese validation of the Leeds Assessment of Neuropathic Symptoms and Signs for patients with chronic pain. Pain Med. 2011;12(10):1544-50.
43. Bennett M. The LANSS Pain Scale: the Leeds assessment of neuropathic symptoms and signs. Pain. 2001;92(1):147-57.
44. Rio JPM, Bittencourt JV, Corrêa LA, Freynhagen R, Reis FJJ, Melo TB, et al. Cross-cultural adaptation of the painDETECT questionnaire into Brazilian Portuguese. Braz J Anesthesiol. 2022;72(1): 44-8.
45. Movement Disorder Society Task Force on Rating Scales for Parkinson's Disease. The Unified Parkinson's Disease Rating Scale (UPDRS): status and recommendations. Mov Disord. 2003;18(7):738-50.
46. Sartori AC, Santos FC, Lopes JL, Silva CC, Horta AL M, Okuno MFP. Tradução e adaptação transcultural do King's Parkinson's Disease Pain Questionnaire para o português brasileiro. Rev Kairós-Gerontol. 2021;24(1):275-89.
47. Coca SM, Zuñiga RAA. Instruments for pain assessment in patients with advanced dementia: a systematic review of the evidence for Latin America. Palliat Support Care. 2020;18(6):741-7.
48. Thong ISK, Jensen MP, Miró J, Tan G. The validity of pain intensity measures: what do the NRS, VAS, VRS, and FPS-R measure? Scand J Pain. 2018;18(1):99-107.
49. Thé KB, Gazoni FM, Cherpak GL, Lorenzet IC, Santos LA, Nardes EM, et al. Pain assessment in elderly with dementia: Brazilian validation of the PACSLAC scale. Einstein (São Paulo). 2016;14:152-7.
50. Valera GG, Carezzato NL, Vale FAC, Hortense P. Cultural adaptation of the scale Pain Assessment in Advanced Dementia – PAINAD to Brazil. Rev Esc Enferm USP. 2014;48(3):462-8.
51. Haefeli J, Huie JR, Morioka K, Ferguson AR. Assessments of sensory plasticity after spinal cord injury across species. Neurosci Lett. 2017; 652:74.
52. Rosner J, Lütolf R, Hostettler P, Villiger M, Clijsen R, Hohenauer E, et al. Assessment of neuropathic pain after spinal cord injury using quantitative pain drawings. Spinal Cord. 2021;59(5):529.
53. Kostek M, Polaski A, Kolber B, Ramsey A, Kranjec A, Szucs K. A protocol of manual tests to measure sensation and pain in humans. J Vis Exp [Internet]. 2016;(118).
54. Von Frey's hairs: a review of their technology and use – a novel automated von Frey device for improved testing for hyperalgesia. J Neurosci Methods. 2009;177(2):420-6.
55. Damien J, Colloca L, Bellei-Rodriguez CÉ, Marchand S. Pain modulation: from conditioned pain modulation to placebo and nocebo effects in experimental and clinical pain. Int Rev Neurobiol. 2018;139:255.
56. Nie H, Graven-Nielsen T, Arendt-Nielsen L. Spatial and temporal summation of pain evoked by mechanical pressure stimulation. Eur J Pain. 2009;13(6):592-9.
57. Nielsen G, Stone J, Matthews A, Brown M, Sparkes C, Farmer R, et al. Viewpoint: physiotherapy for functional motor disorders: a consensus recommendation. J Neurol Neurosurg Psychiatry. 2015;86(10):1113.
58. Christopher A, Kraft E, Olenick H, Kiesling R, Doty A. The reliability and validity of the Timed Up and Go as a clinical tool in individuals with and without disabilities across a lifespan: a systematic review. Disabil Rehabil. 2021;43(13):1799-813.
59. Butland RJ, Pang J, Gross ER, Woodcock AA, Geddes DM. Two-, six-, and 12-minute walking tests in respiratory disease. Br Med J Clin Res Ed. 1982;284(6329):1607-8.
60. Reliability, validity and minimal detectable change of 2-minute walk test, 6-minute walk test and 10-meter walk test in frail older adults with dementia. Exp Gerontol. 2019;115:9-18.
61. Karuka AH, Silva JAMG, Navega MT. Análise da concordância entre instrumentos de avaliação do equilíbrio corporal em idosos. Rev Bras Fisioter. 2011;15(6):460-6.
62. Araújo CGS. Teste de sentar-levantar: apresentação de um procedimento para avaliação em Medicina do Exercício e do Esporte. Rev Bras Med Esporte. 1999;5:179-82.
63. Keogh JWL, Cox A, Anderson S, Liew B, Olsen A, Schram B, et al. Reliability and validity of clinically accessible smartphone applications to measure joint range of motion: a systematic review. PLoS One. 2019;14(5).

CAPÍTULO 22

Avaliação da dor no idoso

Fernando Augusto Vasilceac, Maria Carolyna Fonseca Batista Arbex, Karina Gramani Say, Priscilla Hortense

INTRODUÇÃO

Segundo a *American Pain Society*, a dor é o quinto sinal vital, tão importante quanto os outros quatro.[1] A nova definição de dor da *International Association for the Study of Pain* (IASP) apresenta alguns pontos importantes, entre eles o destaque para a dor como uma experiência pessoal e única, que sofre influência de fatores biológicos, psicológicos e sociais, de maneiras distintas, influenciada pela experiência de vida dos indivíduos, além de distinguir entre dor e nocicepção.[2] Considerando-se as múltiplas dimensões que a dor crônica envolve (Figura 1) e seus impactos negativos na vida, torna-se obrigatória para a avaliação da dor a utilização de recursos e estratégias que fomentem uma avaliação de caráter biopsicossocial.

Estudos sobre dor em pacientes geriátricos (pessoas com 65 anos de idade ou mais) têm demonstrado que 25 a 45% dos idosos que vivem em comunidade apresentam dor crônica[3] e essa taxa chega a 67% entre os idosos hospitalizados.[4] A prevalência de dor aguda permanece a mesma ao longo da vida, mas há aumento significativo da prevalência de dor crônica até a sétima década.[5] A alta prevalência de dor em idosos está de fato associada a desordens crônicas, particularmente doenças musculoesqueléticas, como lombalgias, dor miofascial e dores articulares, como a osteoartrite, além de dores neuropáticas, como neuropatia do diabético e neuralgia pós-herpética.[6] Além disso, o aumento na incidência de câncer, a necessidade de procedimentos cirúrgicos, as úlceras de pressão e as doenças cardiovasculares também contribuem para o aumento das queixas álgicas nesse grupo etário.[7]

ASPECTOS GERAIS DA AVALIAÇÃO

Existem diversos aspectos intrínsecos ao envelhecimento que mudam a percepção da dor e devem guiar a escolha do tratamento mais adequado. Inúmeros trabalhos têm apontado, no entanto, que a dor é mal avaliada e mal controlada no paciente idoso. A avaliação da dor por si só é adversamente afetada por muitos fatores, incluindo comprometimento cognitivo do paciente, relutância do paciente em revelar sintomas relevantes e sobreposição de comportamentos relacionados à dor com doenças demenciais e/ou depressão.

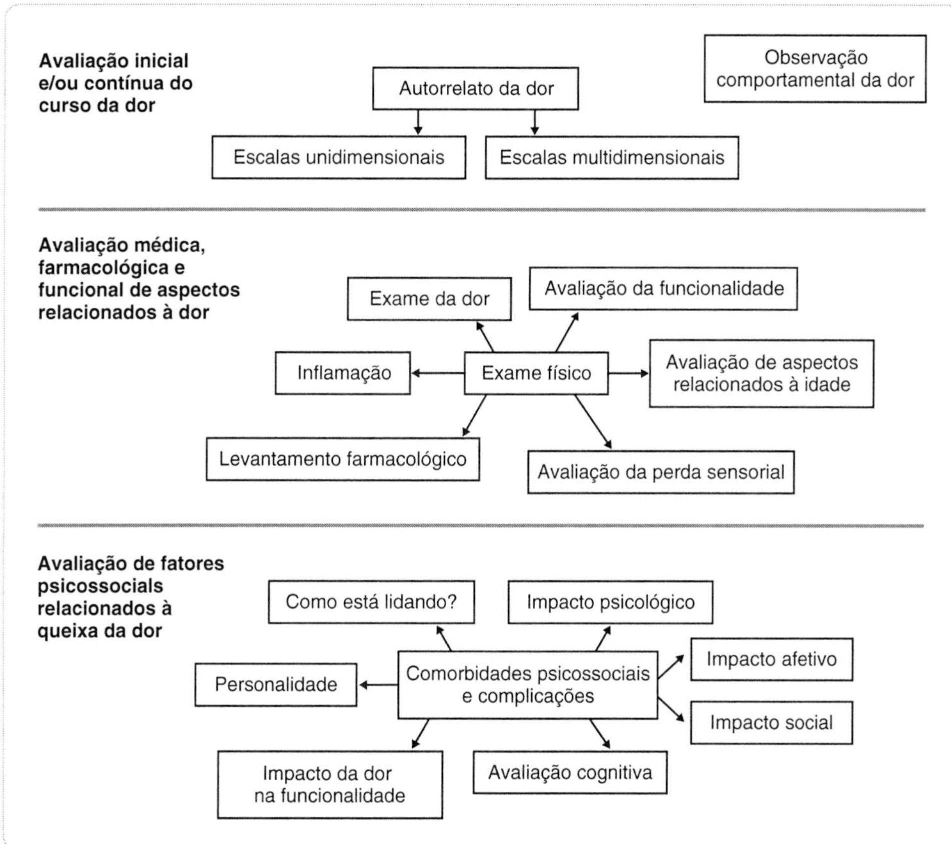

FIGURA 1 Principais aspectos a serem abordados na avaliação da dor.

Durante muitos anos, aceitou-se que idade avançada resultava em perda da percepção dolorosa e que a dor fazia parte do envelhecimento.[8] Atualmente, alguns estudos apontam que talvez haja maior sensibilidade à dor e limiares mais baixos de tolerância à dor em indivíduos mais velhos.[9] Além disso, alguns pacientes evitam cuidados médicos por medo das implicações da dor, como um sinal de uma doença grave, ou medo de testes de diagnóstico, enquanto o uso de analgésicos fortes pode ser dificultado pelo medo do paciente de efeitos colaterais ou dependência.

A dor no idoso tem relação muito importante com o histórico medicamentoso passado e atual do indivíduo. A avaliação do paciente idoso visando à escolha do melhor tratamento medicamentoso continua sendo um desafio e deve ser bastante criteriosa, tendo em vista que o envelhecimento e as doenças associadas afetam a anatomia e os processos fisiológicos gastrointestinais, incluindo menor motilidade, alteração de secreções, fluxo sanguíneo e superfície absortiva, aumento de proporção de gordura para massa magra e diminuição de água corporal total. Além disso, a massa hepática, o fluxo sanguíneo hepático e a taxa de filtração glomerular dos rins diminuem com a idade. De particular importância clínica, ocorre nessa população uma redução da depuração renal, que leva a um declínio na excreção de fármacos hidrossolúveis.

Finalmente, como o envelhecimento afeta os indivíduos de maneira diferente, é extremamente importante e necessário que se realizem avaliação, abordagem e tratamento individualizados e interdisciplinares.[10] As recomendações específicas envolvem vários aspectos, incluindo histórico médico e de dor completos, com uma revisão detalhada das medicações em uso; priorização do autorrelato para descrever a dor; escolha de questionários específicos de avaliação da dor para pacientes com algum comprometimento cognitivo; avaliação da funcionalidade; avaliação da saúde emocional; atenção para questões especiais relacionadas aos sintomas e sinais de dor neuropática e nociceptiva; e exame físico/neurológico geral e específico.

ANAMNESE E EXAME FÍSICO

A história do paciente, incluindo tanto a história médica pregressa geral quanto a história da dor em específico, é a fonte inicial mais importante de informação sobre a dor e suas causas. O histórico de dor deve incluir as características da dor atual, problemas de dor passados, experiência anterior com tratamentos de alívio da dor, conhecimento sobre o problema e a maneira que essa dor afeta a qualidade de vida.

É bastante comum nos idosos a presença de múltiplas condições crônicas e comorbidades, que muitas vezes requerem várias classes diferentes de medicamentos para tratamento. As comorbidades aumentam significativamente a complexidade da farmacoterapia relacionada à dor e as interações medicamentosas são especialmente comuns em pacientes idosos e frágeis. Há, ainda, aqueles pacientes que procuram tratamento com vários especialistas e acabam fazendo uso concomitante (e potencialmente subnotificado) de medicamentos tidos como "naturais" e agentes medicinais complementares (fitoterápicos, preparações à base de plantas, suplementos dietéticos, homeopáticos etc.), ou ainda usando o mesmo princípio ativo, mas com nomes comerciais diferentes.

Uma história médica cuidadosa é necessária para que se saiba não apenas o que foi prescrito e dispensado, mas também como o paciente realmente usa todos os medicamentos, mesmo que eventualmente. Para facilitar uma história completa, os pacientes devem ser encorajados a trazer todos os medicamentos consigo para a consulta (incluindo medicamentos de venda livre, remédios naturais e os descontinuados). É importante também compreender o conhecimento e os receios do idoso com relação às opções de tratamento possíveis, porque isso pode ter um grande impacto na adesão ao plano de tratamento.

Durante o exame físico, deve-se realizar a palpação com o propósito de esclarecer pontos de inflamação, espasmos musculares e pontos-gatilho. À inspeção, é possível observar deformidades como escoliose, cifose, postura anormal, alinhamento articular e distúrbio de marcha; deve-se também rastrear para identificar déficit sensorial, fraqueza e atrofia musculares e sinais de neuropatia autonômica. O exame físico deve abranger também sinais de paralisia, parestesias, hiper-reflexia ou hiporreflexia.

A intensidade da dor é considerada um dos principais fatores para a determinação da incapacidade em pacientes com dor musculoesquelética, e as desordens musculoesqueléticas são responsáveis por provocar um impacto negativo na qualidade de vida das pessoas e na execução das atividades.[11] As medidas de funcionalidade variam de um grau de independência total para desempenhar tanto as atividades básicas de vida diária quanto as atividades instrumentais de vida diária com autonomia completa, até um grau de dependência total nessas atividades e perda completa de autonomia para gerir sua própria vida.[12]

As principais incapacidades encontradas em pacientes com dores musculoesqueléticas são as incapacidades da coluna vertebral e aquelas com queixas referidas nas extremidades,[13] com correlação entre a intensidade da dor e o nível de incapacidade musculoesquelética. A idade e a região acometida também influenciam no nível de incapacidade. As dores lombares e migrânea também estão entre as principais causas de anos vividos com incapacidade no mundo todo, principalmente entre os idosos.[14]

Por fim, na avaliação da pessoa idosa com dor, não se pode deixar de considerar o modelo de compreensão do processo doloroso conhecido como modelo biopsicossocial.[15] A dor é vista como uma complexa interação de fatores físicos, biológicos e psicossociais, assim, todos esses fatores devem ser considerados na sua avaliação. Alguns autores[16] adaptaram o modelo biopsicossocial[15] e incluíram a dimensão espiritual na compreensão da dor. Recomenda-se incluir a dimensão espiritual na avaliação como uma dimensão que pode interagir com os outros aspectos perceptuais e modular a resposta à dor, principalmente em idosos.

Para iniciar a avaliação da pessoa idosa com dor, há que se considerar aspectos gerais da queixa de dor. Nessa avaliação inicial, deverão ser investigados:

- O motivo da procura pelo serviço de saúde.
- Idade, sexo, ocupação, escolaridade e renda familiar.
- Localização e início/duração da dor (quando e como a dor começou; história da dor).
- Investigação sobre a subjetividade da dor com perguntas como "O que você acha que foi a causa do início da sua dor?" e "O que mais estava acontecendo na sua vida no momento em que sua dor começou?".
- Descrição da dor, perfil temporal (frequência, horário do dia em que a dor aparece e está mais presente), fatores agravantes e fatores atenuantes.
- História familiar com relação à dor, relato das experiências de dores anteriores e efetividade das intervenções já realizadas para o controle da dor.
- Preocupações com a dor, medos e angústias.
- Apoio familiar.
- Expectativas com relação ao tratamento que procura e as metas que pretende alcançar.

Com base nessa avaliação inicial, uma análise prévia do profissional avaliador possibilitará a escolha de quais aspectos deverão ser mais bem investigados na pessoa idosa com dor, como aspectos cognitivos/comportamentais, psíquicos, sociais e espirituais e, assim, quais instrumentos deverão ser aplicados. Instrumentos que abrangem aspectos do modelo biopsicossocial e espiritual deverão ser utilizados e possibilitarão uma compreensão de quais fatores deverão ser trabalhados pelo próprio profissional ou encaminhados a outros profissionais para o manejo da dor.

QUESTIONÁRIOS E TESTES ESPECÍFICOS

Um artigo de compilação de instrumentos para a avaliação de fatores psicossociais e comportamentais, como humor/afeto, aspectos cognitivos/comportamentais, interferência da dor na vida diária, função física e qualidade de vida e do sono,[17] aponta diversos instrumentos para serem utilizados na avaliação do indivíduo com dor.

Uma revisão narrativa com o objetivo de buscar os instrumentos multidimensionais validados no Brasil para a avaliação da dor na pessoa idosa encontrou os seguintes instrumentos: Lista de Avaliação da Dor Para Idosos com Capacidade Limitada de Comunicação (PACSLAC, do inglês *Assessment Checklist for Seniors with Limited Ability to Communicate*, Avaliação da Dor na Demência Avançada (PAINAD, do inglês *Pain Assessment in Advanced Dementia*), Instrumento de Avaliação da Dor do Paciente Não Comunicativo (NOPPAIN, do inglês *Non-Communicative Patient's Pain Assessment Instrument*), Medida de Dor Geriátrica (GPM, do inglês *Geriatric Pain Measure*) e Questionário de Dor de McGill (MPQ, do inglês *McGill Pain Questionnaire*). Os três primeiros instrumentos citados estão indicados para aplicação em idosos com transtornos neurocognitivos.[18]

A proposta de avaliação da pessoa idosa com dor apresentada adiante se baseia nas dimensões dos modelos biopsicossocial e espiritual de entendimento da dor; no entanto, estão citados somente instrumentos validados para o português brasileiro. São instrumentos que avaliam a dor por si só, assim como construtos subjetivos que devem ser conhecidos na pessoa com dor, visto que interferem na modulação da percepção dolorosa.

Escalas multidimensionais de avaliação da dor

- **Inventário Breve de Dor (BPI, do inglês *Brief Pain Inventory*):** instrumento amplamente utilizado, que possui um diagrama para localização da dor. Possibilita avaliar a gravidade da dor nas últimas 24 horas (pior, média, mínima) e no momento do questionário com uma escala numérica de 0 a 10 pontos; além disso, avalia a interferência da dor na atividade geral, no humor, na habilidade para caminhar, no trabalho, nos relacionamentos, no sono e na capacidade de sentir prazer com a vida. Essa escala foi validada para o português brasileiro por Ferreira et al.[19] Não possui ponto de corte e a análise se dá por meio do cálculo da média das respostas para intensidade/gravidade da dor e interferência da dor. Este instrumento é abordado no Capítulo 4, "Questionários de avaliação da dor".
- **Medida de Dor Geriátrica (GPM, do inglês *Geriatric Pain Measurement*):** desenvolvida por Ferrel et al.[20] para permitir uma avaliação multidimensional da dor, de fácil aplicabilidade e compreensão. Pode ser útil na população idosa ambulatorial ou residente em instituições de longa permanência e já está validada para o Brasil.[21] Esta escala avalia intensidade (itens 13, 17, 19, 20 a 23), descomprometimento (itens 9 a 12, 15, 18, 24), dor à deambulação (itens 4 a 7), dor às atividades vigorosas (itens 1 a 3) e dor em outras atividades (itens 8, 13 a 16), compreendendo as dimensões sensório-discriminativa, motivacional-afetiva e cognitivo-avaliativa da dor. A pontuação total varia de 0 a 42 pontos e não tem linha de corte.
- **Questionário de Dor de McGill (MPQ, do inglês *McGill Pain Questionnaire*) (Figura 2):** = desenvolvido por Melzack[22] e adaptado para o português do Brasil,[23] tem como objetivo avaliar as dimensões qualitativas da dor. Possui 20 subgrupos de palavras, dos quais 1 a 10 referem-se a questões sensitivas; 11 a 15, a questões afetivas; 16, a questões avaliativas; e 17 a 20, miscelânea.

1 Espasmódica ___ Tremor Pulsátil ___ Latejante Martelante ___	11 Cansativa ___ Exaustiva	Intensidade atual de dor (IAD) ______ Comentários:
2 Crescente ___ Repentina ___ Provocada ___	12 Enjoativa ___ Sufocante	
3 Picada ___ Agulhada ___ Perfurante ___ Punhalada ___ Lancinante ___	13 Amedrontadora ___ Apavorante ___ Aterrorizante ___	
4 Aguda ___ Cortante ___ Dilacerante	14 Castigante ___ Debilitante ___ Cruel ___ Perversa ___ Mortal ___	
5 Beliscante ___ Pressionante ___ Pinçante ___ Câibra ___ Esmagamento	15 Desgraçada ___ Enlouquecedora ___	
6 Fisgada ___ Puxão ___ Distensão	16 Incômoda ___ Perturbadora ___ Desconforto ___ Intensa ___ Insuportável ___	
7 Quente ___ Queimação ___ Escaldante ___ Queimadura ___	17 Difusa ___ Irradiante ___ Penetrante ___ Que transpassa ___	
8 Formigamento ___ Coceira ___ Ardência ___ Ferroada	18 Aperto ___ Dormente ___ Estirante ___ Esmagadora ___ Demolidora ___	
9 Insensibilidade ___ Sensibilidade ___ Que machuca ___ Dolorida ___ Forte ___	19 Fresca ___ Fria ___ Congelante ___	
10 Suave ___ Tensão ___ Esfolante ___ Rompimento ___	20 Importunante ___ Nauseante ___ Angustiante ___ Desagradável ___ Torturante ___	
	IAD 0 Sem dor ___ 1 Leve ___ 2 Desconfortante ___ 3 Angustiante ___ 4 Horrível ___ 5 Excruciante ___	

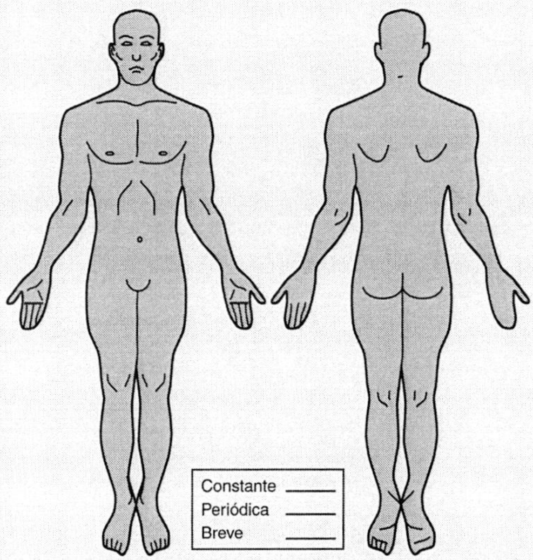

Constante ______
Periódica ______
Breve ______

Sintomas que acompanham:	Sono:	Ingestão de alimentos:
Náusea ___ Dor de cabeça ___ Tontura ___ Sonolência ___ Constipação ___ Diarreia ___	Bom ___ Descontínuo ___ Insônia ___ Comentários:	Boa ___ Alguma ___ Pouca ___ Nenhuma Comentários:
Comentários:	Atividades: Boa ___ Alguma ___ Pouca ___ Nenhuma ___	Comentários:

FIGURA 2 Versão brasileira do Questionário de Dor de McGill.[23]

Fatores sensoriais

A intensidade da dor é um aspecto sensorial que deverá ser avaliado por meio de escalas unidimensionais.

- **Escala Numérica de Avaliação da Intensidade da Dor (END):** escala que pode ser utilizada por escrito ou apenas verbalmente, em que se solicita que a pessoa indique, de 0 a 10 pontos, quanto é a dor que sente, sendo 0 = "Sem dor", 1 a 4 = "Dor leve", 5 e 6 = "Dor moderada", 7 a 9 = "Dor forte" e 10 = "A pior dor possível".
- **Escala Verbal de Dor (EVD):** utiliza descritores verbais para indicação da intensidade de dor, incluindo fraca, moderada/média, forte/intensa e muito forte/muito intensa. As escalas verbais

são as mais indicadas para avaliar a intensidade da dor em pessoas com idade acima de 60 anos.[24]

- **Escala Visual Analógica (EVA):** utiliza uma linha de 10 cm com apenas âncoras de "Sem dor" e "Pior dor possível" em que a pessoa indica o "Tamanho" da sua dor. Há grandes restrições para seu uso com pessoas com alterações visuais.
- **Escala de Faces (FPS, do inglês *Faces Pain Scale*):** sequência de faces que indicam níveis diferentes de dor em ordem crescente. É uma alternativa fidedigna para indivíduos com baixo nível educacional, sem alterações cognitivas ou com alterações cognitivas leves.[25]

Fatores comportamentais

A presença de dor crônica pode contribuir para mudanças dos fatores comportamentais dos indivíduos. O termo catastrofização corresponde aos pensamentos negativos excessivos que se relacionam com a dor e a capacidade dos indivíduos de lidar com os impactos desses pensamentos.[26] Outro fator importante a ser avaliado é a cinesiofobia, caracterizada pelo medo excessivo e irracional de que determinada atividade possa refletir em uma reincidência da lesão.[27] A Escala de Catastrofização da Dor (PCS, do inglês *Pain Catastrophizing Scale*) e a Escala Tampa de Cinesiofobia (TSK-17, do inglês *Tampa Scale for Kinesiophobia*) são comentadas no Capítulo 4, "Questionários de avaliação da dor"

Fatores emocionais

Entre os fatores emocionais, podem-se avaliar os sintomas depressivos que são comorbidades frequentemente presentes em idosos com dor crônica. Instrumentos de rastreamento para os sintomas depressivos em idosos são ferramentas importantes que podem auxiliar na identificação desse transtorno.[28]

- **Escala de Depressão Geriátrica (GDS, do inglês *Geriatric Depression Scale*):** instrumento utilizado para o rastreamento dos sintomas depressivos na população idosa. A escala original,[29] na versão inglesa, foi desenvolvida com o objetivo de avaliar os transtornos de humor em idosos, por meio de 30 itens com questões dicotômicas ("Sim" ou "Não"). O escore máximo da escala original é de 30 pontos, sendo que pontuações iguais ou superiores a 11 indicam a presença de sintomas depressivos.

Para facilitar a avaliação e diminuir o tempo de aplicação do instrumento, foi desenvolvido o GDS-15, uma versão reduzida da escala original.[30] Essa versão engloba as questões que mais se relacionam com a depressão e, segundo os estudos publicados, apresenta boas sensibilidade, especificidade e confiabilidade para o rastreamento de sintomas depressivos. No Brasil, a escala GDS-15 (Figura 3) foi validada por Almeida e Almeida.[31] O escore do instrumento pode variar de 0 a 15 pontos, e pontuações entre 0 e 5 representam pacientes sem alterações; de 6 a 10, sintomas depressivos leves; e de 11 a 15, sintomas graves de depressão.[31]

Fatores espirituais

A religiosidade e a espiritualidade são dois fatores importantes a serem avaliados em idosos com dor crônica, visto que interferem na percepção e no enfrentamento da dor.

- **Índice de Religiosidade da Universidade de Duke (DUREL, do inglês *Duke University Religion Index*):**

Questões		Pontos	
		Sim	Não
1	Você está satisfeito com sua vida?	0	1
2	Você deixou muitos dos seus interesses e atividades?	1	0
3	Você sente que sua vida está vazia?	1	0
4	Você se aborrece com frequência?	1	0
5	Você se sente de bom humor a maior parte do tempo?	0	1
6	Você tem medo de que algum mal vá lhe acontecer?	1	0
7	Você se sente feliz a maior parte do tempo?	0	1
8	Você sente que sua situação não tem saída?	1	0
9	Você prefere ficar em casa em vez de sair e fazer coisas novas?	1	0
10	Você se sente com mais problemas de memória do que a maioria?	1	0
11	Você acha maravilhoso estar vivo?	0	1
12	Você se sente um inútil nas atuais circunstâncias?	1	0
13	Você se sente cheio de energia?	0	1
14	Você acha que sua situação é sem esperanças?	1	0
15	Você sente que a maioria das pessoas está melhor que você?	1	0

Resultado ________ / 15	
(1)	Depressão grave (11-15)
(2)	Depressão leve (6-10)
(3)	Normal (0-5)

FIGURA 3 Versão brasileira da Escala de Depressão Geriátrica reduzida (GDS-15, do inglês *Geriatric Depression Scale*).

escala de cinco itens desenvolvida por Koenig et al.[32] e validada no Brasil por Taunay et al.[33] (Figura 4). Mensura três das principais dimensões do envolvimento religioso relacionadas a desfechos em saúde, que são: religiosidade organizacional, que se refere ao item 1 (frequência em encontros religiosos, p. ex., missas, cultos, cerimônias, grupos de estudos ou de oração e outros); religiosidade não organizacional, constituída pelo item 2 (frequência de atividades religiosas privadas, p. ex., em casa – orações, meditação, leitura de textos religiosos, ouvir ou assistir a programas religiosos na TV ou no rádio); e religiosidade intrínseca, formada pelos itens 3 a 5 (destina-se à busca de internalização ou introspecção e vivência plena da religiosidade como principal objetivo do indivíduo; fins imediatos são considerados secundários e alcançados em harmonia com princípios religiosos básicos).[32]

- **Escala de Espiritualidade de Pinto e Pais-Ribeiro:** instrumento português desenvolvido por Pinto e Pais-Ribeiro[34] e validado no Brasil por Chaves et al.[35]

1. Com que frequência você vai a uma igreja, templo ou outro encontro religioso?

1. Mais de uma vez por semana.
2. Uma vez por semana.
3. Duas ou três vezes por mês.
4. Algumas vezes por ano.
5. Uma vez por ano ou menos.
6. Nunca.

2. Com que frequência você dedica o seu tempo a atividades religiosas individuais, como preces, rezas, meditações, leitura da Bíblia ou de outros textos religiosos?

1. Mais do que uma vez ao dia.
2. Diariamente.
3. Duas ou mais vezes por semana.
4. Uma vez por semana.
5. Poucas vezes por mês.
6. Raramente ou nunca.

A seção seguinte contém três frases a respeito de crenças ou experiências religiosas. Por favor, anote quanto cada frase se aplica a você.

3. Em minha vida, eu sinto a presença de Deus (ou do Espírito Santo).

1. Totalmente verdade para mim.
2. Em geral, é verdade.
3. Não estou certo.
4. Em geral, não é verdade.
5. Não é verdade.

4. As minhas crenças religiosas estão realmente por trás de toda a minha maneira de viver.

1. Totalmente verdade para mim.
2. Em geral, é verdade.
3. Não estou certo.
4. Em geral, não é verdade.
5. Não é verdade.

5. Eu me esforço muito para viver a minha religião em todos os aspectos da vida.

1. Totalmente verdade para mim.
2. Em geral, é verdade.
3. Não estou certo.
4. Em geral não é verdade.
5. Não é verdade.

FIGURA 4 Versão brasileira da Escala de Religiosidade da Universidade de Duke.

Busca compreender o quanto as pessoas se utilizam da espiritualidade para lidar com as situações estressantes da vida. É composta por cinco afirmativas em que as pessoas devem se posicionar com o grau de concordância; tais afirmações são relacionadas às crenças e ao enfrentamento e divididas em dois domínios. O primeiro domínio, denominado crenças, é constituído pelas questões 1 e 2; e o segundo, denominado esperança/otimismo, envolve as questões 3, 4, e 5. Cada questão é avaliada em uma escala do tipo Likert com quatro alternativas (1 a 4), entre "Não concordo" e "Concordo plenamente". A linha de corte é 2,5, valor correspondente à metade da escala; valores acima desse correspondem a altos níveis de espiritualidade e valores abaixo desse correspondem a escores baixos de espiritualidade.[35]

Avaliação da pessoa idosa com dor com alterações cognitivas e déficit de comunicação

A alta prevalência de comprometimento cognitivo e a limitação na comunicação verbal na população idosa representam um grande desafio na avaliação da dor desses indivíduos na prática clínica. As alterações no comportamento dos idosos com demência são, na maioria das vezes, associadas a doença neurológica, e não manifestação de dor.[36]

Uma revisão da literatura investigou quais instrumentos estão disponíveis para avaliar dor em pessoas com alterações cognitivas graves. Esse estudo apontou que tais instrumentos incorporam parâmetros observacionais indicativos de dor, sendo os mais importantes: mudanças na expressão facial, respiração, vocalização, humor, linguagem corporal ou movimento do corpo e nível de atividades. Outro parâmetro menos frequente avaliado nesses instrumentos é a consolabilidade.[37]

Muitas escalas foram construídas para avaliar a dor em pessoas com alteração cognitiva e déficit de comunicação; no entanto, apenas algumas escalas tiveram suas propriedades psicométricas testadas após a adaptação transcultural para o português brasileiro, conforme descrição a seguir:

- **Avaliação da Dor na Demência Avançada (PAINAD, do inglês *Pain Assessment in Advanced Dementia*):** desenvolvida com o objetivo de avaliar a dor em idosos com demência grave,[38] tendo sido validada para o Brasil.[39] O instrumento avalia cinco itens dos estados fisiológico e comportamental do idoso: respiração, vocalização (choro ou gemido), expressão facial, linguagem corporal e consolabilidade (reação do indivíduo a voz e toque). A pontuação de cada item varia de 0 (menor intensidade) a 2 (maior intensidade), sendo sua pontuação final a soma de cada um dos cinco itens, que pode variar de 0 a 10 pontos. Os autores propõem a seguinte classificação: 1 a 3 pontos, dor leve; 4 a 6 pontos, dor moderada; e 7 a 10 pontos, dor grave. A escala é de fácil aplicação e o tempo médio de aplicação do instrumento é de cinco minutos.
- **Lista de Avaliação da Dor Para idosos com Capacidade Limitada de Comunicação (PACSLAC, do inglês *Pain Assessment Checklist for Seniors with Limited Ability to Communicate*):** elaborada para avaliar dor em pacientes idosos com habilidade comunicativa limitada. É composta por 60 itens observacionais, divididos em quatro subescalas diferentes: expressões faciais, movimentos corporais, vocalizações e outros. O PACSLAC já foi traduzido para português do Brasil, adaptado culturalmente por Lorenzet et al.[40] e validado por Thé et al.[41]
- **Instrumento de Avaliação da Dor no Paciente Não Comunicativo (NOPPAIN, do inglês *Non-communicative Patient's Pain Assessment Instrument*):**[42] traduzida e adaptada para o Brasil por Araujo e Pereira,[43] é um instrumento de fácil aplicação, que consiste em quatro seções com nove figuras de situações de cuidados diários, seis figuras que indicam comportamentos de dor e a figura de uma escala descritiva de intensidade subjetiva de 11 pontos (0-10). Inicialmente, o observador deve indicar os cuidados realizados; a seguir, os comportamentos de dor observados durante os cuidados e a intensidade de cada um deles; e, por fim, a intensidade global da dor no pior momento. O somatório dos escores de cada seção indicará o escore NOPPAIN de dor.[43]

CONSIDERAÇÕES FINAIS

A avaliação da dor no idoso é bastante complexa, pois devem-se levar em conta aspectos intrínsecos do envelhecimento que podem influenciar na percepção de dor. Inicialmente, deve-se considerar a capacidade de comunicação desse idoso e, a partir daí, decidir sobre os melhores instrumentos de avaliação. Também devem ser levados em conta os históricos médico e medicamentoso do idoso, a fim de identificar possíveis fatores contribuintes para o quadro de dor. Para isso, uma equipe interdisciplinar é fundamental.

REFERÊNCIAS

1. Lorenz KA, Sherbourne CD, Shugarman LR, Rubenstein LV, Wen L, Cohen A, et al. How reliable is pain as the fifth vital sign? J Am Board Fam Med. 2009;22(3):291-8.
2. Raja SN, Carr DB, Cohen M, Finnerup NB, Flor H, Gibson S, et al. The revised International Association for the Study of Pain definition of pain: concepts, challenges, and compromises. Pain. 2020;161(9):1976-82.
3. Dellaroza MSG, Pimenta CAM, Matsuo T. Prevalência e caracterização da dor crônica em idosos não institucionalizados. Cad Saúde Pública. 2007;23(5):1151-60.
4. Gianni W, Madaio RA, Di Cioccio L, D'Amico F, Policicchio D, Postacchini D, et al. Prevalence of pain in elderly hospitalized patients. Arch Gerontol Geriatr. 2010;51(3):273-6.
5. Helme RD, Gibson SJ. The epidemiology of pain in elderly people. Clin Geriatr Med. 2001;17(3):417-31.
6. The management of persistent pain in older persons. J Am Geriatr Soc. 2002;50(S6):205-24.
7. Kedziera PL. Easing elders... pain. Holist Nurs Pract. 2001;15(2):4-16.
8. Schofield P. The assessment of pain in older people: UK national guidelines. Age Ageing. 2018;47 (suppl1):i1-i22.
9. Cole LJ, Farrell MJ, Gibson SJ, Egan GF. Age-related differences in pain sensitivity and regional brain activity evoked by noxious pressure. Neurobiol Aging. 2010;31(3):494-503.
10. Hadjistavropoulos T, Herr K, Turk DC, Fine PG, Dworkin RH, Helme R, et al. An interdisciplinary expert consensus statement on assessment of pain in older persons. Clin J Pain. 2007;23(Supplement 1):S1-43.
11. Erick PN, Smith DR. A systematic review of musculoskeletal disorders among school teachers. BMC Musculoskelet Disord. 2011;12(1):260.
12. Ramos LR. Saúde pública e envelhecimento: o paradigma da capacidade funcional. Bol Inst Saúde. 2009;47:40.
13. Wendt ADS, Chaves ADO, Urtado CB, Macedo AR, Reis FJJ, Nogueira LAC. Funcionalidade e incapacidade em pacientes comprometimento musculoesquelético. Rev Bras Ciênc Mov. 2017; 25(4):15.
14. GBD 2016 Disease and Injury Incidence and Prevalence Collaborators. Global, regional, and national incidence, prevalence, and years lived with disability for 328 diseases and injuries for 195 countries, 1990-2016: a systematic analysis for the Global Burden of Disease Study 2016. Lancet. 2017;390(10100):1211-59.
15. Gatchel RJ, Peng YB, Peters ML, Fuchs PN, Turk DC. The biopsychosocial approach to chronic pain: scientific advances and future directions. Psychol Bull. 2007;133(4):581-624.
16. Taylor LE V, Stotts NA, Humphreys J, Treadwell MJ, Miaskowski C. A biopsychosocial-spiritual model of chronic pain in adults with sickle cell disease. Pain Manag Nurs. 2013;14(4):287-301.
17. Turk DC, Fillingim RB, Ohrbach R, Patel KV. Assessment of psychosocial and functional impact of chronic pain. J Pain. 2016;17(9):T21-49.
18. Aguiar DS, Pinheiro IM. Multidimensional instruments validated in Brazil for pain evaluation in the elderly: narrative review. Braz J Pain. 2019;2(3).
19. Ferreira KA, Teixeira MJ, Mendonza TR, Cleeland CS. Validation of brief pain inventory to Brazilian patients with pain. Support Care Cancer. 2011;19(4):505-11.
20. Ferrell BA, Stein WM, Beck JC. The Geriatric Pain Measure: validity, reliability and factor analysis. J Am Geriatr Soc. 2000;48(12):1669-73.
21. Motta TS, Gambaro RC, Santos FC. Pain measurement in the elderly: evaluation of psychometric properties of the Geriatric Pain Measure: Portuguese version. Rev Dor. 2015;16(2):136-41.
22. Melzack R. The McGill Pain Questionnaire: major properties and scoring methods. Pain. 1975; 1(3): 277-99.
23. Varoli FK, Pedrazzi V. Adapted version of the McGill Pain Questionnaire to Brazilian Portuguese. Braz Dent J. 2006;17(4):328-35.
24. Peters ML, Patijn J, Lamé I. Pain assessment in younger and older pain patients: psychometric properties and patient preference of five commonly used measures of pain intensity. Pain Med. 2007;8(7): 601-10.
25. Herr KA, Mobily PR, Kohout FJ, Wagenaar D. Evaluation of the Faces Pain Scale for use with the elderly. Clin J Pain. 1998;14(1):29-38.
26. Sullivan MJL, Bishop SR, Pivik J. The Pain Catastrophizing Scale: development and validation. Psychol Assess. 1995;7(4):524-32.
27. Clarke CL, Ryan CG, Martin DJ. Pain neurophysiology education for the management of individuals with chronic low back pain: a systematic review and meta-analysis. Man Ther. 2011;16(6):544-9.

28. IsHak WW, Wen RY, Naghdechi L, Vanle B, Dang J, Knosp M, et al. Pain and depression: a systematic review. Harv Rev Psychiatry. 2018;26(6):352-63.
29. Yesavage JA, Brink TL, Rose TL, Lum O, Huang V, Adey M, et al. Development and validation of a geriatric depression screening scale: a preliminary report. J Psychiatr Res. 1982;17(1):37-49.
30. Yesavage JA, Sheikh JI. Geriatric Depression Scale (GDS): Clin Gerontol. 1986;5(1-2):165-73.
31. Almeida OP, Almeida SA. Confiabilidade da versão brasileira da Escala de Depressão em Geriatria (GDS) versão reduzida. Arq Neuropsiquiatr. 1999;57(2B):421-6.
32. Koenig HG, Büssing A. The Duke University Religion Index (DUREL): a five-item measure for use in epidemiological studies. Religions. 2010;1(1):78-85.
33. Taunay TCD, Gondim FAA, Macêdo DS, Moreira-Almeida A, Gurgel LA, Andrade LMS, et al. Validação da versão brasileira da escala de religiosidade de Duke (DUREL). Arch Clin Psychiatry (São Paulo). 2012;39(4):130-5.
34. Pinto C, Pais-Ribeiro JL. Construção de uma escala de avaliação da espiritualidade em contextos de saúde. Arq Med. 2007;21(2):47-53.
35. Chaves ECL, Carvalho EC, Dantas RAS, Terra FS, Nogueira DP, Souza L. Validação da Escala de Espiritualidade de Pinto e Pais-Ribeiro em pacientes com insuficiência renal crônica em hemodiálise. Rev Enferm UFPE On Line. 2010;4(2):715-21.
36. Custódia ACE, Maia FOM, Silva RCG. Pain evaluation scales for elderly patients with dementia. Rev Dor. 2015;16(4).
37. Carezzato NL, Valera GG, Vale FAC, Hortense P. Instruments for assessing pain in persons with severe dementia. Dement Neuropsychol. 2014;8(2):99-106.
38. Warden V, Hurley AC, Volicer L. Development and Psychometric Evaluation of the Pain Assessment in Advanced Dementia (PAINAD) scale. J Am Med Dir Assoc. 2003;4(1):9-15.
39. Pinto MCM, Minson FP, Lopes ACB, Laselva CR. Cultural adaptation and reproducibility validation of the Brazilian Portuguese version of the Pain Assessment in Advanced Dementia (PAINAD-Brazil) scale in non-verbal adult patients. Einstein (São Paulo). 2015;13(1):14-9.
40. Lorenzet IC, Santos FC, Souza PMR, Gambaro RC, Coelho S, Cendoroglo MS. Avaliação da dor em idosos com demência: tradução e adaptação transcultural do instrumento PACSLAC para a língua portuguesa. Rev Bras Med. 2011;68(4):129-33.
41. Thé KB, Gazoni FM, Cherpak GL, Lorenzet IC, Santos LA, Nardes EM, et al. Pain assessment in elderly with dementia: Brazilian validation of the PACSLAC scale. Einstein (São Paulo). 2016;14(2):152-7.
42. Snow AL, Weber JB, O'Malley KJ, Cody M, Beck C, Bruera E, et al. NOPPAIN: a nursing assistant-administered pain assessment instrument for use in dementia. Dement Geriatr Cogn Disord. 2004; 17(3):240-6.
43. Araujo RS, Pereira LV. Versão brasileira do Instrumento de Avaliação da Dor em Paciente Não Comunicativo (NOPPAIN): equivalência conceitual, de itens e semântica. Cad Saúde Pública. 2012;28(10):1985-92.

Índice remissivo

F

G

R

S